佐藤 直志

インプラント周囲のティッシュ・マネージメント

本文イラストレーション／上村一樹

インプラント周囲のティッシュ・マネージメント

佐藤直志

クインテッセンス出版株式会社

Tokyo, Berlin, Chicago, London, Paris, Barcelona,
São Paulo, Moscow, Prague and Warsaw

Implant site development

はしがき

　インプラント補綴は，多くの臨床研究により有効性が確認され，その臨床評価は予知性の高い治療方法に生まれ変わった．またGBRを中心とした再生療法の応用によって，インプラントの適応症は飛躍的に拡大した．今日，インプラント療法は，歯科医療の一つの重要な分野として大きなウエイトを占めている．

　修復・補綴処置および歯周治療では常に機能，形態，審美性の回復が求められてきたが，インプラント治療においても，今日では機能ばかりでなく審美性に対する高い要求がある．すなわち，インプラント補綴は歯列全体および周囲組織と調和がとれ，その外観は自然でなければならない．そのため天然歯の形態に類似した歯冠修復を可能にする多様なアバットメントが開発された．このアバットメントの開発によって，インプラント補綴の審美性は飛躍的に改善したが，それに伴って周囲組織との調和を含め，より高度な審美的改善に関する工夫が次々と試みられるようになった．また，再生療法の成熟によって，従来インプラントの適用が困難だった部位にも応用されるようになり，これが補綴的審美的観点に主導されたインプラントの埋入というトップダウン・トリートメントの流れをつくった．

　インプラントによる審美補綴を行うためには，フィクスチャーは最終補綴物に付与すべき形態とフィクスチャーの埋入位置との関係を十分に考慮し，補綴学的観点から適切な位置に埋入しなければならない．いわゆる restoration-driven implant placement ができるかどうかが，審美的なインプラント補綴の可能性を決定的に左右するのである．

　歯の喪失は，歯槽堤の骨と軟組織の欠損をもたらし，その結果，インプラントの埋入位置と植立方向には制約が生じる．審美的に良好なインプラント治療は，インプラントの受容床（recipient site）の十分な量の質の高い骨と適切な軟組織の量に依存するが，筆者の経験によれば，インプラントを必要としている部位で，このような条件を満たしていることはむしろまれで，大部分の症例では程度の差こそあれ歯槽堤欠損の問題を抱えている．

　そのためインプラント補綴の多くの症例で，GBR，骨移植，結合組織移植などの骨-軟組織増大手術を行い，インプラントに適した環境に整備・改善する必要性が生ずる．同時に，インプラント治療を長期的成功に導くためにも，Tissue integration が不可欠である．

　1）骨とインプラント表面との osseous integration
　2）インプラント周囲粘膜とインプラントによる soft tissue integration

　この二つの Tissue integration を確立するためにも十分な骨と軟組織が必要である．

　そもそもインプラントは，生体にとって異物である．インプラント療法は，異物を用いてリハビリテーションをする術である．このため，いかに無害なものと言っても，インプラント療法のゴールは障害の回復であって，そこに治癒という概念はない．外見の類似性こそ追求するもののインプラント周囲の組織と歯周組織は，解剖学的形態においても組織学的にも，まったく別ものであることを十分に認識する必要がある．このためインプラント療法の外科処置は，その埋入部位の骨の条件から結合組織，粘膜に至るまで，基本的に≪とる≫ことではなく≪つくる≫ことを追求する．インプラント周囲のティッシュ・マネージメントは，歯周外科の手技を用いるが，天然歯周囲の外科処置とは根本的に異なる考え方にもとづくのである．

本書は，インプラント補綴による審美的で良好な結果を得るために，歯周形成外科のテクニックを軸としたインプラント周囲のティッシュ・マネージメントの種々の方法を論じた歯周外科のテキストである．ティッシュ・マネージメントの成果を確かなものにするためには，診査・診断，インプラント外科，歯周形成外科，補綴処置などのそれぞれの処置を巧みに関連づけた包括的なアプローチが大切である．また，歯槽堤増大手術を行う場合，歯周形成外科の個々のテクニックを各症例ごとに組み合わせて複合して用いたり，また多重手術のアプローチを行うことにより，満足できる治療経過を得ることが可能となる．

　本書の執筆にあたっては，理解を容易にするために，詳細な治療ステップの口腔内写真を豊富に使用し，きめ細かに治療経過を示し，また，図説はできる限り詳細に記述することを心がけた．本書が，臨床医の実用となり，読者諸賢の一助となることを心から念願している．本書の出版に際し，機会を与えてくださったクインテッセンス出版株式会社社長　佐々木一高氏，本書の原稿，口腔内写真およびイラスト製作の一切の編集作業を行った有限会社秋編集事務所　秋元秀俊，大宮早苗の両氏に心から御礼を申し上げたい．また，今回も上村一樹氏に精密なイラストを描いていただいた．私の恩師である岩手医科大学歯学部第2保存科歯周病学教室の上野和之教授，阿部総義歯研究所所長の阿部晴彦先生，アイオア大学歯学部歯周科教授 Dr. Phillip A Lainsonに心から謝意を表したい．

　また，本書の執筆に貴重な意見と熱い励ましを与えてくれた岩手の遠藤憲正先生，東京ガスの白浜斉先生，服部嘉郎先生，技工を担当していただいた石谷悦雄氏，そして私の歯科医院のスタッフに感謝を申し上げる．

　最後に執筆中いろいろ励ましてくれた妻　彰子，長男　公彦，長女　友香そして，両親　佐藤慶助，陽子に本書を捧げたい．

2000年11月
佐藤直志

目　次

はしがき 4

1　ティッシュ・マネージメントの基本的考え方 9
Basic concepts of peri-implant tissue management
1-1. 粘膜貫通部のデザイン 9
1-2. 審美的なインプラント修復の必要条件 10
1章　参考文献 11

2　ティッシュ・マネージメントの時期と方法 15
Timing and methods of peri-implant tissue management
2-1. 欠損部歯槽堤の術前評価 15
2-2. 歯周組織のタイプとティッシュ・マネージメント 18
2-3. 抜歯・フィクスチャー埋入とティッシュ・マネージメント 22
　　　2-3-1　インプラント埋入とティッシュ・マネージメントの時期 22
　　　2-3-2　抜歯とフィクスチャー埋入の時期 25
2-4. 軟組織増大手術 Soft tissue augmentation procedures 27
2-5. ティッシュ・マネージメントに関連するフラップのデザイン 28
2章　参考文献 34

3　抜歯時の歯槽堤・軟組織の保存 39
Preservation of alveolar bone and soft tissue in extraction sockets
3-1. 抜歯に際しての歯槽堤の保存 39
　　　3-1-1　初期閉鎖を得るためのフラップのデザイン 39
　　　3-1-2　抜歯後即時埋入インプラントのフィクスチャー埋入条件 41
Case 1　残根上の歯肉を利用した創面の初期閉鎖 42
　　　Primary closure of extraction sockets using the gingiva of the remaining roots
3-2. 抜歯後即時埋入インプラントにおけるティッシュ・マネージメント 52
　　　3-2-1　ソケット・シールサージェリー（Socket Seal Surgery） 52
Case 2　ソケット・シールサージェリーを用いた抜歯即時埋入インプラント 53
　　　Socket seal surgery combined with immediate implant placement
　　　3-2-2　抜歯即時におけるGBR 62
Case 3　結合組織移植片によるGBR創面の初期閉鎖 66
　　　Connective tissue grafting for primary flap closure of extraction sockets treated with GBR
3章　参考文献 75

4　インプラント周囲組織の正常像と生物学的幅径 79
Normal peri-implant tissue and biologic width around implants
4-1. インプラント周囲の生物学的幅径 79
4-2. 生物学的幅径を考慮したインプラントの埋入深さ 82
4-3. Staged approachによる歯槽堤の増大 85
Case 4　Staged approachと2次手術時の結合組織移植 87
　　　Staged approach and connective tissue grafts at second-stage surgery
4-4. インプラント周囲に求められる非可動性角化粘膜 97
　　　4-4-1　なぜ，インプラント周囲に厚く幅広い非可動性粘膜が必要か 97
　　　4-4-2　インプラント2次外科手術時の角化粘膜の獲得 101
Case 5　吸収性membraneによるGBRを用いた前歯部の単独植立インプラント 104
　　　Anterior single tooth implant restoration with GBR using bioabsorbable membranes
4-5. 結合組織移植の問題点とその対応 109
4-6. 吸収性membraneを用いるSimultaneous approach（同時法） 114

目次

Case 6 Simultaneous approach による単独植立インプラントのティッシュ・マネージメント ……… 115
Tissue management for single tooth implant using simultaneous approach

4-7．抜歯後早期埋入インプラントにおける歯槽堤の増大 …………………………………………… 120

Case 7 抜歯後早期埋入インプラントにおける GBR と軟組織歯槽堤増大 ………………………… 122
Delayed implant placement using GBR and soft tissue ridge augmentation procedures during the healing phase of implants

4章　参考文献 ………………………………………………………………………………………… 140

5　歯槽堤の保存・増大と骨質の改良 …………………………………………………………………… 145
Preservation-Augmentation of the alveolar ridges and improvement of bone quality at the implant sites

5-1．Ridge preservation procedures ……………………………………………………………… 145

5-2．自家骨移植と GBR の併用 ……………………………………………………………………… 149
 5-2-1　歯槽堤増大手術 ………………………………………………………………………… 149
 5-2-2　治癒期間中のスペースの維持 ………………………………………………………… 150

Case 8 連続する上顎前歯の欠損に対する Staged approach ………………………………… 152
Multiple, adjacent missing anterior teeth using staged approach

5-3．歯槽堤の垂直的水平的増大 ……………………………………………………………………… 163
 5-3-1　Coronally positioned palatal sliding flap ……………………………………… 163

Case 9 大臼歯部連続インプラント補綴における歯槽堤軟組織の垂直的増大 ……………… 168
Vertical soft tissue volume augmentation at adjacent molar implants

Case 10 フィクスチャー埋入時，治癒期間中，2次手術時における歯槽堤の増大 ………… 176
Ridge augmentation during the fixture placement, the healing phase and the abutment connection surgery

5-4．埋入部位の骨質の改良 …………………………………………………………………………… 181
 5-4-1　オステオトーム・テクニック（Osteotome technique）…………………………… 181
 5-4-2　海綿骨質の改善 ………………………………………………………………………… 181
 5-4-3　オステオトームによる上顎洞底挙上術 ……………………………………………… 182

Case 11 FSD 法による Implant Site Development ………………………………………… 186
Implants site development using FSD method

5章　参考文献 ………………………………………………………………………………………… 195

6　補綴物を利用した非外科的な軟組織の形成 ……………………………………………………… 199
Non surgical guided soft tissue healing using implant restorations

6-1．2次手術におけるインプラント周囲組織の形成 ……………………………………………… 199
 6-1-1　Guided soft tissue augmentation（GSTA）…………………………………………… 199
 6-1-2　歯間乳頭様組織の形成 ………………………………………………………………… 202

6-2．プロビジョナル・レストレーションの応用 ………………………………………………… 206
 6-2-1　非外科的な軟組織の形成 ……………………………………………………………… 206
 6-2-2　インプラント修復物の歯肉縁下のデザインとサージカル・インデックス法 …… 207
 6-2-3　補綴物装着後の軟組織の退縮と増加 ………………………………………………… 218

6-3．インプラントの歯間乳頭様組織の形成 ………………………………………………………… 225
 6-3-1　インプラントの歯間乳頭様組織の消失と増加 …………………………………… 225
 6-3-2　連続するインプラントの歯間乳頭様組織の形成 ………………………………… 227

Case 12 上顎臼歯部の Implant site development ………………………………………… 232
Implants site development at the upper molar areas

6章　参考文献 ………………………………………………………………………………………… 240

用語索引 …………………………………………………………………………………………………… 243

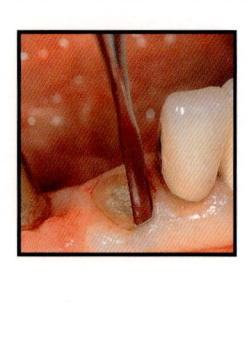

1 ティッシュ・マネージメントの基本的考え方
Basic concepts of peri-implant tissue management

　総義歯による機能回復の困難な無歯顎症例を適応症として確立されたオッセオインテグレイティッド・インプラントは，その臨床的評価が高まるにつれ，部分欠損症例へと適応症が拡大され，さらに天然歯や周囲粘膜との調和，自然感の回復が求められるようになった．

　歯牙の喪失により歯槽骨は吸収されるため，天然歯列に認められるような歯肉および歯間乳頭はなくなる．また，フィクスチャーの埋入そのものも，残存歯槽堤の形態に左右されるため，硬軟両組織にわたる歯槽堤の増大術は，自然感の回復が求められる今日のインプラント治療において必須となった．しかしながら，オッセオインテグレイティッド・インプラントは，骨と結合し，粘膜を貫通して上部構造と連結されるもので，天然歯―歯周組織とは，著しく異なる．このためインプラント修復に際しての審美性・自然感の回復は，天然歯周囲組織と外見上類似した形態をつくり出すものであるが，インプラント修復が必要な部位は，そもそも組織の欠損があることが多い．このためインプラントと周囲組織の特徴を十分に踏まえる必要がある．

　インプラントと周囲組織は，インプラント―骨およびインプラント―粘膜結合組織という2種類の異なる界面をもつ．したがってインプラント埋入部位（implant site）を考察するときには，この二つの異なる構造があることを常に念頭に置かなければならない．

① 硬組織；フィクスチャーと骨のコンポーネント
　　　　　（hard tissue; osseous component）
② 軟組織；修復物と粘膜との界面（soft tissue; restorative gingival interface）

　この二つの異なる構造の再建（reconstraction）が，機能のみならず審美的な評価に耐えるインプラント補綴の基本となる．硬組織のリコンストラクションはフィクスチャーの適切な位置への埋入を可能にし，また軟組織のリコンストラクションによって十分なボリュームの軟組織を得ることは，補綴的受容部のsoft tissue sculptingにより個々の形状に適した組織の治癒を可能にし，最終補綴物に適したエマージェンス・プロファイルを与える．すなわち自然な軟組織のカントゥアを得るために軟組織のリコンストラクションが必要である（Garber & Belser; 1995）．

　すなわち天然歯に準じた自然な形態を回復するためには，骨再生療法によって，適切な歯槽堤の形態に回復させ，軟組織についても十分な量を術前に獲得してからフィクスチャーを埋入することが望ましい．とくに審美的に十分な配慮を求められる部位（esthetic zone）では，フィクスチャー埋入前にすべての問題を解決しておく必要がある．

1-1. 粘膜貫通部のデザイン

　このような考え方は，修復物のマージンを縁上に位置させることを前提としたBrånemarkのコンセプトから逸脱するものである．インプラント修復の審美的要求が高まるにつれ，アバットメントの粘膜貫通部に関する考え方は，大きく変わったが，筆者は，インプラント・フィクスチャーから歯冠に至る連結部のデザインは，次のように使い分けるべきだとする考え方を支持する．Witkowskiら（1999）は，連結部のデザインを三つに分けている．

① Brånemark コンセプト

修復物のマージンを歯肉縁上に位置させる．上部構造の適合性に優れ，審美性な要求が重要でない部位に適応する．

② Ridge lap コンセプト

インプラントの位置が舌（口蓋）側で，しかも十分に深く埋入されなかった場合のデザインである．ridge lap 面が軟組織と鞍状に接触するため，清掃性に問題がある．他に適切な解決法がないときの妥協的なデザインである．

③ Emergence profile

審美性を考慮する部位のインプラント修復に最適の方法で，審美性および清掃性に優れている．この方法の目的は，インプラントの直径と再現すべき歯冠の径の差を，エマージェンス・プロファイルとして補正し，修復物が軟組織から立ち上がる部位に天然歯と同様の形態を与え，審美性に優れたインプラント修復物を可能にすることである．

1-2. 審美的なインプラント修復の必要条件

Jovanovic(1997)は，審美的なインプラント修復のための必要条件として次の5項目をあげている．

審美的なインプラント修復のための必要条件（Jovanovic; 1997）

1 十分な骨ボリューム（水平的，垂直的，カントゥア）
2 適切なインプラントの位置（近遠心，垂直的と角度）
3 インプラント周囲軟組織の安定性
4 審美的な軟組織のカントゥア
5 修復物の歯肉縁下の自然なエマージェンス・プロファイルの確立

もちろん，インプラント修復を必要とする部位に，このような条件が整っていることは，極めて稀である．このため植立部位の条件を改善し，さらに修復に際して形態の修正を行う一連の処置，すなわちインプラント周囲のティッシュ・マネージメントが必要になる．

Salama(1995)は，インプラント補綴部位の一連の再構築を Implant site development と名付け，次のような項目を挙げた．

Implant Site Development（Salama; 1995）

1 補綴的な骨組みのためのスペースづくり
　　　　Space management of the restorative frame
2 抜歯窩歯槽堤の増大　Extraction site development
3 吸収した歯槽堤の骨増大　Osseous augmentation of deficient ridges
4 インプラント補綴部軟組織の増大　Soft tissue site development
5 修復物の立ち上がりの移行的形態づくり　Restorative emergence profile

本書では，この一連の処置について症例をあげて述べる．

参考文献

Belser UC, Bernard JP, Buser D: Implant-supported restorations In the anterior region: Prosthetic considerations. *Pract Periodont Aesthet Dent* 8: 875-883, 1996.

Brånemark PI, Zarb GA, Albrektsson T, ed: Tissue integrated prostheses. Osseointegration in clinical dentistry. Carol Stream, Quintessence, 1985.

Buser D, Dula K, Belser UC, Hirt HP, Berthold H: Localized ridge augmentation using guided bone regeneration. I. Surgical procedure in the maxilla. *Int J Periodontics Restrative Dent* 13: 29-45, 1993.

Garber DA, Belser UC: Restoration-driven implant placement with restoration-generated site development. *Compendium Cont Educ Dent* 16: 796-804, 1995.

Garber DA: The esthetic implant: letting restoration be the guide. *J Am Dent Assoc* 126: 319-325, 1995.

Grunder U, Spielmann HP, Gaberthüel T: Implant-supported single tooth replacement in the aesthetic region: A complex challenge. *Pract Periodont Aesthet Dent* 8(9): 835-842, 1996.

Hürzeler MB, Weng D: Periimplant tissue management: Optimal timing for an aesthetic result. *Pract Periodont Aesthet Dent* 8(9): 857-868, 1996.

Jansen CE: Guided soft tissue healing in implant dentistry. *J Calif Dent Assoc* 23(3): 57-62, 1995.

Javanovic SA: Bone rehabilitation to achieve optimal implant aesthetics. *Pract Periodont Aesthet Dent* 9(1): 41-52, 1997.

Jovanovic SA, Paul SJ, Nishimura RD: Anterior implant-supported reconstructions: A surgical challenge. *Pract Periodont Aesthet Dent* 11(5): 551-558, 1999.

Mathews DP: Soft tissue management around implants in the esthetic zone. *Int J Periodontics Restorative Dent* 20: 141-149, 2000.

Paul SJ, Jovanovic SA: Anterior implant supported reconstructions: A prosthetic challenge. *Pract Periodont Aesthet Dent* 11(5): 585-590, 1999.

Saadoun AP, Le Gall M, Touati B: Selection and ideal tridimensional implant position for soft tissue aesthetics. *Pract Peridont Aesthet Dent* 11(9): 1063-1072, 1999.

Saadoun AP, Le Gall MG: Periodental implications in implant treatment planning for aesthetic results. *Pract Periodont Aesthet Dent* 10(5): 655-664, 1998.

Saadoun AP: Periimplant tissue considerations for optimal implant results. *Pract Periodont Aesthet Dent* 7(3): 53-60, 1995.

Saadoun AP: The key to peri-implant esthetics: Hard-and-soft tissue management. *Dent Implantol Update* 8(6): 41-46, 1997.

Salama H, Salama M, Garber DA, Ader P: Developing optimal peri-implant papillae within the esthetic zone: Guided soft tissue augmentation. *J Esthet Dent* 7: 125-129, 1995.

Salama H, Salama M: The role of orthodontic extrusive modeling in the enhancement of soft and hard tissue profiles prior to implant placement: a systematic approach to the management of extraction site defacts. *Int J Periodontics Restorative Dent* 13: 312-334, 1993.

Salama H, Salama MA, Garber D, Adar P: The interproximal height of bone: A guidepost to predictable aesthetic strategies and soft tissue contours in anterior tooth replacement. *Pract Periodont Aesthet Dent* 10(9): 1131-1141, 1998.

Salama H: A multidisciplinary approach to implant dentistry: Prosthodontics, Perridontics, Orthodontics-part II. *Dent Implantol Update* 6(10): 77-79, 1995.

Salama H, Salama MA, Li T-F, et al. : Treatment planning 2000: An esthetically oriented revision of the original implant protocol. *J Esthet Dent* 9(2): 55-67, 1997.

Sato N: Perrodontal surgery. A Clinical atlas. Chicago, Quintessence, 2000.

Stein J, Nevins M: The relationship of the guided gingival frame to the provisional crown for a single implant restoration. *Compend Contin Educ Dent* 17: 1175-1182, 1996.

Tarnow DP, Eskow RN: Preservation of implant esthetics: Soft tissue and restorative considerations. *J Esthet Dent* 8(1): 12-19, 1996.

Tarnow DP, Manager AW, Fletcher P: The effect of distance from the contact point to the crest of bone on the presence or absence of the interproximal dental papilla. *J Periodontol* 63(12): 995-996, 1992.

Tarnow DP, Eskow RN: Considerations for single-unit esthetic implant restorations. *Compendium Cont Educ Dent* 16: 778-788, 1995.

Touati B, Gues G, Saadoun AP: Aesthetic soft tissue integration and optimized emergence profile: Provisionalization and customized impression coping. *Pract Periodont Aesthet Dent* 11(3): 305-314, 1999.

Touati B: Custom-guided tissue healing for improved aesthetics in implant-supported restorations. *Int J Dent Symp* 3(1): 36-39, 1995.

Touati B: Improving aesthetics of implant-supported restorations. *Pract Periodont Aesthet Dent* 7(9): 81-92, 1995.

Weisgold A, Arnoux J-P, Lu J: Single-tooth anterior implant: A word of caution, Part 1. *J Esthet Dent* 9: 225-233, 1997.

Witkowski S, Schirra C, Kern M: 補綴的補助手段によるインプラント周囲軟組織のコンディショニング. QDT. 24(4): 17-30, 1999

佐藤直志: 歯周外科の臨床とテクニック. 東京, クインテッセンス出版, 1997.

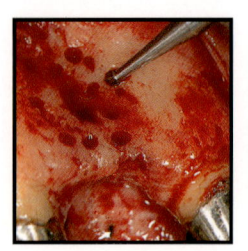 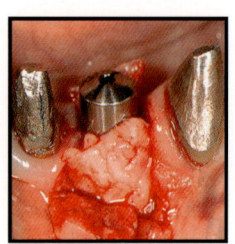

2 ティッシュ・マネージメントの時期と方法

Timing and methods of peri-implant tissue management

2-1. 欠損部歯槽堤の術前評価

インプラントを用いて，機能と審美性を最大限に回復するためには，まず最終補綴物の咬合平面など最終的な歯の位置を前提として，インプラントを埋入する欠損部歯槽堤を評価しなければならない．

Implant Site Developmentの評価

1. 患者の必要性
2. 審美性
   - スマイルラインの高さ (high vs low)
   - 上唇線と歯と歯肉の露出度
   - 隣接歯との歯頸線の調和
   - 正中矢状面を基準とした咬合平面ならびに歯列の左右対称性
   - 歯間乳頭の形態と高さ
3. 歯周組織のタイプ——thin-scalloped VS thick-flat
   - 軟組織の質と量
4. 骨欠損——Seibertの分類—ClassI，II，III
   - 残存骨の高さと幅，形態
5. 補綴物のタイプ——固定性か可撤性か

その一つの方法として筆者は，阿部のSHILLA systemを用い，顔面正中を基準に咬合平面（上顎前歯部切縁線の位置）を設定し，それに即してサージカルステントおよびプロビジョナル・レストレーションや治療用義歯を製作している（図2-1）．

歯槽堤の欠損（ridge defects）の評価は，Seibert（1983）の分類などを参考にするが，たとえば上顎切歯部の歯槽堤の高さは，まず切縁の位置を決定し，そこから平均的な歯冠長（10mm）に適切な立ち上がりに必要な深さ（インプラントの生物学的幅径の確保）を加えた切縁から約13mmの位置にフィクスチャー頭部に必要な十分な骨幅がなければならない．このように最終補綴物の位置と形態から，歯槽堤の欠損について評価する．とくに骨増大術の必要性は，このようにして診断しなければならない．

歯槽堤欠損（ridge defects）の分類（Seibertの分類; 1983）

class I ； 歯槽堤の高さは正常であるが唇（頬）舌的幅径が喪失している場合
class II ； 歯槽堤の垂直的高径が喪失している場合
class III ； 歯槽堤の垂直的幅径および唇（頬）舌的幅径の双方とも喪失している場合

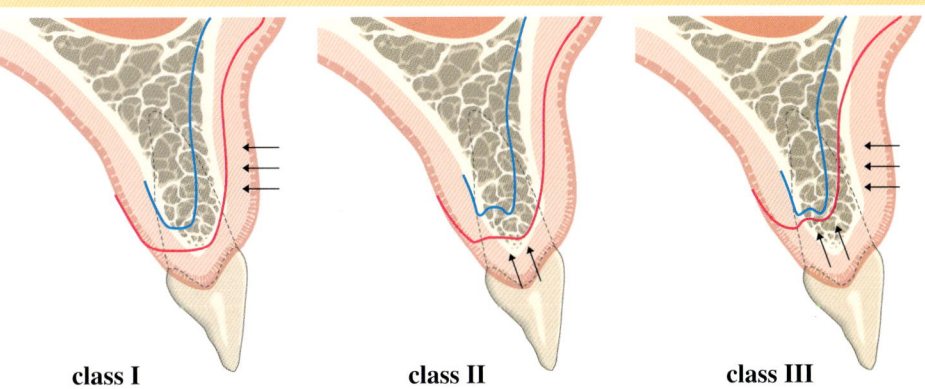

class I　　　　class II　　　　class III

図2-1 咬合と審美性の診断に基づく歯槽堤欠損の術前評価

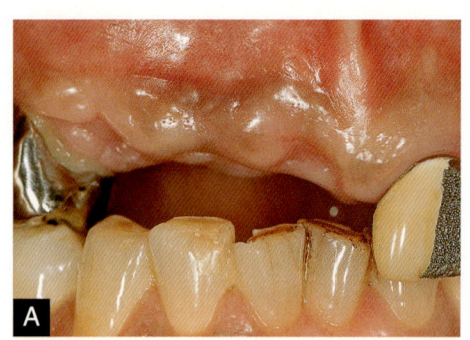
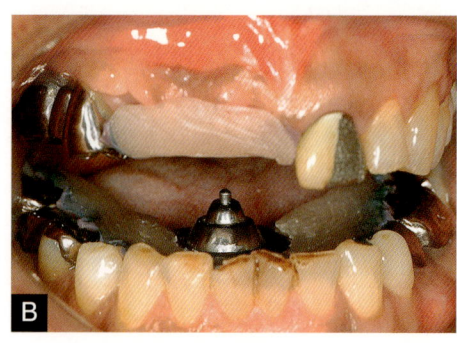
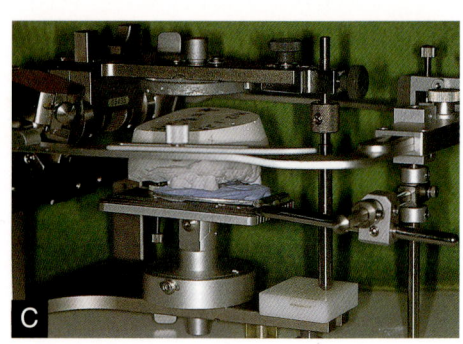
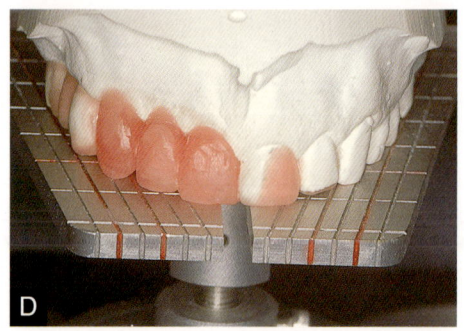
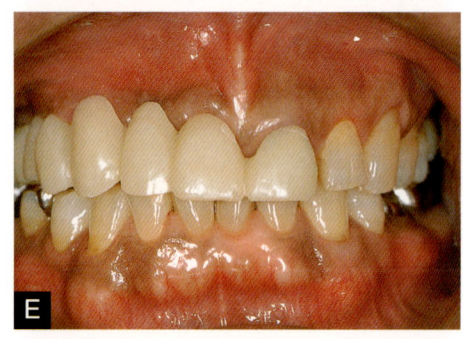

1. **歯槽堤欠損の術前評価**

　3-1部歯槽堤に垂直的および水平的欠損を認めるclass IIIの歯槽堤欠損．鼻腔底までの垂直的骨量は10mm以上あるが，審美的なインプラント修復を行うためには歯槽堤増大手術が必要である（A）．
　ゴシック・アーチ・トレーシングを行い，セントリック・チェック・バイト記録を採得する（B）．
　エステティック・フェイス・ボウ（ハーマンズ社）により生体の正中矢状面を記録し，正中矢状面を基準として，上顎模型をSHILLA-II（ハーマンズ社）を用いてABE咬合器（ハーマンズ社）にトランスファーする（C）．
　セントリック・チェック・バイト記録を用いて下顎模型を咬合器に付着し，評価する．この症例では，咬合平面の左右同高性と矢状傾斜の検査により，左側咬合平面の挺出と診断される．目標とする咬合平面の垂直的・矢状的通過位置に合わせてSHILLA-IIを調節し，それを基準として模型の歯の挺出部を削除し，模型咬合平面の高さ，矢状傾斜が設定されたSHILLA-IIを基準に，審美性，機能性を考慮し，ワックスアップを行う．咬耗，圧下が生じている歯や，植立位置の変更が必要な歯にはワックスを築盛し，咬合平面を調整する（D）．
　完成したワックスアップをプロビジョナル・レストレーションに置き換え，口腔内に装着（E）．

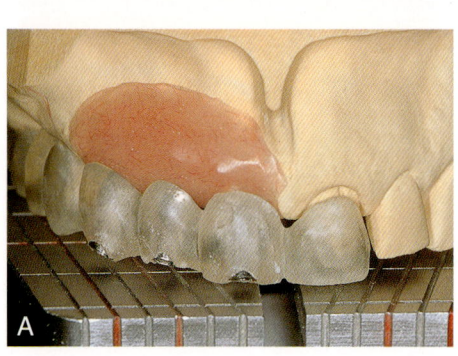
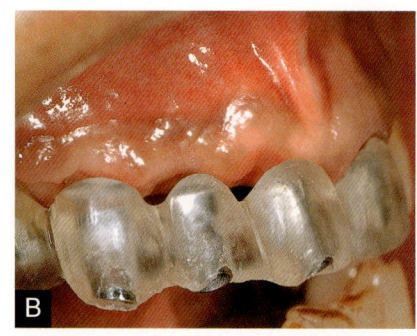
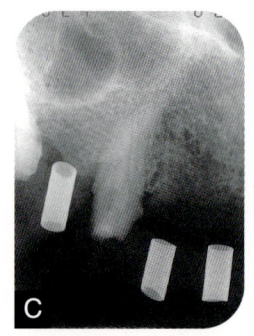
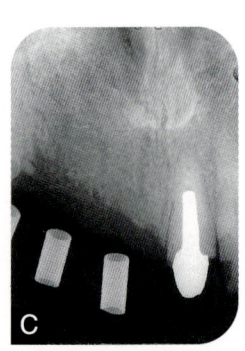

2. **サージカル・ステントの製作**

　ワックスアップをもとにインプラント埋入のためのサージカル・ステントを製作する（A）．
　このサージカル・ステントをフィクスチャー埋入手術と歯槽堤欠損を改善する歯槽堤増大手術を行う際のガイドとして活用する（B）．またサージカル・ステントの切縁の位置は，フィクスチャー埋入の垂直的な位置を決定する基準点となる．
　サージカル・ステントを口腔内に装着し，X線写真上でインプラント埋入位置と方向を診査する（C）．
　なお歯槽堤増大手術後の収縮量を考慮してサージカル・ステントの321の歯冠長は最終補綴物の長さより意図的に約1mm基底部を削除している．

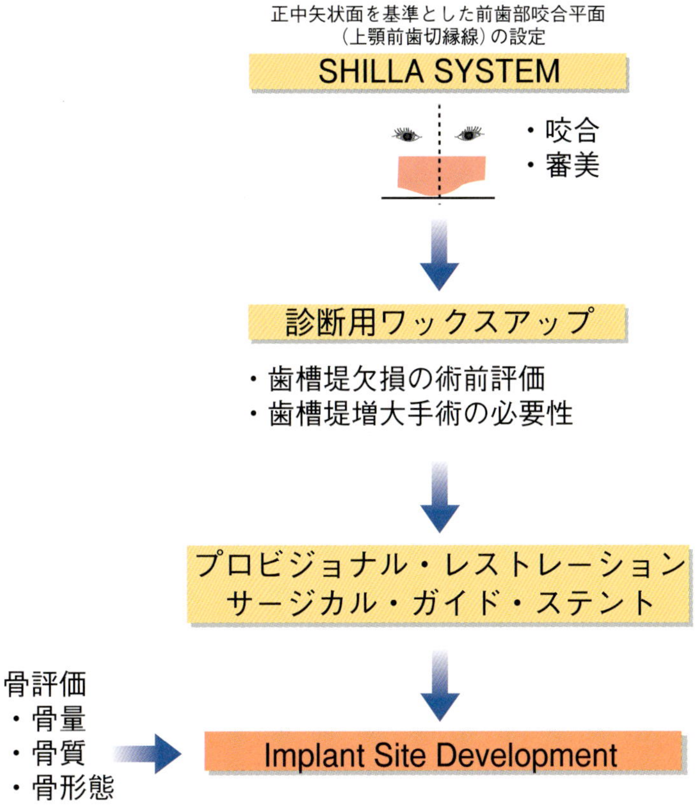

Implant site development

正中矢状面を基準とした前歯部咬合平面
(上顎前歯切縁線)の設定

SHILLA SYSTEM

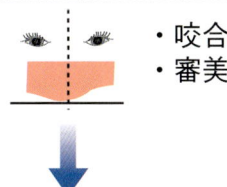
・咬合
・審美

↓

診断用ワックスアップ
・歯槽堤欠損の術前評価
・歯槽堤増大手術の必要性

↓

プロビジョナル・レストレーション
サージカル・ガイド・ステント

↓

骨評価
・骨量 **Implant Site Development**
・骨質
・骨形態

3　フィクスチャーの埋入とGBR

サージカル・ステントをガイドにインプラント埋入窩のガイドホールを形成し，オステオトームによる顎堤幅の拡大を伴う埋入窩を形成(A).

POI 3ピースタイプインプラント(FINAFIX, 京セラ社)を埋入し，GSTAによる軟組織の垂直的な増大のためのスペースを確保するために，高さ4mmのヒーリング・アバットメントを装着(B).

頬側の陥凹の水平的欠損部とオステオトームによる若木骨折部へ自家骨移植の後，membraneに大きなスペースを確保するために，骨移植材を多量に充塡(C).

吸収性membraneで被覆した.

術後2ヵ月(D).

歯槽堤の幅は増大したが，周囲と調和のとれた自然なカントゥアの審美的な軟組織形態を得るためには，軟組織増大手術によりさらに歯槽堤粘膜の高さと幅を改善する必要がある.

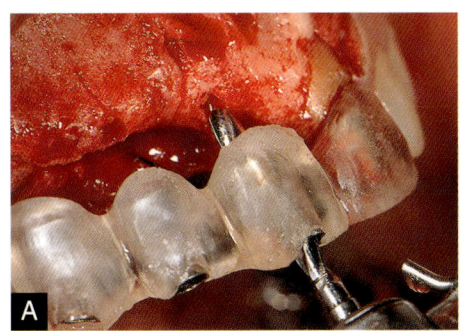
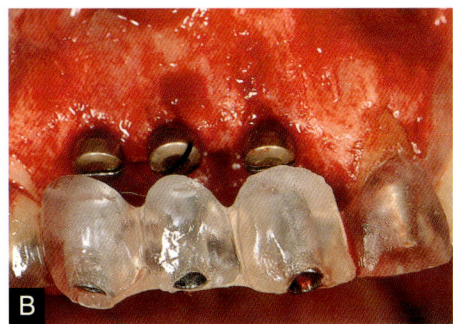
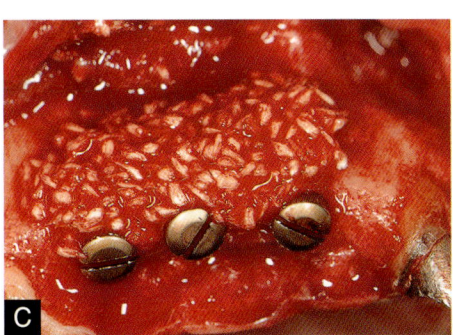
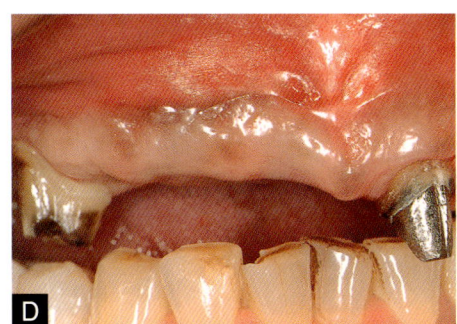

2-2. 歯周組織のタイプとティッシュ・マネージメント

インプラント周囲のティッシュ・マネージメントに大きなかかわりをもつ重要な概念として歯周組織のタイプを考慮しなければならない．歯周組織のタイプは，スキャロップ・タイプ(scalloped type)とフラット・タイプ(flat type)の基本的な2型(図2-2)に大別される(Ochsenbein & Ross；1969, Weisgold；1977, Olsson & Lindhe；1991)．

薄くスキャロップの強い歯周組織(thin-scalloped periodontium)をもつ症例では，インプラント埋入部の歯槽堤の軟組織も薄く，切開，剥離，縫合などの操作が難しく，そのためインプラント埋入や審美的な上部構造の装着後に，周囲組織が収縮しやすい傾向がある．さらに，このタイプの歯周組織をもつ患者の多くは，供給側となる口蓋軟組織の厚さも薄く，厚みのある移植片を採取するのに適さないことが多い．また，下部骨組織も薄いため，抜歯時の骨吸収も顕著に表われやすく，残存骨レベルも低下しやすく，歯間乳頭の喪失も著しい．このタイプでは，インプラント修復物の装着後も退縮を起こしやすいため，アバットメントや修復物のメタルカラーの露出による審美的なトラブルを生ずる可能性がある．

そのため，インプラントの埋入やインプラント周囲のティッシュ・マネージメントの面から評価すると，薄くスキャロップの強いタイプは，厚くフラットな歯周組織に比べて扱い難いことを予め理解しておかねばならない．

Weisgoldら(1997)は，患者のうち厚くフラット(thick-flat)な歯周組織は85％以上，薄くスキャロップの強い(thin-scalloped)タイプは15％未満であると報告している．そして，薄くスキャロップの強い歯周組織をもった患者に単独植立インプラントの処置をした場合，ブラックトライアングルのない審美修復は非常に難しいと指摘している．

インプラント修復で審美的な結果を得るためには，歯周組織のタイプによる歯肉形態と同様に骨形態についても知る必要がある．Beckerら(1997)は111個の乾燥頭蓋により上顎6前歯の解剖的骨形態を評価した．乾燥頭蓋を，歯槽骨形態に応じて，フラット，スキャロップ，著しいスキャロップの三つに分類した(図2-3)．

すなわち，上顎前歯のosseous scallop(唇側辺縁骨と歯間部骨間のスキャロップの程度)は平均3mmである．生物学的幅径を考慮に入れると，唇側面では骨から約3mm歯冠側に唇側歯肉縁，隣接面では，歯間乳頭の高さは骨から約4.5mm歯冠側に位置することになる(図2-4左)．(Kois；1994, Spear；1999, 2000)

正常な歯周組織では，歯肉はその直下の骨形態により影響をうけ互いに同じスキャロップ形態を呈している．そのため天然歯の歯肉形態のスキャロップの程度は，骨形態が隣接面のセメント—エナメル境の外形線と一致しているため，歯の形と歯周組織のタイプ(thick-flatかthin-scalloped)によって異なってくる．しかし，2本のインプラント間の骨の形態は，天然前歯のようなスキャロップ状の骨形態ではなくインプラント間にbony papilla(peaks of bony septum)が欠如しているフラットな形態である．そのためインプラント間の歯間乳頭様組織は，天然歯と比較して低く，soft tissue scallopの少ないフラットな形態を呈する(図2-4左)．

このため，天然歯に比べ，インプラント修復物周囲に歯間乳頭様組織を獲得し，審美的なスキャロップ状の軟組織形態を再現することはより困難になる．一般に2本のインプラント間の歯間乳頭様組織の高さは，インプラント—天然歯間の組

図2-2 歯周組織のタイプとその特徴

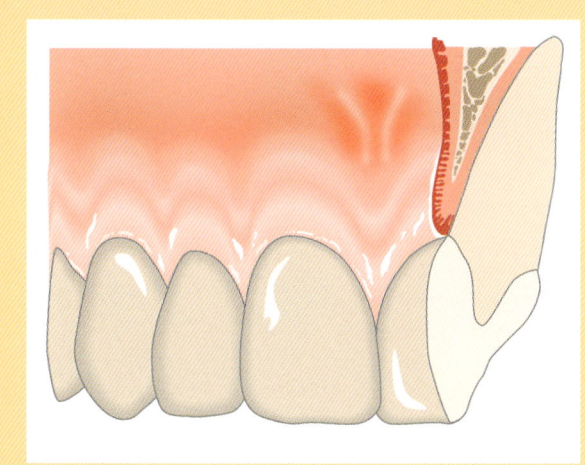
thin-scalloped

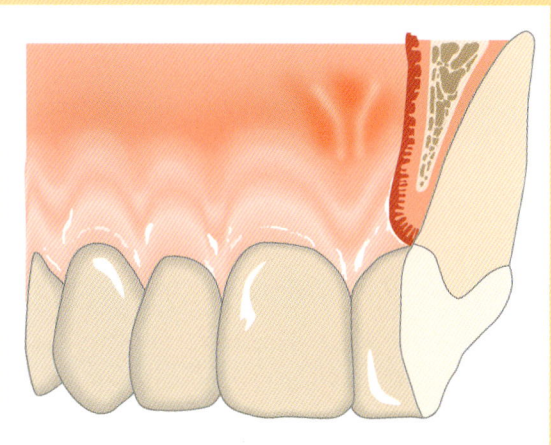
thick-flat

歯周組織のタイプ

	スキャロップ・タイプ	フラット・タイプ
歯肉形態	scalloped	flat
歯肉の厚さ	薄い	厚い
角化歯肉の幅	少ない	多い
下部骨組織の厚さと形態	薄い scalloped form	厚い flat form
歯の形態	triangular	square
コンタクト・ポイントの範囲	切縁よりで短い（point）	根尖側よりで長い（surface）
歯根形態	taper	大きく幅が広い
歯周炎や歯周組織に加わる侵襲に対する反応	退縮傾向	増大または変化なし
歯周ポケット		深くなりやすい
歯槽堤の角化粘膜の量	薄く少ない	厚く十分な量の存在

図2-3 上顎前歯部の歯槽骨形態

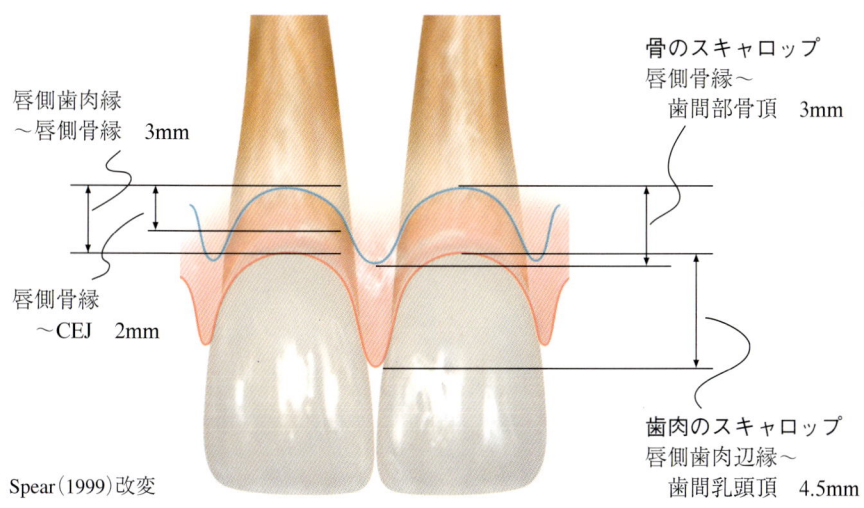

唇側歯肉縁〜唇側骨縁 3mm
唇側骨縁〜CEJ 2mm
Spear（1999）改変

骨のスキャロップ 唇側骨縁〜歯間部骨頂 3mm
歯肉のスキャロップ 唇側歯肉辺縁〜歯間乳頭頂 4.5mm

歯槽骨形態	唇側骨と歯間部骨間の距離
フラット	平均 2.1mm
スキャロップ	平均 2.8mm
著しいスキャロップ	平均 4.1mm

Beckerら；1997

生物学的幅経		
	唇側	隣接面
結合組織付着	1.0mm	1.0mm
上皮付着	1.0mm	1.0mm
歯肉溝	1.0mm	2.5mm
合計	3.0mm	4.5mm

織より低い位置にとどまる(図2-4右)．このことは，複数歯のインプラント修復を行う場合，とくに大きな問題となる．

インプラント修復では，コンタクトポイントの範囲が根尖側寄りで長く，フラット・タイプ(thick-flat periodontium)の方が審美性回復が容易である．thin-scallopedの患者では歯の形態，軟組織の量と厚さ，骨形態などの評価を十分に行い，適応を考慮する必要がある(図2-5)．

したがってインプラント周囲に歯冠形態に調和した審美的な歯間乳頭様組織を獲得しうる条件は，次のような場合である．

① 単独歯欠損──抜歯後の骨吸収が少なく，隣接歯の骨レベルがCEJより約2～3mmの範囲内にある．すなわち隣接歯の欠損側の歯周組織に付着の喪失がなく，また，隣接歯とフィクスチャー間の埋入間隔が約2mm確保できる近遠心距離のある歯槽堤．

② 複数歯欠損──歯槽堤欠損部骨頂の高さが隣接歯の骨頂とほぼ同レベルにあり，インプラント間の歯槽堤の高さが連続した隣接歯の歯間乳頭の高さと同等になっている．また，連続して埋入するフィクスチャー間の埋入間隔が少なくとも約3.0mm以上確保できる歯槽堤．

③ thick-flat periodontiumの症例

このようにthin-scalloped periodontiumの場合には，下部骨組織が薄いため，抜歯後の歯槽骨の保全を目的として抜歯後即時埋入インプラントを行っても抜歯後の骨吸収による残存歯槽骨の高さと幅のレベルを維持することは困難で，また軟組織も薄いため，フィクスチャー露出後や修復物装着後の予期せぬ頬側の軟組織の退縮により，審美的な問題を生じる可能性が高い．

天然歯の歯間乳頭の再生についてはTarnowら(1993)が，一定のガイドラインを示している．槽間中隔の骨頂からコンタクトポイントまでの距離が5mm以内であれば100％，7mm以上であれば，歯間空隙を歯間乳頭が満たしたものは，わずか27％にすぎなかったと報告している．そしてインプラントについては，Salamaら(1998)が，この距離が7mm以上では，ブラックトライアングルをなくすことは予知性がない(poor prognosis)であると述べている．そして歯間部の骨頂のレベルとコンタクトポイントの距離は，何よりも歯周組織のタイプに左右されるのである．

図2-4　インプラントと天然歯の周囲組織形態の違い

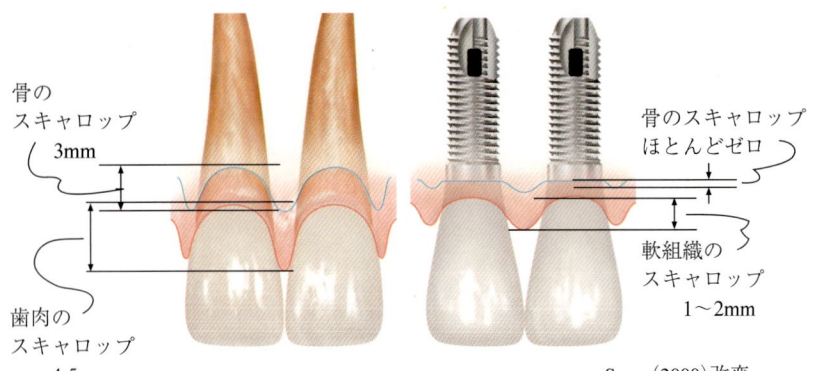

Spear(2000)改変

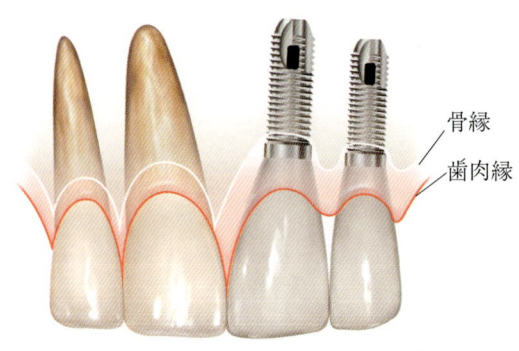

Salama(1998)改変

Implant site development

図2-5 スキャロップの著しい歯周組織におけるインプラント手術後の軟組織退縮

□1 歯周組織のタイプ
　thin-scalloped periodontiumで歯肉は薄い．抜歯窩周囲の骨壁は残存しているが，残存骨壁の厚さは薄い．

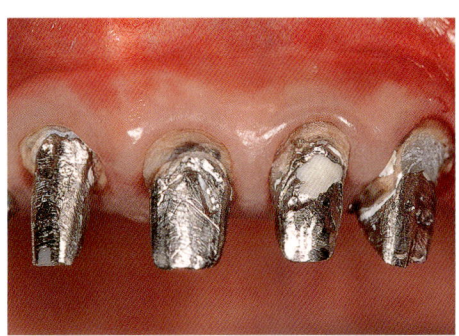
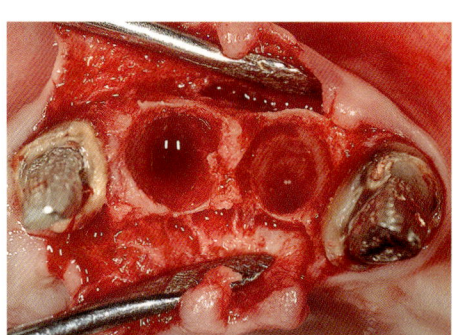

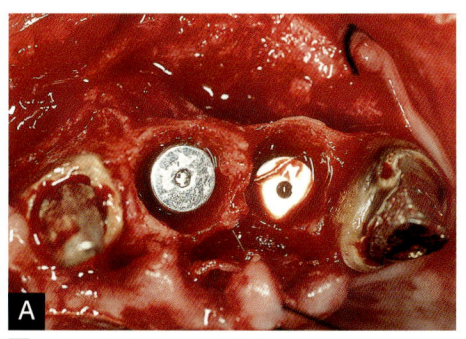
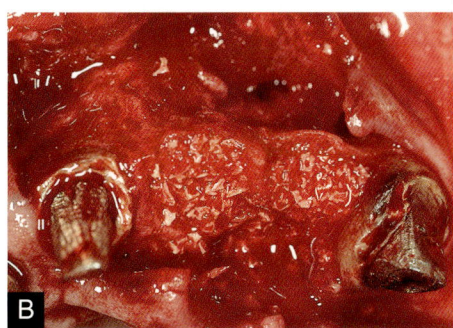
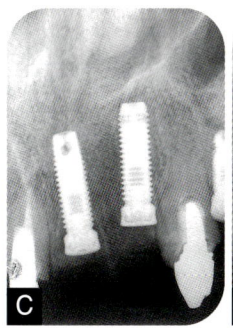
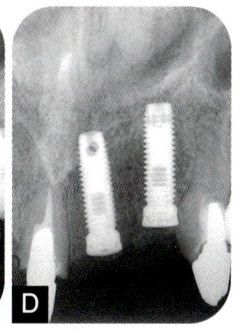

□2 フィクスチャーの埋入
　フィクスチャー全体を抜歯窩の骨壁に完全に囲まれた状態に埋入．また抜歯窩縁の骨吸収によるフィクスチャーの露出を防ぐためフィクスチャーの頭部を骨縁より低位に埋入した(A)．
　フィクスチャーを完全に覆うように骨移植材を充填(B)．フラップの厚さが薄いため，membraneを使用せずフラップを初期閉鎖した．
　抜歯後即時埋入インプラント後6ヵ月半．処置完了時(C)に比べて，インプラント周囲の骨再生は認められるが，辺縁骨は吸収している(D)．

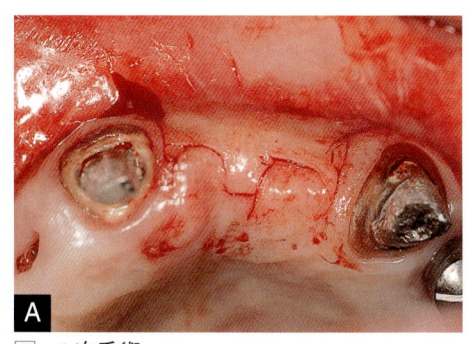
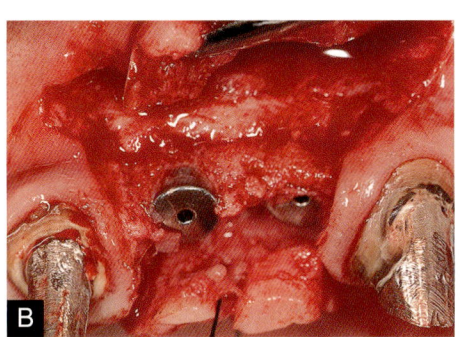
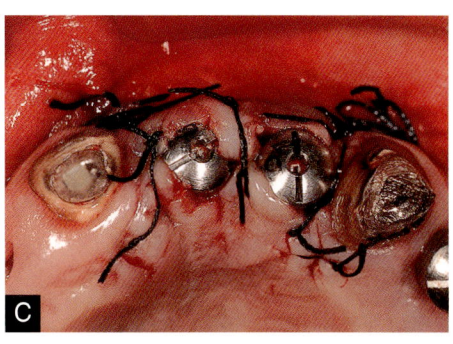

□3 2次手術
　スキャロップ状の切開(A)．
　抜歯後即時埋入インプラントと骨移植を行ったにもかかわらず抜歯窩縁周囲の薄い骨壁の吸収により歯槽骨縁の高さが減少し，低位埋入したにもかかわらず，フィクスチャー頂部は，骨頂とほぼ同じ高さになり，⊥1の唇側ではフィクスチャー頂部が露出している(B)．
　テンポラリー・ヒーリング・アバットメントを装着し，フラップを適合・密着させて縫合．フラップの厚さが薄いことに注意(C)．

□4 修復
　術後3週．インプラント周囲軟組織の唇側面での著しい退縮(A)．
　軟組織の収縮はさらに進行し，印象採得時⊥1の唇側のフィクスチャーの頂部は口腔内に露出し，また⊥2も縁下1.5mm以内で審美的なインプラント修復の結果を得るためには問題である．プロビジョナル・レストレーションを装着したところ(B)．

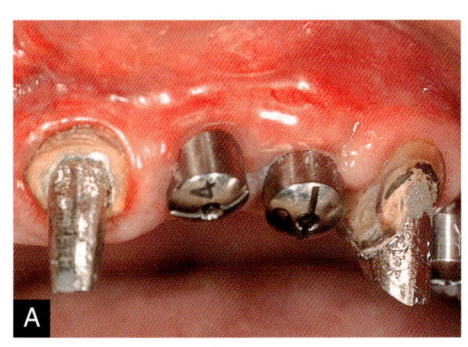
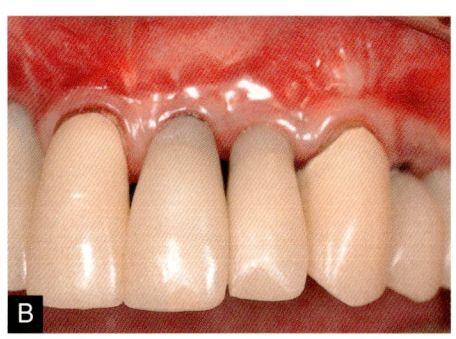

2-3. 抜歯・フィクスチャー埋入とティッシュ・マネージメント

2-3-1 インプラント埋入とティッシュ・マネージメントの時期

ティッシュ・マネージメント(peri-implant tissue manegement)は，テクニックの選択のみならず，適切な時期に処置を行うことが大切である(Saadoun & LeGall；1998)．インプラント周囲のティッシュ・マネージメントを行う時期には次の5段階が考えられる(Hürzeler & Weng; 1996，Jovanovic; 1997)．

> **インプラント周囲のティッシュ・マネージメントを行う時期**
> 1 インプラント埋入前(prior to implant placement)
> 2 インプラント埋入時(at implant placement)
> 3 インプラント埋入後の治癒期間中(during the healing phase of implant)
> 4 2次外科手術時(at second-stage surgery)
> 5 インプラントの外科的な露出後の治癒期間(healing period following surgical exposure of implant)

(1) インプラント埋入前(prior to implant placement)
インプラント埋入前の骨再生手術の適応
一般に歯槽堤の骨欠損が垂直的に3mm以上で歯槽堤幅が3mm以内の場合が適応とされる(Jovanovic；1997)．
インプラント埋入部の角化粘膜が完全に欠如あるいは著しくその幅が狭い場合または小帯の著しい高位付着している場合，十分な角化粘膜の幅を増大するために遊離歯肉移植や結合組織移植を行う．

図2-6 インプラント周囲のティッシュ・マネージメントの時期

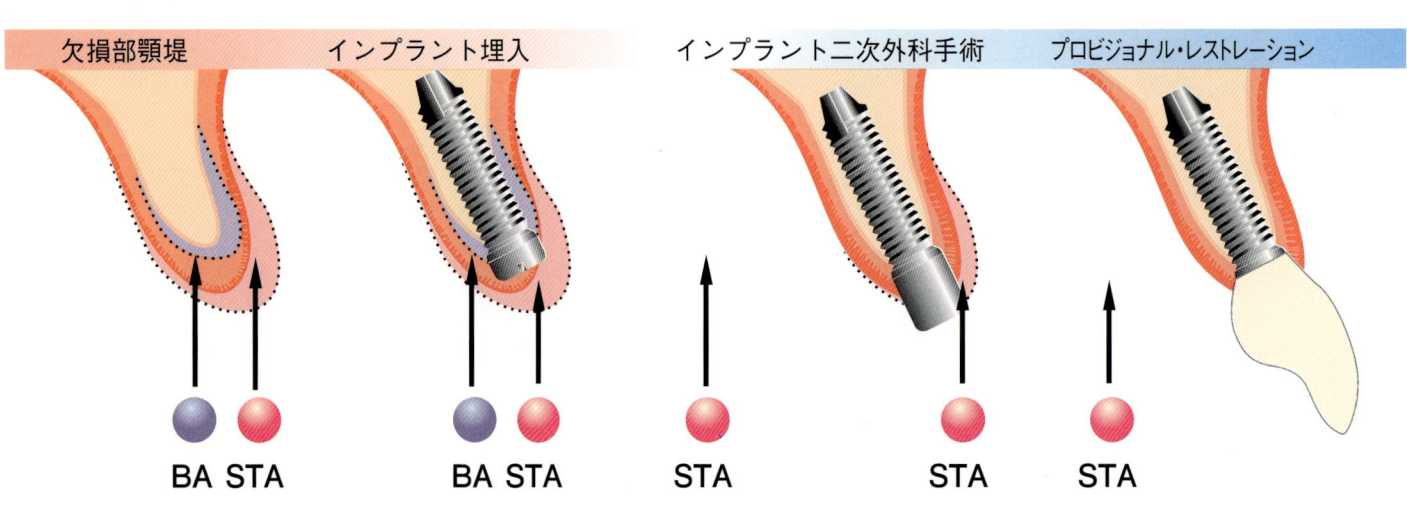

BA：骨増大術 bone augmentation
STA：軟組織増大手術 soft tissue augmentation
上記の(1)〜(5)の段階でそれぞれの症例に即したティッシュ・マネージメントを行う．

Implant site development

インプラント埋入前の骨再生手術（Staged approach）の適応
（Salama ら；1993, Buser ら；1993）

① 垂直的および頬舌的な骨量が，フィクスチャーの埋入や安定に十分でない場合
② 重度の骨欠損により，抜歯される歯根の根尖側3分の1を超えた位置まで骨吸収が及んでいる場合
③ 審美性を要求される部位で広範囲にわたって大きく，フラットな骨欠損があり，不十分な骨幅（5.0mm以下）しか存在せず，補綴学的観点から適切な位置と方向にフィクスチャーを埋入できない場合（Belser；1995）
④ 上顎前歯部でフィクスチャー埋入後審美的結果の予測がつかない歯槽堤の形態を認める場合（Wilson & Weber；1993）
⑤ 退縮が存在し，唇側骨板の喪失が著しい場合
⑥ 広範囲の重度の周囲骨欠損や垂直性骨欠損が存在する場合
⑦ フィクスチャー周囲の骨欠損が大きく，フィクスチャーの埋入とbarrier membraneを同時に行うことが困難な場合

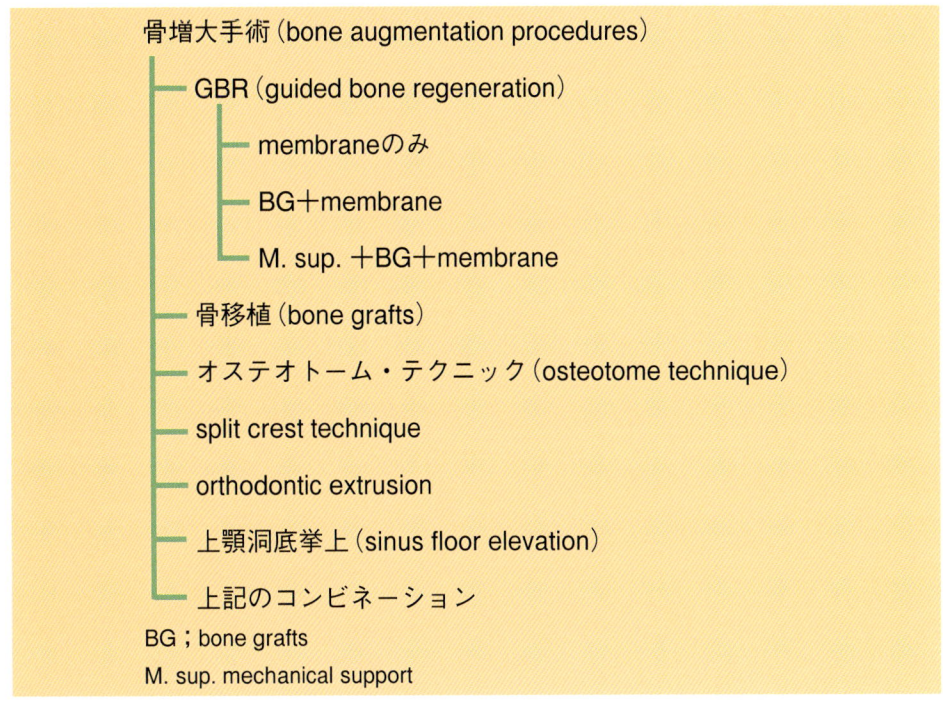

骨増大手術（bone augmentation procedures）
├─ GBR（guided bone regeneration）
│　├─ membraneのみ
│　├─ BG＋membrane
│　└─ M. sup. ＋BG＋membrane
├─ 骨移植（bone grafts）
├─ オステオトーム・テクニック（osteotome technique）
├─ split crest technique
├─ orthodontic extrusion
├─ 上顎洞底挙上（sinus floor elevation）
└─ 上記のコンビネーション

BG；bone grafts
M. sup. mechanical support

（2）インプラント埋入時（at implant placement）
　骨再生手術
　　歯槽堤の骨欠損が垂直的に3mm以内で，歯槽堤幅が3～5mmの中等度の欠損およびフィクスチャー表面の露出が5mm以上の裂開状または開窓状の骨欠損が適応となる．

軟組織増大手術

唇頬側の歯槽堤の陥凹を改善する水平的増大— 結合組織移植，membrane with bone grafts（GTR）

歯槽堤の垂直的増大—GSTA（guided soft tissue augmentation）

(3) インプラント埋入後の治癒期間中(during the healing phase of implant)

　カバースクリューが口腔内に露出してからでは，大きな軟組織欠損の改善にはより複雑な処置が必要となる．そこで軟組織欠損の範囲が大きい場合や垂直的な増大を必要としている症例では，インプラント埋入後の治癒期間中に，軟組織移植を積極的に行う．

　結合組織移植やonlay graftsによる軟組織移植においては，移植後に移植片は約20〜30％収縮が起こる．そのため，インプラント埋入後の治癒期間を利用して軟組織増大手術を行うことは治療期間の短縮やインプラント2次外科手術時の複雑な処置を回避することにもなり，また移植片の収縮により軟組織の十分なカントゥアが得られなかった場合には，2次外科手術時に追加手術を行うこともできる．

　軟組織移植後6週間は移植片の収縮が大きく，組織が安定するのに約3ヵ月を要するため，2次外科手術前約3ヵ月に行う．GBRによる骨再生手術を実施した症例では，membrane除去時に軟組織移植による歯槽堤増大手術を行い，フラップを完全に被覆して2次外科手術を待つ．とくに長い治療期間を要するGBRを行った場合には，治療期間の浪費を防ぎ，効果的に処置を進めるためにこの期間を有効に活用する必要がある．

　角化粘膜の幅が著しく狭い場合には2次外科手術前に角化組織を獲得しておくことが望ましい．

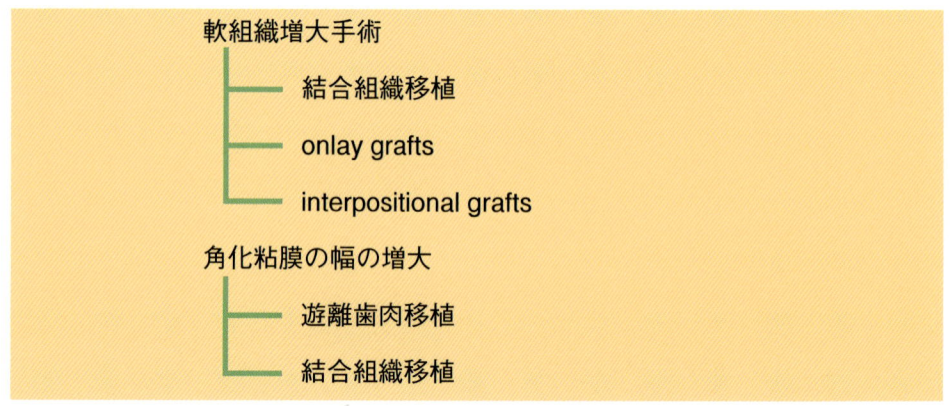

(4) 2次外科手術時(at second surgery)

　インプラント頂部を露出させる2次外科手術時には，インプラント周囲の軟組織形態を改善する機会が得られる．しかし，この段階での軟組織増大手術は軟組織収縮のリスクを回避するため，極力最小限の範囲にとどめるべきである．2次外科手術時は，小さなフラップ形成にとどめ，十分な角化組織が存在する場合には，軟組織の切除は，メスやtissue punchなどによりインプラント直上に限局する．フラップの切開は口蓋側寄りの水平切開を行い，隣接する歯間乳頭を保存するように配慮する．すなわち欠損部歯槽堤の近遠心幅径が6mm以上の場合には，隣接歯から離した2本の縦切開を加えて台形状のフラップを形成する．欠損部の近遠心幅径が6mm以下の場合には口蓋側寄りの水平切開を隣接面の歯肉溝内に連結し，歯間乳頭を含んだフラップのデザインとする．縦切開は，術後に瘢痕を生じさせないために，角化粘膜内に限局した小さな切開とする．

> 軟組織移植手術
> 1）唇・頬側の歯槽堤の陥凹を改善するための水平的な増大
>   結合組織移植
>   roll procedures
>   吸収性membrane with bone grafts（GTR）
> 2）歯槽堤の垂直的な増大
>   GSTA
>   GSTAと結合組織移植の併用
> 角化粘膜の幅の増大
>   PT or FT apically positioned flap with or without inlay grafts
>   遊離歯肉移植   PT；partial-thickness
>   結合組織移植   FT；full-thickness

(5) インプラントの外科的な露出後の治癒期間
healing period following surgical exposure of implant

> 角化粘膜の幅の増大
>   遊離歯肉移植
>   結合組織移植
> プロビジョナル・レストレーションによる軟組織の誘導
> （soft tissue sculpting）

2-3-2 抜歯とフィクスチャー埋入の時期

歯の喪失から時間が経過すると，歯槽堤の骨組織と軟組織の欠損が進み，審美的にも機能的にもインプラント治療の条件は劣悪になる．オッセオインテグレイテッド・インプラントの長期的で安定した結果を得るためには，埋入部位の骨とインプラント表面が緊密に接触し，強固なオッセオインテグレイションが得られることが必須である．そのため，インプラント埋入部位に，十分な骨量が存在していることが望ましい．

　GBRや骨移植を用いた再生療法の発展により，吸収の著しい歯槽堤であっても，補綴学的見地から適切な位置にフィクスチャーを埋入することができるようになっている．これにより，インプラント療法の適応症は飛躍的に広がり，機能的で審美的なインプラント補綴が可能になった．しかしながら，このGBRを導入することにより，治療期間が長期化し，membraneが露出した場合の対応や，高度で繊細な外科手術のテクニックが要求されるなど，多くの代償を支払わなければならなくなった．そこで，治療期間の浪費を防ぎ，効果的に処置を進め，インプラントの成功率を高めるために，GBRやフィクスチャー埋入のタイミングと抜歯時期との関係を十分に考慮することが必要である（図2-7）．

2 ティッシュ・マネージメントの時期と方法

図2-7 抜歯・フィクスチャー埋入・歯槽堤増大の時期

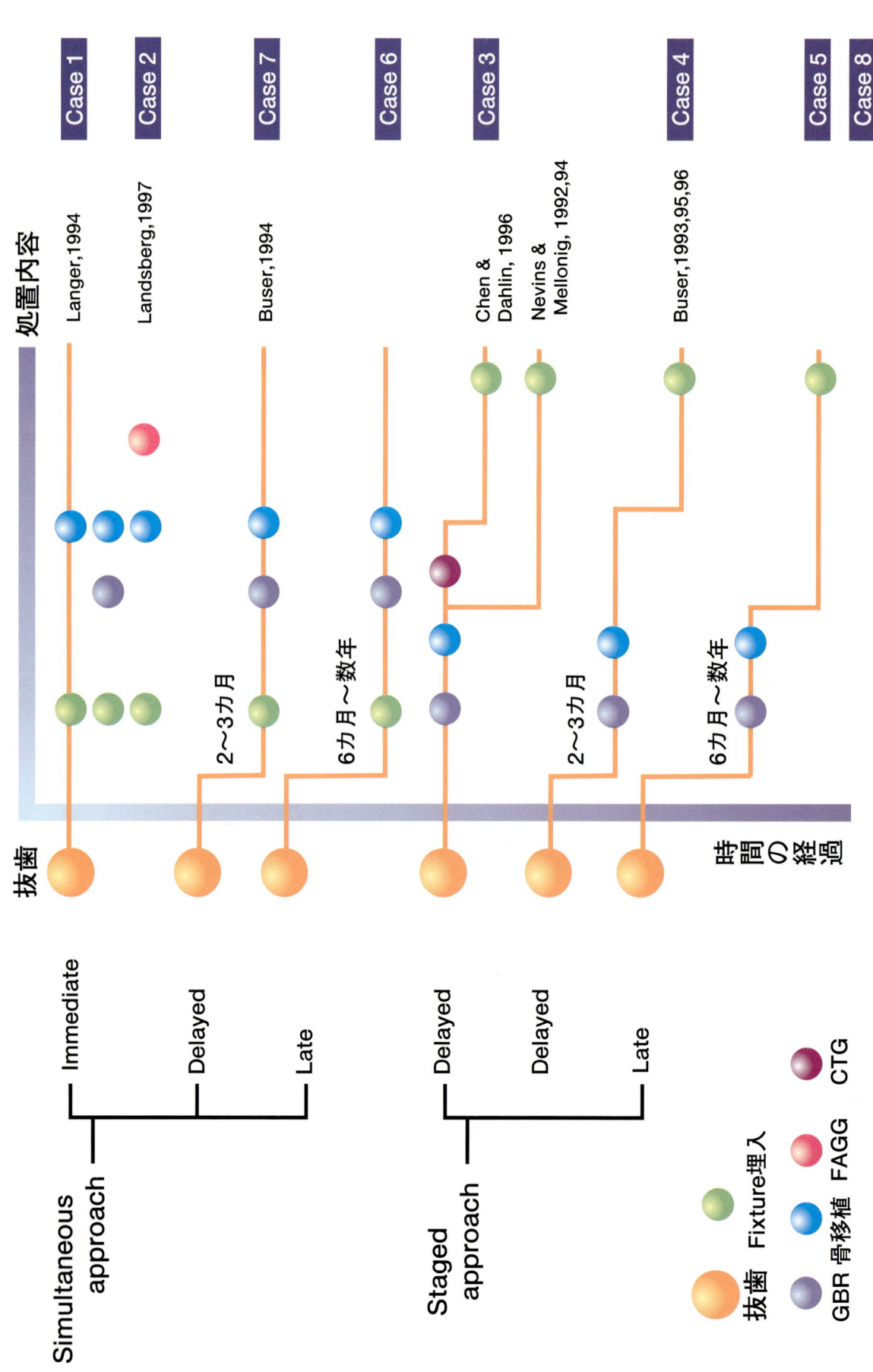

注
Mayfield(1999)は，フィクスチャー埋入の時期を次の三つに分類している．
①immediate：抜歯と同時にフィクスチャーを埋入
②delayed：抜歯窩が軟組織で完全に覆われる期間（6〜10週）を待ってフィクスチャーを埋入
③late：抜歯後6ヵ月以上経た抜歯窩の治癒部位にフィクスチャーを埋入

FAGG：free autogeneous gingival grafts
CTG：Connective tissue grafts

Implant site development

> **抜歯後即時埋入インプラントの適応**
> **Indicatins of immediate implant placement**
> ① 抜歯窩の底部から初期固定を得るのに十分な骨(5mm以上)が存在する.
> ② 抜歯窩の周囲のすべてに骨壁があり，フィクスチャーを骨壁に囲まれた状態で埋入することが可能である.
> ③ 抜歯窩内が完全に掻爬できる.
> ④ 抜歯窩を閉鎖できる十分な軟組織が存在する.
> ⑤ フィクスチャーの埋入可能な骨の高さ(10mm以上)が存在する.
> ⑥ 抜歯窩の幅が4〜5mm以上ある.
> ⑦ 抜歯窩のサイズがほぼフィクスチャーと同径である.
> ⑧ とくに審美性を考慮しなければならない部位では，抜歯窩の唇頬側骨壁が十分にある．フィクスチャー頂部を隣接歯のCEJまたは歯肉縁から3〜5mm以内に位置づけられるような位置に骨頂があることが望ましい.

　Salama & Salama（1993）は，抜歯窩のExtraction site developmentとしての抜歯後即時埋入インプラントの適応症と，次のような治療のガイドラインを示している．

> **Extraction site development（Salama & Salama；1993）**
> Type I extraction（soket）
> 　　——抜歯後即時埋入インプラント
> Type II extraction（soket／defect）
> 　　——矯正的挺出→インプラント埋入
> Type III extraction（defect）
> 　　——Staged approach
> 　　　　GBRを行い，6〜12ヵ月後にインプラント埋入）

2-4. 軟組織増大手術 Soft tissue augmentation procedures

　上顎前歯部など高い審美性が求められる部位では，骨増大手術だけでは軟組織と調和のとれた良好なエマージェンス・プロファイルをもった上部構造を製作することは難しく，軟組織移植やGSTA（guided soft tissue augmentation）などの軟組織増大手術を併用しなければならないことが多い．そこで軟組織増大手術の方法と時期の選択が重要となる．

　欠損部歯槽堤は，歯のある健全な部分よりも高さも幅も必然的に劣形となるが，自然感を回復するためには，健全な歯列の周囲組織のカントゥアと連続性を示すように改善する必要がある．

　軟組織の増大にあたっては，必要な増大量よりも常に約20％ほど過剰なカントゥアに軟組織のボリュームを増加させておく．外科手術や修復処置により軟組織は約1mm収縮する傾向にあるため，一般的なガイドラインとして，歯槽堤欠損部の両隣接歯の歯間乳頭の高さを互いに結んだラインよりも少なくとも2〜

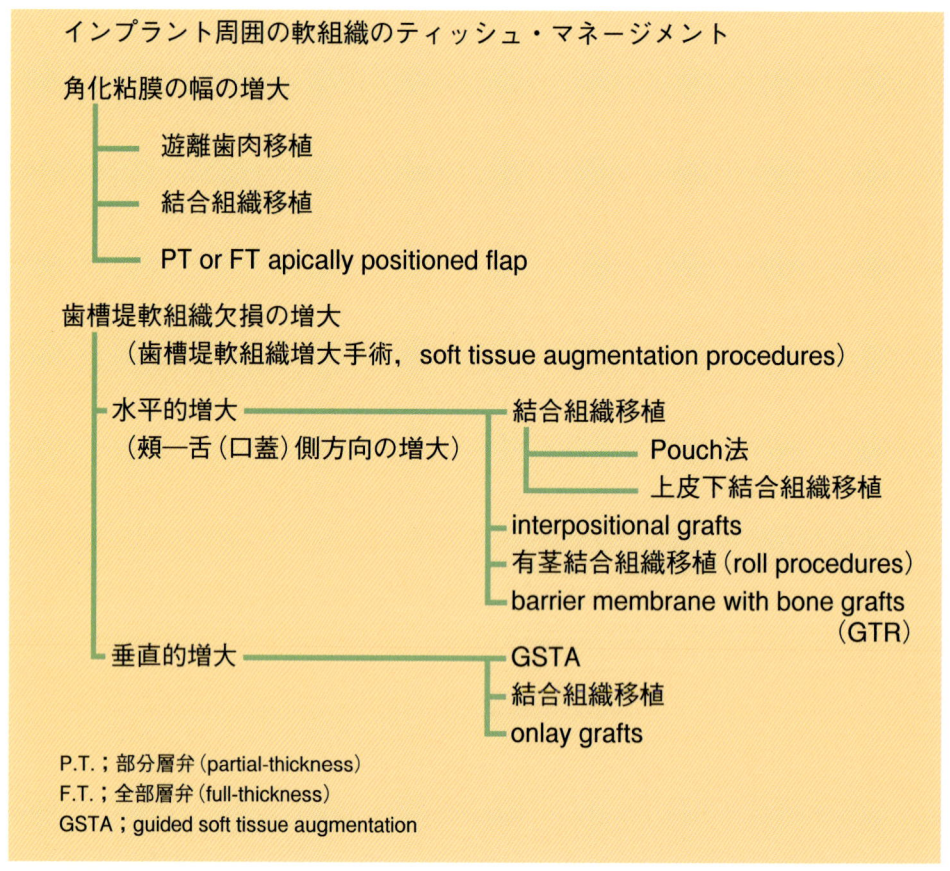

P.T.；部分層弁（partial-thickness）
F.T.；全部層弁（full-thickness）
GSTA；guided soft tissue augmentation

3mm歯冠側にオーバーカントゥアになるように軟組織を増大する必要がある（Jovanovicら；1999, Saadounら；1999）．このように外科的な軟組織の増大においては常に術後の収縮を考慮に入れなければならない．

2-5. ティッシュ・マネージメントに関連するフラップのデザイン

インプラント外科手術においては，歯間乳頭が失なわれやすいため，フラップのデザインにあたってはとくに歯間乳頭の保存に配慮する必要がある．

フラップを形成する場合，とくに形成したフラップへの血液供給の確保は，もっとも考慮しなければならない重要因子である．フラップへの血液供給の維持は，主として縦切開の有無と形成されるフラップの厚さに関連している．

インプラント周囲のティッシュ・マネージメントのためのフラップのデザインの決定にあたっては，次の因子を考慮する必要がある．

1) 欠損部歯槽堤の近遠心的距離
2) 欠損部歯槽堤の軟組織の厚さ
3) barrier membraneを使用するかどうか

1) 欠損部歯槽堤の近遠心的距離
① 欠損部歯槽堤の近遠心的距離6〜7mm以上
　　──隣接歯の歯間乳頭を保存した台形状フラップの形成（図2-8, 2-9）
② 欠損部歯槽堤の近遠心的距離が6mm以内
　　──歯槽頂切開（とくに乳頭部より口蓋側寄りの切開）を隣接歯の歯肉溝内切開と連結し，歯間乳頭を含んだフラップを形成（図2-8, 2-10）する．必要に応じて（とくにGBRの併用時）縦切開を加える．

Implant site development

図2-8　欠損部歯槽堤の近遠心的距離とフラップのデザイン

欠損部歯槽堤6mm以内のフラップのデザイン

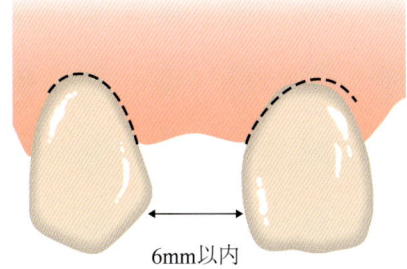

6mm以内

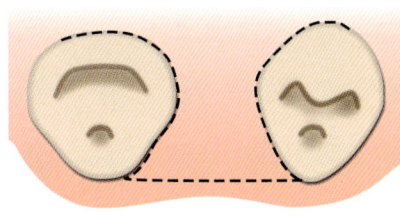

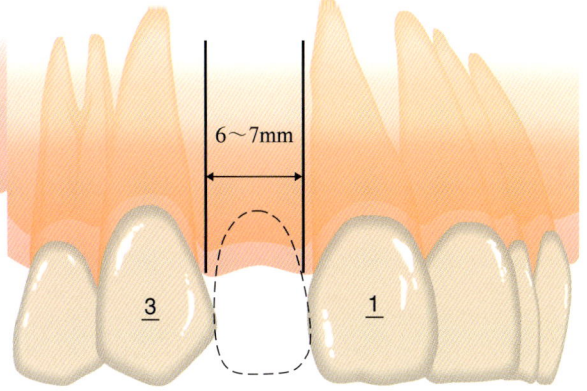

6〜7mm

欠損部歯槽堤6mm以上のフラップのデザイン

隣接歯の歯間乳頭から離した
末広がり状の縦切開

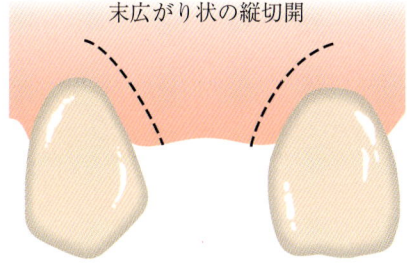

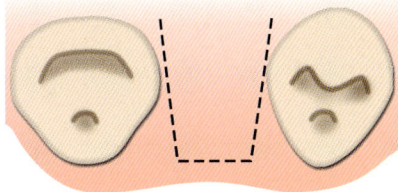

台形状フラップ

CEJでの歯の近遠心幅径

歯種	上顎 (mm)	下顎 (mm)
中切歯	7.5	3.5
側切歯	5.0	4.0
犬　歯	5.5	5.5
第1小臼歯	5.0	5.0
第2小臼歯	5.0	5.0
第1大臼歯	7.5	8.0
第2大臼歯	7.0	8.0

(Rotter；1996から引用)

Ohrnellら(1992)は，implant(standard diameter)に必要な歯根間の距離は少なくとも6.5mm必要であるとした．

歯根膜腔	0.25mm(×2)
インプラント表面—歯根膜間のスペース	1.0mm(×2)
インプラント直径(standard diameter)	4.0mm
	6.5mm

図2-9　近心的に広い欠損部のフラップのデザイン

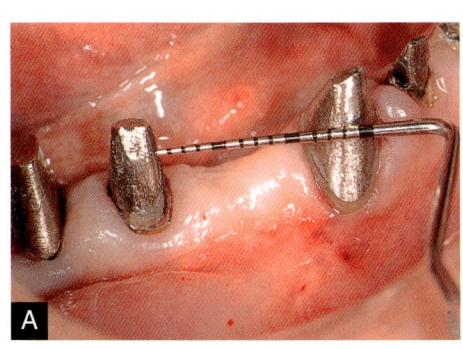
A

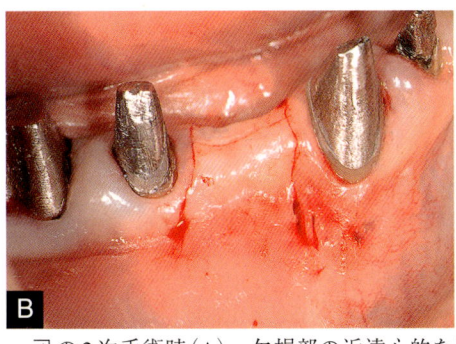
B

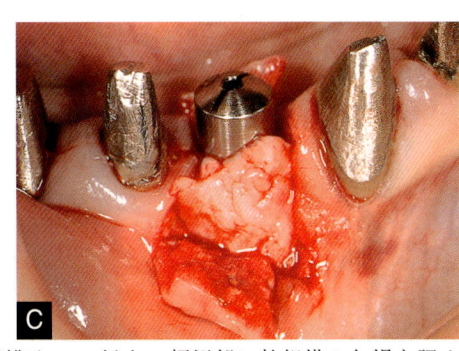
C

　4の2次手術時(A)．欠損部の近遠心的な距離は6mm以上．頬側部に軟組織の欠損を認める．

　歯槽頂よりやや舌側寄りの水平切開と，隣接歯の歯間乳頭を保存するように配慮した2本のfull-thicknessの縦切開による台形状のフラップ(B)．

　縦切開はフラップの移動を容易にするため，歯肉—歯槽粘膜境まで延長する．

　口蓋から採取した結合組織移植片をテンポラリー・ヒーリング・アバットメントの頬側に置き，フラップを縫合する(C)．

図2-10 狭い欠損部のフラップのデザイン

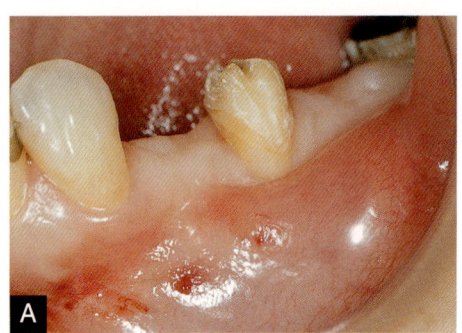 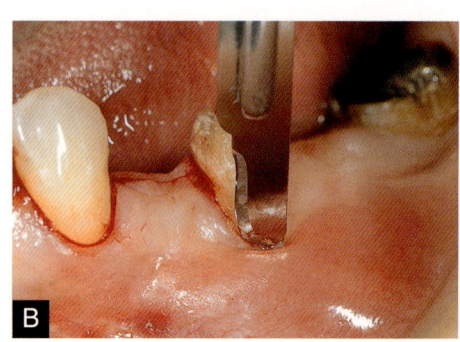 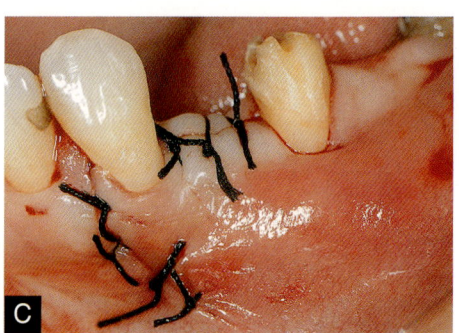

このケースは，抜歯即時GBR処置の後，治癒を待ってフィクスチャーを埋入したものだが，ここではフィクスチャー埋入時のフラップを示す．

欠損部は近遠心的に6mmに満たないが，十分な角化粘膜がある（A）．

歯槽頂切開（隣接歯の頬側の歯間乳頭を保存するためにやや舌側寄りの水平切開）を$\overline{3}$の遠心面と$\overline{5}$の近心面の歯肉溝切開に連結し，$\overline{3}$の頬側近心，$\overline{5}$の頬側遠心まで延長し，歯間乳頭をフラップに含んだデザインとする（B）．

フラップの縫合（C）．$\overline{3}$の頬側近心隅角に縦切開が追加されている．なお，2次手術時にもほぼ同じデザインとした．

2）欠損部歯槽堤の軟組織の厚さ

① 軟組織が薄い場合
――フラップの壊死と穿孔を予防するためできるだけ厚いフラップを形成し，図2-8（上）のフラップデザインとする．

② 軟組織が厚い場合
――歯槽堤の近遠心的距離によるフラップのデザインの選択に従う．

3）barrier membraneの併用

GBRにおけるフラップのデザインの原則は，十分な血液供給のために，できる限り厚いフラップを形成する．そしてフラップには，十分な角化粘膜を含み，近遠心的に各々1歯以上延長した大きなフラップとする．縦切開はmembraneの辺縁から少なくとも1歯（5mm）以上離し，末広がりとする．

また，創面の閉鎖を良好にするため，フラップの辺縁は斜切開とする．基底部にはpartial-thicknessの骨膜減張切開を十分に加え，歯冠側への移動を自由にする．

歯槽堤の軟組織が薄い場合（図2-11）には，次のような配慮をする．

① フラップに対する血液供給を維持するため，近遠心的に十分に延長した切開とし，できるだけ縦切開は加えないenvelope flapとする．

② フラップの辺縁部が薄くならないように軟組織の表面に対して垂直な歯槽頂切開を行う．

③ 小さなサイズの縫合針と縫合糸を用いて，フラップへの外傷を少なくする（図2-11）．

④ 切開線は，角化組織に加え，切開，フラップの剥離，縫合操作を容易にする．

また小帯の歯槽頂付近への付着や角化粘膜の幅が非常に狭かったり，欠如している場合や厚さが非常に薄い場合には，GBRの前処置として遊離歯肉移植，結合組織移植を行い小帯の切除と角化粘膜の幅と厚さの増大を図る．これは多数歯へのGBRによる歯槽堤増大手術を必要とする症例では，membraneの露出を防ぐためにとくに重要である（図2-12，Case 8-$\boxed{4}$）．

Implant site development

図2-11　軟組織の厚さが薄い場合のフラップのデザイン

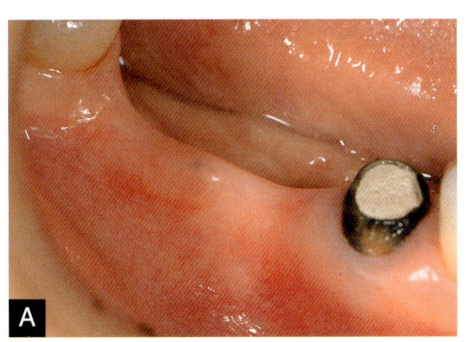
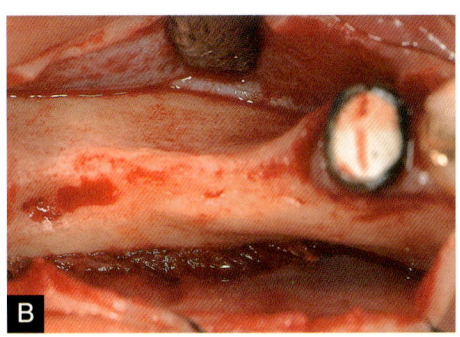
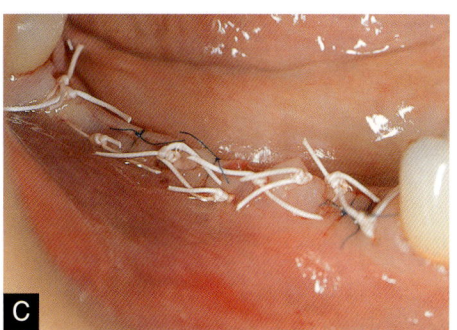

7̄6̄5̄ にインプラント埋入を計画．7̄6̄ 部の角化粘膜の幅は狭く厚さは薄い（A）．

フラップへの血液供給を維持するため，近遠心的に十分延長したenvelope flap（B）．

できる限り厚く形成したfull-thickness flapをフラップの移動を可能にするように歯肉─歯槽粘膜境を超えて十分に剥離している．

2本の水平マットレス縫合と断続縫合を加えた創面の閉鎖（C）．

フラップの辺縁部の縫合に，フラップへの外傷を少なくするために，6.0 polypropyleneの小さなサイズの縫合糸（青色）を使用している．

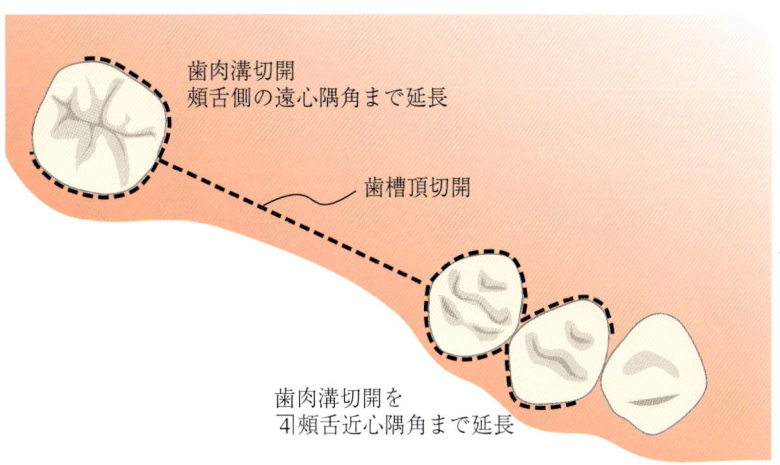

図2-12　多数歯のGBRの前処置

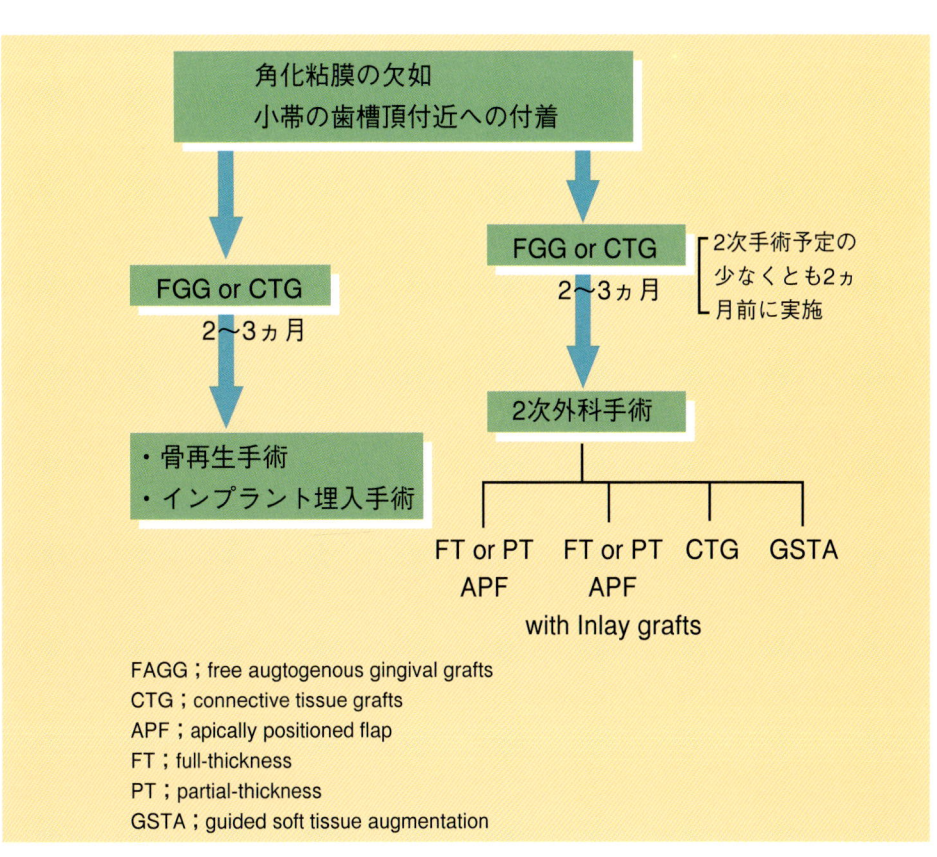

FAGG；free augtogenous gingival grafts
CTG；connective tissue grafts
APF；apically positioned flap
FT；full-thickness
PT；partial-thickness
GSTA；guided soft tissue augmentation

2 ティッシュ・マネージメントの時期と方法

barrier membrane 利用時のフラップのデザイン

上顎 —— Lateral incision（Buser ら；1993, 1994）（図 2-13）
　　　　Coronally positioned palatal sliding flap（Tinti ら；1995）
下顎 —— 歯槽頂切開（Tarnow；1994, Tinti ら；1996, 1998）（図 2-14）

図 2-13　上顎の GBR におけるフラップのデザイン（Buser ら；1993, 1994）

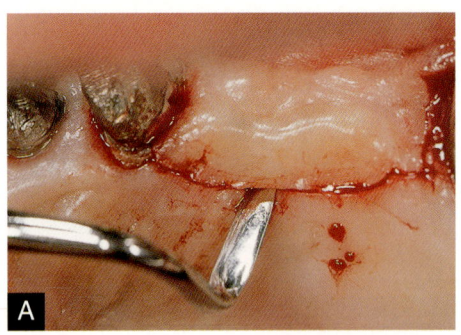
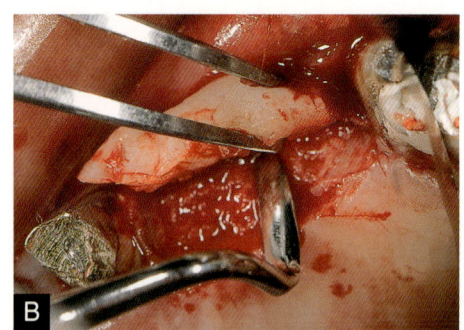
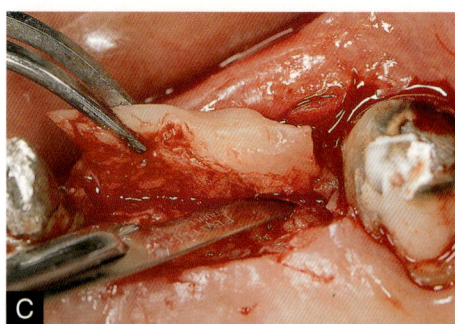
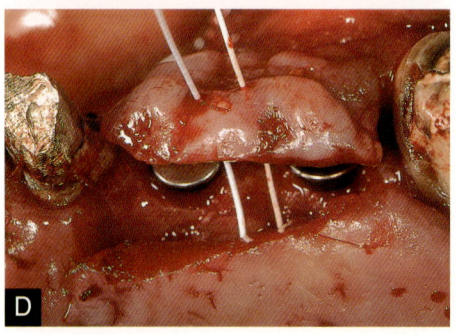
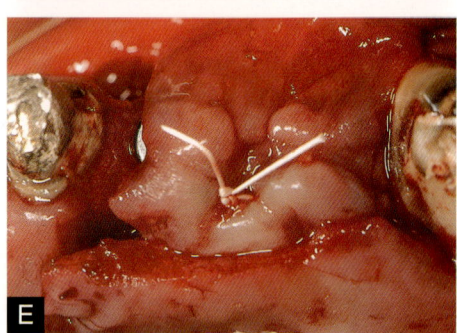

歯槽頂から約 3～4 mm の口蓋側に partial-thickness の水平切開を加える．Orban 歯間部ナイフを partial-thickness の切開部に挿入し（A），少しずつ切開し，剥離したフラップの辺縁をティッシュプライヤーで持ち上げ，骨膜に付着している結合組織に緊張を与えながら歯槽頂付近まで partial-thickness flap で剥離し，パラタル・フラップの辺縁に広い接合面を得る（B）．

その後，骨膜剥離子で partial-thickness flap と full-thickness flap からなるフラップを頬側方向に剥離していく（C）．

水平切開部の中央に 1 本の水平マットレス縫合を行う（D, E）．
その後断続縫合により創面を閉鎖する．

Lateral incision technique（図 2-13）

利　点

① フラップ辺縁に形成された広い接合面が創面の閉鎖を良好にする．
② 広い接合面のベベルが互いに接することによりフラップ間の血行の回復が期待できる．
③ 二層閉鎖のため，術後の腫脹によりフラップの接合部に緊張がかかっても軟組織の裂開が生じにくい．
④ 角化粘膜の幅が狭く不十分な場合でもフラップの初期閉鎖を得ることができる．

欠　点

① 歯槽頂切開より，切開，縫合が難しい．
② 下顎に応用した場合，切開を頬側の歯槽粘膜部に加えるため，術後の腫脹や不快症状が歯槽頂切開より強く現われる．
③ 下顎臼歯部の骨吸収が著しく，オトガイ孔が歯槽頂に近接している場合，歯槽粘膜部への partial-thickness の切開は，オトガイ神経を損傷する可能性が生じる．

Implant site development

図2-14 下顎のGBRにおけるフラップのデザイン(Tintiら;1998)

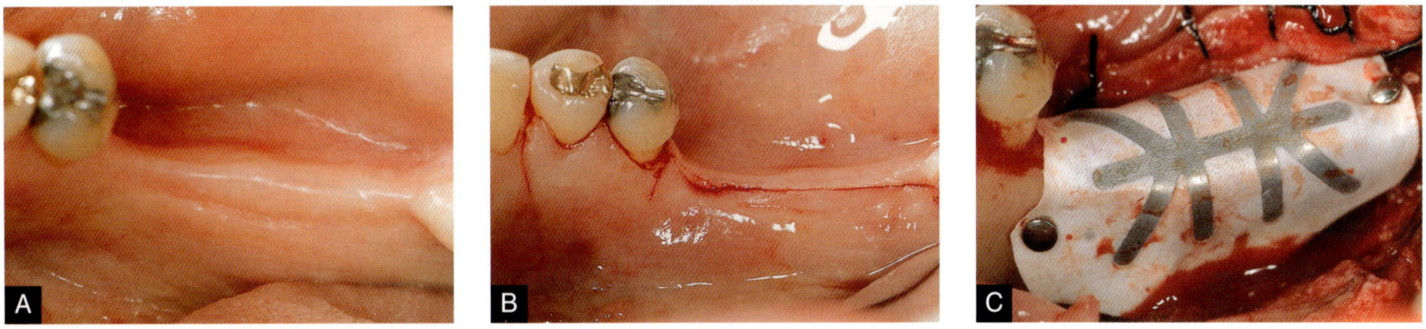

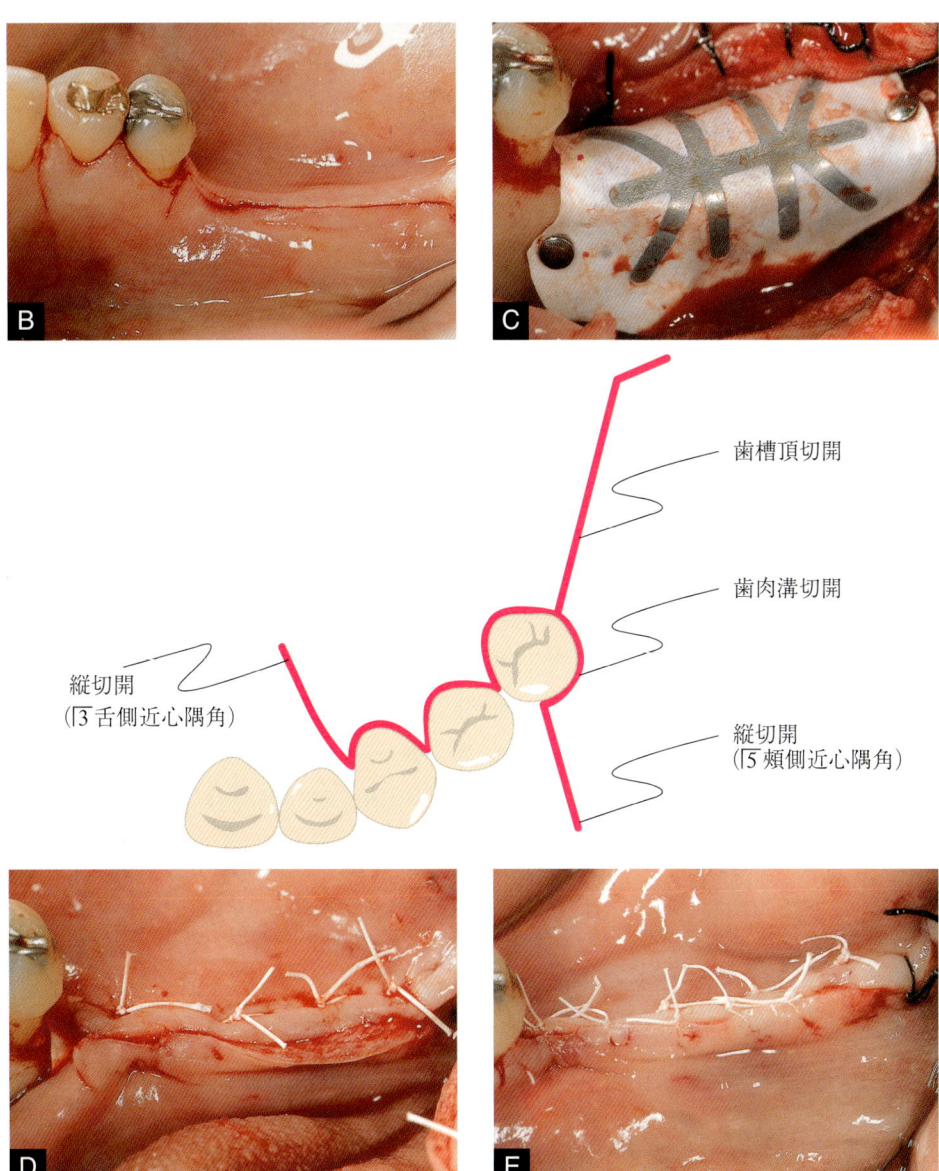

歯槽堤の幅が非常に狭く,骨頂から下歯槽神経までの垂直的骨量は,6〜10mmに満たないため,GBRによる垂直的・水平的な骨増大を必要とする(A;ミラー像).

角化粘膜内への歯槽頂切開を|5の歯肉溝内切開に連結し,舌側は近心の3歯まで歯肉溝内切開を延長し,|3の舌側近心隅角に縦切開を加える(B;ミラー像).

頰側は近心に1歯延長し,|5の頰側近心隅角に歯槽粘膜まで達する縦切開を加える.遠心は骨移植の供給側として利用するため後臼歯三角を露出するところまで切開線を延長した.

遠心部の縦切開の位置は,membraneの設置予定部位より少なくとも5mm以上離した位置に行う.

membraneの下に血餅の安定とスペースメイキングのため骨移植材を充填し,TR membraneをmembrane nail(FRIADENT社/アスパックコーポレーション社)を用いて固定(C;ミラー像).

3本の水平マットレス縫合を水平切開部に行う(D;ミラー像).

断続縫合を加えて創面を閉鎖(E;ミラー像).

歯槽頂切開(midcrestal incision)(図2-14)

利 点

① 切開を角化組織内に加えるため,術後の腫脹,疼痛や不快症状が少ない.

② lateral incision techniqueより,切開,フラップの剝離,縫合が容易.

③ オトガイ孔を直視しながらフラップの剝離ができるので,オトガイ神経を損傷する危険性がない.

欠 点

① 幅が狭くまた角化粘膜が不十分である場合,歯槽頂切開によって確実な初期閉鎖を得ることが難しい.

② barrier membrane上または非常に近い部位に切開線が設定される.

参考文献

Becker BE, Becker W, Ricci A, Geurs N: A prospective clinical trial of endosseous screw-shaped implants placed at the time of tooth extraction without augmention. *J Periodontol* 69: 920-926, 1998.

Becker W, Becker BE, Polizzi C, Bergstom C: Autogenous bone grafting of bone defects adjacent to implants placed into immediate extraction sockets in patients: A prospective study. *Int J Oral Maxillofac Implants* 9(4): 389-396, 1994.

Becker W, Becker BE: Flap designs for minimization of recession adjacent to maxillary anterior implant sites. A clinical study. *Int J Oral Maxillofac Implants* 11: 46-54, 1996.

Becker W, Dahlin C, Becker BE, et al. : The use of e-PTFE barrier membranes for bone promotion around titanium implants placed into extraction sockets: A prospective multicenter study. *Int J Oral Maxillofac Implants* 9(1): 31-40, 1994.

Becker W, Ochsenbein C, Tibbetts L, Becker BE: Alveolar bone anatomic profiles as measured from dry skulls. *J Clin Periodontol* 24(10): 727-731, 1997.

Belser UC: Esthetic considerations in implant patients, treatment planning. *Dent Implantol* 2(5): 65-73, 1995.

Belser UC, Buser D, Hess D, Schmid B, Pierre Bernard J, Lang NP: Aesthetic implant restorations in partially edentulous patients-a crinical appraisal. *Periodontol* 2000 17: 132-150, 1998.

Buser D, Dula K, Belser U, Hirt HP, Berthold H: Localizedridge augmentation using guided bone regeneration. II. Surgical procedure in the mandible. *Int J Periodontics Restorative Dent* 15: 13-29, 1995.

Buser D, Dula K, Hess D, PeterHirt H, Belser UC: Localized ridge augmentation with autografts and barrier membranes. *Periodontol* 2000 19: 151-163, 1999.

Buser D, Dula K, Hirt HP, Berthold H: Localized ridge augmentation using guided bone regeneration. In: Buser D, Dahlin C, Schenk RK, ed. Guided bone regeneration in implant dentistry. Chicago, Quitessence, 1994.

Buser D, Dula K, Hirt HP, Schenk RK: Lateral ridge augmentation using autografts and barrier membranes. A clinical study in 40 partially edentulous patients. *J Oral Maxillofac Surg* 54: 420-432, 1996.

Buser D, Hirt HP, Dula K, Berthold H: Mwmbrantechnik/Orale implantologie[GBR Technique/Implant dentistry]. *Schweiz Monatsschr Zahnmed* 102(12): 1491-1501, 1992.

Chen ST, Dahlin C: Connective tissue grafting for primary closure of extraction sockets treated with an osteopromotive membrane technique: surgical technique and clinical results. *Int J Periodontics Restorative Dent* 16: 349-355, 1996.

Garber DA: The esthetic implant: letting restoration be the guide. *J Am Dent Assoc* 126: 319-325, 1995.

Garber DA, Belser UC: Restoration-driven implant placement with restoration-generated site development. *Compend Cont Educ Dent* 16(8): 796-804, 1995.

Gargiulo AW, Wentz FM, Orban B: Dimensions and relations of the dentogingival junction in humans. *J Periodontol* 32: 261-267, 1961.

Grunder U: The inlay graft technique to create papillae between implants. *J Esthet Dent* 9: 165-168, 1997.

Hürzeler MB, Weng D: Periimplant tissue management: Optimal timing for an aesthetic result. *Pract Periodont Aesthet Dent* 8(9): 857-869, 1996.

Jovanovic SA, Paul SJ, Nishimura RD: Anterior implant-supported reconstructions: A surgical challendge. *Pract Periodont Aesthet Dent* 11(5): 551-558, 1999.

Jovanovic SA: Bone rehabilitationto achieve optimal implant aesthetics. *Pract Periodont Aesthet Dent* 9(1): 41-52, 1997.

Kois J: Altering gingival levels: The restorative connection. Part 1: Biological variables. *J Esthet Dent* 6: 3-9, 1994.

Landsberg CJ: Socket seal surgery combined with immediate implant placement. A novel approach for single tooth replacement. *Int J Periodontics Restorative Dent* 10: 711-718, 1998.

Langer B, Calagna L: The subepithelial connective tissue graft. *J Prosthet Dent* 44: 363-367, 1980.

Langer B: Spontaneous in situ gingival augmentation. *Int J Periodontics Restorative Dent* 14: 525-535, 1994.

Lazzara RJ: Immediate implant placement into extraction sites: Surgical and restorative advantages. *Int J Periodontics Restorative Dent* 9: 333-343, 1989.

Mathews DP: Soft tissue management around implants in the esthetic zone. *Int J Periodontics Restorative Dent* 20: 141-149, 2000.

Mayfield LJA: Immediate, delayed and late submarged and transmucosal implants. Proceeding of the 3rd european workshop on periodontology. Implant dentistry. Berlin, Quintessence: 520-534, 1999.

Mecall RA, Rosenfeld AL: Influence of residual ridge resorption patterns on fixture placement and tooth position part III: Presurgical assessment of ridge augmentation requirements. *Int J Periodontics Restorative Dent* 16: 323-337, 1996.

Nevins R, Mellonig JT: Enhancement of the damagededentulous ridge to receive dental implants: a combination of allograft and the Gore-Tex membrane. *Int J Periodontics Restorative Dent* 12: 97-111, 1992.

Nevins R, Mellonig JT: The advantages of localized ridge augmentation prior to implant placement: a staged event. *Int J Periodontics Restorative Dent* 14: 97-110, 1994.

Ochsenbein C, Ross S: A reevaluation of osseous surgery. In: Dental Clinics of North America. Philadelphia, PA: W. B. Saunders: 87-102, 1969.

Ohrnell L, Palmquist J, Brånemark PI: Single tooth replacement. In: Worthington P, Brånemark PI(eds). Advanced Osseointegration Surgery Applications in the Maxillofacial Region. Chicago, Quintessence: p 211, 1992.

Olsson M, Lindhe J: Periodontal characteristics in individuals with varying form of the upper central incisors. *J Clin Periodontol* 18(1): 78-82, 1991.

Rotter BE: Emergence profile considerations for implant surgery. *Oral and Maxillofacial Surgery Clinics of North America* 8(3): 413-429, 1996.

Saadoun AP: Periimplant tissue considerations for optimal implant results. *Pract Periodont Aesthet Dent* 7(3): 53-60, 1995.

Saadoun AP: The key to peri-implant esthetics: Hard-and-soft tissue management. *Dent Implantol Update* 8(6): 41-46, 1997.

Saadoun AP, Le Gall M: Implant positioning for periodontal, functional, and aesthetic results. *Pract Periodont Aesthet Dent* 4(7): 43-54, 1992.

Saadoun AP, Le Gall M: Periodontal implications in implant treatment planning for aesthetic results. *Pract Periodont Aesthet Dent* 11(5): 655-664, 1998.

Saadoun AP, LeGall M, Touati B: Selection and ideal tridimensional implant position for soft tissue aesthetics. *Pract Periodont Aesthet Dent* 11(9): 1063-1072, 1999.

Salama H, Salama M, Garber D, Ader P: Developing optimal peri-implant papillae within the esthetic zone: Guided soft tissue augmentation. *J Esthet Dent* 7: 125-129, 1995.

Salama H, Salama M, Li T, Garber D, Adar P: Treatment planning 2000: An esthetically oriented revision of the original implant protocol. *J Esthet Dent* 9: 55-67, 1997.

Salama H, Salama M: The role of orthodontic extrusive remodeling in the enhancement of soft and hard tissue profiles prior to implant placement: A systematic approach to the management of extraction site defects. *Int J Periodontics Restorative Dent* 13(4): 313-333, 1993.

Salama H, Salama MA, Garber D, Ader P: The interproximal height of bone: A guidepost to predictable aesthetic strategies and soft tissue contours in anterior tooth replacement. *Pract Periodont Aesthet Dent* 10(9): 1131-1141, 1998.

Salama H, Salama MA, Li T-F, et al. : Treatment planning 2000: An esthetically oriented revision of the original implant protocol. *J Esthet Dent* 9(2): 55-67, 1997.

Sato N: Periodontal surgery. A clinical atlas. Chicago, Quintessence, 2000.

Seibert J: Reconstruction of deformed partially edentulous ridges, using full-thickness onlay grafts. Part 1. Technique and wound healing. *Compend Dent* 4(51): 437-453, 1983.

Seibert J, Lindhe J: Esthetics and periodontal therapy. In: Lindhe J, ed. Textbook of clinical periodontology. 2nd edn. Copenhagen, Munksgaarrd: 477-514, 1989.

Simion M, Jovanovic SA, Trisi P, Scarano A, Piattelli A: Vertical ridge augmentation around dental implants using a membrane technoque and autogenous bone or allografts. Int J Periodontics Resorative Dent 18: 9-23, 1998.

Simion M, Trisi P, Piattelli A: Vertical ridge augmentation using a membrane technique associated with osseointegrated implants. *Int J Periodontics Restorative Dent* 14(6): 497-511, 1994.

Simion M: Horizontal and Vertical bone volume augmentation of implant sites using guided bone regeneration. Proceeding of the 3rd european workshop on periodontology. Implant dentistry. Berlin, Quintessnz: 500-519, 1999.

Spear FM: Maintenance of the interdental papilla following anterior tooth removal. *Pract Periodont Aesthet Dent* 11(1): 21-28, 1999.

Spear FM: Restorative considerations in combined orthodontic implant therapy. In: Higuchi KW ed. Orthodontic applications of osseointegrated implants. Chicago, Quintessence: 121-132, 2000.

Tarnow DP, Fletcher P: The 2-3 month postextraction placement of root-form implants: A useful compromise. Implants Clin Rev Dent 2: 1-8, 1993.

Tarnow DP: An Exguisite periodontal approach: Flap designs for the insertion and recovery of root-form implants. *Dent Implantol Update* 5(10): 78-80, 1994.

Tarnow DP, Cho SC, Wallace SS: The effect of inter-implant distance on the height of inter-implant bone crest. *J Periodontol* 71: 546-549, 2000.

Tarnow DP, Eskow RN: Considerations for single-unit esthetic implant restorations. *Compendium Cont Educ Dent* 16: 778-788, 1995.

Tarnow DP, Eskow RN: Preservation of implant esthetics: Soft tissue and restorative considerations. *J Esthet Dent* 8(1): 12-19, 1996.

Tinti C, Parma-Benfenati S, Polizzi G: Vertical ridge augmentation:What is the limit? *Int J Periodontics Restorative Dent* 16: 221-229, 1996.

Tinti C, Parma-Benfenati S: Coronally positioned palatal sliding flap. *Int J Periodontics Restorative Den* 15: 299-310, 1995.

Tinti C, Parma-Benfenati S: Vertical ridge augmentation: Surgical protocal and retrospective evaluation of 48 consecutivery inserted implants. *Int J Periodontics Restorative Den* 18: 435-443, 1998.

Touati B: Improving aesthetics of implant-supported restorations. Pract Periodontics Aesthet Dent 7: 81-92, 1995.

Touati B, Guez G, Saadoun AP: Aesthetic soft tissue integration and optimized emergence profile: Provisionalization and customized impression coping. *Pract Periodont Aesthet Dent* 11(3): 305-314, 1999.

Weisgold A, Arnoux J-P, Lu J: Single-tooth anterior implant: A world of caution, Part 1. *J Esthet Dent* 9: 225-233, 1997.

Weisgold A: Contours of the full crown restoration. Alpha Omegan 7: 77-89. 7. 1977.

Wilson Jr TG, Weber H-P: Classification and therapy for areas of deficient bony housing prior to dental implant placement. *Int J Periodontics Restorative Dent* 13(5): 451-459, 1993.

阿部晴彦: コンプリートデンチャーの臨床. 東京, クインテッセンス出版, 1991.

阿部晴彦, 佐藤直志, 岩田健男, 元永三: 機能・審美的な咀嚼器構築の臨床, 有歯顎・無歯顎症例に対するSHILLA SYSTEMの活用. 東京, クインテッセンス出版, 1999.

佐藤直志: 歯周外科の臨床とテクニック. 東京, クインテッセンス出版, 1997.

佐藤直志: 歯周補綴の臨床と手技. 東京, クインテッセンス出版, 1992.

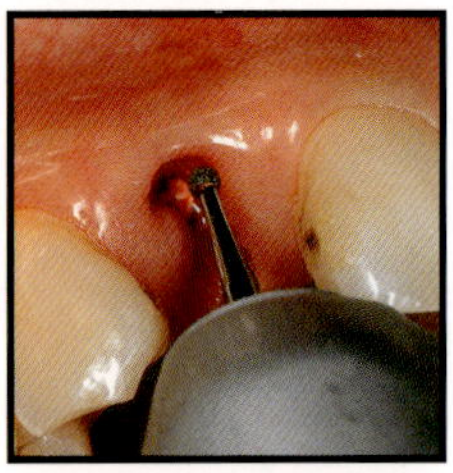
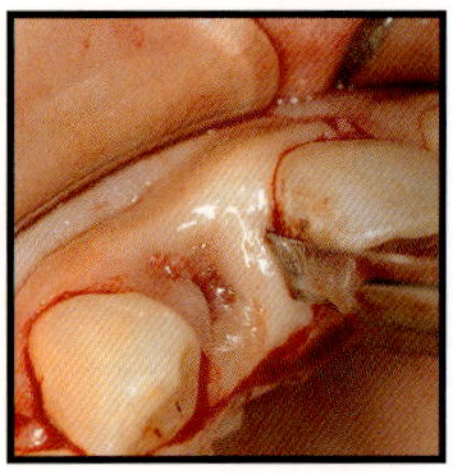
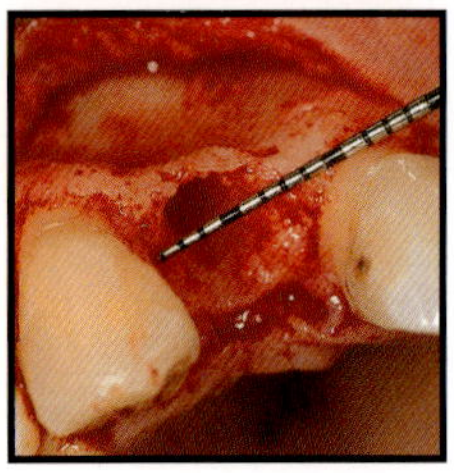

3 抜歯時の歯槽堤・軟組織の保存

Preservation of alveolar bone and soft tissue in extraction sockets

3-1. 抜歯に際しての歯槽堤の保存

3-1-1 初期閉鎖を得るためのフラップのデザイン

抜歯後即時埋入インプラントの大きな問題は，創面の閉鎖が難しいことである．そのため，初期閉鎖を得るために，様々なフラップのデザインが考案されている．

軟組織の初期閉鎖を得るためのフラップのデザイン

1) buccal coronally positioned flap with periosteal releasing incision and vertical incisions
   (Nyman ら；1990，Schwartz-Arad & Chaushu；1997)

2) pedicle flap
   (Becker & Becker；1990，Becker ら；1998，Nemcovsky ら；1999)

3) connective tissue autografts placed under the existing flap margins
   (Edel；1995，Chen & Dahlin；1996)

4) autogenous gingival graft
   (Landsberg & Bichacho；1994，Evian & Culter；1994，Landsberg；1997)

とくにbarrier membraneを使用すると，軟組織による創面の完全な被覆は，より困難となり，たとえ初期閉鎖ができても，早い時期に上皮の裂開により膜が露出してくることが多い．このようにフラップの取り扱いに失敗すると，隣接歯の歯肉退縮，角化歯肉や歯間乳頭の喪失などの問題を生じる．とくに上顎前歯部において軟組織の退縮が生じると，審美的にも発音においても患者に妥協を強いる結果となる．

抜歯後即時インプラントにおいて，完全に創面の閉鎖を得るためには，フラップを歯冠側に移動させる必要があるため，歯肉─歯槽粘膜境が歯冠側寄りになり，口腔前庭が著しく狭少になることがある．このように，抜歯処置とフィクスチャー埋入手術を同時に行って，抜歯後の歯槽骨吸収を防ぐことを意図とした抜歯後即時埋入インプラントを成功させるためには，手術部位に創面の閉鎖が容易にできる十分な軟組織が存在することが非常に大きな必要条件となる．

Langer(1994)は，フィクスチャーを埋入した抜歯窩を十分な軟組織で被覆するのに必要な軟組織の量を増加させるために，抜歯予定歯を残根様に削合し，歯肉上皮の増殖を図る手技を提唱した(図3-1)．このテクニックは，抜歯予定歯の歯根周囲の歯肉の再生能力を利用する方法であり，残根周囲に3週から1ヵ月以内に軟組織の増加が期待できる．

3 抜歯時の歯槽堤・軟組織の保存

図3-1 残根上の歯肉の利用

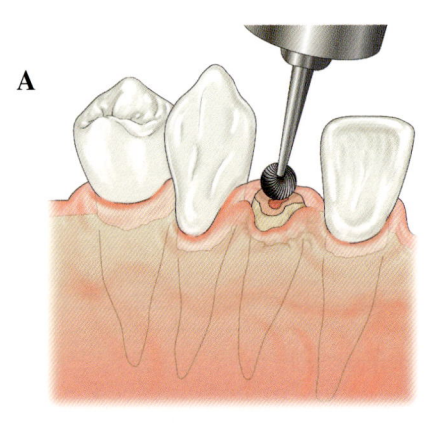

〔手　順〕
① 抜歯予定歯をバーで歯肉縁下まで削合する（**A**）
② 歯肉縁下の削合は，周囲組織に損傷を与えないように小さなダイヤモンドバーを注意深く使用する（**A**）
③ ほぼ骨縁の高さまで十分に削合する（**A**）
　削合が不十分であれば，残根を十分に被覆するほど歯肉は増殖してこない．
④ 残存骨縁にダメージを与えない工夫（**A**）
　隣接歯との歯間空隙が狭く，歯間部歯槽骨量が少ない症例や唇側の骨壁が薄いような症例では，とくに歯牙の外壁の削合時や残存歯質を骨縁下まで削合する場合，残存骨縁にダメージを与えないために，小さな骨膜剥離子やセメント充塡器を歯肉縁に挿入し，歯肉縁を少し剥離して骨縁と残存歯質の境界を直視下に置き，小さなバーを用いて，減速コントラで少しずつ削合する（**A**）
⑤ 3週間から1ヵ月で，歯髄腔上の小さな裂開部を除いて，周囲から増殖してきた歯肉により残根の大部分は被覆される（**B**）

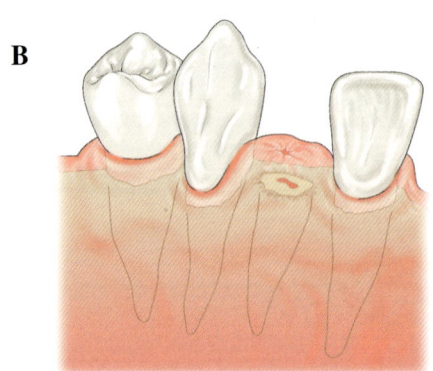

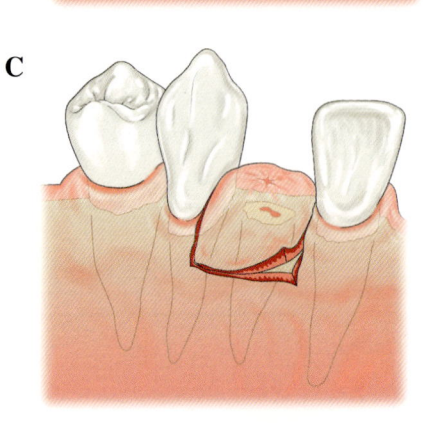

⑥ フラップのデザイン（**C**）
　ⓐ 歯肉に残る小さな裂開部を含めて，歯槽頂より口蓋側にpartial-thickness切開（口蓋の近心隅角と遠心隅角を結ぶ切開とする）．
　ⓑ 歯肉溝内切開を口蓋近・遠心から頬側へと加える．
　ⓒ 1歯分延長した隣接歯の頬側隅角部に縦切開を加える．
⑦ フラップを唇側に剥離し，残根を露出させる（**C**）
⑧ 残根の抜歯——抜歯窩の頬（唇）側壁や舌（口蓋）側壁を破壊しないように注意深く行う．そのため，小さなエレベーターを用いて，時間をかけてゆっくりと静かに近遠心方向に力を加えて，近遠心的な脱臼のみを行い，抜歯する．抜歯窩内の肉芽組織を外科用キュレットおよびラウンドバーを用いて徹底的に除去する．歯が骨性癒着を起こしている場合には，抜歯中に唇側の骨壁を不必要に喪失しないようにするため，細いダイヤモンドバーで歯根を歯槽骨より切離する．

⑨ インプラントの埋入窩の形成とフィクスチャーの埋入（**D**）
⑩ フラップの縫合
　ほとんどの症例でフラップの歯冠側移動をする必要もなく，簡単に創面の閉鎖を得ることができる．

　抜歯予定歯（**A**）を削合することにより，一般に3週から1か月以内に残根化した抜歯予定歯は歯肉によって被覆される（**B**）．この手技では，フラップは歯肉に残る小さな裂開部を含めて歯槽頂より口蓋側寄りのpartial-thickness切開と2本の縦切開からなるデザインとする（**C**）．partial-thickness切開が骨面に達したところからfull-thicknessで剥離し，抜歯窩にフィクスチャーを埋入する（**D**）．
　抜歯後即時埋入インプラントでは，創面の初期閉鎖のために通常，フラップの歯冠側移動が必要になる．しかし，この手技では，フラップの歯冠側移動が必要でないので，歯肉-歯槽粘膜境は歯冠側に移動しない．このため，インプラント周囲に十分な角化粘膜が保存される．このこともこの方法の大きな利点である．

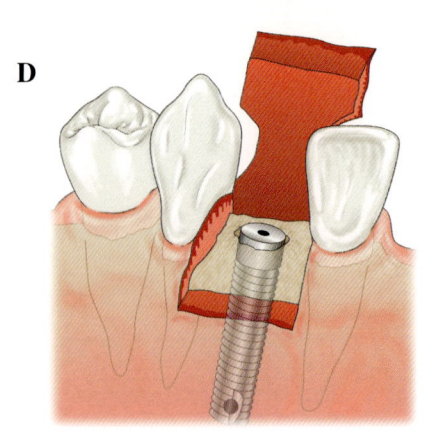

（イラストは佐藤直志『歯周外科の臨床とテクニック』324ページより）

Implant site development

3-1-2 抜歯後即時埋入インプラントのフィクスチャー埋入条件

Salama & Salama (1993) は，抜歯後即時埋入インプラントの適応となる抜歯窩の条件として次の項目をあげている．

① within bone envelope

フィクスチャーはできる限り全体を抜歯窩の骨壁に囲まれた状態に埋入する．そのため，抜歯窩の幅は少なくとも4～5mm以上必要とされる（Beckerら；1998）．

② 低位埋入

抜歯窩縁の骨吸収によるフィクスチャーの露出を防ぐためフィクスチャー頂部は辺縁歯槽骨頂より根尖側寄り（約2mm）に位置するように埋入する（Lazzara；1989）．またフィクスチャーから上部構造に審美的で適切なエマージェンス・プロファイルを与えるためフィクスチャー頂部が隣接歯のCEJまたは歯肉縁から約3～5mm根尖側に埋入されるようにする．

③ 初期固定

初期固定を得るために，抜歯窩底から5mm以上深くインプラントを埋入する．抜歯窩の窩底部に上顎洞や下歯槽管が近接して十分な深さが得られない場合や残存骨の高さが10mm以下で十分な深さが得られない場合には，抜歯後即時埋入インプラントの適応とはならない（Salama & Salama；1993, Beckerら；1998）．

④ やや口蓋側寄りの埋入

残存骨の菲薄な部位に近接して，フィクスチャーを埋入すると，この菲薄な骨が吸収する．そこでフィクスチャーは骨壁の薄い部分からできるだけ離して厚い歯槽骨壁に近接した位置に埋入する．上顎では大部分の症例でやや口蓋側寄りに埋入することになる．

図3-2 抜歯後即時埋入インプラントの適応となる抜歯窩（Salama & Salama；1993）

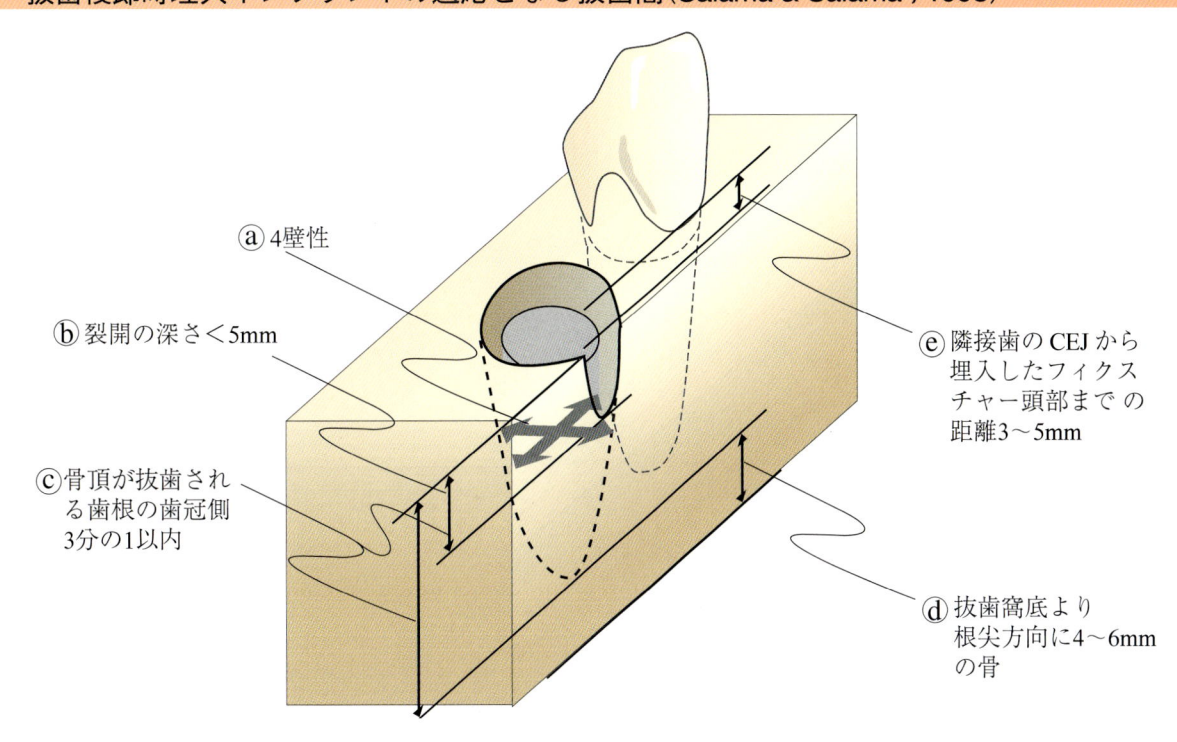

ⓐ 4壁性
ⓑ 裂開の深さ＜5mm
ⓒ 骨頂が抜歯される歯根の歯冠側3分の1以内
ⓓ 抜歯窩底より根尖方向に4～6mmの骨
ⓔ 隣接歯のCEJから埋入したフィクスチャー頭部までの距離3～5mm

Case 1 　残根上の歯肉を利用した創面の初期閉鎖
Primary closure of extraction sockets using the gingiva of the remaining roots

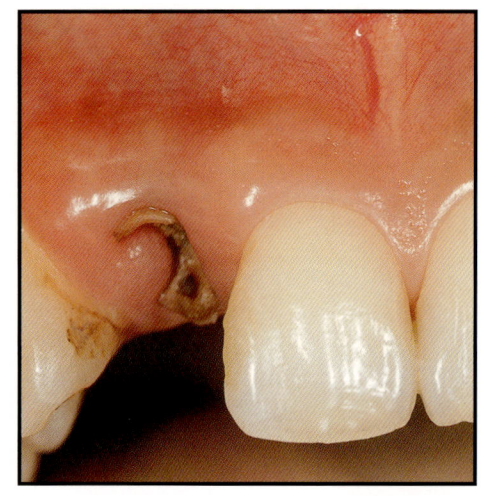

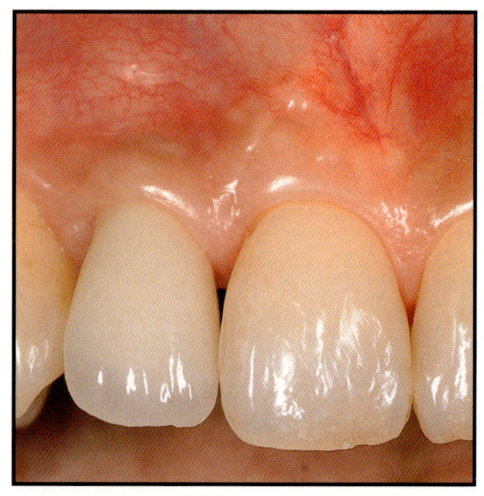

初診時(左)／初診から5年(右)
適切なエマージェンス・プロファイルをもったインプラント補綴物の装着により審美性が回復している．

1 重度のう蝕による残根

2⏌の残存歯根長は細く短いため，修復処置の支台歯としては適さない．
　⎿1 と 3⏌は天然歯，患者は29歳，女性．
① 残根周囲に急性炎症がない
② 抜歯窩底より根尖側に6mm以上の初期固定のために十分な骨の存在
③ 骨頂が抜歯される歯の歯冠側3分の1以内に位置する
④ 隣接歯のCEJから審美性，清掃性の観点から満足できる位置にフィクスチャー頂部を位置づけることが可能（隣接歯のCEJとフィクスチャー頂部との距離3〜5mm以内）
⑤ 抜歯窩の幅4〜5mm
⑥ 唇側に著しい陥凹はない
Salama & Salama（1993）の分類Class I，抜歯後即時埋入インプラントの適応症．

2 残根上の歯肉の利用

抜歯予定歯の削合
　ほぼ骨縁の高さまで抜歯予定歯を削合する．この際周囲組織を損傷しないように小さなダイヤモンドバーを用いて注意深く行う．削合が不十分であれば残根を十分に被覆するほど周囲の歯肉は増殖してこない．

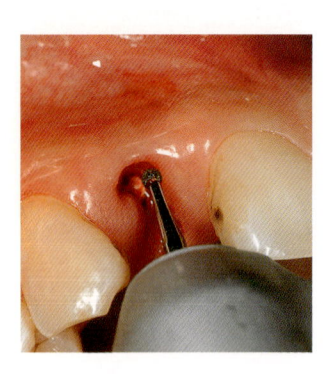

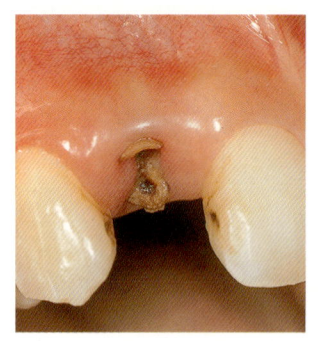

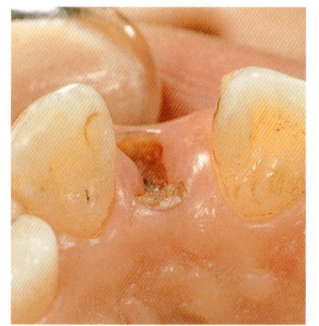

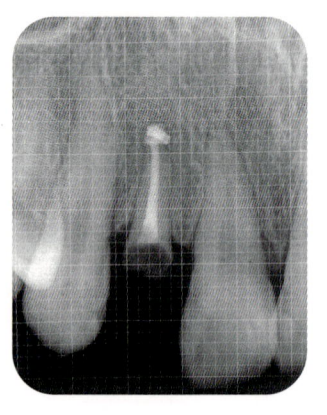

残根の削合時の注意
　歯間空隙が狭く，歯間部の骨量が少ない症例や，唇側の骨壁が薄い症例では，小さな骨膜剝離子で歯肉縁を少し剝離した状態で骨縁と残存歯質の境界を直視下に置いて，小さなラウンドバーでていねいに残根の外壁を削除する．

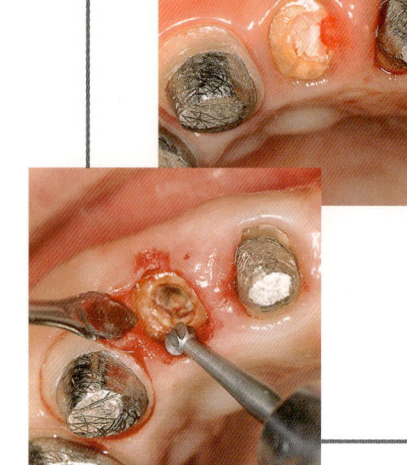

削合後3日(A).
12日目(B). 残根上に著しい歯肉組織の増殖.
削合後1ヵ月(C).
一般に3週間から1ヵ月以内に歯髄腔上の小さな裂開部を除いて，残根の大部分は歯肉によって被覆される．

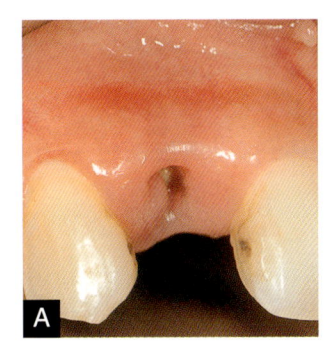

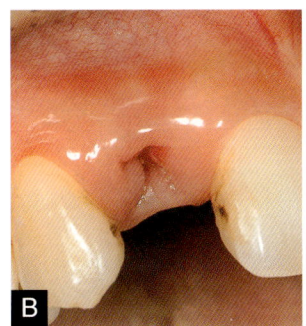

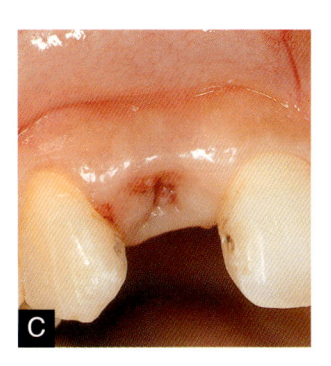

3 フラップのデザイン

No.15替刃メスで，$\underline{1}$ の口蓋遠心隅角から $\underline{3}$ の口蓋近心隅角にpartial-thicknessの水平切開を行う．

次に $\underline{3}$ の口蓋近心，近心，つづいて $\underline{1}$ の口蓋遠心，遠心の歯肉溝内切開を頬側部まで延長し，$\underline{1}$ の近心隅角部，$\underline{3}$ の遠心隅角部に2本の縦切開を加える．

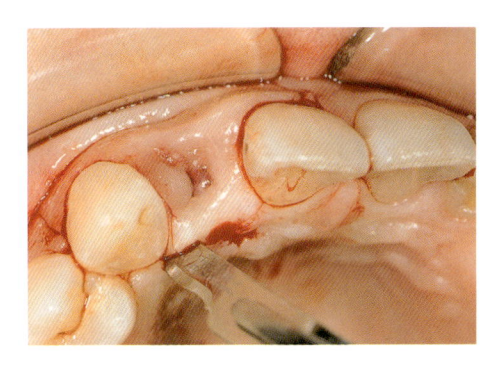

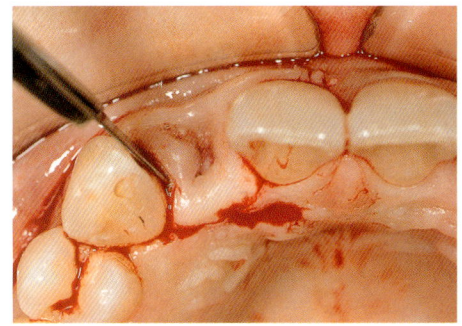

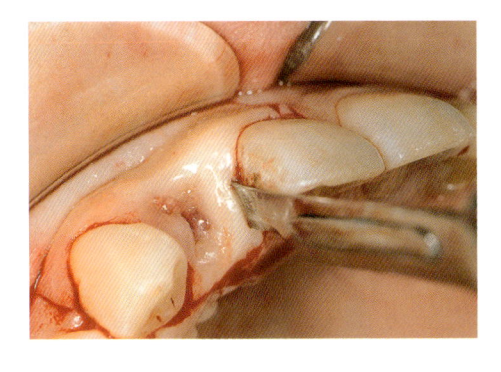

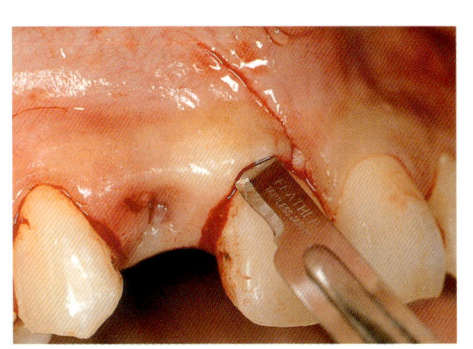

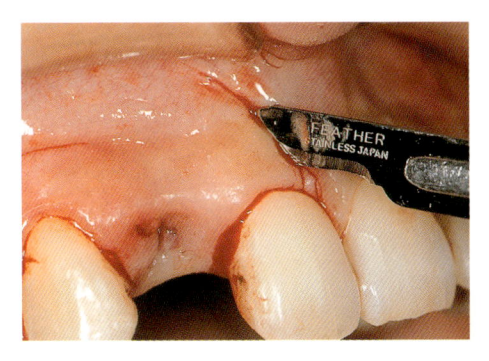

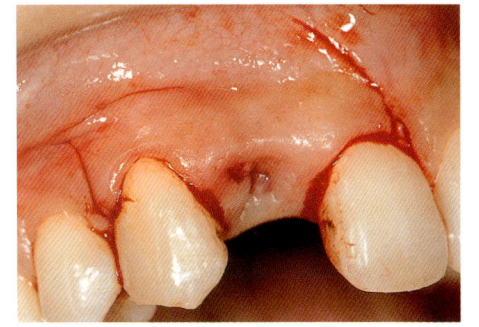

3 抜歯時の歯槽堤・軟組織の保存

4 残根の抜歯と抜歯窩の診査

形成したフラップを唇側方向に剝離し，残根を露出させ，抜歯窩の唇側壁や口蓋壁を破壊しないように，小さなエレベータを近遠心にだけ挿入し，近遠心的な脱臼のみを行い，抜歯窩周囲の骨壁を損傷させないように残根を抜去する．唇側に陥凹がみられるが唇側骨板の破壊もなく，抜歯窩周囲の骨壁が残存する4壁性の骨欠損になっている．抜歯窩の唇・口蓋幅，近遠心幅約6mm，抜歯窩の深さ（約8mm）を測定し，フィクスチャーを決定する参考とする．

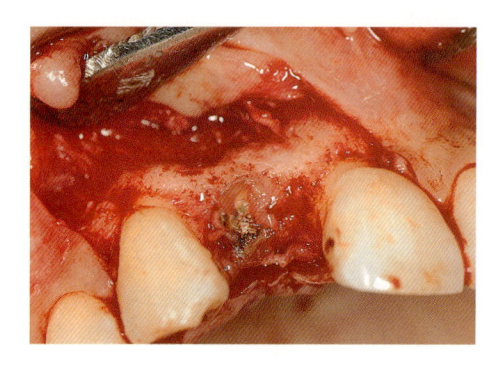

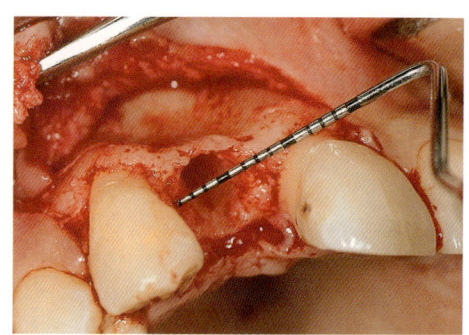

5 インプラント埋入窩の形成

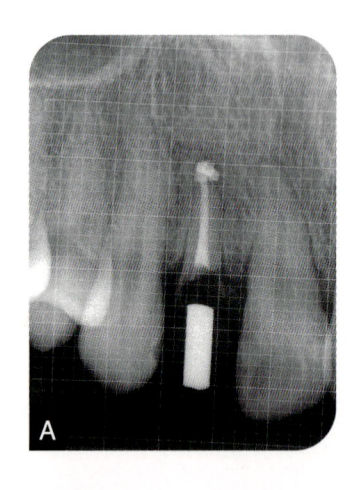

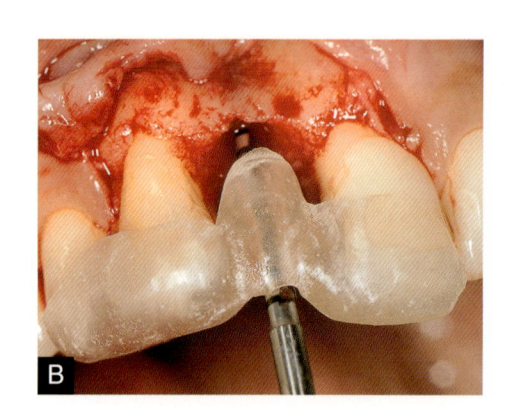

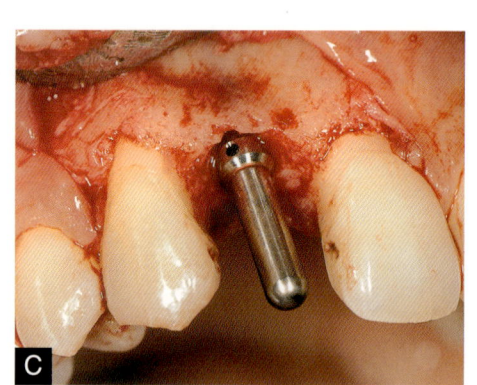

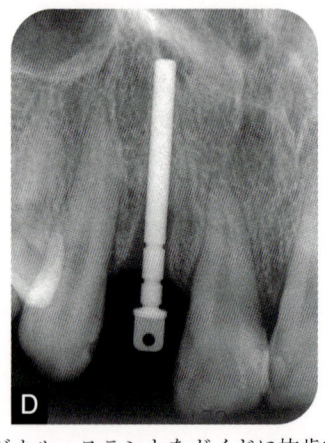

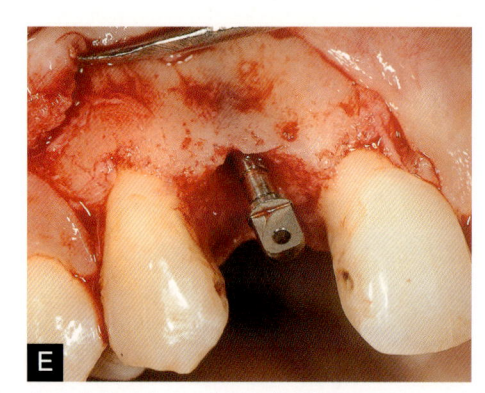

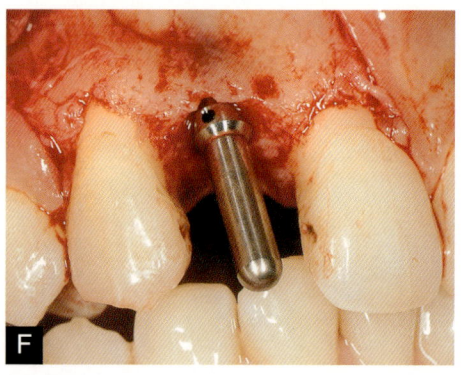

サージカル・ステントをガイドに抜歯窩底部に埋入窩を形成する（A，B）．陥凹のみられる唇側骨を穿孔しないよう気をつけて行う．2mmツイストドリルでガイド・ホールを形成後，ディレクション・インディケーターやGelbディプス・ゲージ（3i社）を挿入し，インプラントの植立方向，深さや平行性などを診査する（C，E）．

抜歯窩の窩底より約10mmほど骨内にドリリングされている（D）．最後に対合関係を確認する（F）．

6 フィクスチャーの埋入

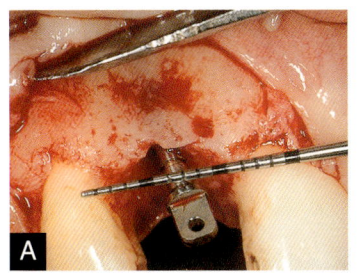

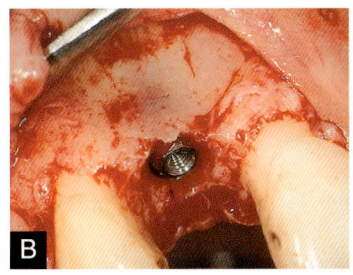

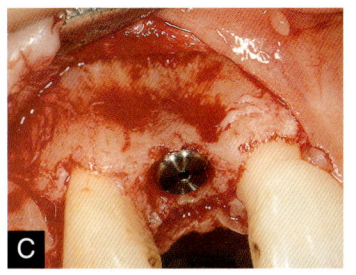

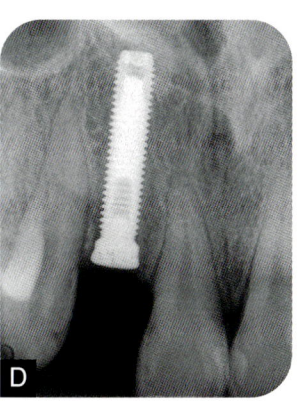

　フィクスチャーから上部構造に審美的な適切なエマージェンス・プロファイルを与えるために，フィクスチャー頂部を隣接歯のCEJまたは歯肉縁から約2～3mm根尖側になるように埋入する(A)．フィクスチャーは，周囲をできるだけ全体を骨に囲まれた状態に(within the confines of the alveolus)，また，フィクスチャーの頂部は，歯槽骨縁よりわずかに深く位置させる．唇側部で骨の陥凹がみられるのに注意(B)．カバースクリュー装着．18mm×径3.75mmのブローネマルク・インプラント(NOBEL BIOCARE社)を埋入した．この症例ではインプラントと周囲抜歯窩壁との間隙が狭く，周囲が骨壁で完全に囲まれた状態だったので，骨移植もmembraneも使用していない(C)．インプラントの先端は鼻腔底の皮質骨に到達している(D)．

7 縫合

　抜歯前に十分な量の歯肉組織を増加させているため，フラップを初期閉鎖するための骨膜減張切開やフラップの歯冠側移動なしに抜歯窩を十分に被覆できる．テンポラリー・クラウンの基底部は治癒期間中インプラントに負荷がかからないように基底部を削除する．

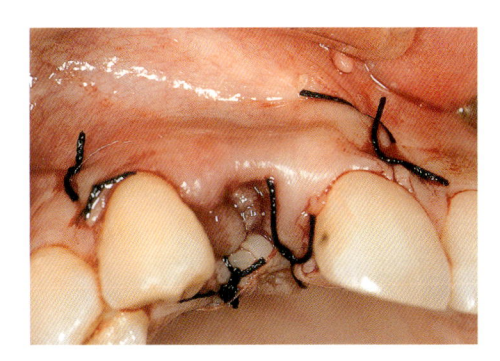

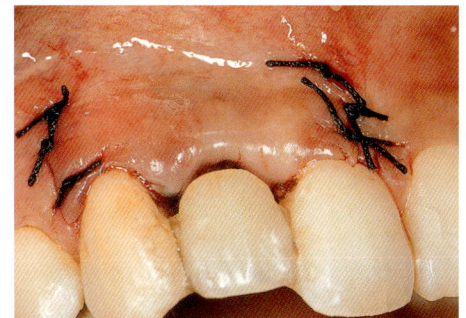

8 術後経過

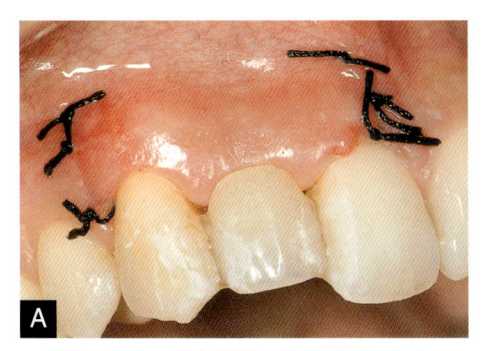

術後5日目，歯肉組織の治癒は早い(A)　　術後13日(B)　　術後1ヵ月，歯肉の収縮も少ない(C)

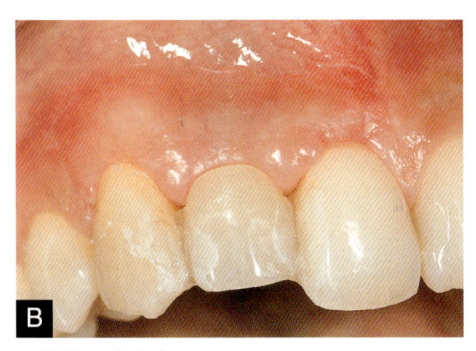

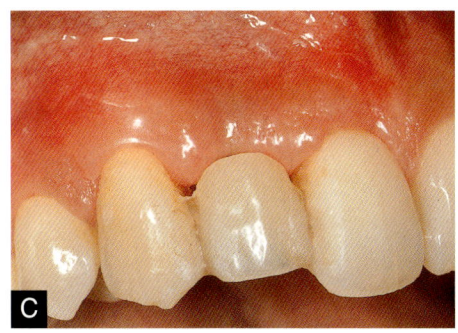

3 抜歯時の歯槽堤・軟組織の保存

2次外科手術時の結合組織移植

9 フィクスチャー埋入後約4年1ヵ月

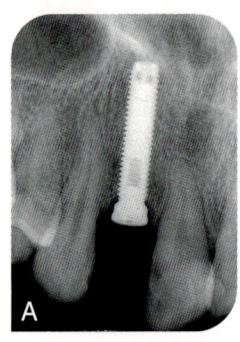

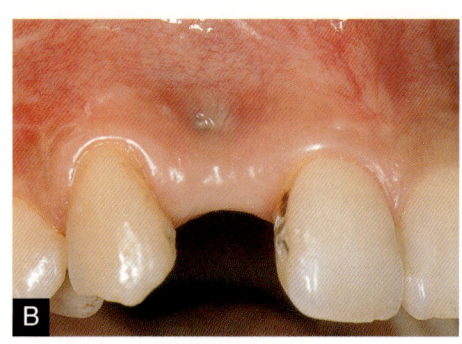

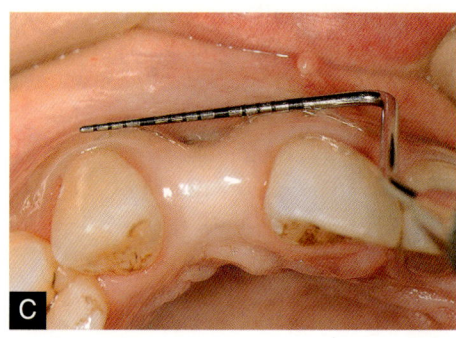

　1次外科フィクスチャー埋入後，入院加療．長期間の入院中にテンポラリー・クラウンが破折して病院内歯科でパーシャル・デンチャーを製作してもらい装着していたため，義歯床の圧迫により根尖側約6mm位の唇側歯槽堤に陥凹がみられ，薄い歯槽粘膜を通して，カバー・スクリューの一部が透けて見える（A，B）．歯槽堤頂部の角化組織は十分保存され，高さは十分である．欠損部歯槽堤の欠損はClass Iで，陥凹部の軟組織欠損の改善と，implant siteの十分な軟組織の厚さを形成するために，2次外科手術時に結合組織移植が必要である（C）．

10 フラップのデザイン

　No.15替刃メスで軟組織の厚さを維持した歯槽頂切開（A），歯槽頂切開の両端に歯間乳頭を保存した2本の縦切開を加え（B），台形状のフラップを形成する．2本の縦切開は，フラップを自由に移動できるように歯肉—歯槽粘膜境を超えて根尖側に延長する．軟組織が薄かったので全層弁を唇側方向に剥離して，フィクスチャーを露出させる．さらに唇側フラップの基底部にフラップの可動性と歯冠側への移動を容易にするため骨膜減張切開（C）を追加する．歯肉—歯槽粘膜境を超えて剥離されたfull-thickness flapと，根尖部でのpartial-thickness flap（D）．

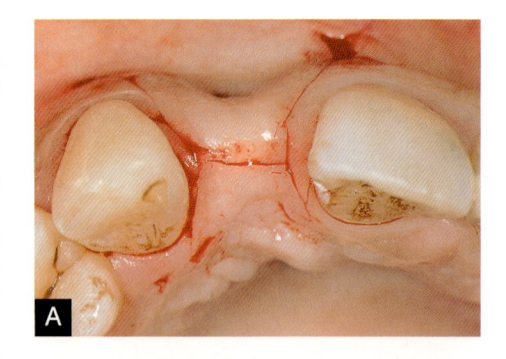

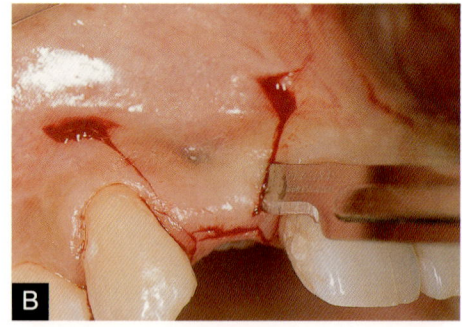

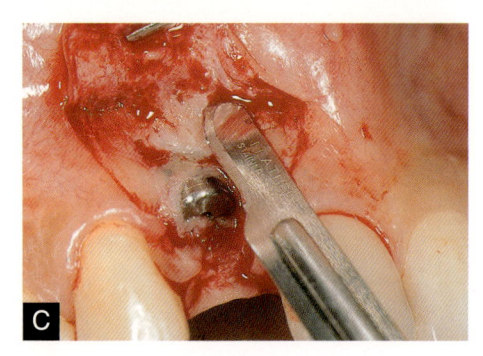

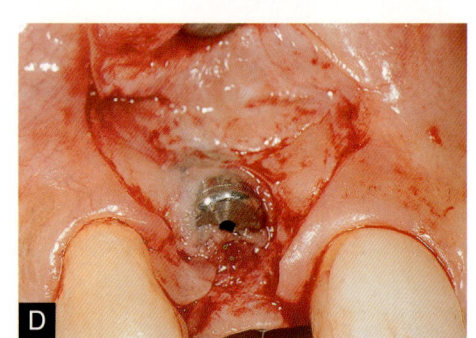

11 カバースクリューの除去

　フィクスチャーの頂部のわずかな骨吸収と唇側部で薄い歯槽骨縁の陥凹を認める．

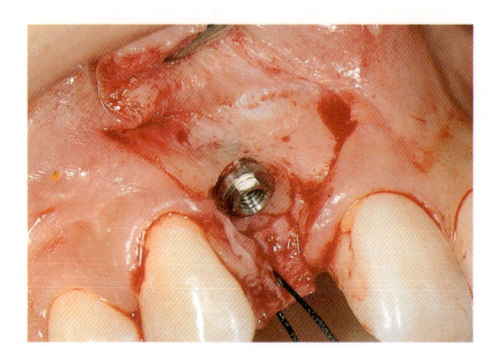

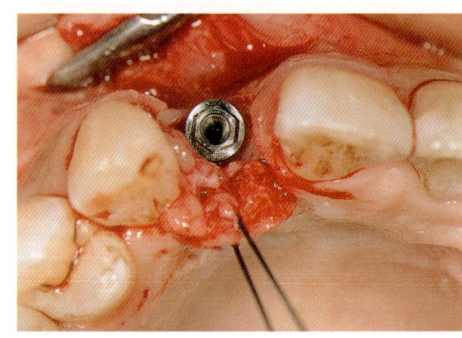

12 軟組織移植片の採取

5|4 部の口蓋に trap door のフラップを形成し，パラタル・フラップをメスで剥離して，下部の結合組織を露出させ，結合組織を骨面から剥離して，full-thickness にして採取し(A)，縫合した(B)．

さらに 8| 部口蓋側の歯冠延長手術に際して切除した歯肉を利用した．kirkland 15/16k ナイフによる歯肉切除手術の切開(C)．採取した2枚の移植片(D)．口蓋から採取した移植片が少し薄かったので2枚を重ねて用いることにした．

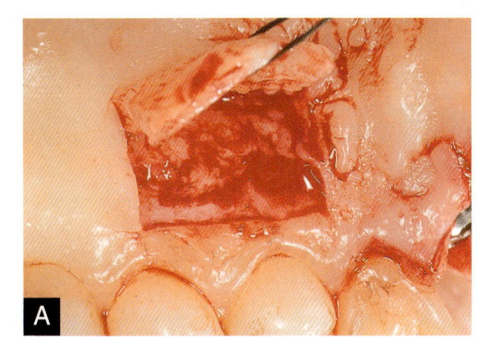

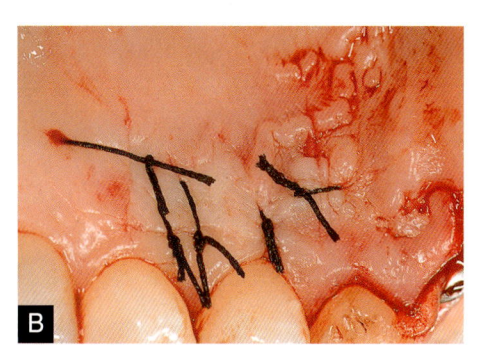

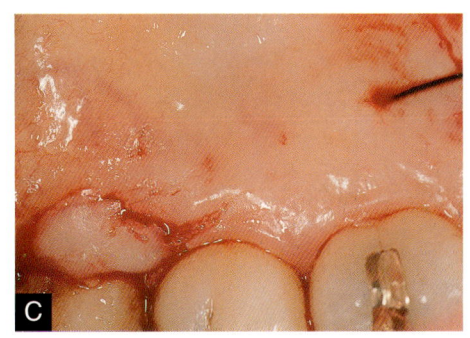

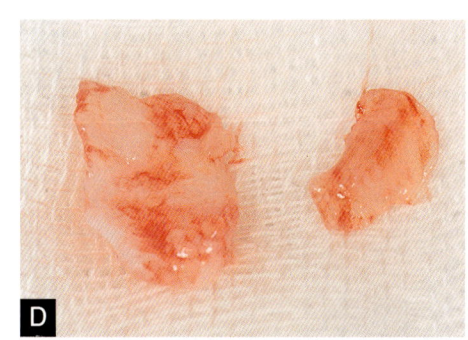

13 移植片の固定

直径5mm×高さ4mmのテンポラリー・ヒーリング・アバットメントを装着．8| 部から採取した移植片の上皮を切除し，結合組織片のみを唇側の陥凹部に置く．さらに軟組織を増大させるために，5|4 部から採取した結合組織移植を重ねた．

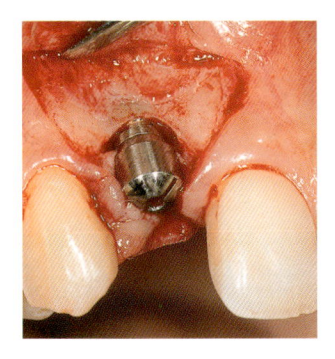

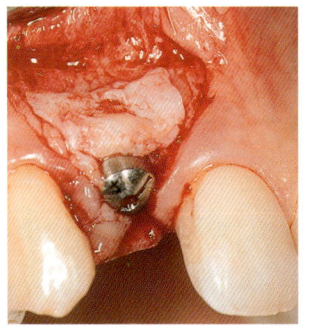

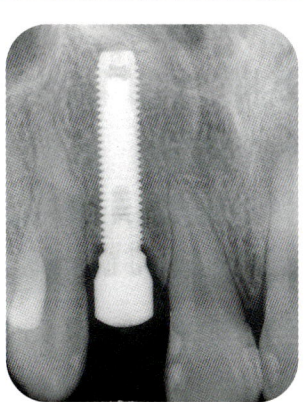

14 骨膜縫合による移植片の固定

受容床は骨面が露出しているので移植片を骨膜縫合により固定することができない．そのため次のように縫合した．

まず，唇側フラップの基底部に形成された移植片の根尖側部の非可動性の骨膜―結合組織床に5.0の吸収性縫合糸の縫合針を骨膜水平マットレスに刺入する(A, B)．

次に縫合針を口蓋にもっていきパラタル・フラップの内側から縫合針を刺入させ，外側に出し，水平マットレス縫合で固定した(C)．

すなわち唇側フラップの根尖側の骨膜水平マットレスとパラタル・フラップの水平マットレス縫合により結合組織移植片を上部から固定した(D)．

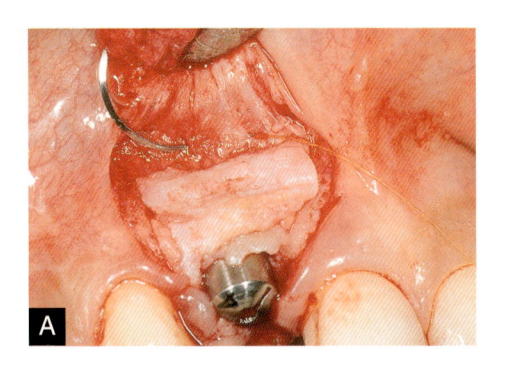

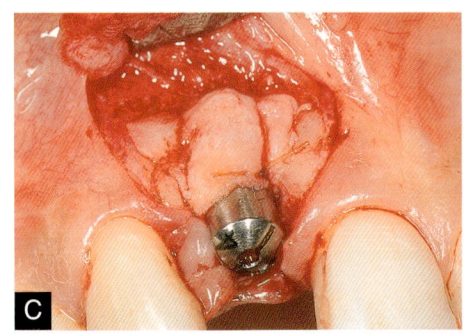

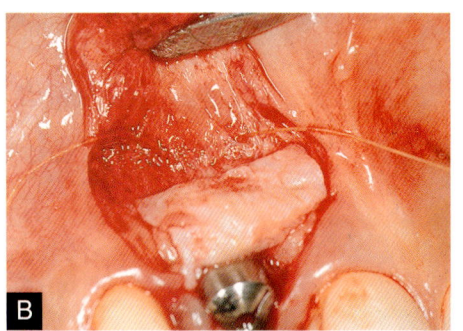

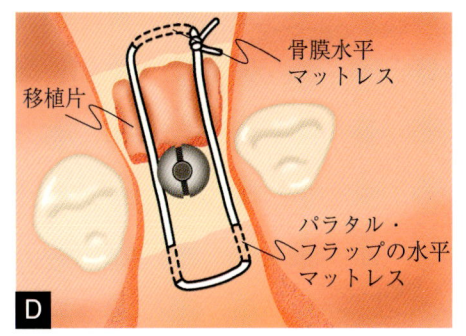

3 抜歯時の歯槽堤・軟組織の保存

15 フラップの縫合

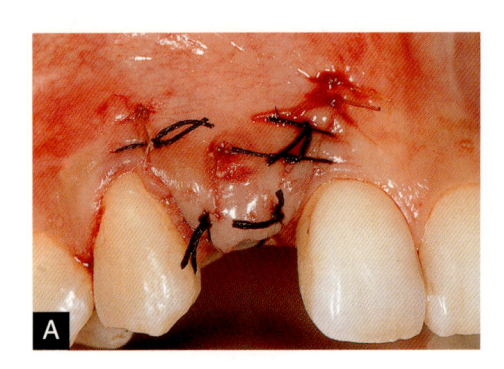

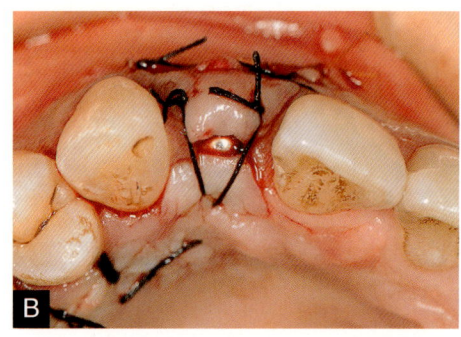

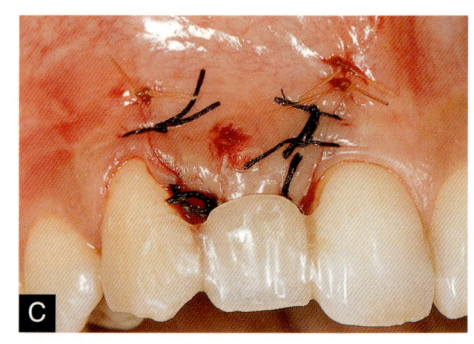

唇側の陥凹部の水平的欠損は結合組織移植で対応したが，さらにインプラント周囲の軟組織の垂直的な増大を図るために，唇側フラップを歯冠側に移動し，テンポラリー・ヒーリング・アバットメントの大部分をフラップで覆って縫合した（A，B）．
テンポラリー・クラウンの基底部を削合し，リリーフして装着（C）．

16 術後経過

術後1週（A）．
術後15日．軟組織の収縮．テンポラリー・ヒーリング・アバットメントの一部が露出してきた（B）．
術後5週．テンポラリー・ヒーリング・アバットメントの露出が増加している（C）．
術後50日．唇側の軟組織の陥凹は改善され，垂直的な増大も得られている（D）．

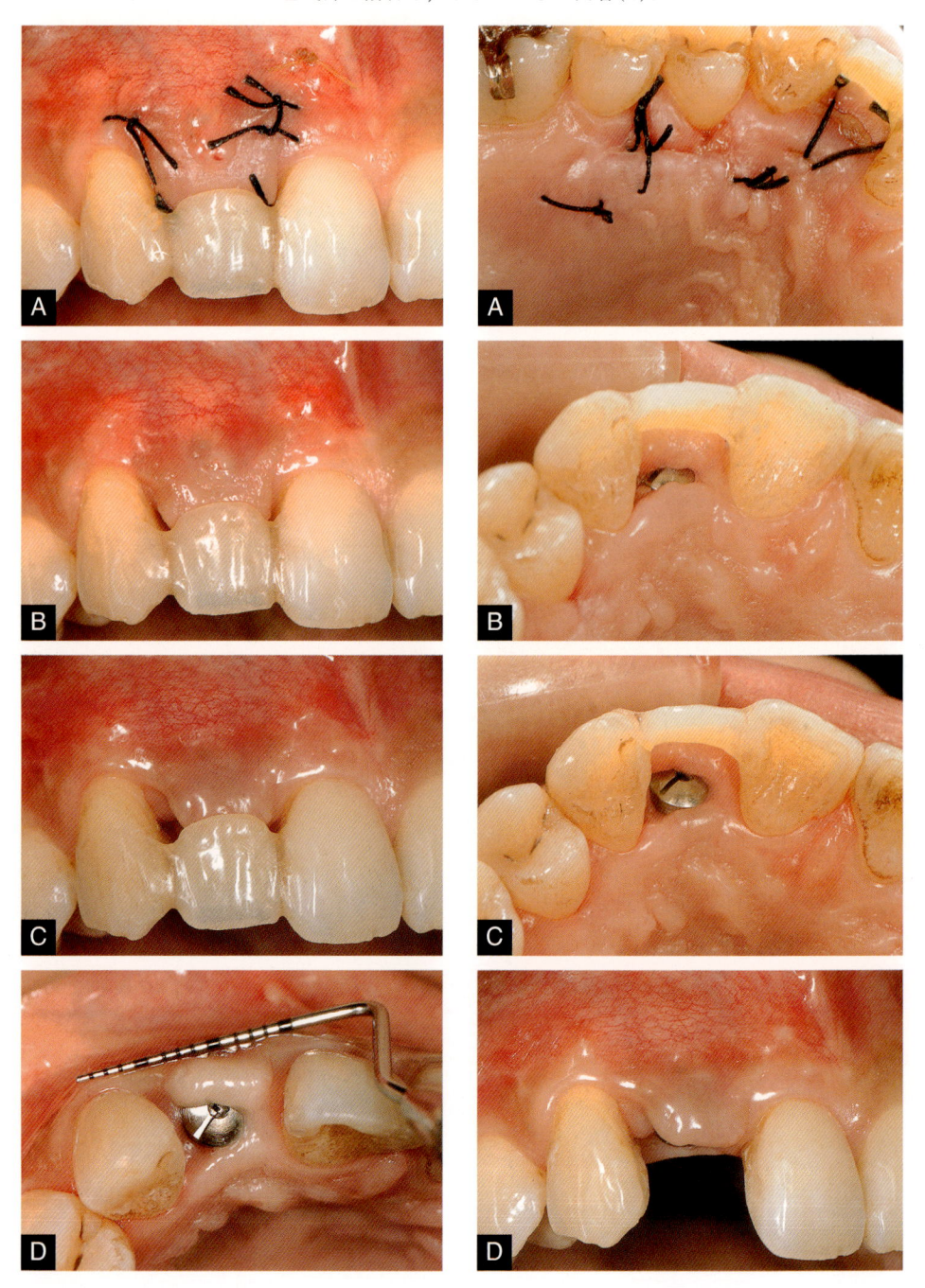

17　プロビジョナル・レストレーションの製作

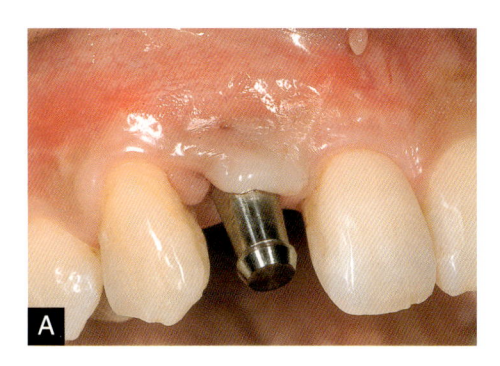

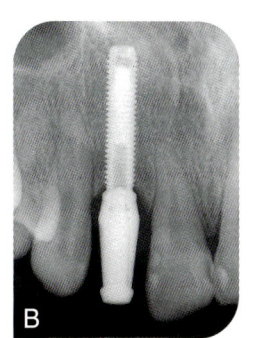

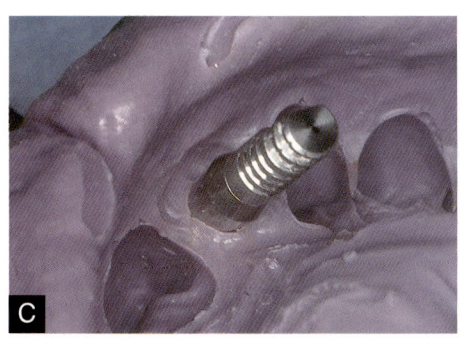

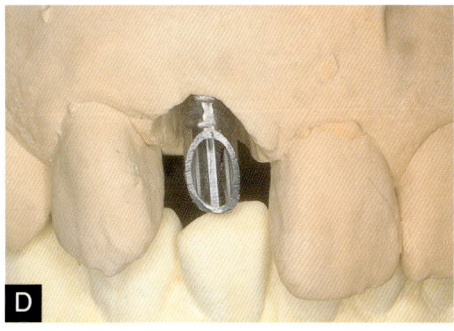

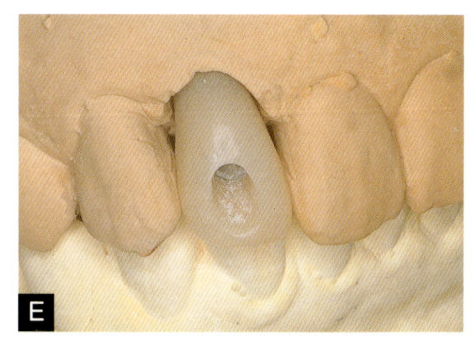

プロビジョナル・レストレーションを製作するためにナチュラル・プロファイルアバットメント(ImplaMed社；ハーマーンズ社)を装着．軟組織は明るい白色の貧血色を示しているのに注意(A)．
　X線写真で適合をチェック(B)．
　印象のなかに保持されたナチュラル・プロファイルアバットメントにインプラントアナログを固定する(C)．
　模型上でチタンUCLAタイプアバットメント(ImplaMed社)を調整し(D)，これを用いて，最終的に希望する理想的なカントゥアをもったプロビジョナル・レストレーションを製作する．アクセスホールは，唇面になっている(E)．

18　Soft tissue sculpting

　術後66日．プロビジョナル・レストレーション装着直前の口腔内の状態(A)．
　テンポラリー・ヒーリング・アバットメント除去時のティッシュ・カントゥアは，ヒーリング・アバットメントと同じ円形になっており，天然歯の歯頸部断面形態を反映していないことに注意(B)．
　プロビジョナル・レストレーション装着時にテンポラリー・ヒーリング・アバットメントとのカントゥアの差のために，周囲の軟組織は圧排されて明るい貧血色を示すが，その数分後には，血液が完全に還流するようになる(C, D)．

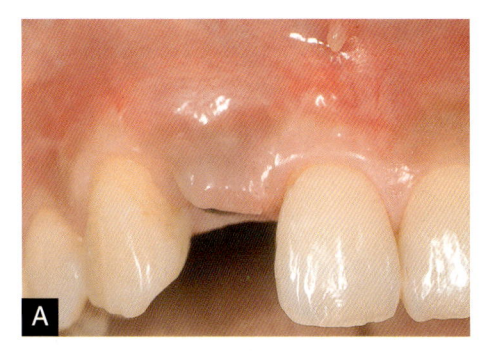

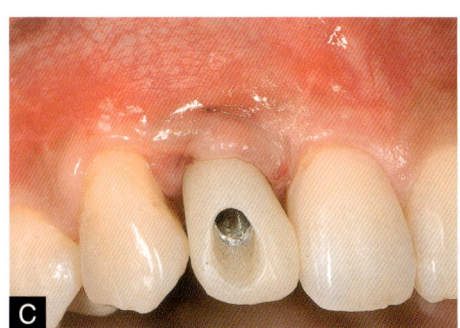

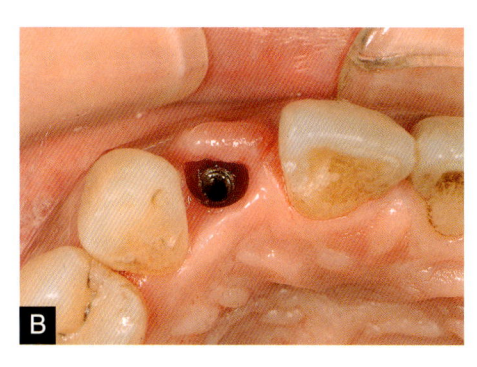

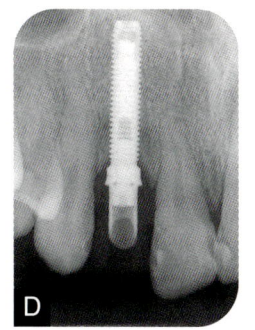

49

3 抜歯時の歯槽堤・軟組織の保存

プロビジョナル・レストレーション装着後1週間．軟組織がプロビジョナル・レストレーションの周囲に密着し，soft tissue sculpting が著明（E）．

プロビジョナル・レストレーション装着後74日（F）．

soft tissue sculpting により，インプラント周囲の歯肉溝が customized shape された前歯形態になっており，歯間乳頭の形成もすすんでいる（G, H）．

プロビジョナル・レストレーション装着後98日（I, J, K）．

最終的アバットメント装着直前．歯肉縁と歯間乳頭の調和のとれたスキャロップ形態に改善された．オリエンテーション・ガイドを使用し，模型上と同じ位置にアバットメントを装着する（L）．

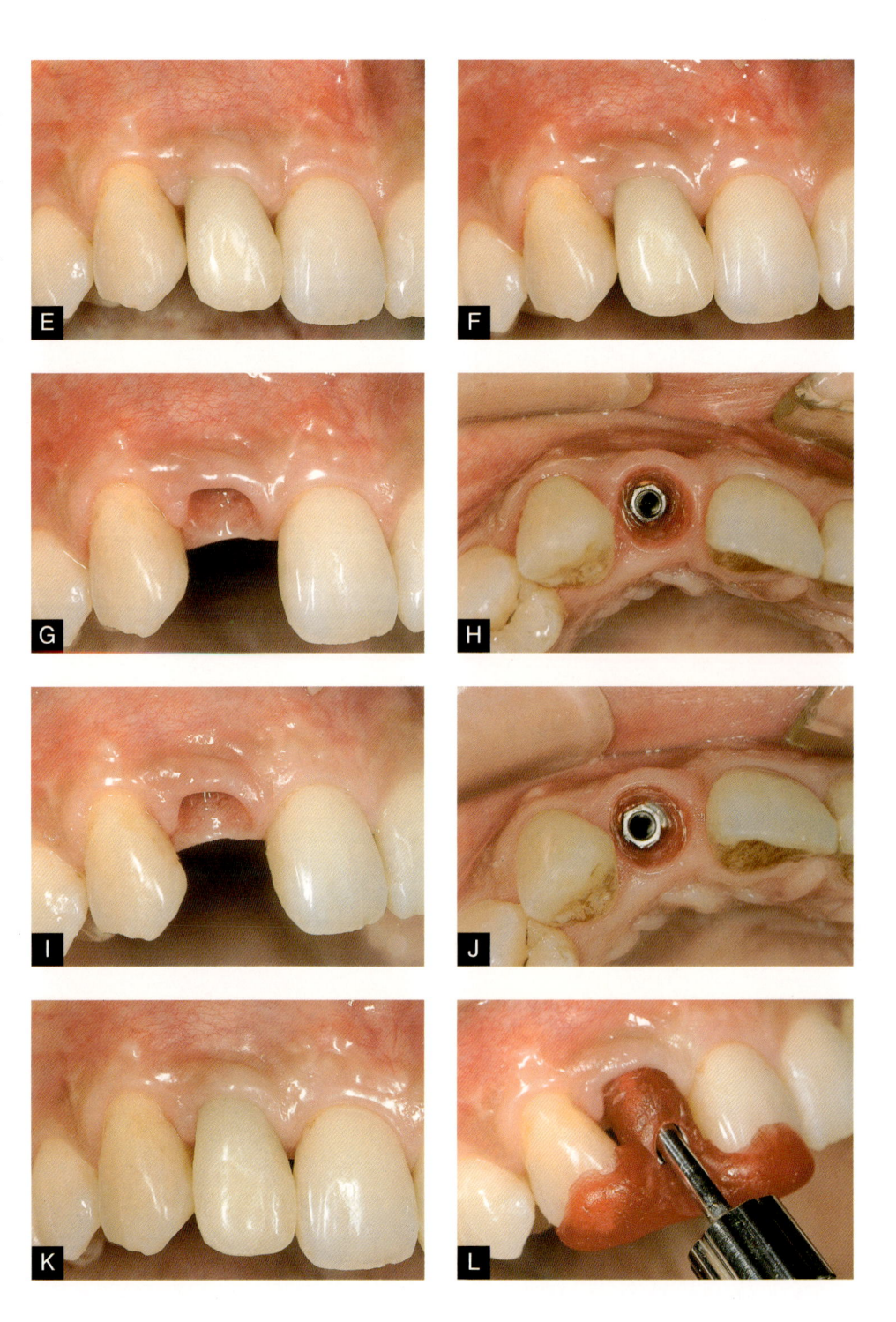

19 最終補綴物の装着

直径6mm，カラー幅2mmのナチュラル・プロファイルアバットメント（ImplaMed社）の装着（A，B）．

最終補綴物の装着，2次外科手術後約6ヵ月（C，D）．

最終補綴物装着後25日．補綴物と調和のとれた歯間乳頭のある，より自然なインプラント周囲の軟組織形態になっている（E，F）．

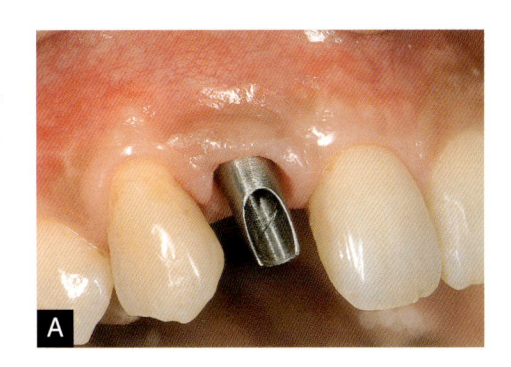

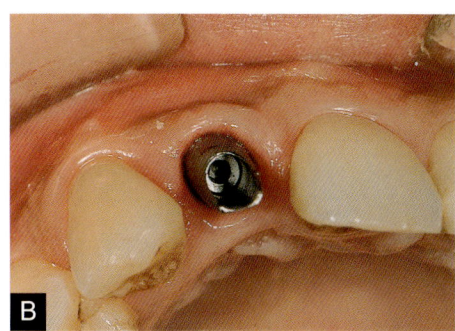

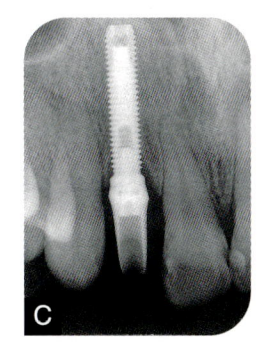

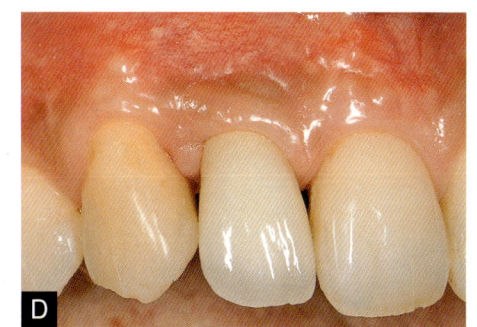

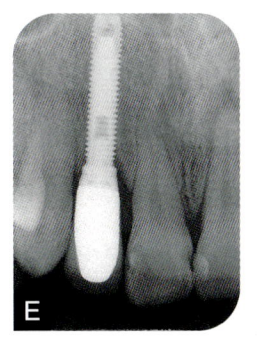

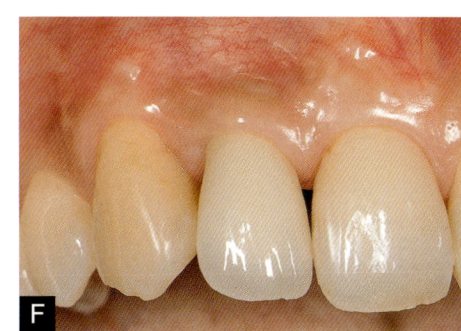

3-2. 抜歯後即時埋入インプラントにおけるティッシュ・マネージメント

3-2-1　ソケット・シールサージェリー (Socket Seal Surgery)

　ソケット・シールサージェリーは，抜歯に際してフラップを剥離せずに，骨と軟組織の移植を併用し，抜歯後の歯槽堤の形態を適切に保存する再生療法の一応用法である (Landsberg & Bichacho ; 1994, Landsberg ; 1997)．このテクニックは，主に上顎前歯部，小臼歯部のRidge preservation procedures や抜歯後即時埋入インプラントに適応される．このテクニックの特徴は，フラップを剥離しないので，抜歯窩の軟組織や骨組織に与える外傷を最小限にできる．このため，隣接歯の辺縁歯肉の退縮，角化歯肉や歯間乳頭の高さの喪失などが生じる危険性が少なく，抜歯後の歯槽堤の形態を最適な状態に保存することが可能となる．また，抜歯窩やインプラント埋入窩の開口部を比較的厚い遊離歯肉移植片で被覆し，縫合，固定する．この移植片は，治癒過程中の抜歯窩や即時埋入されたインプラントの汚染を防ぎ，血餅を保持し，またbarrier membraneと同様に上皮や結合組織細胞の深行増殖に対するバリアーとしての効果があるとLandsberg & Bichacho (1994) は述べている．

> **欠　点**
> ・移植片を採取するための2次的な外科手術部位を必要とする
> ・フラップを形成しないでインプラントを埋入するため，抜歯窩の骨形態を術前に正確に把握する必要がある

　なお，抜歯窩の唇・頬側骨壁の喪失や根尖側に骨欠損が存在する場合には，フラップを剥離して通法どおりbarrier membraneを用いたGBRを行い歯槽堤の保護または増大を図る必要がある．

Case 2 ソケット・シールサージェリーを用いた抜歯即時埋入インプラント
Socket seal surgery combined with immediate implant placement

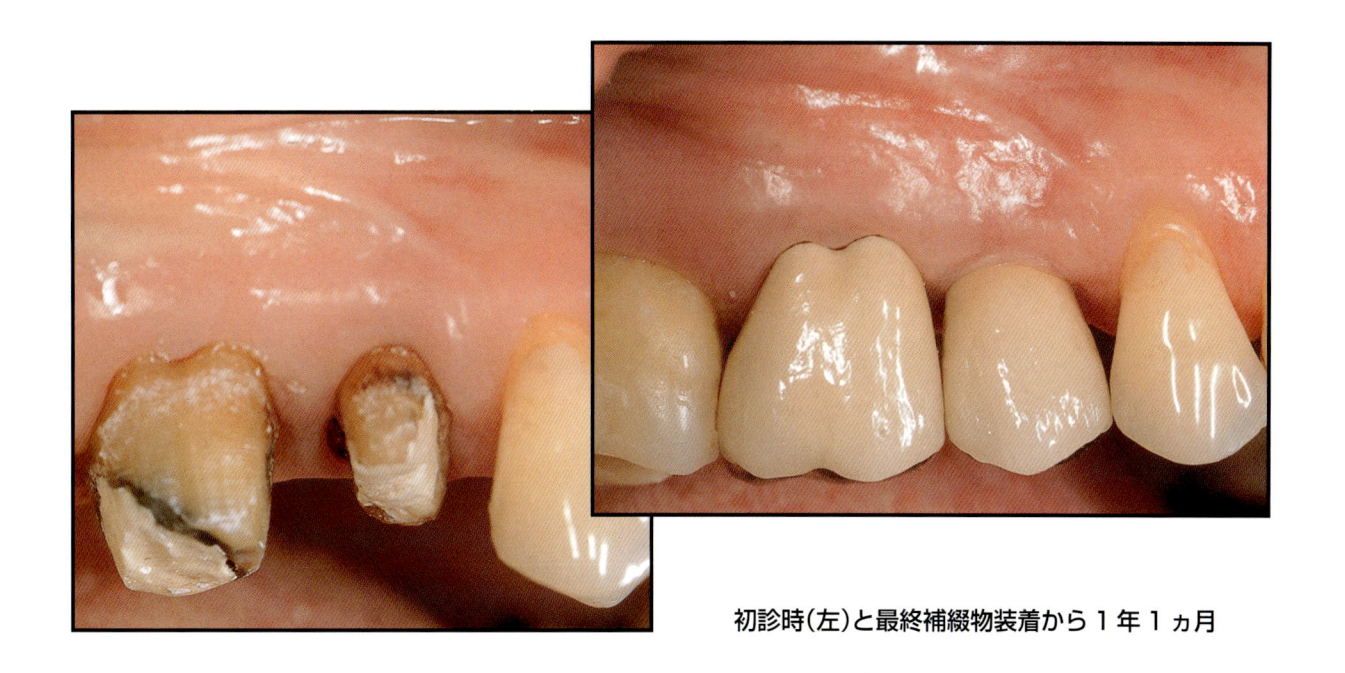

初診時（左）と最終補綴物装着から 1 年 1 ヵ月

1　上顎第二小臼歯の歯肉縁下カリエス

　患者は45歳，女性．歯根は細く，短い．このため抜歯即時埋入を検討した．5」部根尖側には初期固定に必要な6mm以上の骨があり，頰側の極端な陥凹も，根尖部の骨欠損も認められない．

　しかし，①すでに5」の近遠心の歯間乳頭は失われている．

　②薄くスキャロップの著しい歯周組織であるため，4」の歯冠形態は三角形状で，コンタクトポイント域は，切縁側に位置している．また頰側面は歯肉退縮による歯根露出を認める．

　③5」の近遠心の歯間部歯槽骨頂の高さは失われており，骨頂からコンタクトポイント最根尖側までの距離は7mm以上離れている．5」の周囲歯肉も健全で，また抜歯時のフラップの剥離による隣接歯の角化組織や歯間乳頭の喪失を防止するため，immediate implant placement without incisions とソケット・シールサージェリーを併用することとした．

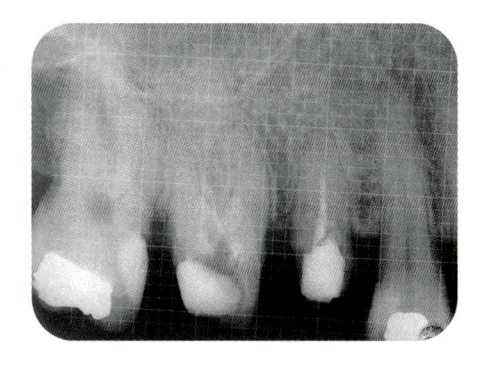

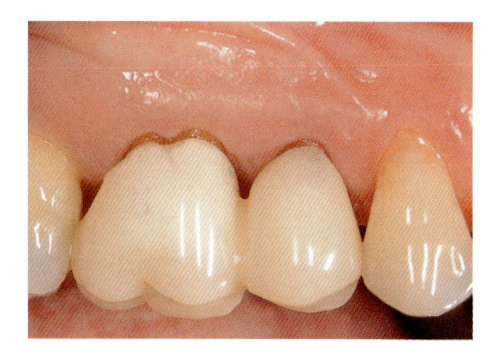

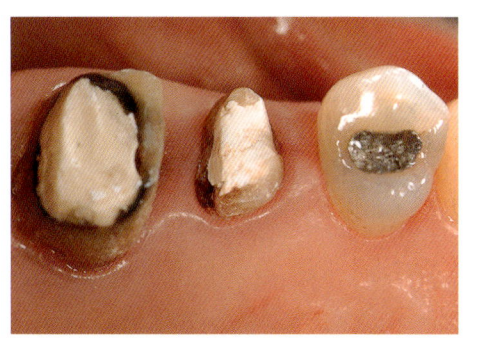

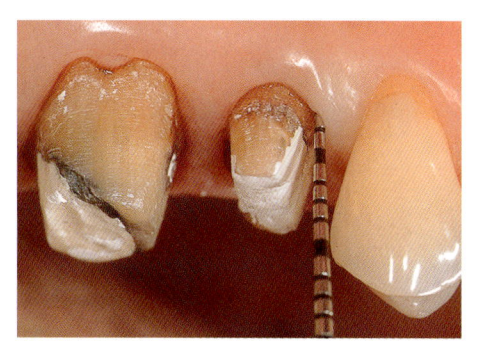

3 抜歯時の歯槽堤・軟組織の保存

2 フラップを剝離しない抜歯

5⏌の全周に歯肉溝内切開を行い，歯肉線維を切離する(A)．

抜歯窩の頰舌側壁を破壊しないよう，静かにゆっくり Molt 2/4 curette を用いて近遠心的な脱臼だけを行う(B)．

決して頰舌側に用いない．このような操作を繰り返して動揺させ，歯が完全に脱臼した後，抜去する．抜歯窩は周囲の骨壁が残存する4壁性骨欠損になっている．抜歯後はキュレット，歯周ファイルやラウンドバーを用いて抜歯窩内の肉芽組織を徹底的に除去する(C)．

抜去歯を測定し，使用するフィクスチャーの参考とする(D)．

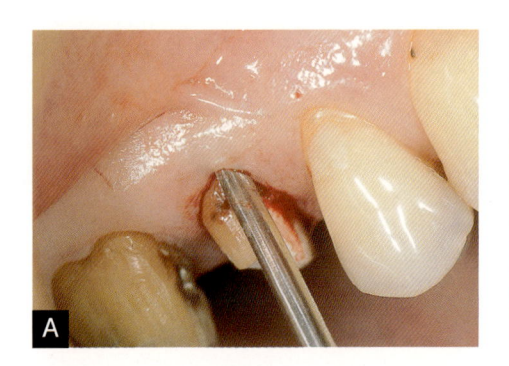

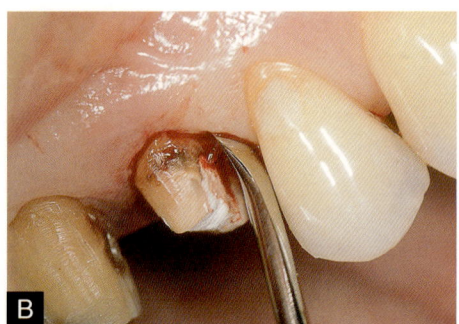

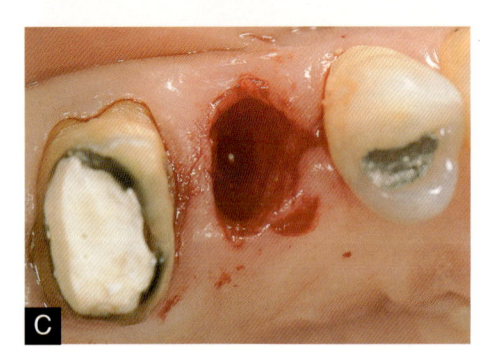

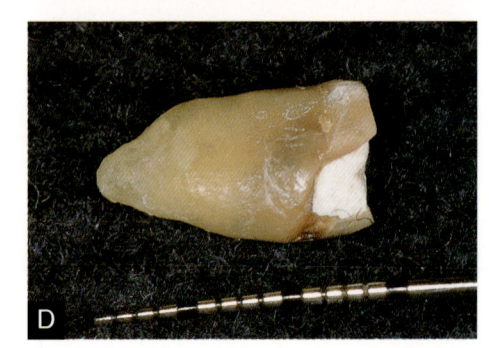

3 抜歯窩開口部の受容床の形成

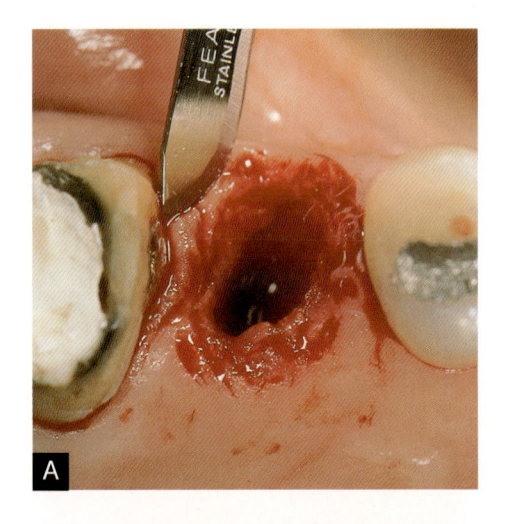

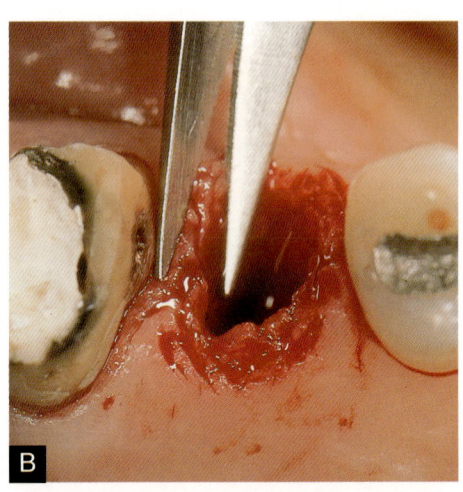

抜歯窩開口部を被覆する軟組織移植片に十分な血液供給を確保するために抜歯窩の歯肉上皮をメスや歯肉鋏を使って，上皮下約1mmのところまで除去し，結合組織の受容床を形成する(A, B)．

このとき，隣接した歯間乳頭の高さを減少させないように上皮の切除を行う．また，移植片への血液供給を促すために約1mm間隙で骨に達する深い切り込みを kirkland 15/16 の歯肉切除用メスで入れる(C)．

抜歯窩受容床の形成後(D)．

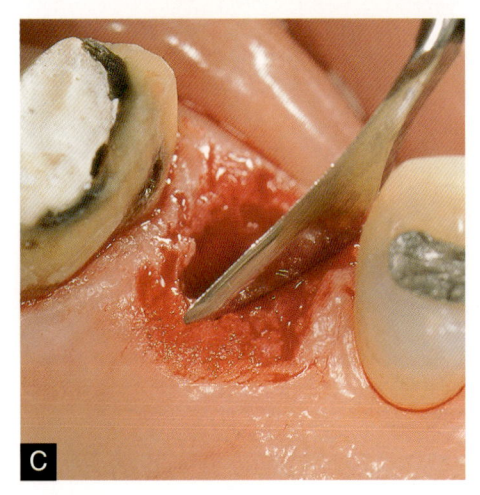

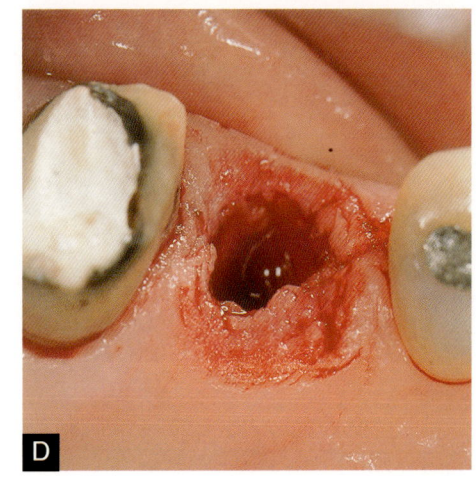

4～5 flaplessによるフィクスチャーの埋入

4 インプラント埋入窩の形成

3mmツイストドリルで抜歯窩底にインプラント埋入窩を形成（A）．

形成後，fixture positioning guide 1，ø 3mm（NOBEL BIOCARE社）を挿入し，インプラントの埋入位置，角度，フィクスチャーのヘッドの深さや対合関係などを確認する（B，C）．

クローバードリル#3（京セラ社）で最終形成後（D），フィクスチャーサイズに応じたトライアルガイド（京セラ社）（E，F）で最終試適を行い，使用するフィクスチャーを決定する．

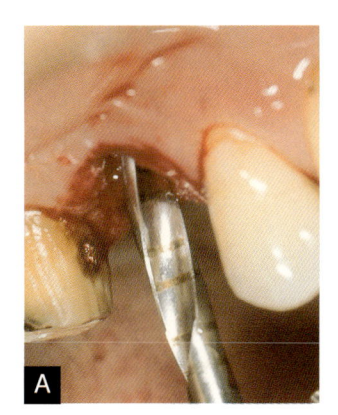

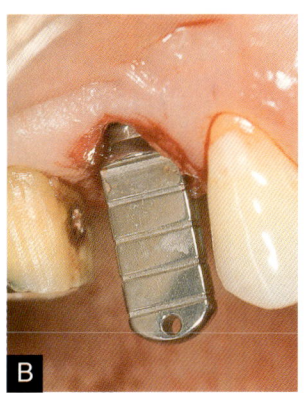

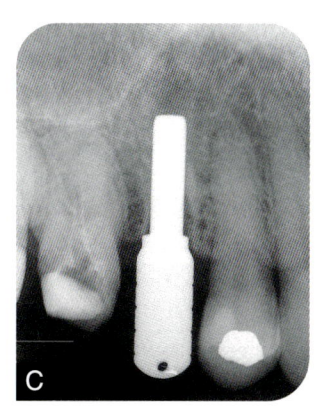

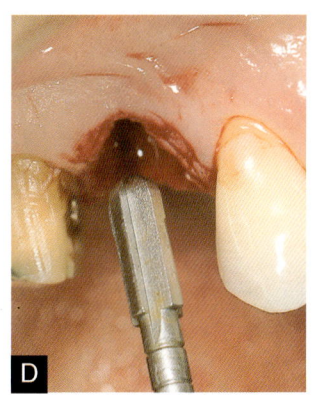

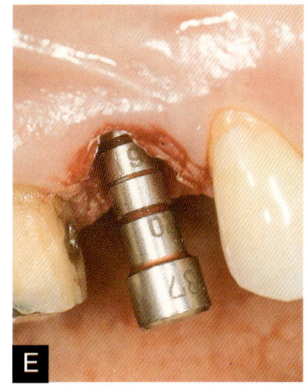

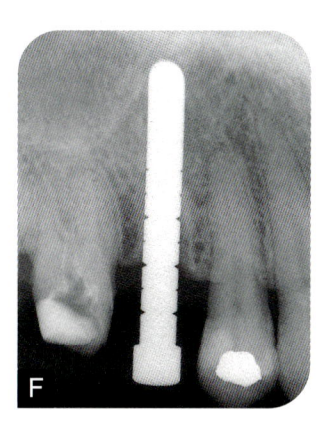

5 フィクスチャーの埋入

長さ14mm×径3.7mmのPOI3ピースタイプインプラント（FINAFIX；京セラ社）を埋入した（A）．フィクスチャー全体を抜歯窩の骨壁に囲まれるように埋入した．また，抜歯窩縁の骨吸収によるフィクスチャーの露出を防ぐために，抜歯窩の頬側歯槽骨頂より約2mm根尖側に位置するように埋入する．さらに，薄い頬側骨壁が吸収して，フィクスチャーのネジ山が露出するのを防止するために，フィクスチャーを骨壁の薄い頬側骨壁から離して，口蓋寄りの厚い骨壁に近接した位置に埋入した．そのために，抜歯窩の頬側壁とフィクスチャーとの間隙が大きくなっている（B）．

フィクスチャー・キャップの装着（C）．

フィクスチャー周囲の骨欠損部に自家骨と骨移植材を混合した骨移植材を充填した．骨移植材は軟組織の侵入を防ぐために，フィクスチャー・キャップを覆うように塡入している．骨移植材は十分な血液に満たされている（D）．

X線写真でフィクスチャー・キャップの上の骨移植材が確認できる（E）．

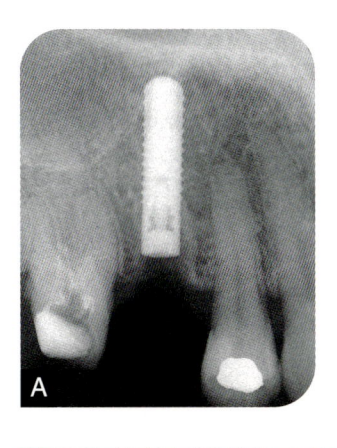

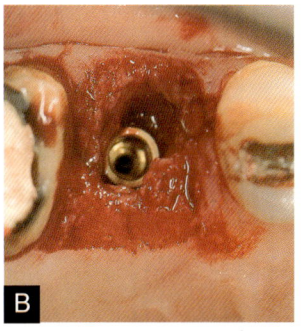

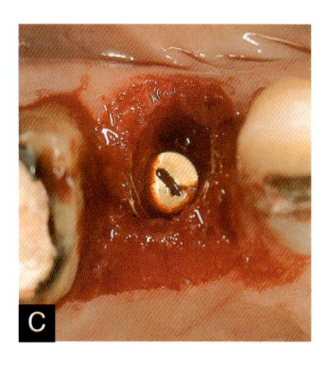

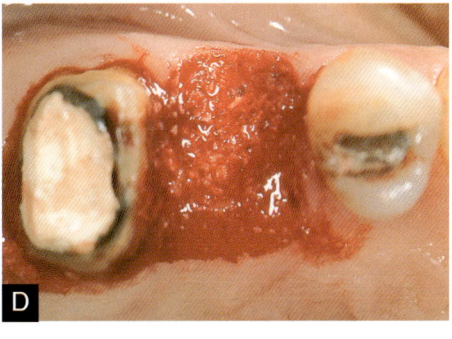

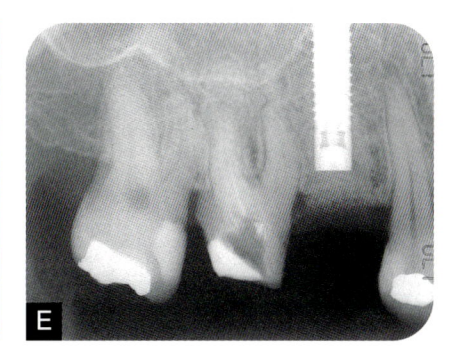

3 抜歯時の歯槽堤・軟組織の保存

6 遊離歯肉移植片の採取

必要な移植片の大きさを決めるために抜歯窩開口部よりやや大き目に錫箔をカットし，6の口蓋部に置く（A）．
錫箔の外形線を浅い切開線で描記（B），遊離歯肉移植片を採取する（C，D）．

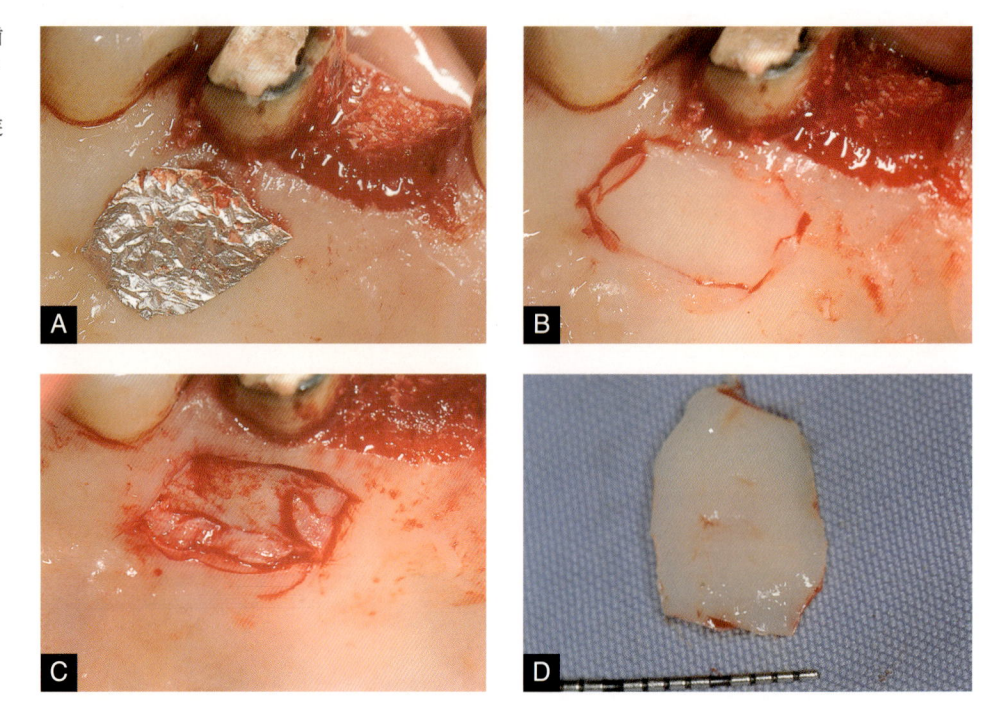

7 移植片の縫合

抜歯窩の開口部とその周辺の受容床を完全に塞ぐように移植片を置く．4.0の縫合糸で移植片の中央部の頰側辺縁を骨膜縫合し，結紮する．移植片を横切り口蓋にまでもってゆき，移植片中央部の口蓋側辺縁と受容床を骨膜縫合し（A），移植片を押し広げながら伸展させて水平縫合する（B）．
同じ方法で移植片の口蓋側辺縁の骨膜縫合（C）からスタートして，頰側方向に伸展させる（D），水平縫合を加えた（E，F）．

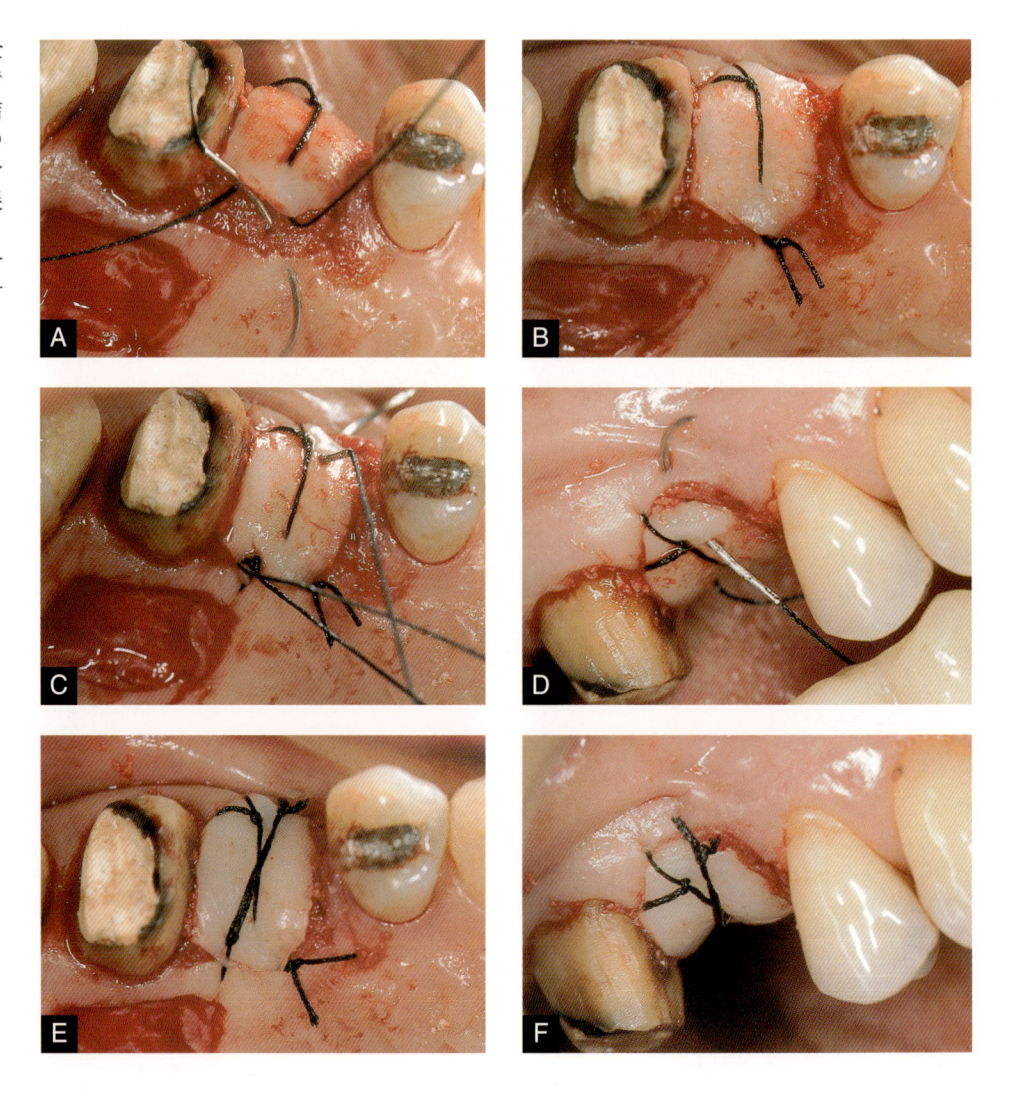

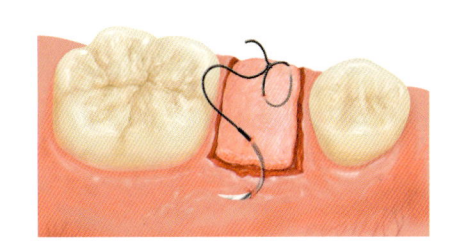

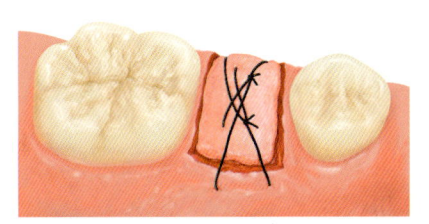

遊離歯肉移植手術による抜歯窩の開口部の被覆

結紮後，糸を切らずに，移植片の体部を通して，その下面から出し，移植片口蓋側端から2〜3mm離した部位の骨膜をすくう．このとき，糸にはたるみを残しておく．最後に結紮して，たるみと移植片を伸展させる．この移植片の伸展は，移植片の1次収縮（primaly contraction）を防ぎ，移植片の再脈管化を起こしやすくしていると考えられる．

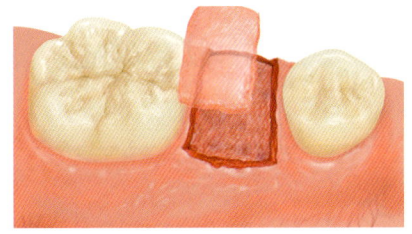

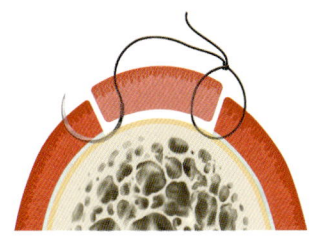

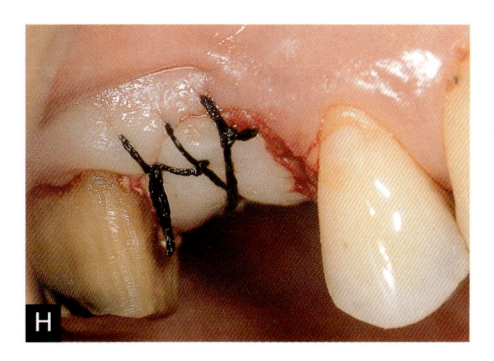

移植片を伸展させる水平縫合は，抜歯窩受容床に移植片を密着させるだけでなく，伸展によって移植片の1次収縮を防ぎ，再脈化を起こしやすくしていると考えられる（Holbrook & Ochseinbein；1983）．最後に移植片の頬側遠心隅角部と口蓋側近心隅角部付近に，各々1針ずつの断続縫合で歯肉壁と結紮し（G，H），移植片の縫合，固定が完了，ポンティックの基底部による圧がかからないように，基底部を短く削除し，⑥5| のプロビジョナル・レストレーションを装着し，歯周パックをする（I，J）．

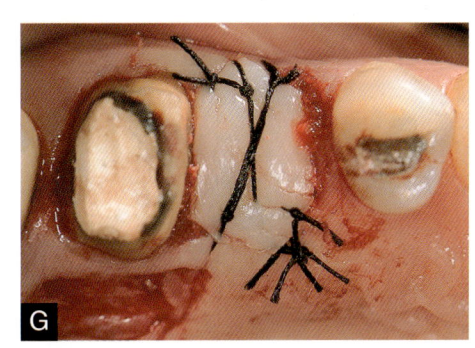

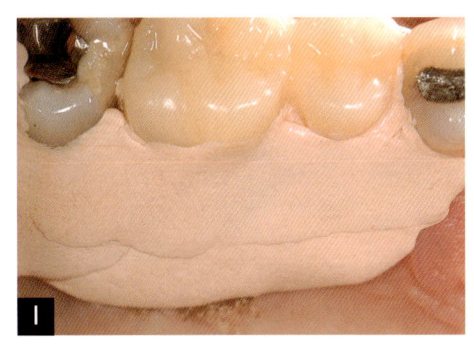

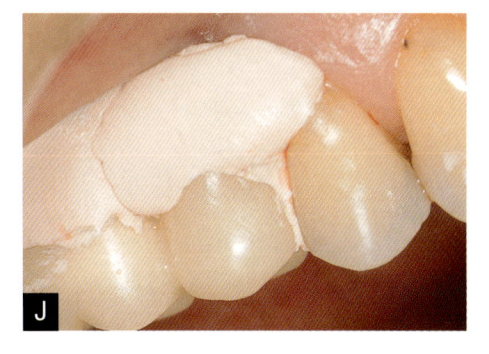

8　術後経過

術後1週目（A）．
術後3ヵ月，インプラント埋入窩の完全な閉鎖が得られた（B）．

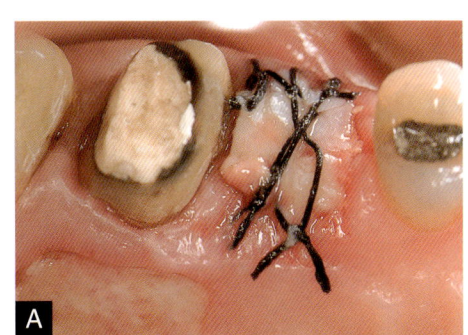

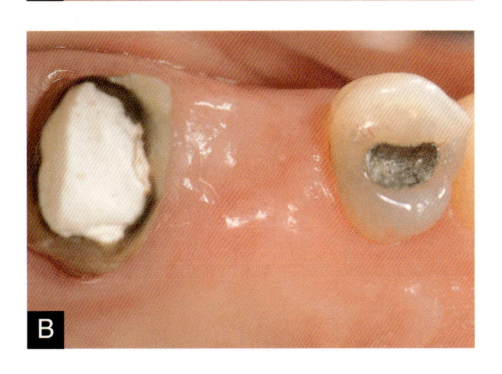

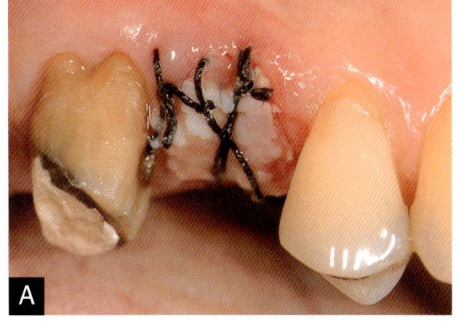

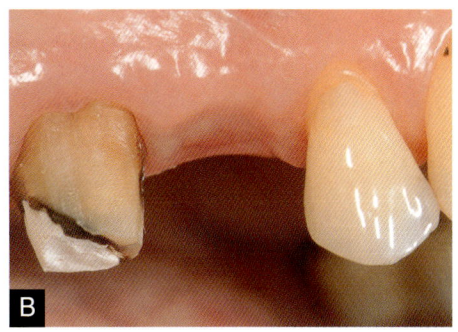

3 抜歯時の歯槽堤・軟組織の保存

9 X線による経過

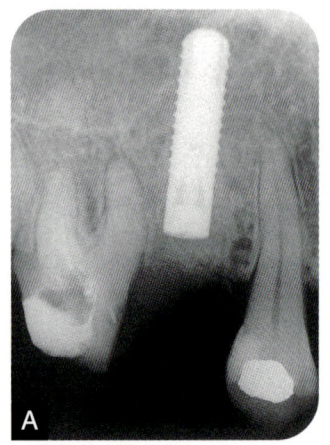

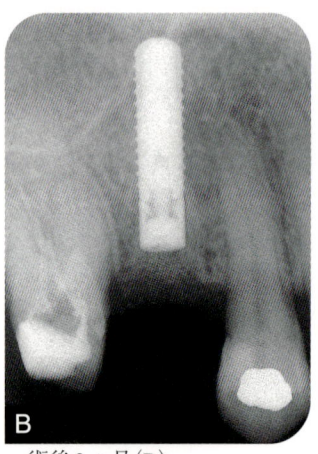

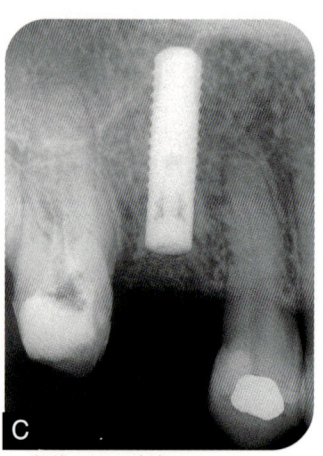

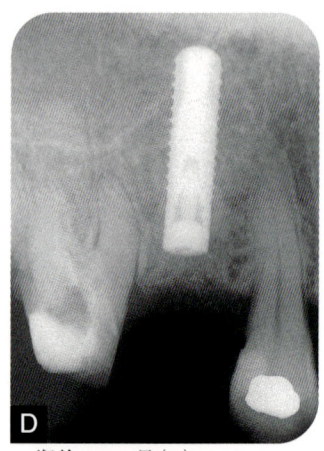

A 術後約3週（A）

B 術後3ヵ月（B）

C 術後108日（C）

D 術後5.8ヵ月（D）．
抜歯後即時埋入インプラント部での骨再生が明らかである．

10 インプラント2次手術

インプラント埋入後約6.6ヵ月（A）．

歯槽堤の中央部でわずかな陥凹がみられるが歯槽堤の形態が保存された．また十分な角化粘膜の幅が保持され，隣接歯の歯肉退縮もなく，歯間乳頭の喪失もほとんどみられない．

歯槽頂切開を行い（B），フラップを剥離するとフィクスチャー・キャップが，新生骨で完全に被覆され，歯槽堤の幅も十分に維持されている（C）．

アバットメントを装着するために，フィクスチャー頂部を覆っている新生骨を除去した．フィクスチャー・キャップが骨縁下になっている（D）．

高さ3mmのスタンダード・アバットメント（京セラ社）をフィクスチャーに装着し（E），X線写真で適合を確認する（F）．

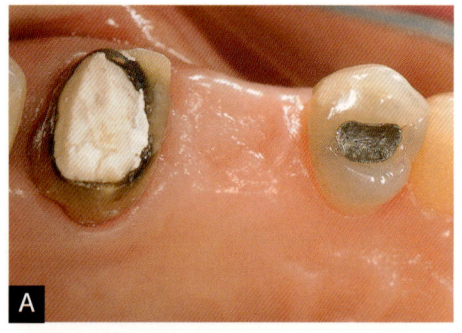

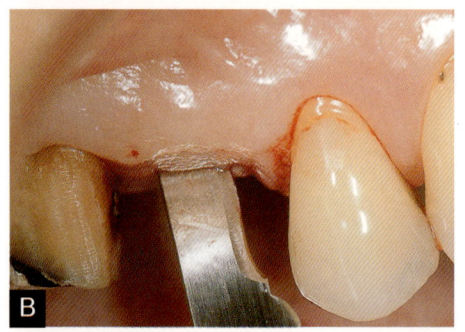

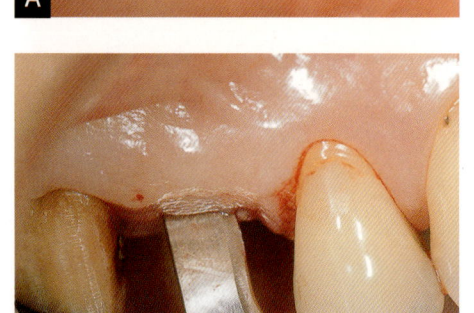

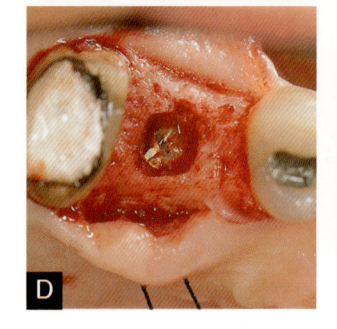

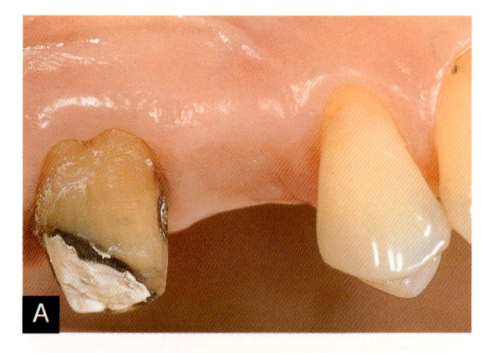

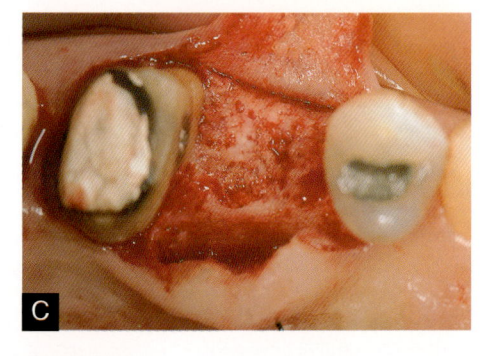

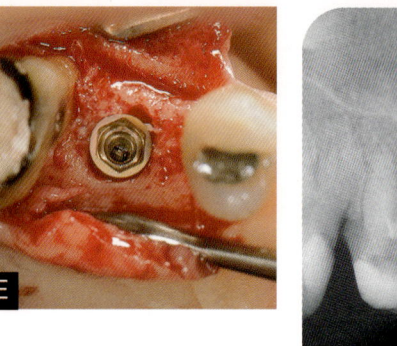

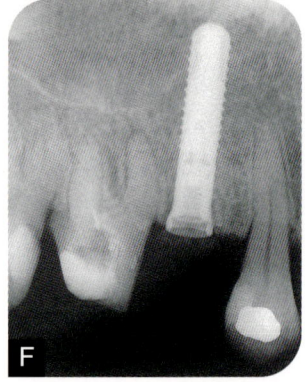

カバー・キャップを装着した(G)後，頰側フラップの基底部に骨膜減張切開を加え(H)，フラップの角化組織部をカバー・キャップに緊密に適合させ，頰側フラップと口蓋側フラップの近遠心の歯間乳頭部を緊密に断続縫合した(I，J)．

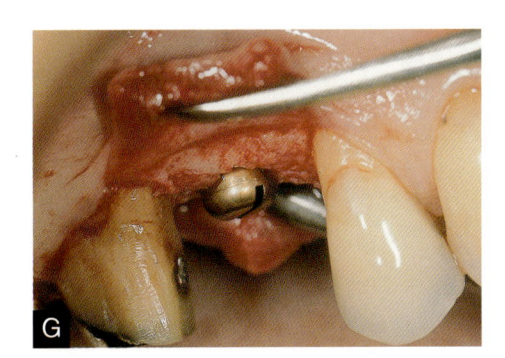

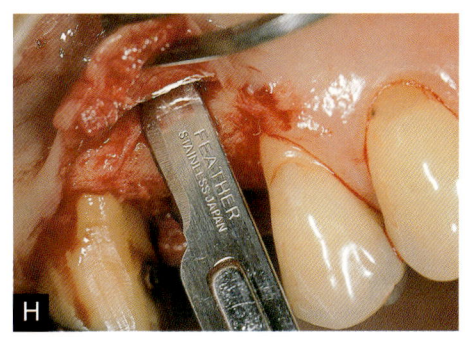

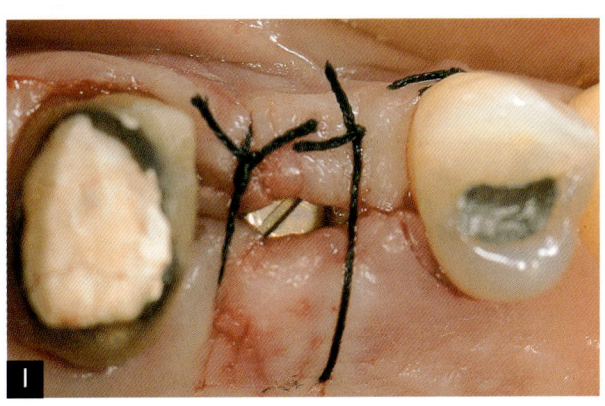

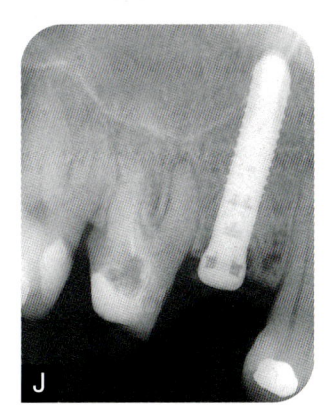

11 術後経過

術後4週．カバー・キャップ周囲の軟組織の治癒は，順調である．

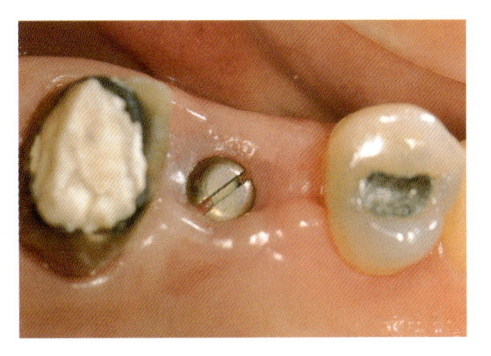

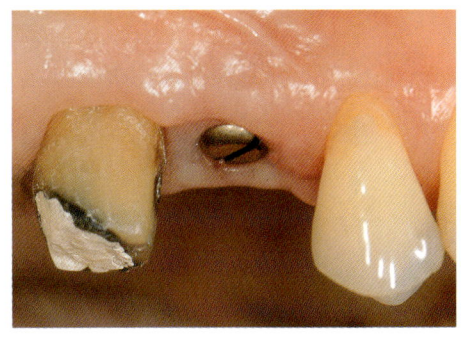

12 アバットメント連結

2次外科後2ヵ月(A)，インプラント周囲に適切な幅の非可動性の角化粘膜が保持されている．

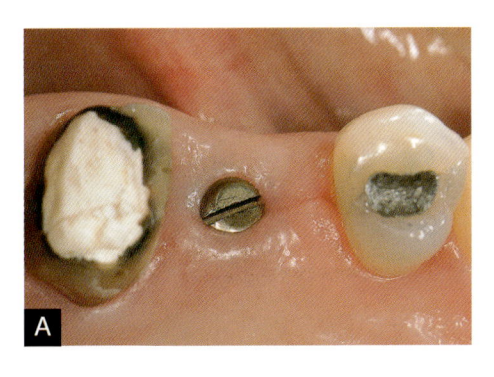

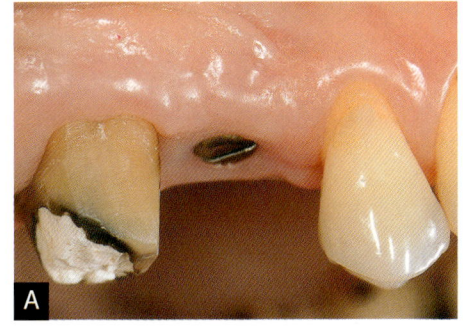

3 抜歯時の歯槽堤・軟組織の保存

フィクスチャー・キャップを除去(B).
アングル・ポストの装着(C).
アバットメント周囲の軟組織が圧排されて,明るい貧血色を示している.
アバットメント装着時のX線写真で4|の遠心のコンタクトポイントから歯間部歯槽骨までの距離が6〜7mm以上になっていることに注意(D).

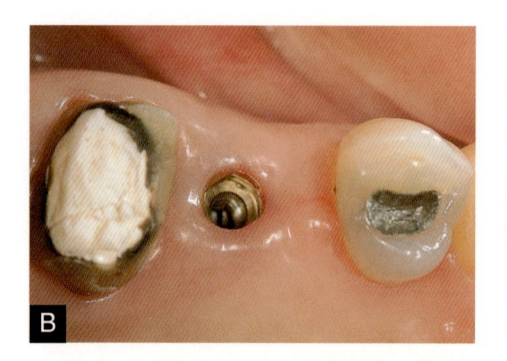

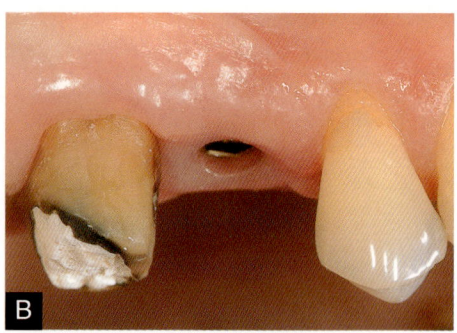

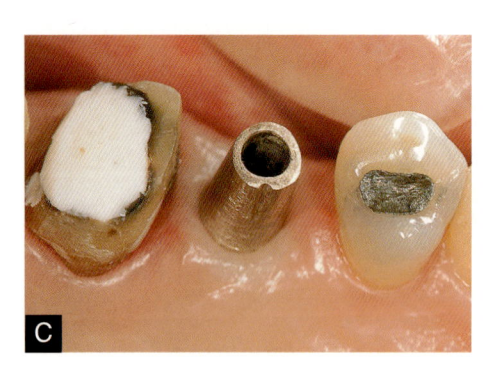

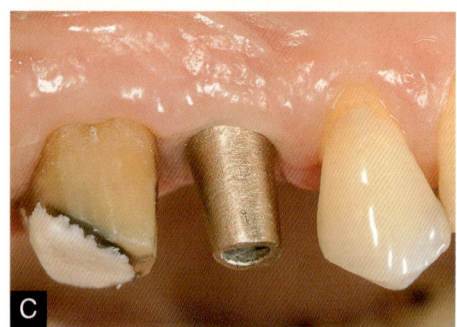

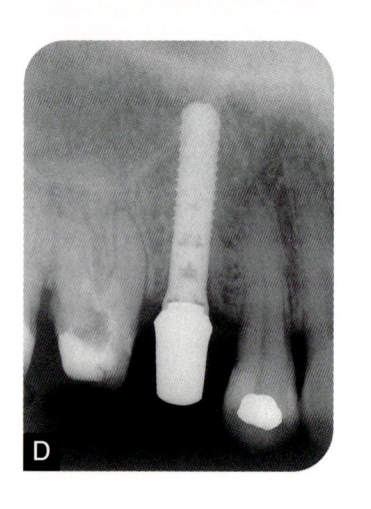

13 アバットメント上のプロビジョナル・レストレーション

アバットメント連結時(A).
プロビジョナル・レストレーション装着後約2ヵ月(B).
装着時と比較してプロビジョナル・レストレーションによるインプラント周囲の軟組織の外形上の形態改善は小さい(C).

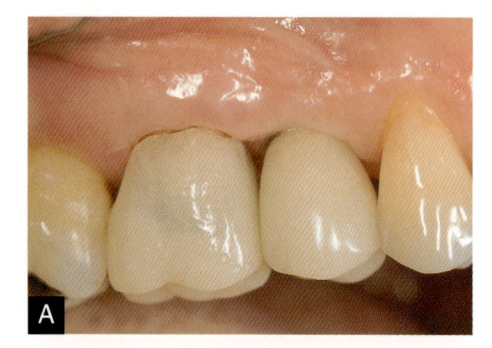

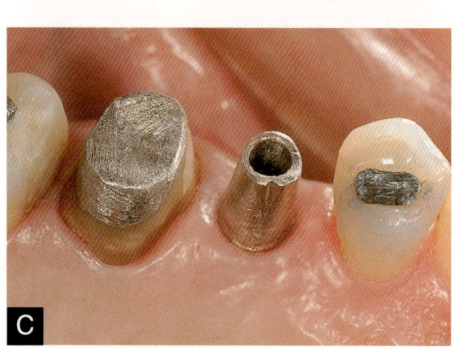

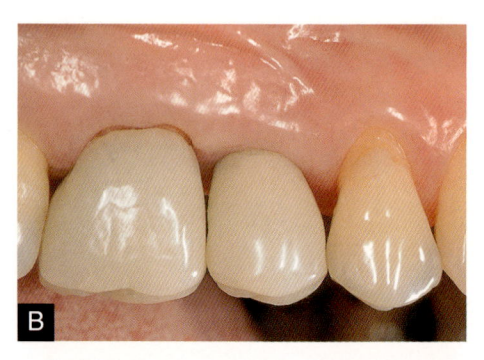

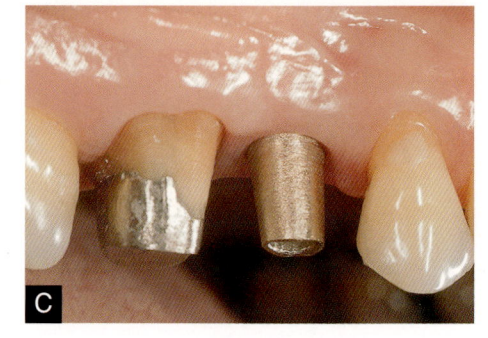

Case 2

14 最終補綴物装着

残存歯間部骨の高さとコンタクトポイントとの関係により，補綴物周囲に，完全な歯間乳頭の再生は得られていない．

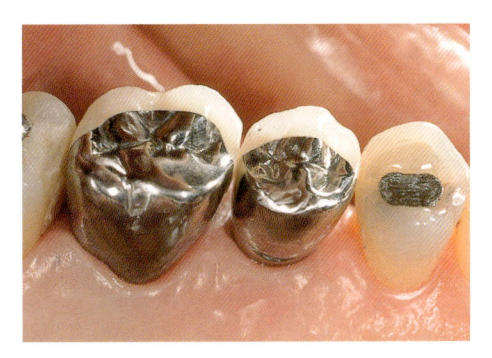

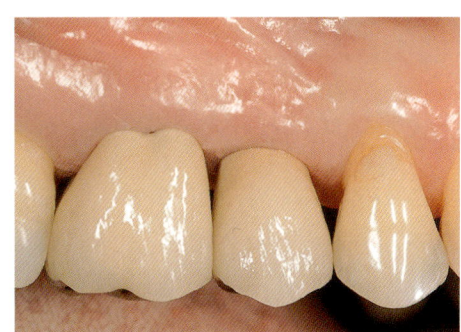

15 経過

最終補綴物装着時（A）．
最終補綴物装着後 8 ヵ月（B）．
最終補綴物装着後 1 年．フィクスチャーは，オッセオインテグレーションを維持している（C）．
補綴物の周囲の軟組織の形態にきわだった変化はみられない（D）．

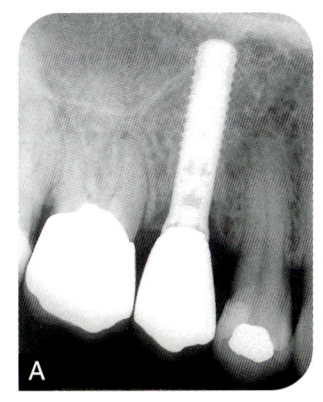

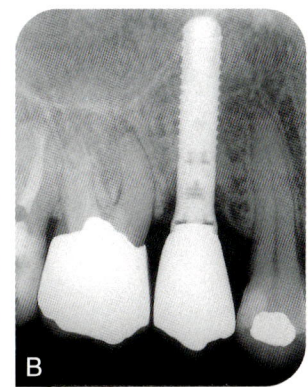

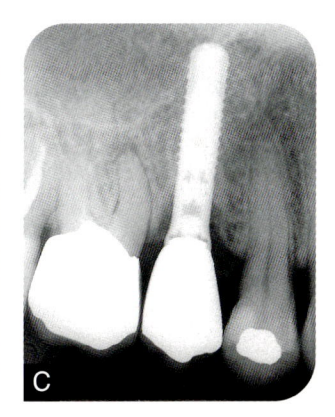

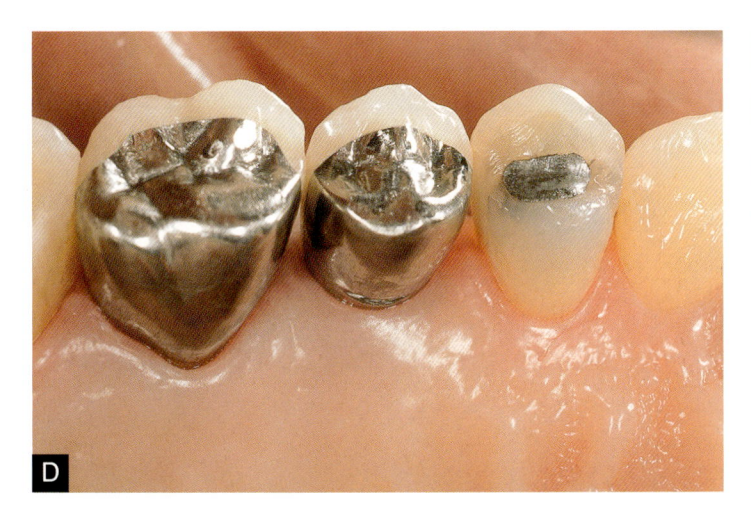

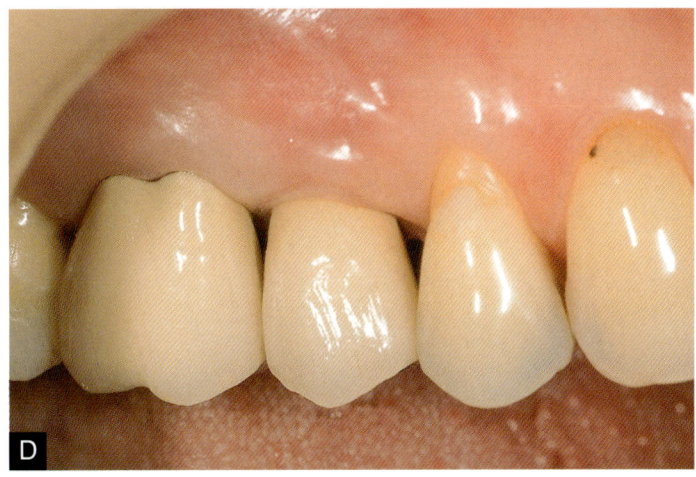

61

3-2-2 抜歯即時におけるGBR

抜歯後の歯槽堤の高さと幅の喪失程度は，抜歯される歯の状況により大きく変化する．とくに，重度の歯周病や大きな根尖病変のために抜歯された場合や，乱暴な抜歯手技によって歯槽突起を除去してしまった場合，あるいは垂直的歯根破折や歯の脱臼を伴う外傷を受けたときは，抜歯後の歯槽堤の変化が著しい．

通常，フィクスチャーを埋入する部位の骨幅は5〜6mm，垂直的に7mmの骨量を必要とする．十分な骨幅をもたない部位に，フィクスチャーを埋入すると，裂開や開窓状の骨欠損を生じる危険がある．また，骨量の不十分な部位では，フィクスチャーの埋入位置と植立方向に妥協が必要となり，機能的にも審美的にも十分満足した結果を得ることができない．とくに，審美性に配慮しなければならない上顎前歯部では，抜歯後に唇側骨壁が吸収し，著明な骨の陥凹によって歯槽堤の幅が著しく狭くなっていることが多い．Carlssonら(1967)は抜歯後1ヵ月の間に唇側の骨壁の約1/3が吸収する可能性があることを報告している．

Lekovicら(1998)は，前歯部または小臼歯の2歯(または2歯以上)の抜歯窩の治癒過程で失われる歯槽骨を保護するために，抜歯と同時にbarrier membrane* を用いた実験群と，membraneを用いずに抜歯だけを行った場合(対照群)の骨形態を計測し，比較した．

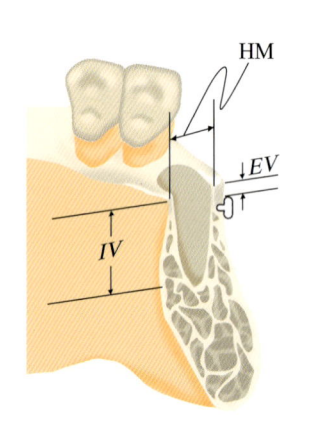

抜歯窩の治癒過程で失われる骨 (mm; mean ± S. E.)

計測値	N	Experimental	Control	p Value
参照点からの窩壁の高さ(EV)	16	−0.38±0.22	−1.50±0.26	≦0.0005*
窩の深さ(IV)	16	−5.81±0.29	−3.94±0.35	≦0.00001*
窩の唇舌的幅径(H)	16	−1.31±0.24	−4.56±0.33	≦0.00001*

* Statistically significant. (Lekovicら；1998)

この研究からは，抜歯後に抜歯窩壁が垂直的にわずかに吸収し，その結果として唇舌的な抜歯窩縁の幅が失われることが明らかになったが，barrier membraneを用いた実験群では，窩縁の吸収は約0.4mm(対照群約1.5mm)にとどまり，唇舌的な幅の喪失は約1.3mm(対照群約4.5mm)にとどまった．フィクスチャー埋入部位の骨幅は，6mm必要であるが，この研究の実験群では6ヵ月後に平均約6mm(対照群約2.9mm)の唇舌幅が保たれた．

抜歯後の骨吸収が著しいとフィクスチャーの埋入が不可能になったり，埋入位置や植立方向に制約が生じ，機能的にも審美的にも満足のいく結果を得ることができなくなる．とくに前歯部や小臼歯など，審美性を要求される部位でのインプラント埋入においては，臨床上とくに大きな問題となる．

抜歯と同時に歯槽堤の保護あるいは増大を目的にbarrier membraneを用いて，

---

* 吸収性membrane(Resolute．W. L. GORE社)

Implant site development

　新鮮抜歯窩という治癒能力の旺盛な時期に，抜歯窩内に骨を再生させ，抜歯窩壁辺縁の吸収や薄い唇側骨板の喪失を防止し，歯槽堤の高さと幅を保全することは，予知性をもったインプラント補綴を可能にする，効果的な方法となる．

　barrier membraneによるGBRの結果を左右する重要な問題の一つが術後の膜の露出である（図3-3，4）．membraneの露出による細菌感染を防ぐために，完全な初期閉鎖を得ることが望ましい．しかし，歯槽堤が広範囲に破壊され，抜歯した部位に即時にbarrier membraneを用いるこの方法は，抜歯後即時埋入インプラントと同様に，membraneを軟組織で被覆することが一般に困難である．また，創面の初期閉鎖を達成するために，フラップの歯冠側への移動量が大きくなることが多く，術後に歯肉—歯槽粘膜境が歯冠側寄りになり，新たな歯肉—歯槽粘膜の問題を生じたり，頬側の口腔前庭が狭くなったりすることがある．

　Chen & Dahlin(1996)は，抜歯と同時にbarrier membraneを用い，創面の初期閉鎖を得るために結合組織移植を用いた術式とその結果について報告している．

membrane＋結合組織片による創面閉鎖の結果

患　者	22人　24部位
抜歯した歯	側切歯3／中切歯18／犬歯3（すべて上顎）
e-PTFE barrier membrane露出	2部位（8.3％）
軟組織による閉鎖	22部位（91.7％） 平均23.7週間 membraneを除去するまで軟組織で被覆されていた

（Chen & Dahlin；1996）

　抜歯窩にbarrier membraneを用いた場合，創面の閉鎖を得るための結合組織移植は，抜歯窩の確実な初期閉鎖を得ることができる方法である．この方法により高い予知性をもって初期閉鎖が維持され，膜の露出もなく，細菌感染を防ぐことができる．このため，血液供給を減少させ，創傷治癒を阻害するようなフラップ基底部での骨膜減張切開やpedicle flapが不必要になる．しかも，軟組織移植による歯槽堤増大手術としての効果もある程度期待できる（Case 3）．

　しかし，Chen & Gahlin(1996)は，外科部位が2ヵ所になる欠点のほか，このテクニックの限界として，前歯2歯以上の抜歯窩になると必要な大きさの移植片が得がたくなる点をあげている．筆者の臨床経験から考えても，抜歯窩が大きい場合には，たとえ1歯欠損であっても，抜歯窩を被覆するのには，かなり大きな移植片を必要とするし，barrier membraneの上で移植片が生存するためには，十分な厚みが必要である．そのため，口蓋の軟組織の厚さが十分に厚い人でないと，このテクニックは利用できない．さらに，この術式の成否は，移植片に十分な血液供給が確保されるか否かにかかっている．移植片への血液供給は，移植片を挟んでいる頬側と舌側のフラップの内面からだけなので，縫合時に少なくとも移植片の2/3以上は，フラップの内面によって被覆されるようにしなければならない．

図3-3 membraneの早期露出による失敗

2̲1̲|1 の抜歯後，①抜歯窩の周囲に骨壁がある4壁性骨欠損であり，②骨頂が隣接歯のCEJから2mm以内にあって適切な垂直的位置にフィクスチャーの埋入ができる．③抜歯窩の窩底より根尖側に初期固定を得るのに十分な骨が存在するため，抜歯即時埋入インプラントを計画する（A）．

1̲|1 の唇側には開窓状骨欠損および抜歯窩骨縁からフィクスチャーまでの4mm以上の水平的間隔を認める．

自家骨移植の後，TR membrane（TR 9Y；W. L. GORE社）で被覆（B）．

マットレス縫合と断続縫合で創面を閉鎖（C）．

術後2週．軟組織の裂開によりmembraneが露出している（D）．

術後7週，membraneの露出量が増大している（E）．

術後11ヵ月．2次手術時，骨頂部の著しい吸収により，フィクスチャーが骨縁から突出し，裂開状骨欠損を認める（F）．

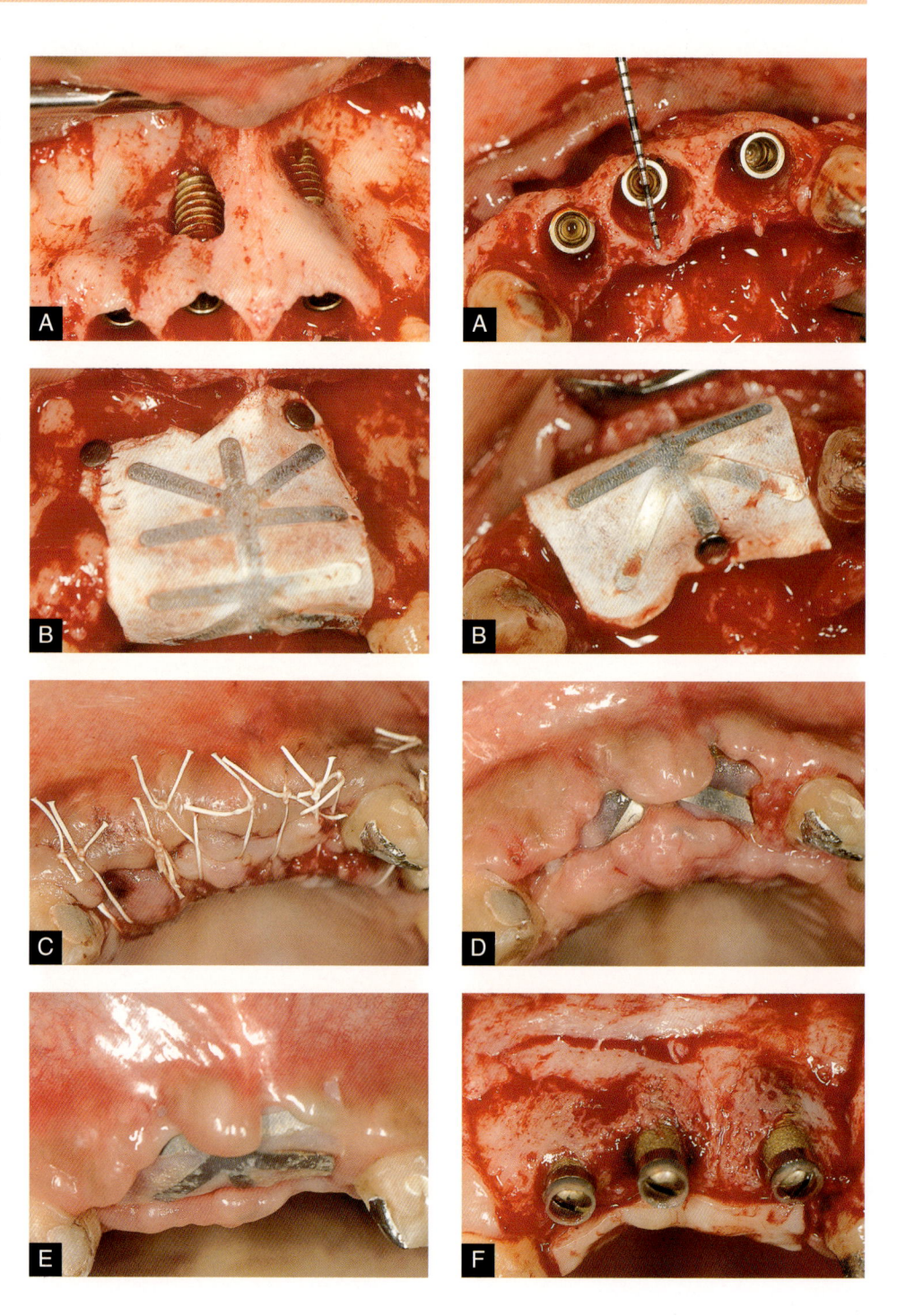

Implant site development

図3-4 吸収性membraneによる歯槽堤増大の限界

$\overline{21|12}$の抜歯直後,唇側骨壁の破壊の著しい裂開状骨欠損(A).

裂開部周囲の皮質骨を穿孔し,骨移植後,吸収性membraneで被覆し,fixation screwで固定(B).

3ヵ所の水平マットレス縫合に断続縫合を加え,フラップを閉鎖(C).

GBR後6ヵ月.複数歯のimmediate GBRにもかかわらずmembraneの露出はない.歯槽堤の高さは保存されたが幅は狭い(D).

フラップ剥離後,裂開状骨欠損の骨再生は著明であるが,歯槽堤の唇舌的幅は約2.5〜3mmで,$\overline{|2}$の舌側に著しい骨の陥凹を認める(E;ミラー像).

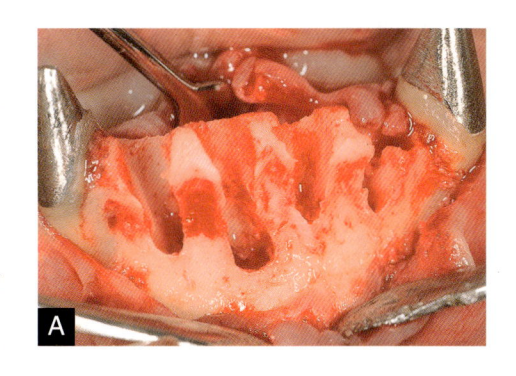

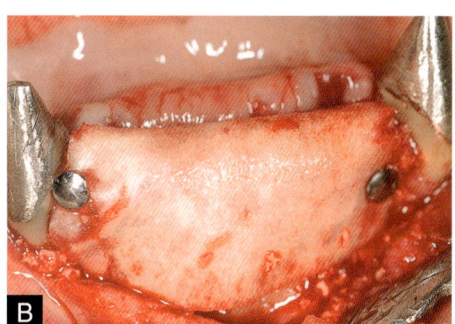

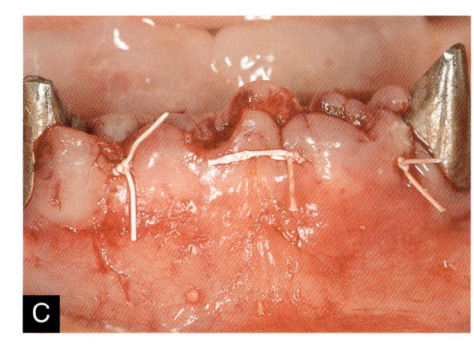

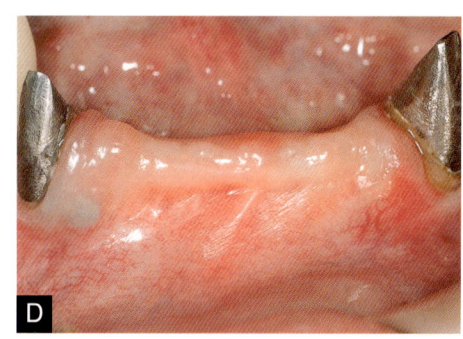

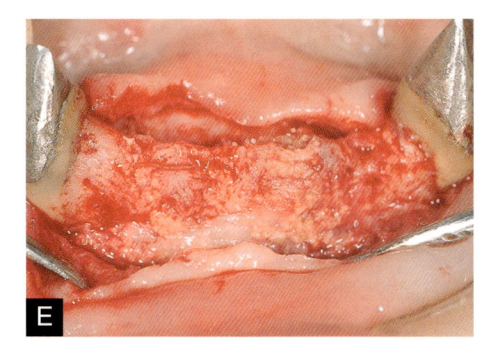

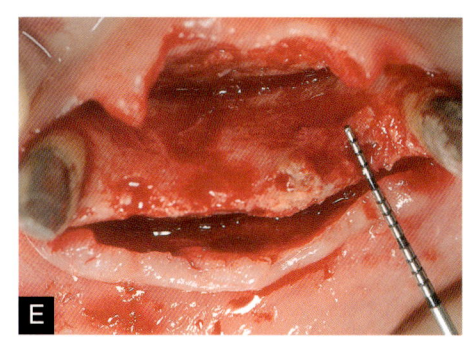

Case 3 結合組織移植片によるGBR創面の初期閉鎖
Connective tissue grafting for primary flap closure of extraction sockets treated with GBR

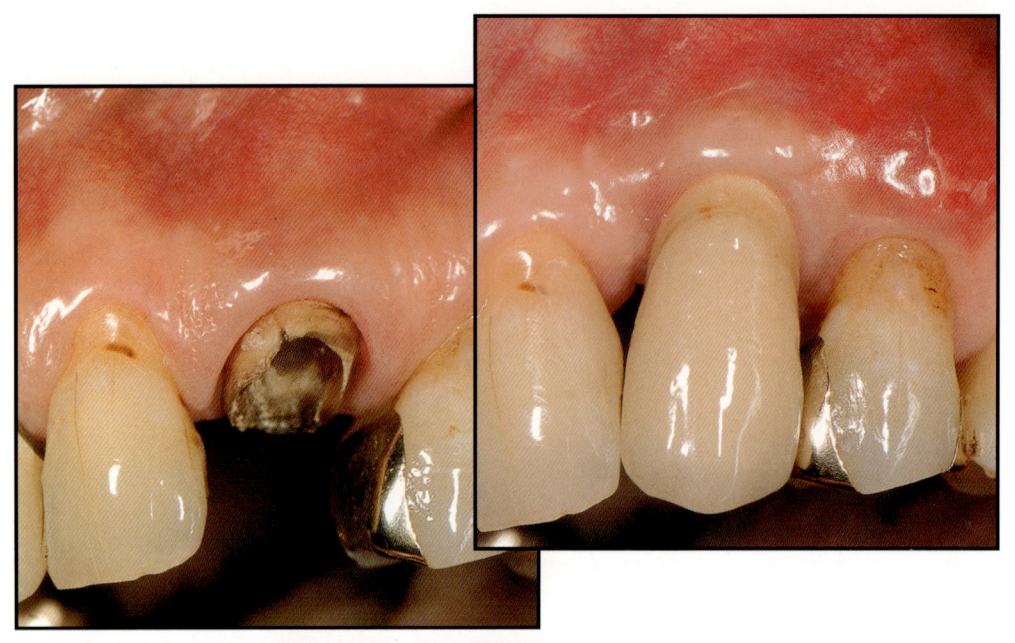

初診時(左)／最終補綴物装着後8ヵ月

1 初診時：上顎犬歯の破折

患者は57歳，男性．|3の歯冠破折で，頬側の亀裂が歯肉縁下に達している．|2遠心はやや唇側に捻転している．歯根の輪郭が明瞭で骨の裂開が疑われる．X線写真で根尖から鼻腔底までは十分な骨量がある．なお，|2，|4の唇頬側では歯肉退縮による歯根露出を認める．

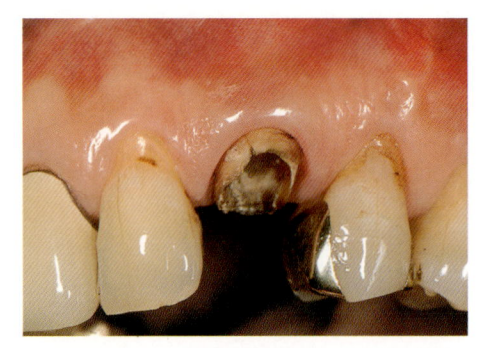

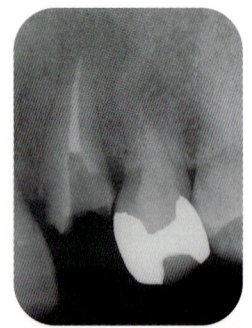

2 抜歯時の局所歯槽堤増大

|3の全周に歯肉溝内切開を加え，図のように歯槽粘膜を越えた末広がりの縦切開とし，フラップを剥離．|2と|3の歯間乳頭の幅が狭かったので乳頭を避けた切開はできなかった．骨に対するダメージを与えないように注意して抜歯．頬側骨板が完全に失われている裂開状の骨欠損．骨欠損の深さ15〜16mm，近遠心幅6〜7mm，骨の裂開の長さは12mm（A）．骨欠損が広範囲で，インプラントを補綴的に適切な位置へ埋入することができない．そのため，インプラント埋入に先立ってGBRによる歯槽堤の増大を行うこととする（staged approdch）．骨欠損の周囲と抜歯窩の口蓋壁を小さなラウンドバーで穿孔し，海綿骨を露出させ，骨表面への出血を促す．また骨欠損部に骨移植材を塡塞しスペースの確保と血餅の安定化を図る．e-PTFE membrane（GT6；W.L.GORE社）の辺縁を両隣接歯から1mm位離し，抜歯窩周囲の骨をしっかりと被覆するように設置する．

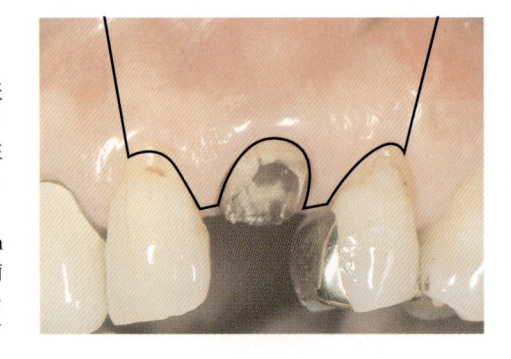

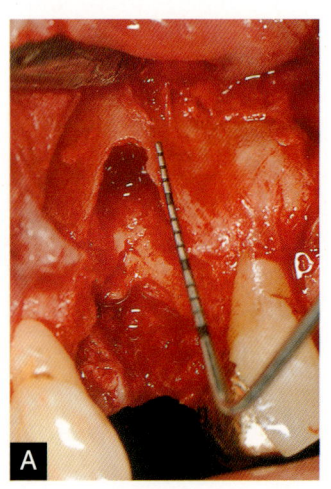

頰側部に2個のmembrane nail（FRIADENT社）を用いてmembraneを固定した（B）．

|4—6 部の口蓋から結合組織片を採取し（C），membraneを被覆するように置く．

頰側フラップとパラタル・フラップの内面で少なくとも移植片の2/3以上を被覆し，二つのフラップではさんで縫合する．縫合には，プラークの付着を少なくするためにテフロン縫合糸（W. L. GORE社）を用いた．創面の中央部で結合組織移植片は露出したままの状態になっている（D，E）．

抜歯時のX線写真（F）．

骨移植材填塞，e-PTFE膜セット縫合後（G）．

②③④の接着ブリッジのポンティック基底面を削合し，錫箔で手術部を保護して，装着する（H）．

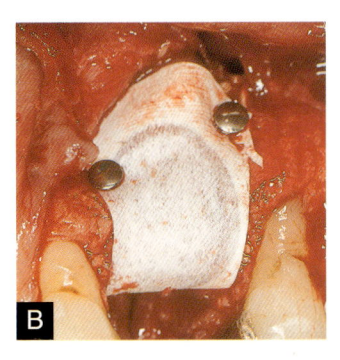

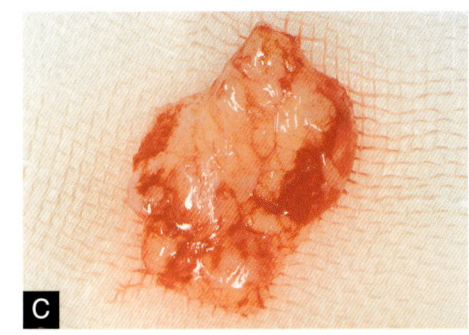

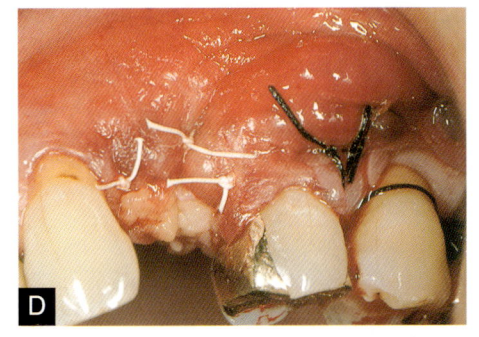

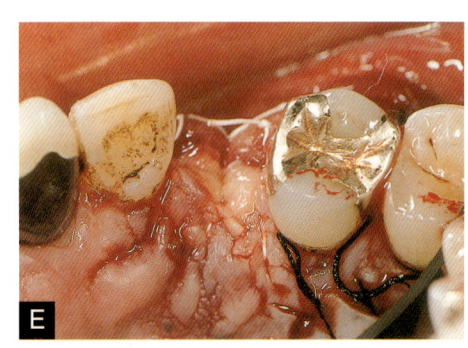

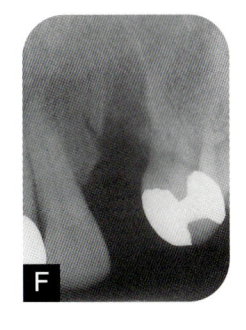

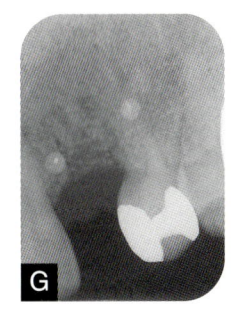

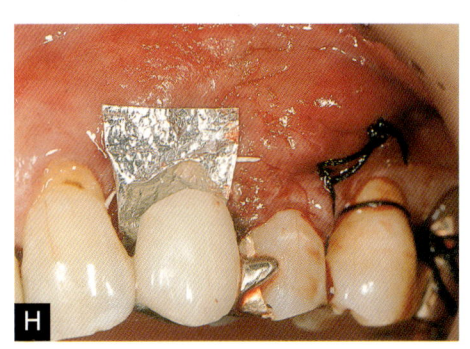

③ 術後経過

術後36日（A）．
術後85日（B）．
術後127日（C）．
術後5ヵ月（D）．
術後6.5ヵ月（E，F）．

X線写真で抜歯窩の痕跡は認められない．このようにX線写真で周囲の骨組織との境界がみられなくなるまでインプラントの埋入は待機する．

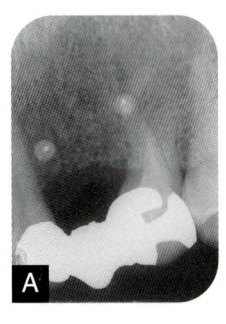

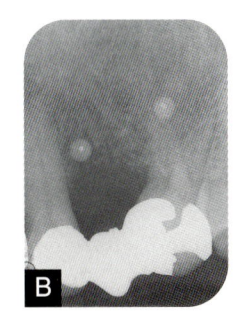

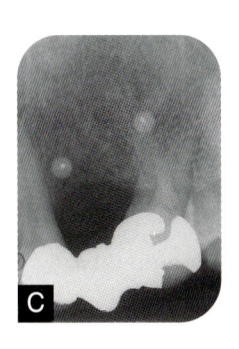

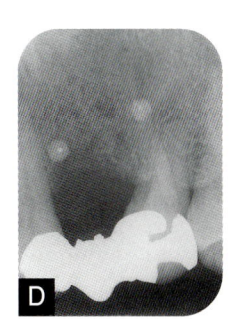

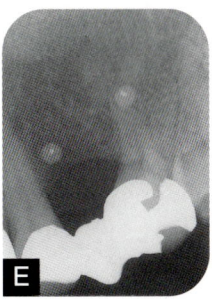

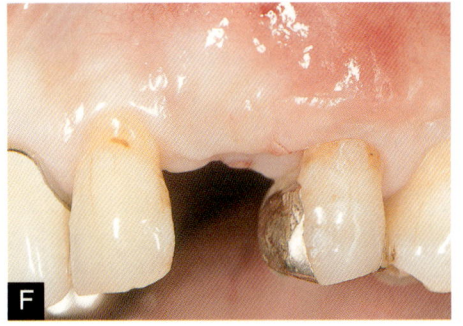

4 membraneの除去

　口蓋側寄りのpartial-thicknessの水平切開（lateral incision）と|2の頰側近心隅角と|4の頰側遠心隅角から歯肉─歯槽粘膜境を越える2本の末広がりの縦切開を加える．フラップを剥離すると半透明の陥凹のないmembraneを認める（A）．|2|-Bと比較されたい．

　membraneをていねいに除去すると，術前の大きな頰側の裂開状骨欠損部の骨再生が著明である．頰側骨板再生は特に顕著で，歯槽堤の頰舌幅も6mm以上となりインプラントを植立するのに十分な骨幅と形態が得られた（B）．

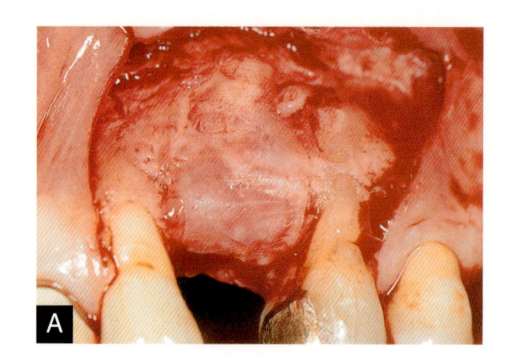

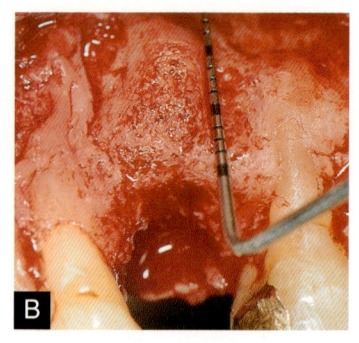

5 インプラントの埋入窩の形成と埋入

　サージカル・ステントをガイドに径2mmのツイストドリルでガイドホールを形成する（A）．

　Gelbディプス・ゲージをサージカル・ステントに挿入し，埋入方向・位置を確認する（B）．

　パイロットドリルを用いて埋入部の入口の拡大（C），径3mmのツイストドリルによる最終形成の後，フィクスチャー頭部とテンポラリー・ヒーリング・アバットメントが適合するように，カウンターシンクドリルを用いて辺縁骨部を形成する（D）．

　フィクスチャーの埋入は隣接歯と干渉しないようにロング・インプラント・マウントを用いた（E）．

　できる限り十分な長さのフィクスチャーによって鼻腔底部の皮質骨に支持された良好な初期固定を得るために18mm×径3.75mmのstandard screw implant（ImplaMed社）を埋入した．フィクスチャーの頰側には，1mm以上の厚い骨壁が存在する（F）．

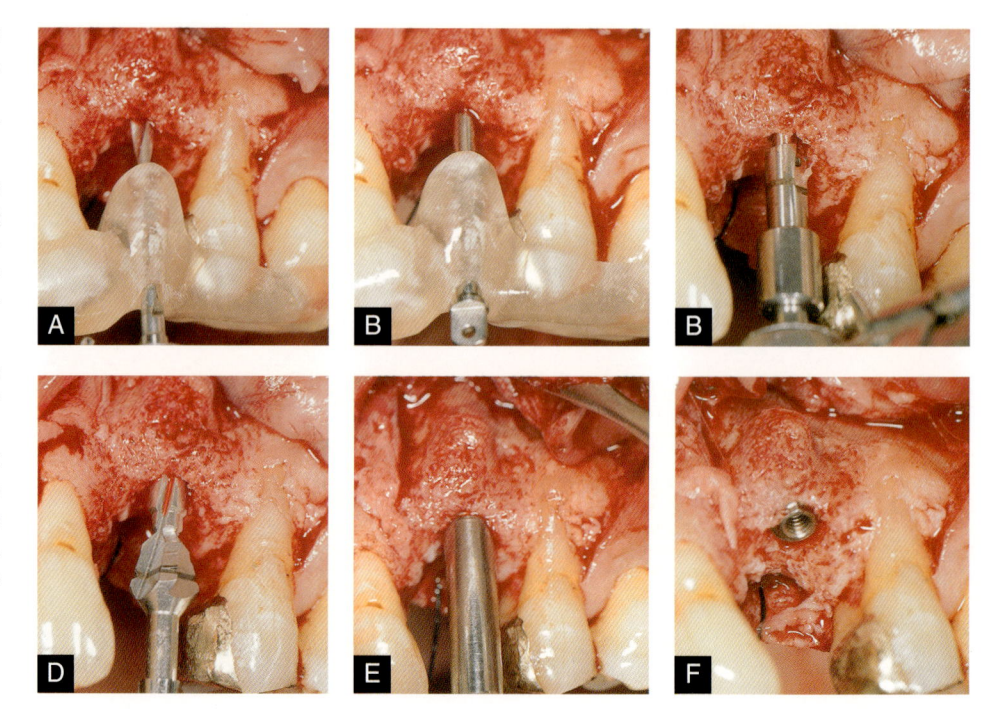

6　GSTA（guided soft tissue augmentation）によるインプラント周囲の軟組織の増大

インプラント周囲の軟組織の垂直的な増大を得るため，径4mm×高さ4mmのテンポラリー・ヒーリング・アバットメント（ImplaMed社）をフィクスチャーに装着する（A）．

これは軟組織増大のスペースを得るためのテントの支柱となる．

次にこの症例では，|2の近心歯間乳頭部により多くの軟組織の増大を期待して結合組織移植片を設置した（B）．

フラップの歯冠側移動を容易にするため頰側フラップの基底部に骨膜減張切開を加え，縫合は口蓋の水平切開部にテフロン縫合糸（W. L. GORE社）による垂直マットレス縫合（C）の後，断続縫合でテンポラリー・ヒーリング・アバットメントを完全に被覆してフラップを閉鎖した（D）．

接着性ブリッジによるプロビジョナル・レストレーションのポンティック基底部は，軟組織に接触させないように十分に削合する（E）．

フラップの縫合時のX線写真（F）．

このGSTAのテクニックは，テンポラリー・ヒーリング・アバットメントを利用してアバットメント周囲に必要な軟組織の増大を図ろうとするものである（Salamaら；1995）．

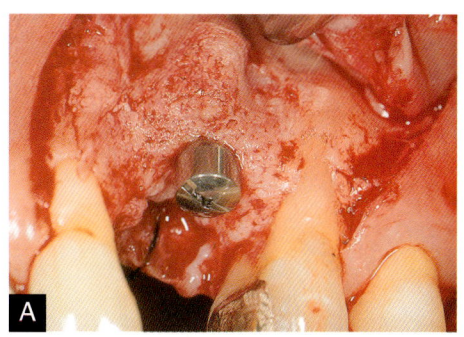

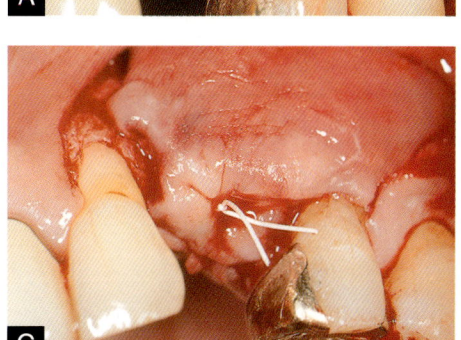

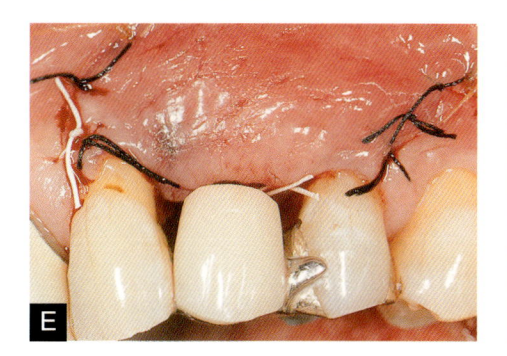

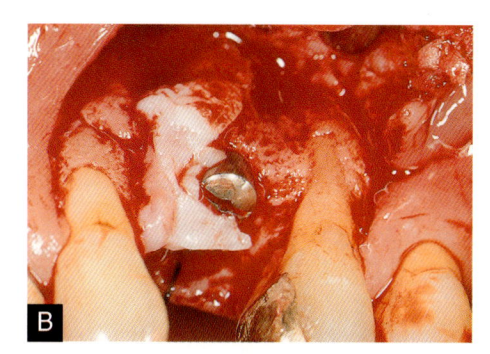

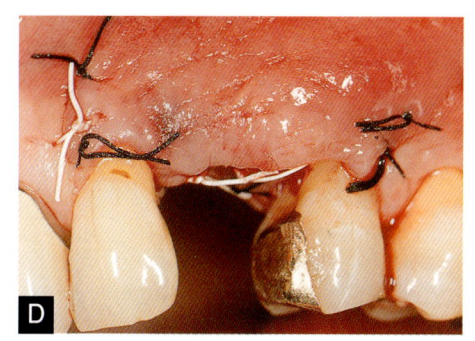

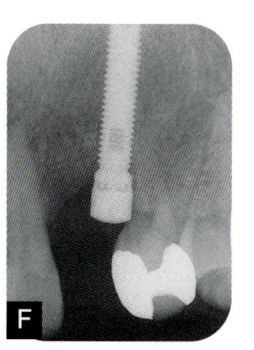

7　術後経過

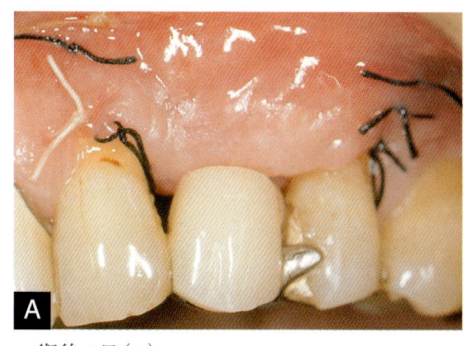

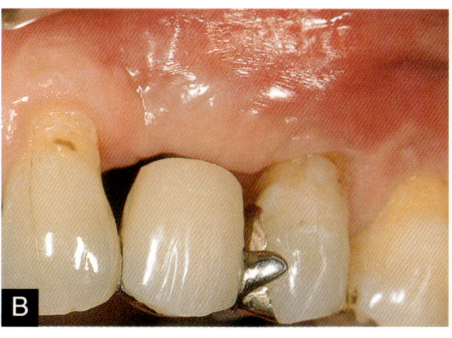

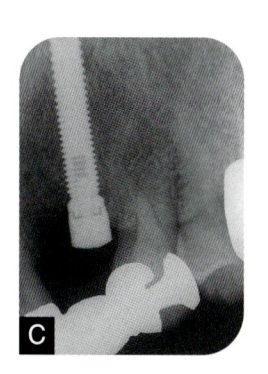

術後6日（A）．
術後約7ヵ月．軟組織が増大し，厚さが増している（B，C）．

3 抜歯時の歯槽堤・軟組織の保存

8〜10 プロビジョナル・レストレーションによる軟組織形態の誘導

8 インプラントの位置の正確なトランスファー

インプラント埋入後約7ヵ月（A）．

インプラントの埋入に用いたサージカル・ステントにより，フィクスチャーの頂部の位置を確認し，切開の目安とする（B）．

歯槽頂切開（C）を|2の頬側遠心隅角（D）と|4の頬側面の歯肉溝内切開に連結する．

頬側フラップを剥離して，ヒーリング・アバットメントを露出させる．フラップの剥離の範囲は術後の軟組織の収縮を少なくするため最小限とする（E）．

ヒーリング・アバットメントを除去し，フィクスチャーの頂部に，インプレッションコーピングを装着（F），X線で適合を確認する（G）．

プロビジョナル・レストレーション製作のために，模型上に正確にトランスファーするために，予め作製しておいたトランスファー・スプリントにインプレッションコーピングをパターンレジンで固定する（H）．

頬側部での軟組織の豊隆を増すために径の大きい（径5mm）テンポラリー・ヒーリング・アバットメントを装着し（I），その大部分を覆ってフラップを縫合する（semisubmerged healing）（J，K）．

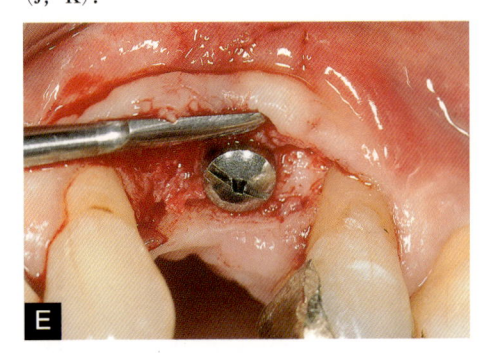

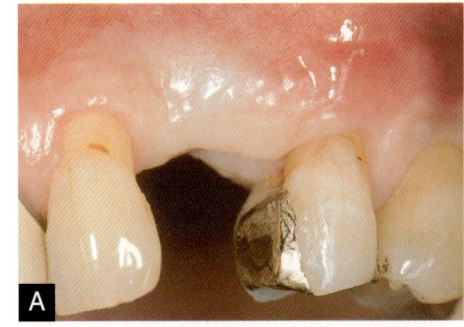

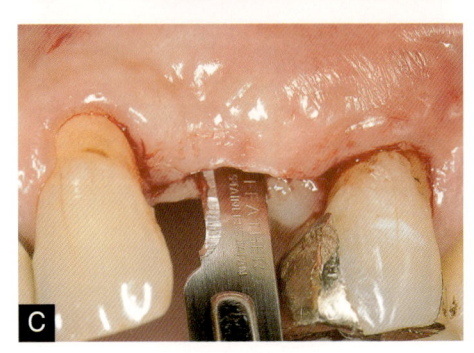

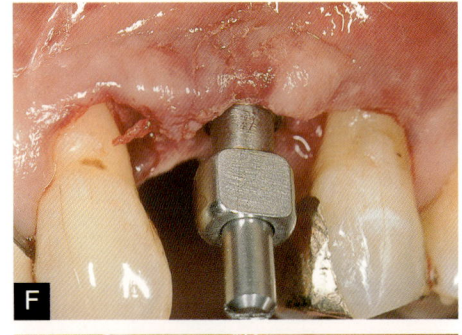

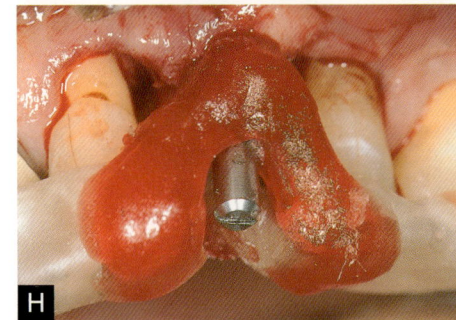

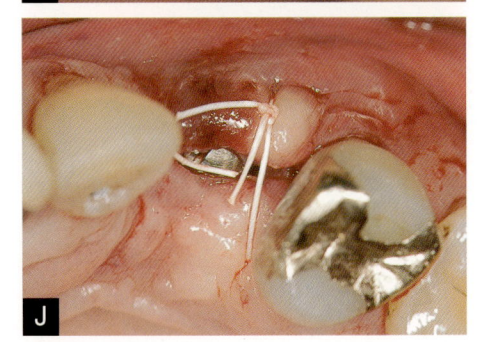

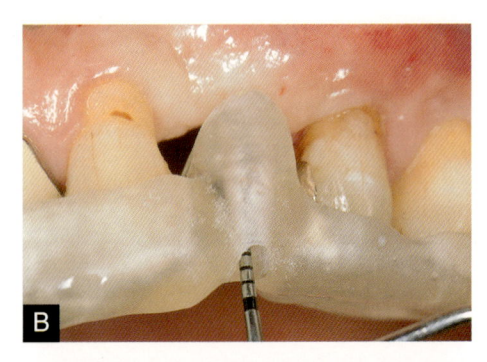

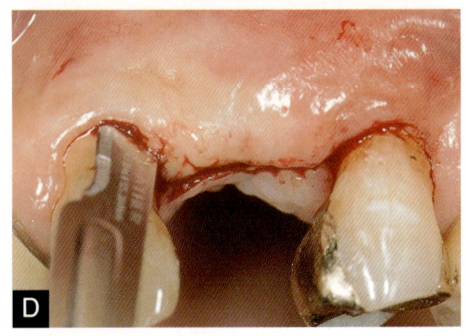

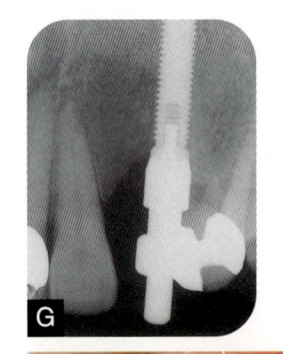

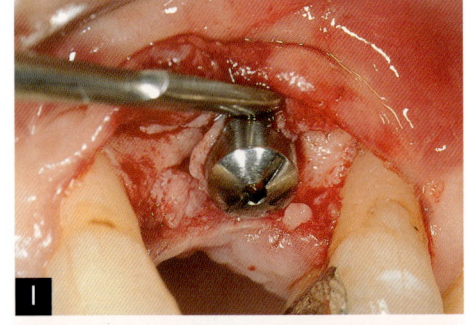

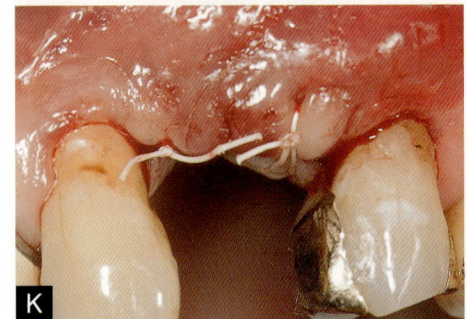

70

9 模型上でのプロビジョナル・レストレーションの製作

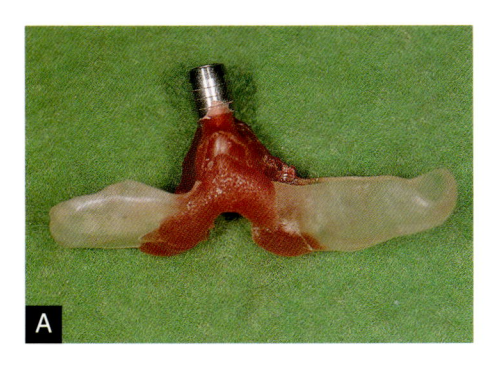

口腔内から取り出されたトランスファー・スプリント(A).

インプレッションコーピングにインプラントアナログを装着し，石膏を削除してインプラントアナログを受け入れるスペースをつくり，浮き上がりがないように注意して，トランスファー・スプリントを正確に模型に戻し，固定する(B).

削除した部分に石膏を注入し，口腔内と同じ位置にトランスファーされた作業模型(C).

チタンUCLAタイプ・アバットメント(ImplaMed社)を模型上のアナログへ装着する(D, E).

機能的および審美的な観点からフィクスチャー・レベルからのワックスアップする(F, G).

模型上で製作されたプロビジョナル・レストレーション(H, I).

このプロビジョナル・レストレーションが個々の歯の形状に即した軟組織の形態を誘導していく．アクセスホールは，プロビジョナル・レストレーションの頬側面にある．

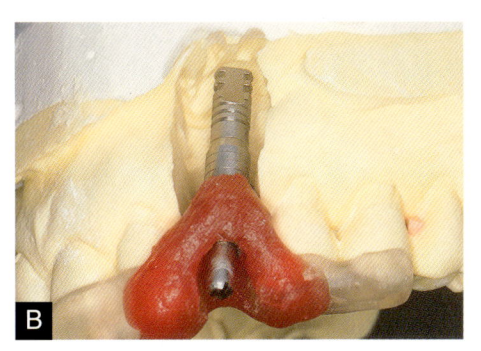

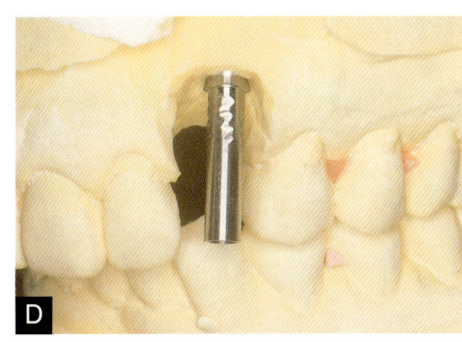

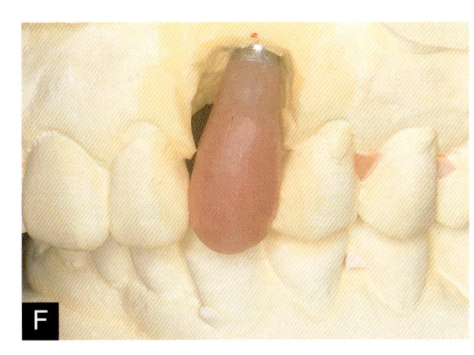

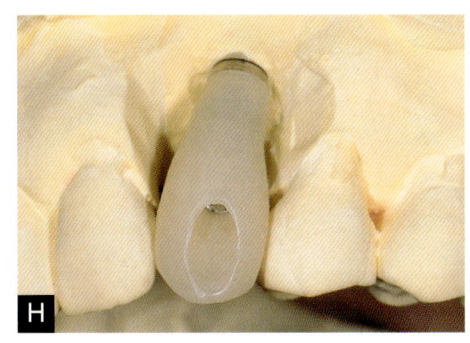

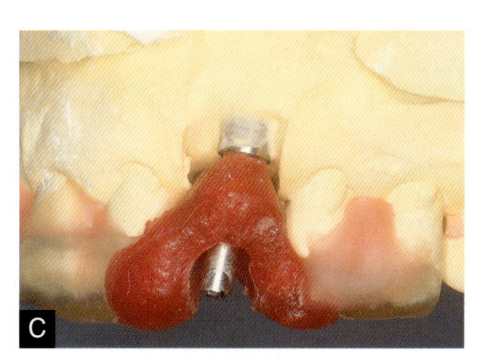

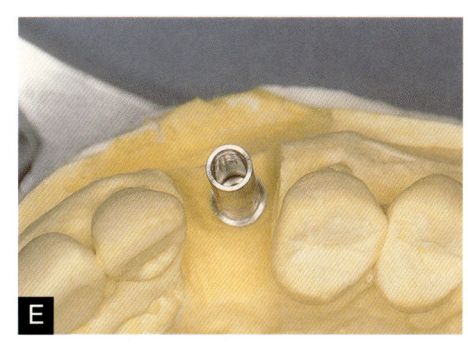

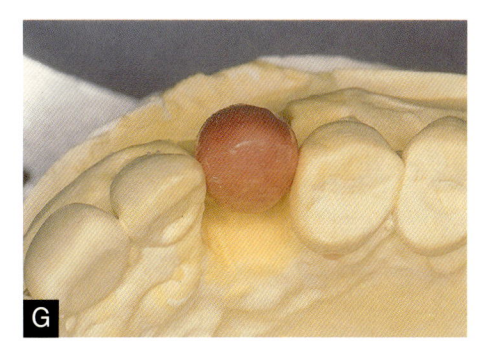

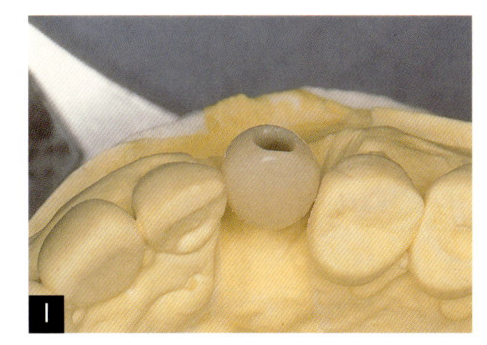

3 抜歯時の歯槽堤・軟組織の保存

10 プロビジョナル・レストレーションの装着

⑧の処置から80日後．ヒーリング・アバットメントの一部が露出したsubmerged healingにより頬側の軟組織の厚さが増加している（A, B）．

術後の軟組織の収縮と変形を避け，歯間乳頭を保存するため頬側に短い縦切開を2本加えた台形状の切開（C）．

フラップを剥離して，ヒーリング・アバットメントを露出させる（D）．フラップの剥離の範囲は最小限にする．

ヒーリング・アバットメント除去後のフィクスチャーのヘッド（E）．

オリエンテーション・ガイドを使用して，プロビジョナル・レストレーションを口腔内に装着する（F, G）．

装着後，フラップを縫合し，頬面に開口したアクセス・ホールに即重レジンを充填する（H）．

装着時のX線写真（I）．

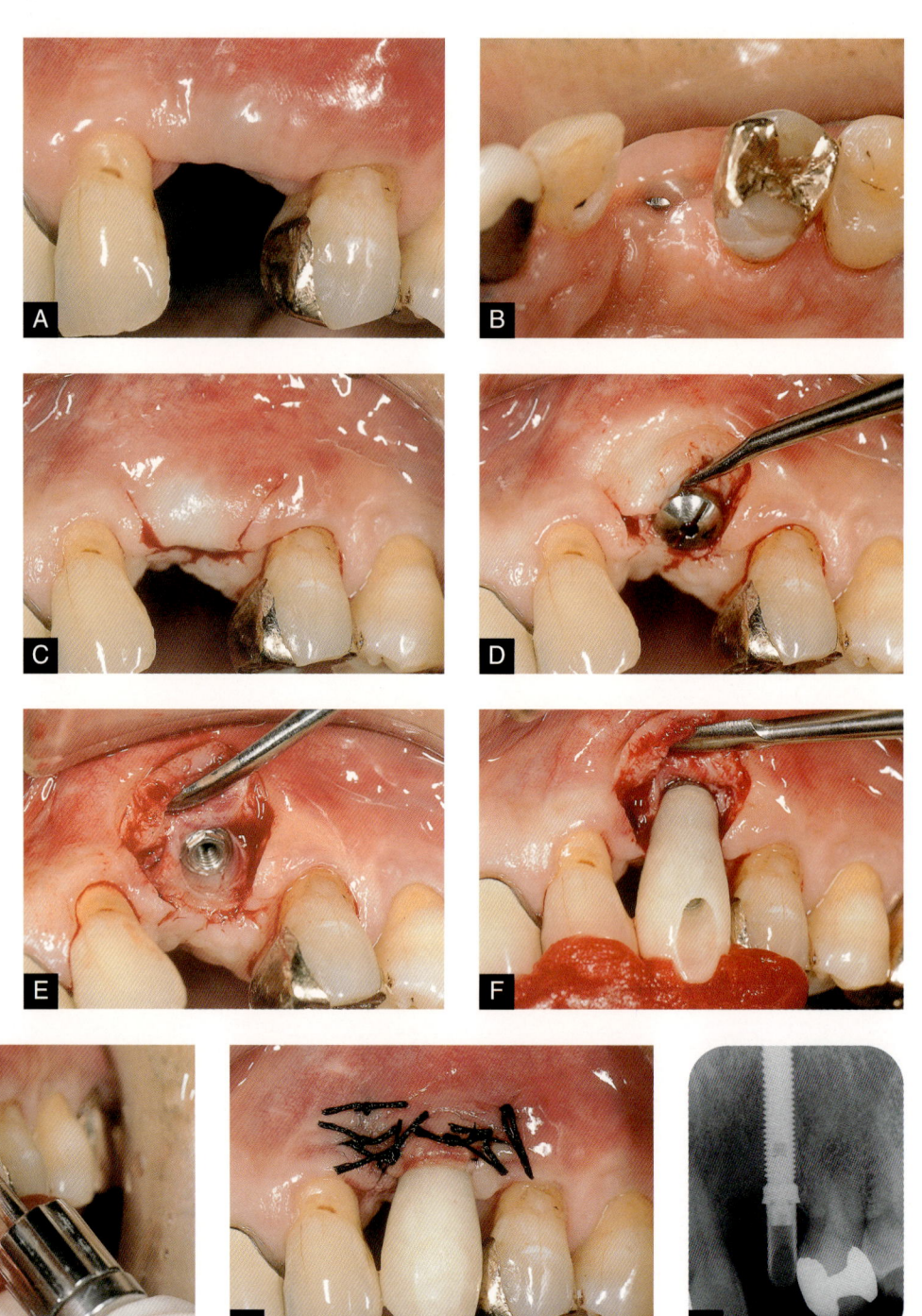

Case 3

11 プロビジョナル・レストレーションの交換

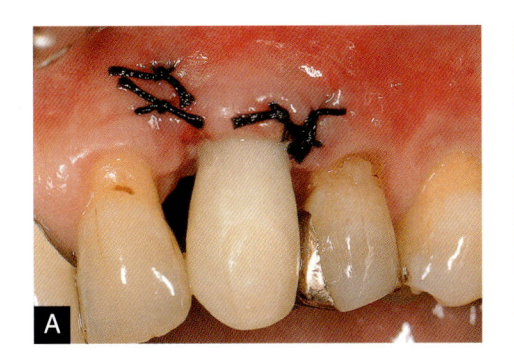

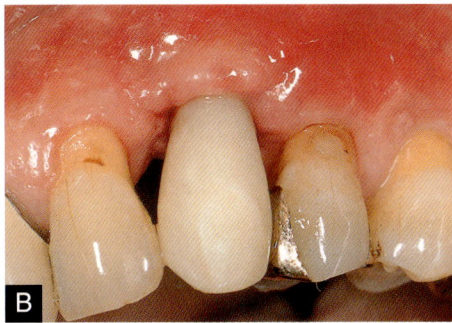

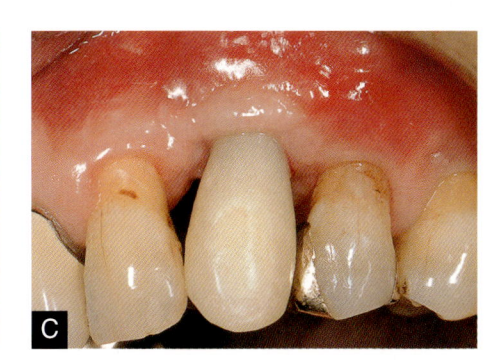

術後6日（A）．

術後20日（B）．

術後3ヵ月の最終的なアバットメント印象採得直前の状態（C）．

soft tissue sculpting された軟組織，インプラント周囲の歯肉溝の形態は，適切な歯の形態を反映した三角状になっている（D，E）．

プロビジョナル・レストレーションの装着後3ヵ月の印象採得時，インプレッションコーピングとしてポスト幅6mm，カラー幅2mmのナチュラル・プロファイル・アバットメント（ImplaMed社）を使用する（F）．

ナチュラル・プロファイル・アバットメントにインプラントアナログを装着して印象面に戻す（G）．

模型上にトランスファーされたナチュラル・プロファイル・アバットメント（H）．

ゴールドUCLAアバットメント（ImplaMed社）を用いて製作されたカスタム・アバットメント（I）．

アバットメント上に製作された二つ目のプロビジョナル・レストレーション（J）．

オリエンテーション・ガイドを用いてカスタム・アバットメントを口腔内に装着する（K）．

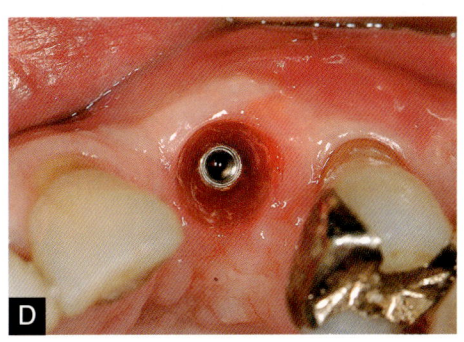

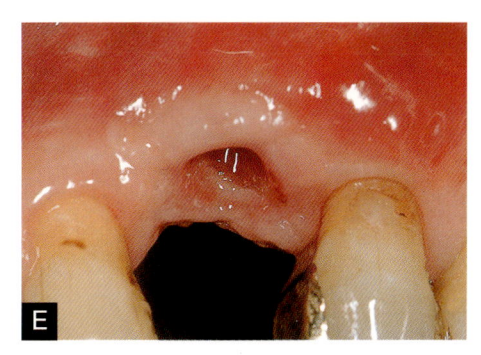

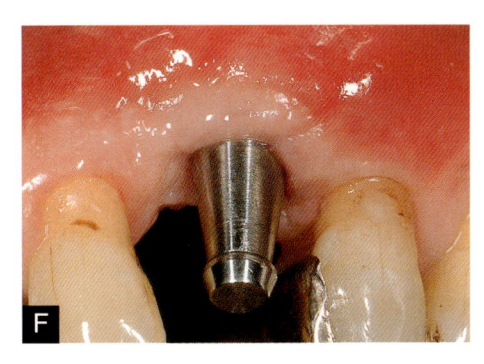

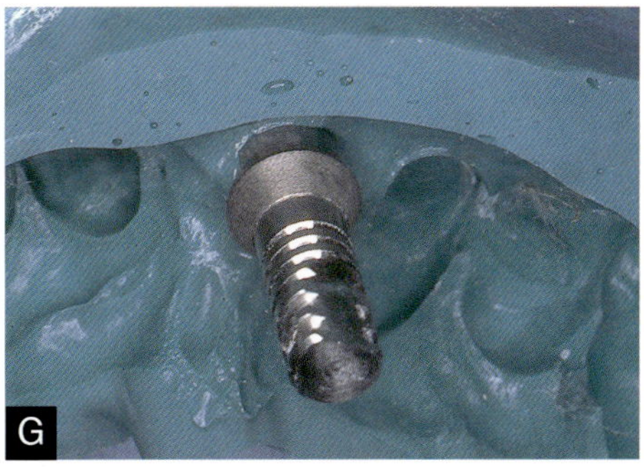

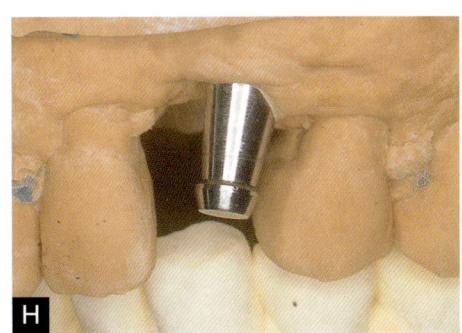

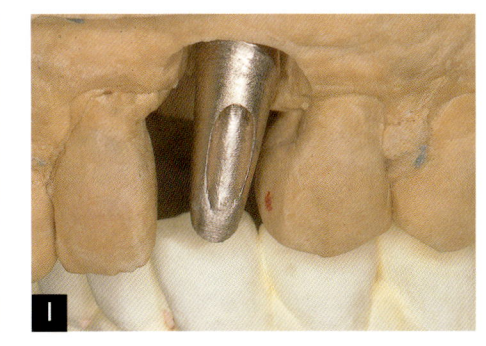

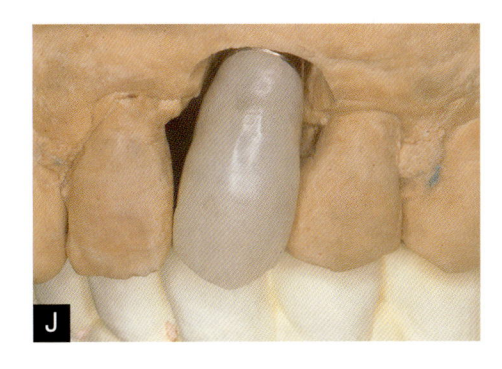

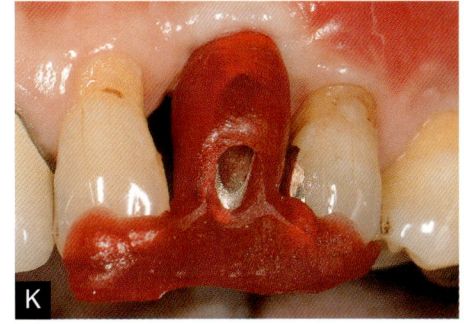

3 抜歯時の歯槽堤・軟組織の保存

　カスタム・アバットメントの装着(L)．二つ目のプロビジョナル・レストレーションの装着時(L)．
　軟組織が圧排されて貧血色を示している(M)．
　同X線写真(N)．
　装着後3週(O)．
　カスタム・アバットメントと新しいプロビジョナル・レストレーション装着後14週．インプラント周囲の軟組織の形態も安定してきた(P, Q)．

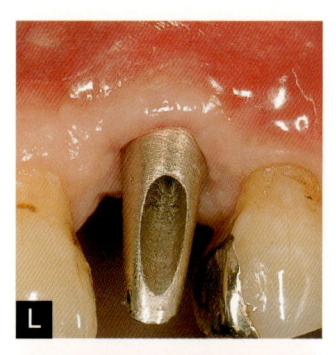

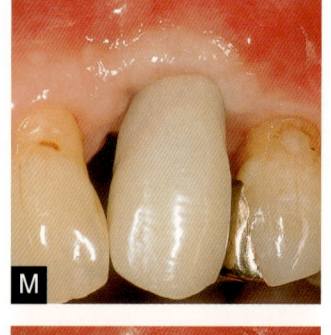

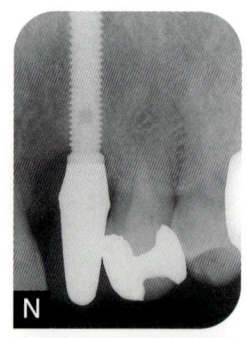

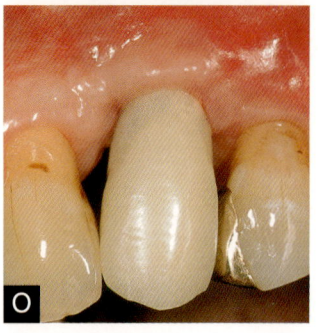

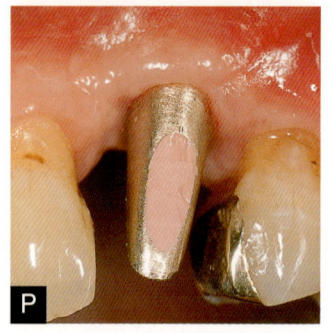

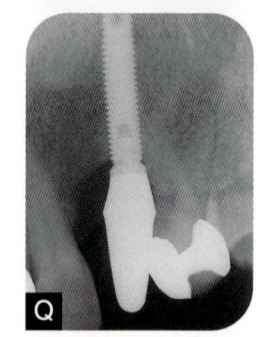

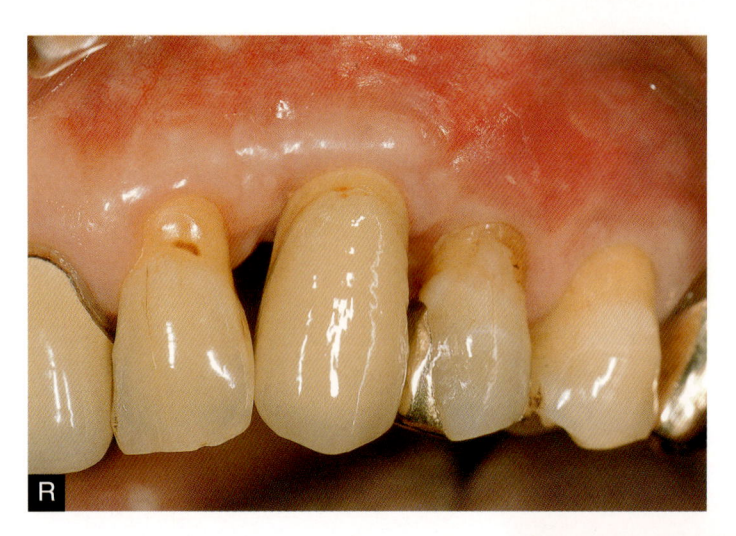

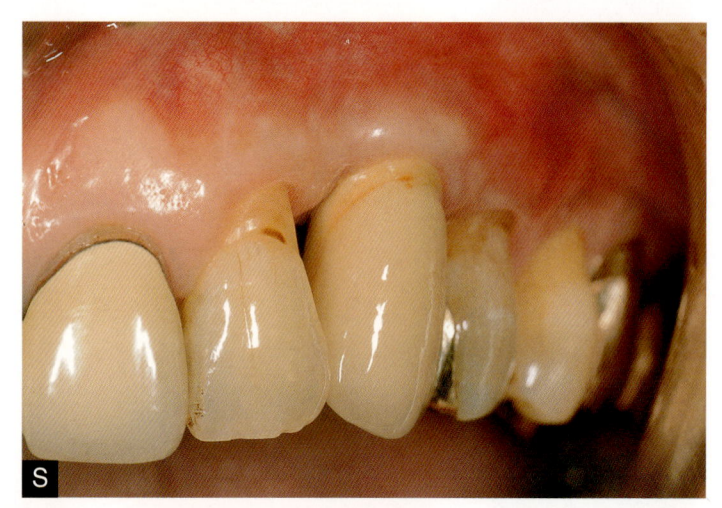

　カスタム・アバットメント装着後4ヵ月．プロビジョナル・レストレーションを装着してインプラント周囲のsoft tissue sculptingを開始後8ヵ月．最終補綴物を装着する(R, S)．
　最終補綴物装着後8ヵ月．近遠心の歯間乳頭部が歯冠側に増殖し，歯間乳頭部の厚さのボリュームも増している(T, U)．
　Jemt(1997, 1999)は，単独植立インプラント補綴物の装着後，自然に歯間乳頭が再生し，インプラント植立後1～3年のフォローアップ期間にインプラント周囲の軟組織は変化していることを示した．審美修復を行う上で|2の頬面の遠心が頬側にやや捻転し，補綴物との位置関係があまりよくないことと，頬側遠心が少し捻転しているため，|2の遠心のコンタクトポイントが通常より歯冠側に位置し，このために歯間乳頭が再生することが難しくなっている．そこで|2と|3の歯間空隙の幅を減少させ，審美性を向上させるために|2の遠心面から頬側遠心隅角にかけて，コンポジットレジンを加えた(X)．

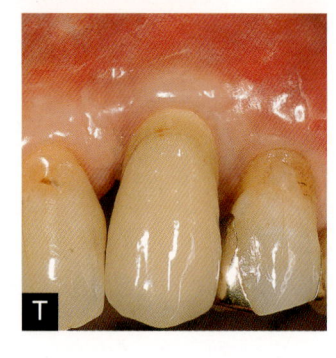

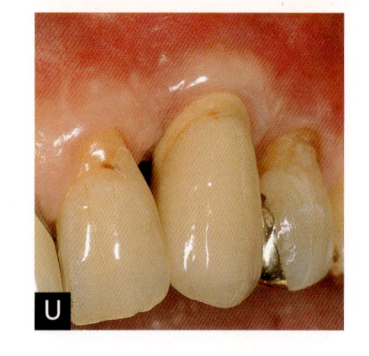

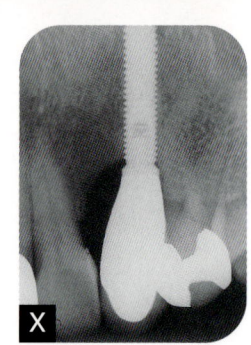

74

参考文献

al-Ansari BH, Morris RR: Placement of dental implants without flap surgery: A clinical report. *Int J Oral Maxillofac Impl* 13(6): 861-865, 1998.

Becker BE, Becker W, Ricci A, Geurs N: A prospective clinical trial of endosseous screw-shaped implants placed at the time of tooth extraction without augmentation. *J Periodontol* 69: 920-926, 1998.

Becker W, Becker BE, Handelsman M, Ochsenbein C, Albrektsson T: Guided tissue regeneration for implants placed into extraction sockets: A study in dogs. *J Periodontol* 62: 703-709, 1991.

Becker W, Becker BE, Israelson H, Lucchini JP, Handelsman M, Ammons W, et al. : One-step surgical placement of Brånemark implants: A prospective multicenter clinical study. *Int J Oral Maxillofac Implants* 12: 454-462, 1997.

Becker W, Becker BE, Polizzi G, Bergström C: Autogenous bone grafting of bone defects adjacent to implants placed into immediate extraction sockets in patients: A prospective study. *Int J Oral Maxillofac Implants* 8: 389-396, 1994.

Becker W, Becker BE: Flap designs for minimization of recession adjacent to maxillary anterior implant sites: A clinical study. *Int J Oral Maxillofac Implants* 11: 46-54, 1996.

Becker W, Becker BE: Guided tissue regeneration for implants placed into extraction sockets and for implant dehiscences: Surgical techniques and case reports. *Int J Periodontics Restorative Dent* 10: 376-391, 1990.

Becker W, Dahlin C, Becker BE, et al. : The use of ePTFE barrier membranes for bone promotion around titanium implants placed into extraction sockets: A prospective multicenter study. *Int J Oral Maxillofac Implants* 9: 32-40, 1994.

Bichacho N, Landsberg CJ: Single implant restorations: Prosthetically induced soft tissue topography. *Pract Periodontics Aesthet Dent* 9: 745-752, 1997.

Bragger U, Hammerle CHF, Lang NP: Immediate transmucosal implants using the principle of guided tissue regeneration. (II) A cross-sectional study comparing the clinical outcome 1 year after immediate to standard implant placement. *Clin Oral Impl Res* 7: 268-286, 1996.

Carlsson GE, Thilander H, Hedegard & B: Histologic changes in the upper alveolar process after extractions with jor without insertion of an immediate full denture. *Scandinavia, Acta Odontologica* 25: 1-31, 1967.

Chen ST, Dahlin C: Connective tissue grafting for primary closure of extraction sockets treated with an osteopromotive membrane technique: Surgical technique and clinical results. *Int J Periodontics Restorative Dent* 16: 349-355, 1996.

Cosci F, Cosci B: A 7-year retrospective study of 423 immediate implants. *Compendium Cont Educ Dent* 18: 940-942, 1997.

Edel A: The use of a connective tissue graft for closure over an immediate implant covered with an occlusive membrane. *Clin Oral Impl Res* 6: 60-65, 1995.

Evian CI, Cutler S: Autogenous gingival grafts as epithelial barriers for immediate implants: Case reports. *J Periodontol* 65: 201-210, 1994.

Gelb DA: Immediate implant surgery: Three-year retrospective evaluation of 50 consecutive cases. *Int J Oral Maxillofac Implants* 8: 388-399, 1993.

Gher ME, Quintero G, Assad D, Monaco E, Richardson AE: Bone grafting and guided bone regeneration for immediate implants in humans. *J Periodontol* 65(9): 881-891, 1994.

Gher ME, Quintero G, Sandifer JB, et al. : Combined dental implant and guided tissue regeneration therapy in humans. *Int J Periodontics Restorative Dent* 14(4): 333-347, 1994.

Gomez-Roman G, Schulte W, d'Hoedt B, Axman-Kremar D: The Frialit-2 implant system: five-year clinical experience in single-tooth and immediately postextraction applications. *Int J Oral Maxillofac Implants* 12: 299-309, 1997.

Grunder U, Polizzi G, Goene R, Hatano N, Henry P, Jackson WJ: A 3-year prospective multicenter follow-up report on the immediate and delayed-immediate placement. *Int J Oral Maxillofac Implants* 14: 210-216, 1999.

Holbrook T, Ochsenbein C: Complete coverage of denuded root surfaces with a one-stage gingival graft. *Int J Periodontics Restorative Dent* 3(3): 9-27, 1983.

Hürzeler MB, Quiñones CR, Strub JR: Advanced surgical and prosthetic management of the anterior single tooth osseointegrated implant: A case presentation. *Pract Periodontics Aesthet Dent* 6(1): 13-21, 1994.

Jansen CE: Guided soft tissue healing in implant dentistry. *J Calif Dent Assoc* 23(3): 57-62, 1995.

Jemt T: Regeneration of gingival papillae after single implant treatment. *Int J Periodontics Restorative Dent* 17: 327-333, 1997.

Jemt T: Restoring the gingival contour by means of provisional resin crowns after single implant treatment. *Int J Periodontics Restorative Dent* 19: 21-29, 1999.

Kan JYK, Rungcharassaeng K, Ojano M, Goodacre C: Flapless anterior implant surgery: A surgical and prosthodontic rationale. *Pract Periodont Aesthet Dent* 12(5): 467-474, 2000.

Landsberg CJ, Bichacho N: A modified surgical/prosthetic approach for optimal single implant supported crown. Part I. The socket seal surgery. *Pract Periodont Aesthet Dent* 6: 11-17, 1994.

Landsberg CJ, Grosskopf A, Weinreb M: Clinical and biologic observations of demineralized freeze-dried bone allografts in augmentation procedures around dental implants. *Int J Oral Maxillofac Implants* 9(5): 586-592, 1994.

Landsberg CJ: Socket seal surgery combined with immediate implant placement: A novel approach for single-tooth replacement. *Int J Periodontics Restorative Dent* 17: 141-149, 1997.

Lang NP, Bragger U, Hammerle CH, Sutter F: Immediate transmucosal implants using the principle of guided tissue regeneration. I. Rationale, clinical procedure and 30-month results. *Clin Oral Impl Res* 5: 154-163, 1994.

Langer B, Calagna L: The subepithelial connective tissue graft. *J Prosthet Dent* 44: 363-367, 1980.

Langer B: Spontaneous in situ gingival augmentation. *Int J Periodontics Restorative Dent* 14: 525-535, 1994.

Lazzara RJ: Immediate implant placement into extraction sites: Surgical and restorative advantages. *Int J Periodontics Restorative Dent* 9: 333-343, 1989.

Lekholm U, Becker W, Dahlin C, Donath K, Morrison E: The role of early versus late removal of GTAM membranes on bone formation at oral implants placed into immediate extraction sockets: An experimental study in dogs. *Clin Oral Impl Res* 4: 121-129, 1993.

Lekovic V, Camargo PM, Klokkevold PR, Weinlaender M, Kenney EB, Dimitrijevic B, Nedic M: Preservation of alveolar bone in extraction sockets using bioabsorbable membranes. *J Periodontol* 69: 1044-1049, 1998.

Lekovic V, Kenney EB, Weinlaender M, et al. : A bone regenerative approach to alveolar ridge maintenance following tooth extraction. Report of 10 cases. *J Periodontol* 68: 563-570, 1997.

Mellonig JT, Triplett RG: Guided tissue regeneration and endosseous dental implants. *Int J Periodontics Restorative Dent* 13(2): 109-119, 1993.

Mensdorff-Pouilly N, Haas R, Mailath G, Watzek G: The immediate implant: A retrospective study comparing the different types of immediate implantation. *Int J Oral Maxillofac Implants* 9: 571-578, 1994.

Nemcovsky CE, Artzi Z, Moses O: Rotated split palatal flap for soft tissue primary coverage over extraction sites with immediate implant placement. Description of the surgical procedure and clinical results. *J Periodontol* 70: 926-934, 1999.

Nyman S, Lang NP, Buser D, Brägger U: Bone regeneration adjacent to titanium dental implants using guided tissue regeneration: A report of two cases. *Int J Oral Maxillofac Implants* 5(1): 9-14, 1990.

Potashnick S: Soft tissue modeling for the esthetic single-tooth implant restoration. *J Esthet Dent* 10: 121-131, 1998.

Rosenquist B, Grenthe B: Immediate placement of implants into extraction sockets: Implant survival. *Int J Oral Maxillofac Implants* 11: 205-209, 1996.

Saadoun AP, LeGall M: Periodontal implications in implant treatment planning for aesthetic results. *Pract Periodontics Aesthet Dent* 10: 655-664, 1998.

Saadoun AP, Sullivan D, Krischek M, LeGall M: Single tooth implant management for success. *Pract Periodontics Aesthet Dent* 6(3): 73-80, 1994.

Salama H, Salama M, Garber D, Adar P: The interproximal height of bone: A guidepost to predictable aesthetic strategies and soft tissue contours in anterior tooth replacement. *Pract Periodontics Aesthet Dent* 10: 1131-1141, 1998.

Salama H, Salama M, Garber D, Adar P: Developing optimal peri-implant papillae within the esthetic zone: Guided soft tissue augmentation. *J Esthet Dent* 7: 125-129, 1995.

Salama H, Salama M: The role of orthodontic extrusive remodeling in the enhancement of soft and hard tissue profiles prior to implant placement. A systematic approach to the management of extraction site defects. *Int J Periodontics Restorative Dent* 13: 312-334, 1993.

Salama H, Salama M, Kelly J: The orthodontic-periodontal connection in implant site development. *Pract Periodontics Aesthet Dent* 8: 923-932, 1996.

Sato N: Periodontal surgery. A clinical atlas. Chicago, Quintessence, 2000.

Schultz AJ: Guided tissue regeneration(GTR) of nonsubmerged implants in immediate extraction sites. *Pract Periodontics Aesthet Dent* 5: 59-65, 1993.

Schwartz-Arad D, Chaushu G: Placement of implants into fresh extraction sites: Four to seven years retrospective evaluation of 95 immediate implants. *J Periodontol* 68: 1110-1116, 1997.

Schwartz-Arad D, Chaushu G: The ways and wherefores of immediate placement of implants into fresh extraction sites: A literature review. *J Periodontol* 68: 915-923, 1997.

Scipioni A, Bruschi GB, Giargia M, Berglundh T, Lindhe J: Healing at implants with and without primary bone contact. An experimental study in dogs. *Clin Oral Impl Res* 8: 39-47: 1997.

Tarnow DP, Magner AW, Fletcher P: The effect of distance from the contact point to the crest of bone on the presence or absence of the interproximal dental papilla. *J Periodontol* 63: 995-996, 1992.

ten Burgengate CM, Kraaijenhagen HA, van der Kwast WA, Krekeler G, Oosterbeek HA: Autogenous maxillery bone grafts in conjunction with placement of ITI endosseous implants. A preliminary report. Int *J Oral Maxillofac Surg* 21: 81-84, 1992.

Weisgold A, Arnoux J-P, Lu J: Single-tooth anterior implant: A word of caution, Part 1. *J Esthet Dent* 9: 225-233, 1997.

Werbitt MJ, Goldberg PV: The immediate implant: Bone preservation and bone regeneration. *Int J Periodontics Restorative Dent* 12(3): 207-217, 1992.

Wilson TG: Guided tissue regeneration around dental implants in immediate and recent extraction site: Initial observation. *Int J Periodontics Restorative Dent* 12: 185-193, 1992.

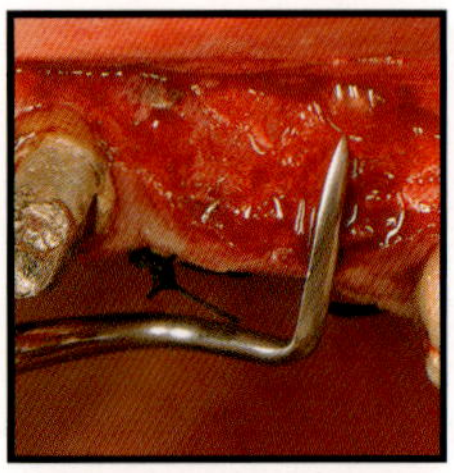
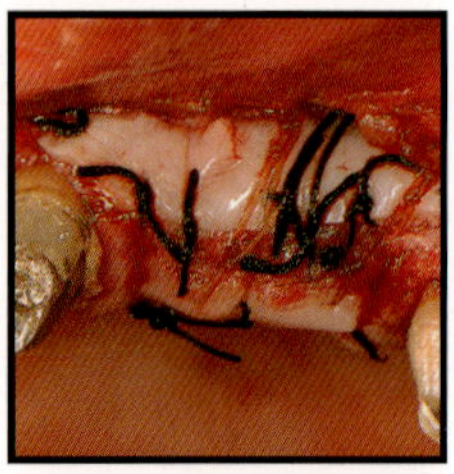
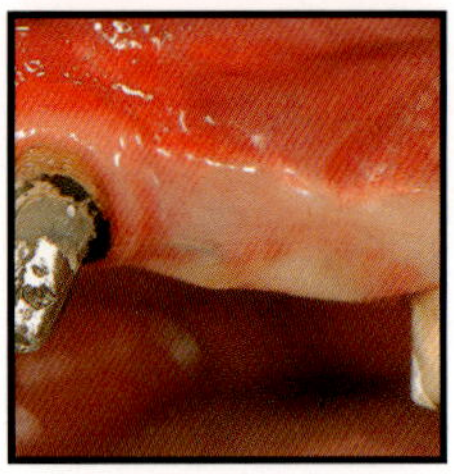
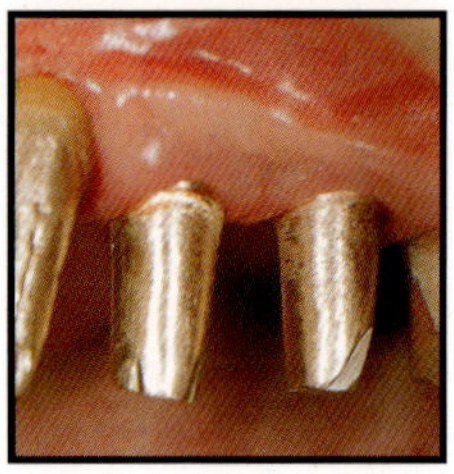

4 インプラント周囲組織の正常像と生物学的幅径
Normal peri-implant tissue and biologic width around implants

4-1. インプラント周囲の生物学的幅径

インプラント補綴を成功させるための大きな要件の一つは，インプラント周囲粘膜への生物学的な配慮である．

骨縁上の健康な歯周組織は，歯肉結合組織と接合上皮および歯肉溝からなり，その合計の厚みは，生物学的に決定づけられているという仮説(生物学的幅径)については，すでによく知られるところであろう．これは付着の再構築を考えるとききわめて重要なよりどころである．この仮説は，動物には，外界と間葉系組織を隔てる生物学的に決定づけられた一定の幅があるとする考えを根拠にしているが，骨組織と癒着し，粘膜を貫通して体腔に露出する口腔インプラントの適切な埋入について考えるとき，この仮説は，大きな手助けとなる．

Berglundhら(1991)は，ビーグル犬を用いインプラント周囲粘膜と天然歯周囲歯肉の構造を比較し，インプラントと歯のsoft tissue barrierについて述べている．両者の軟組織には，それぞれ約2mmの接合上皮と約1mmの高さの骨縁上の結合組織がみられた(図4-1)．

図4-1 天然歯(左)とインプラント(右)の健全な周囲組織

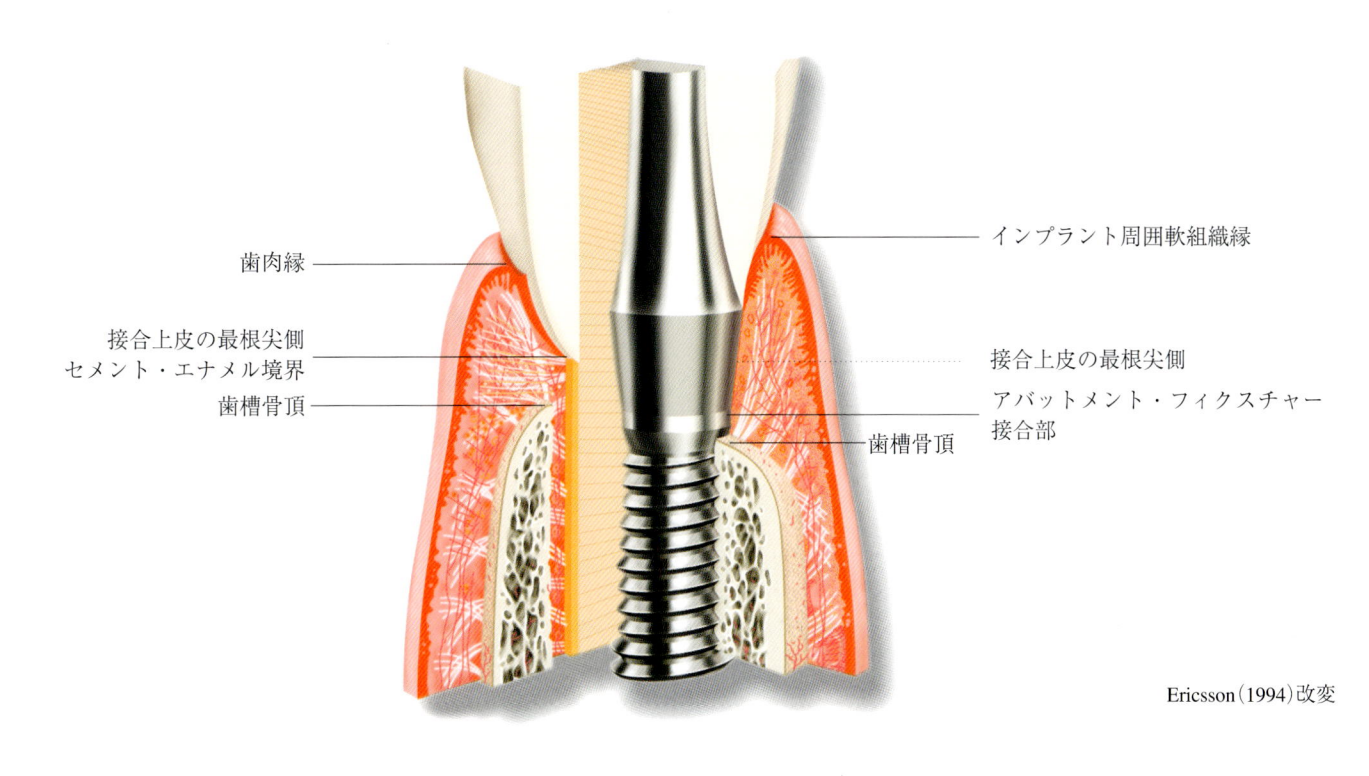

Ericsson(1994)改変

表4-1 インプラント周囲組織の組織学的検索

	Astra implants		Brånemark implants		Bonefit implants	
	(mm)mean	SD	mean	SD	mean	SD
PM-B	3.11	0.82	3.42	0.31	3.50	0.50
PM-aJE	1.64	0.28	2.14	0.34	2.35	0.33
A/F-B	0.57	0.44	0.62	0.12	0.50	0.36

PM：インプラント周囲粘膜の辺縁部の位置
aJE：接合上皮の根尖側のレベル
B：辺縁骨のレベル

(Abrahamssonら；1996)

4 インプラント周囲組織の正常像と生物学的幅径

表4-2

	インプラント周囲粘膜		歯　肉	
骨縁上コラーゲン線維の走行	骨表面から起こり，インプラント表面に平行		無細胞セメント質に嵌入したコラーゲン線維が歯根面に対してほぼ垂直	
結合組織の組成	コラーゲンに富んだ細胞の少ない瘢痕組織			
成分構成比		SD		SD
％Co	87.2	3.1	63.1	0.9
％V	6.4	1.9	7.3	1.1
％Fi	0.8	0.1	15.7	1.1
％Leu	0.6	0.4	1.9	0.7
％R	4.8	1.5	11.9	1.8
血液供給	骨膜上血管（supraperiosteal blood verssel）↓骨縁上結合組織部への血液供給はほとんどみられない		骨膜上血管歯根膜の血管叢↓骨縁上結合組織部への豊富な血液分布	

Co＝コラーゲン，V＝血管，Fi＝線維芽細胞，R＝残りの組織

（Berglundhら；1991）

　インプラント周囲軟組織は天然歯周囲の歯肉と異なり，結合組織の線維束はインプラント表面に平行で，粘膜とインプラントの接合は脆弱で，またコラーゲン成分が多く線維芽細胞が少ないといった特徴を有している．そのため，インプラントのチタン表面に接する周囲粘膜は，turn-overの低下した瘢痕類似組織で，その接合はmucosal attachmentと考えられていた．しかし，ビーグル犬による最近のMoonら（1999）の研究は，この概念を否定している．

　インプラントのチタン表面直下の周囲粘膜（40μm wide zone）の結合組織は，①血管が乏しく，②薄いコラーゲン線維間に挿入した豊富な線維芽細胞によって特徴づけられると報告した．すなわち，チタン表面に接する粘膜はturn-overの能力の高い線維芽細胞の豊富なbarrier tissueであり，口腔内環境とインプラント周囲の骨との間の適切なmucosal sealの確立と維持のための重要な役割を果たしているだろうと推測している．

　Abrahamssonら（1996）は，ビーグル犬を使い1回法インプラント（Bonefit®－ITI）と2回法インプラント（Astra，Brånemark）を埋入後に形成されたmucosal barrierについて病理組織学的に検索したところ同じ構造を示し，その幅もほぼ同じであった（表4-1）．また，粘膜が薄い場合には，楔状の骨欠損を生じ，厚い場合にはインプラント周囲の骨は平坦であったと報告している．そして粘膜の薄い場合も接合上皮と結合組織から構成されているmucosal attachmentの長さは厚い場合とほぼ同様であった．そのため，適切な接合上皮と結合組織のmucosal attachmentを確立するには，最小限度のインプラント周囲粘膜の厚さすなわち高さが必要であり，インプラント周囲粘膜にも天然歯周囲の歯肉にみられるのと同様な生物学的幅径があるのではないかと推察している．

　Berglundh & Lindhe（1996）は，ビーグル犬にブローネマルクインプラントを埋入し，二次外科手術でのアバットメント連結時に，片側の粘膜の垂直的な幅を減少させてアバットメントを連結し，6ヵ月の後，両者のインプラント周囲粘膜

Implant site development

図4-2 インプラント周囲組織の生物学的幅径

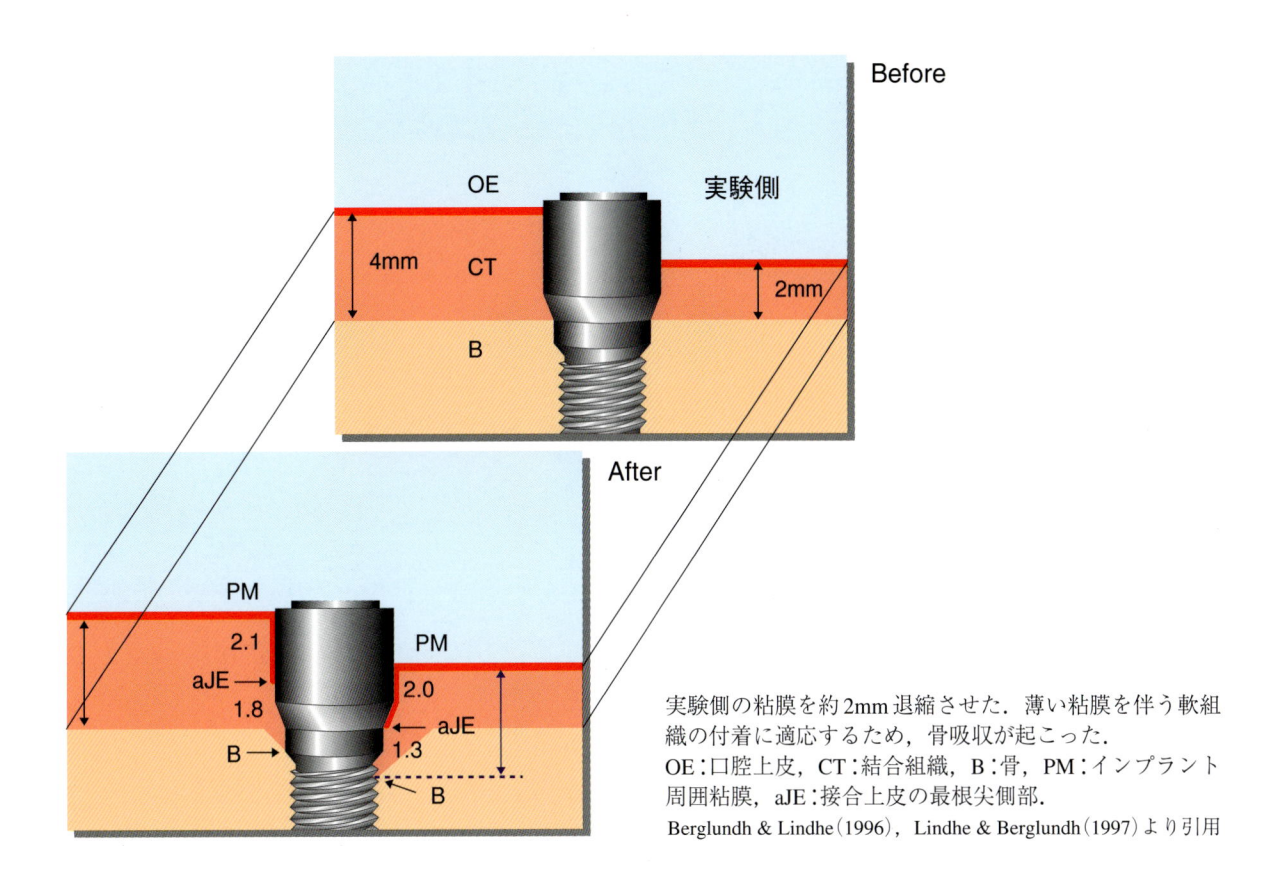

実験側の粘膜を約2mm退縮させた．薄い粘膜を伴う軟組織の付着に適応するため，骨吸収が起こった．
OE：口腔上皮，CT：結合組織，B：骨，PM：インプラント周囲粘膜，aJE：接合上皮の最根尖側部．
Berglundh & Lindhe（1996），Lindhe & Berglundh（1997）より引用

（peri-implant mucosa）を比較した．その結果，アバットメント連結時の実験側と反対側の粘膜の垂直的な厚みは違っていたが，6ヵ月後には両側とも2mmの長さの接合上皮と約1mmの結合組織となった（図4-2）．

アバット連結前に粘膜の幅を薄く（≦2mm）した部位では，創傷の治癒に伴い，約3mm幅の粘膜が確立されたが，代償性に骨吸収が生じた．この接合は，アバットメント部よりもフィクスチャー部で起きていた．このように，インプラント周囲粘膜にも天然歯と似たような，いわゆる生物学的幅径（biologic width）が形成されると推察される．

このような実験事実からインプラント周囲粘膜による生物学的幅径を確保することが，骨頂付近のオッセオインテグレーションを保護するために重要であることがわかる．フィクスチャー埋入後の辺縁骨の吸収を防ぎ，フィクスチャー周囲の骨の高さを維持するためには，インプラント周囲に3～4mmの軟組織の幅すなわち高さが存在することが必須である．

このインプラント周囲粘膜の生物学的幅径は，インプラントのシステムの違い，機能圧をかける前後，インプラントのタイプあるいは材質や表面粗さの違いによっても変わることはなく，同様に認められている．1回法か2回法かのシステムの違い（Abrahamssonら；1996, Ericssonら；1996, Hermanら；1997）は，すでに紹介したとおりであるが，機能圧のかけ方の違いについてCochranら（1997）は，1回法インプラントの機能圧をかける前と後で生物学的幅径が変化しないことを確認している．

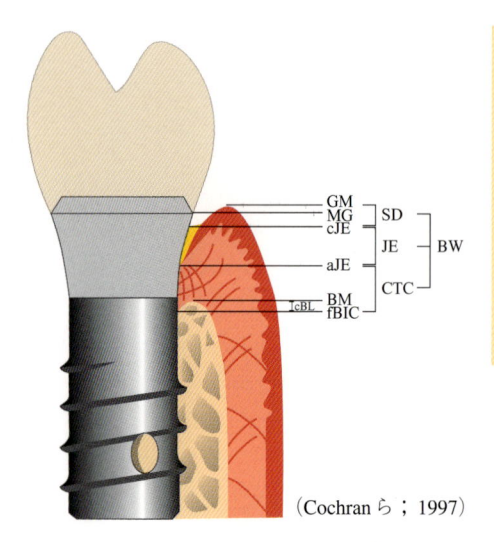

4 インプラント周囲組織の正常像と生物学的幅径

	埋入後3ヵ月負荷なし	負荷3ヵ月	負荷12ヵ月
SD	0.49±0.32	0.50±0.30	0.16±0.14
JE	1.16±0.47	1.44±0.41	1.88±0.81
CTC	1.36±0.64	1.01±0.32	1.05±0.38
BW	3.01±0.74	2.94±0.59	3.08±0.78

SD＝歯肉溝の深さ，BW＝biological width，JE＝接合上皮，CTC＝Connective tissue contact

(Cochran ら；1997)

　歯間空隙を満たす歯間乳頭は，インプラントと天然歯，あるいはインプラント間の骨の高さに密接に関係している．骨頂と天然歯および修復物のコンタクトポイントの最根尖側部からの距離が5mm以上の場合には，歯間空隙を歯間乳頭様組織で完全に閉鎖することは難しい（Tarnowら；1992）．そのため，インプラント周囲粘膜による生物学的幅径の確保は，歯間乳頭様組織の再生のためにも重要である．審美的なインプラント修復を行う面からも，インプラント周囲に4mmの軟組織が必要である．また，インプラント周囲の十分な幅の軟組織は，最終補綴物に各々の形状に即したエマージェンス・プロファイルを与えるためにも必要である．軟組織の高さは，最終補綴物にエマージェンス・プロファイルを付与するために利用できる長さでもある．

　周囲組織を健康に維持するためには，歯肉溝の深さは，浅く維持する必要がある．一方，インプラント周囲の軟組織の幅が2mm以下の場合には，審美的なインプラント修復を行うことは大変難しくなってくる．4mm以上の十分な軟組織の幅があれば，審美的には十分に満足した結果が得られるが，修復物が歯肉縁下深くに設置されるため，深い歯肉溝が形成され，メインテナンス上の問題を残す．

　インプラントの埋入前，一次および二次外科手術などのあらゆる段階で，生物学的幅径の確保とともに審美的なインプラント修復を可能にする軟組織増大手術を必要に応じて行っていくことが大切である．

4-2．生物学的幅径を考慮したインプラントの埋入深さ

　インプラント周囲の生物学的幅径の確保は，フィクスチャーの垂直的な埋入位置と関連している．インプラント埋入後，機能圧を与えて最初の1年間で，インプラントのネック部の周囲に約1mmの骨吸収が生ずることが報告されている（Alberktsson et al；1986，Esposito et al；1993）．

　すなわち，大部分のインプラントで，インプラントの第1スレッドの位置まで骨縁下欠損状に骨頂部が吸収する．そのためネック部の骨吸収を考慮に入れて，インプラント埋入の垂直的な位置は，最終的に与えたいインプラント修復物の頬側マージンから約2～3mm根尖側に埋入する必要がある（図4-3）（Jovanovicら；1999，Saadounら；1999）．

図4-3 骨縁の吸収を考慮に入れたフィクスチャーの埋入

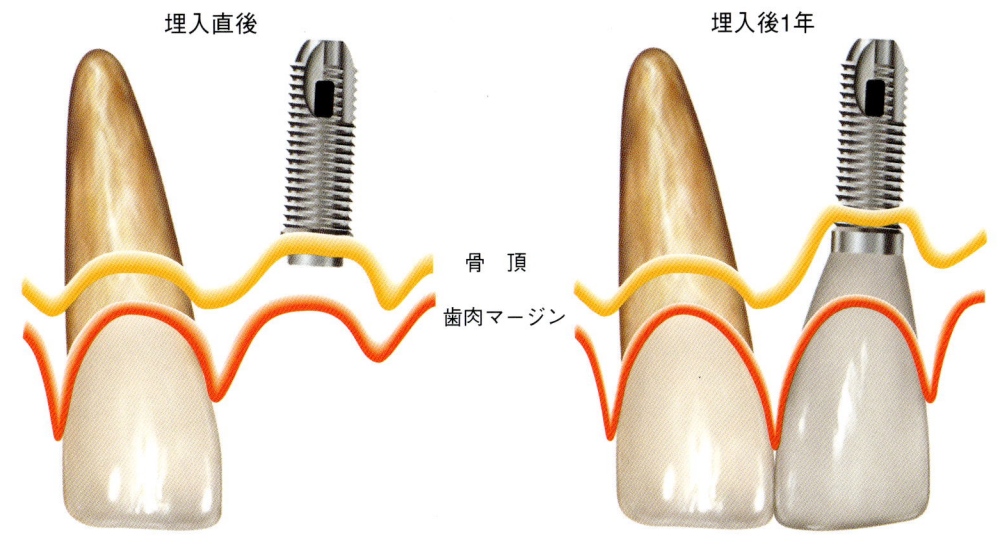

埋入直後　　　　　　　　埋入後1年

骨　頂
歯肉マージン

Saadounら（1999）改変

　インプラントを深く埋入しすぎた場合には，アバットメントの連結が困難になり，修復物が歯肉縁下に深く入り過ぎるため，修復物装着後のセメントの除去が難しくなる．またインプラント周囲の深いポケット形成や骨縁下欠損の形成を起こしやすくなるなど，様々な問題がつきまとうことになる．

　逆に埋入位置が浅すぎる場合には，アバットメントや修復物マージンが歯肉縁上に露出したり，適切なエマージェンス・プロファイルを付与することが難しくなる．

　このようにインプラントの垂直的な埋入位置は，インプラント修復を決定的に左右するわけだが，近遠心的・頬舌的な位置も同様にインプラント修復の決定要因である．すなわち，近遠心的な位置によって隣接歯（隣接インプラント）との間隔が決まるが，これによって再生される歯間乳頭様組織のボリュームは決定づけられる．

> **フィクスチャーの埋入位置がインプラント修復の審美性を左右する**
>
> ① 近遠心的位置
> 　歯間乳頭の高さと幅が決まる
>
> ② 垂直的位置
> 　エマージェンス・プロファイルが決まる
> 　周囲粘膜の生物学的幅径が確保できるかが決まる
>
> ③ 頬舌的位置
> 　修復物の長さが決まる

　審美的なインプラント修復を決定的に左右するのはフィクスチャーの埋入位置である．そのため，最終補綴物に付与すべきエマージェンス・プロファイルの形態とフィクスチャーの埋入位置との関係を十分に検討し，補綴学的に適切な位置にフィクスチャーを埋入する必要がある．

4 インプラント周囲組織の正常像と生物学的幅径

隣接歯頬側の歯頸線を結んだライン
インプラント頂部の外側カラーまで2mm

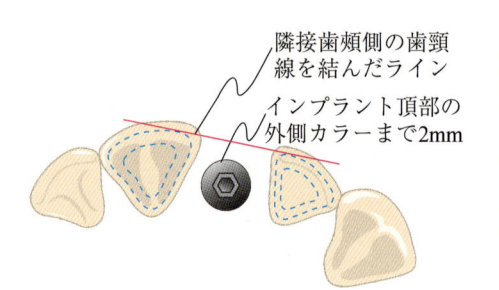

> **審美的なインプラント修復を行うための埋入条件**
> **（Jovanovic ら；1999, Saadoun ら；1999）**
>
> インプラント埋入の適切な位置
> ① Mesio-distal placement
> ・インプラントと隣接歯間で2mm以上離す
> ・インプラントとインプラント間で最低3〜4mm以上離す
> ② Apico-coronal placement
> ・インプラントのネックを最終補綴物の頬側歯肉マージンから2〜3mm根尖側に
> ③ Facio-lingual placement
> ・インプラント頂部の外側カラーを，隣接歯の歯頸線を結んだラインから2mm内側にする（左図）
> ④ 頬側骨壁の厚さを少なくとも2mm確保して埋入
>
> 角化粘膜の幅（軟組織の高さ）
> 　インプラント周囲の生物学的幅径の確保と維持のために4mmの角化粘膜の幅を確保する
>
> 角化粘膜の厚さ
> ・上顎の頬側1〜2mm，口蓋側3〜4mm
> ・下顎の頬舌側1mm

　インプラント埋入部位に角化粘膜が欠如している場合，あるいは著しく幅が狭い場合には，インプラント埋入前またはインプラント二次外科手術前に，遊離歯肉移植または結合組織移植により，あらかじめ角化組織を獲得しておく．また，二次外科手術時にインプラント周囲の軟組織量が不足している場合には，インプラントのエマージェンス・プロファイルを良好にするために，フィクスチャーの露出と同時に結合組織移植を行う．あるいは，フィクスチャーより口蓋側寄りに水平切開を加え，頬側フラップを根尖側に移動することにより頬側の角化粘膜のボリュームと幅を増大させることも有用である．

　なお，軟組織移植による歯槽堤の増大の前に，軟組織を十分に支持するだけの下部の骨組織量が存在するかどうかを評価する必要がある．インプラント修復の審美性は，最終補綴物の歯間空隙に歯間乳頭様組織が獲得され，歯頸線が残存歯と調和することにより，天然歯に近い形態を得ることができるようになる．

　しかし，歯間乳頭様組織の形成は歯間部の骨の高さ（interproximal height of bone）と歯間部骨頂とコンタクトポイントの距離によって決定される（Tarnow ら；1992, Salama ら；1998）．

> **歯間乳頭様組織のレベルを決定する因子**
>
> 1）歯間部の骨の高さ（interproximal height of bone）
> 2）歯周組織のタイプ（scalloped or flat）
> 3）歯間部の骨頂とコンタクトポイントの距離
> 4）隣接歯間の歯間空隙の距離
> 5）歯の形態

そのため，隣接歯および隣接したインプラントと調和のとれた軟組織形態を得るには，下部の骨組織が高いレベルにあるということが前提条件になる．インプラント周囲の生物学的幅または3～4mmの軟組織の厚さも，歯間乳頭の形態も，いずれも長期的に維持・安定させるためには，下部の十分な骨に裏打ちされている必要がある．すなわち軟組織と歯間乳頭の理想的な形態は第一に下部の骨形態に決定される．

そのため，歯間空隙が歯間乳頭で閉鎖される条件，すなわち骨頂からコンタクトポイントまでの距離についてのTarnowら(1992)の見解やSalamaら(1998)のデータを参考にして辺縁骨や歯間部の骨の高さを評価することにより，将来，獲得できるインプラント周囲の軟組織の形態や位置が予測できる．

審美的で周囲組織と調和したインプラント周囲軟組織形態に改善するには，常にその形態を支持するための骨形態を評価し，必要に応じて骨再生療法を併用することがインプラント周囲のティッシュ・マネージメントを成功させるための基本である．インプラント周囲軟組織を審美的な形態に改善するためには，次のような種々のテクニックをコンビネーションすることにより，より自然な外観をもった審美的なインプラント修復が可能になる．

インプラント周囲軟組織の審美的な形態改善する方法

1. GBRや骨移植などの骨再生療法または矯正的挺出により垂直的骨増大をはかり，歯間部の骨の高さを歯冠側に増大する．
2. 軟組織移植により軟組織の厚さとボリュームを増加させる．
3. プロビジョナル・レストレーションによってsoft tissue sculptingをはかり，適切なエマージェンス・プロファイルを確立する．
4. 最終補綴物により歯間部骨頂とコンタクトポイントの距離を減少させる．

4-3. Staged approachによる歯槽堤の増大

フィクスチャー埋入時のGBR法により，インプラント療法の予知性は飛躍的に高まった．しかし，歯槽堤が大きく破壊されたり，歯槽堤の幅が著しく狭い場合などは，フィクスチャー埋入前に歯槽堤を増大するStaged approachを行う必要がある．

Staged approach(段階的アプローチまたは2回法)はフィクスチャーの埋入前に局所の歯槽堤の増大や歯槽堤形態を改善し，その治癒を待ってフィクスチャーを埋入する方法である．この方法は，インプラント植立部位の条件を整える最も理想的で確実な優れた方法と考えられる．

この方法では，フィクスチャー埋入前に歯槽堤の欠損が回復されているので，補綴学的観点から，適切な位置と方向と深さに埋入することが可能になる．このことは審美性を要求される部位において，とくに重要である．GBRは，歯槽堤の垂直的および水平的骨欠損を骨再生により改善し，インプラントを植立するのに十分な骨量を確保するとともに審美的にも満足できる結果を得るために行う．

Staged approach の利点（Buser ら；1995）

① 補綴学的見地からの適切な位置と方向へのフィクスチャーの埋入が容易になる．
② GBR 手術後とフィクスチャー埋入時の2回にわたって骨再生のメカニズムを活性化できる．
③ 骨増大後に埋入したフィクスチャーではフィクスチャー表面への骨芽細胞の移動量（travel distance）が少なくなるため，より良好な骨結合が期待できる．
④ Simultaneous approach では，フィクスチャーの埋入により露出骨面が減少し，血管および骨由来の細胞の供給源である骨髄腔も減少するが，Staged approach では，より広い骨面が新生骨の形成に貢献できる．

Staged approach における GBR の時期

1) 抜歯と同時に GBR を行うもの（Case 3）
2) 抜歯後2～3ヵ月待機し，抜歯窩が軟組織で完全に覆われるのを待ってから GBR を行うもの（Case 4）
3) 抜歯後数年し，完全に治癒した抜歯部位に GBR を行うもの（Case 5）

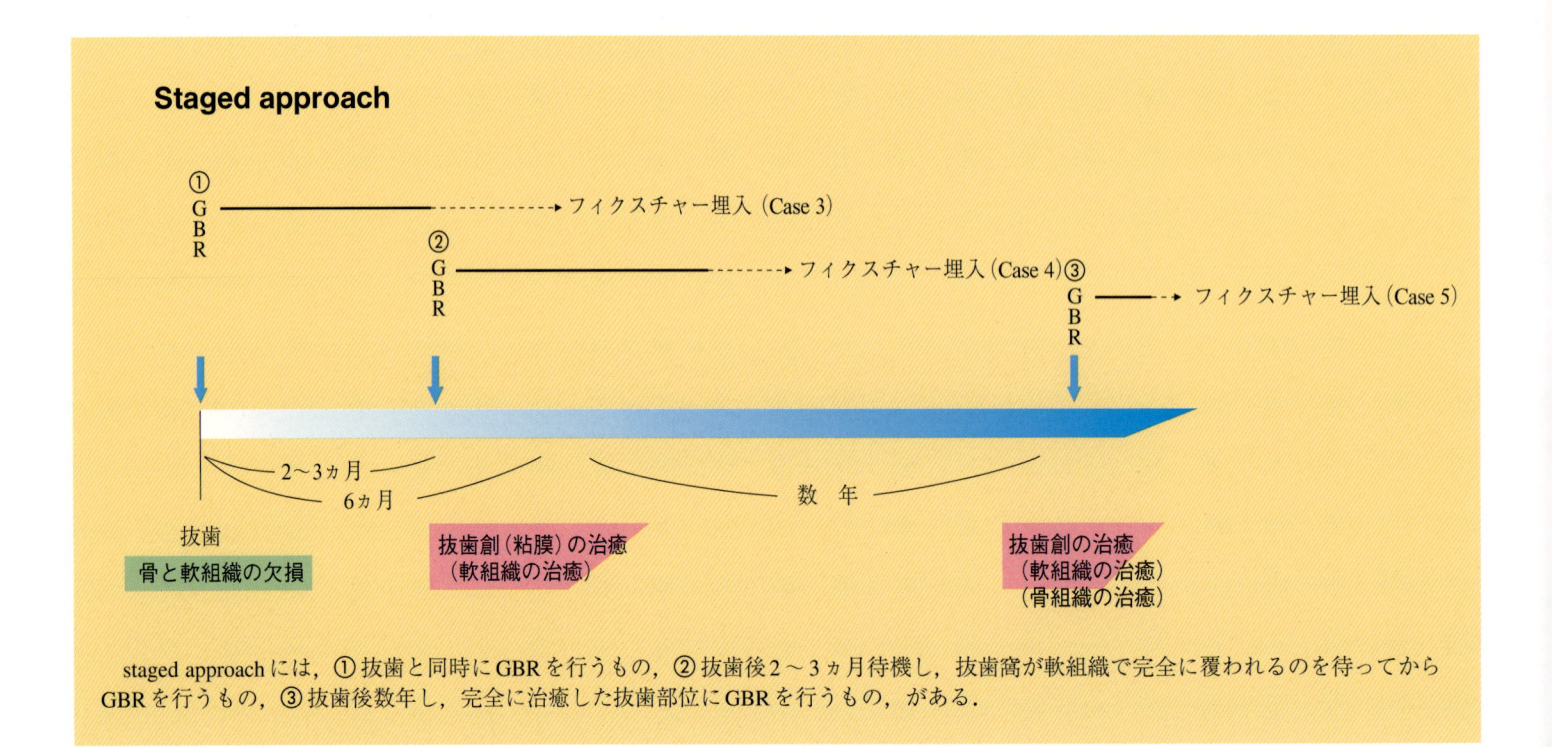

Staged approach

staged approach には，①抜歯と同時にGBRを行うもの，②抜歯後2～3ヵ月待機し，抜歯窩が軟組織で完全に覆われるのを待ってからGBRを行うもの，③抜歯後数年し，完全に治癒した抜歯部位にGBRを行うもの，がある．

Case 4 Staged approach と 2 次手術時の結合組織移植
Staged approach and connective tissue grafts at second-stage surgery

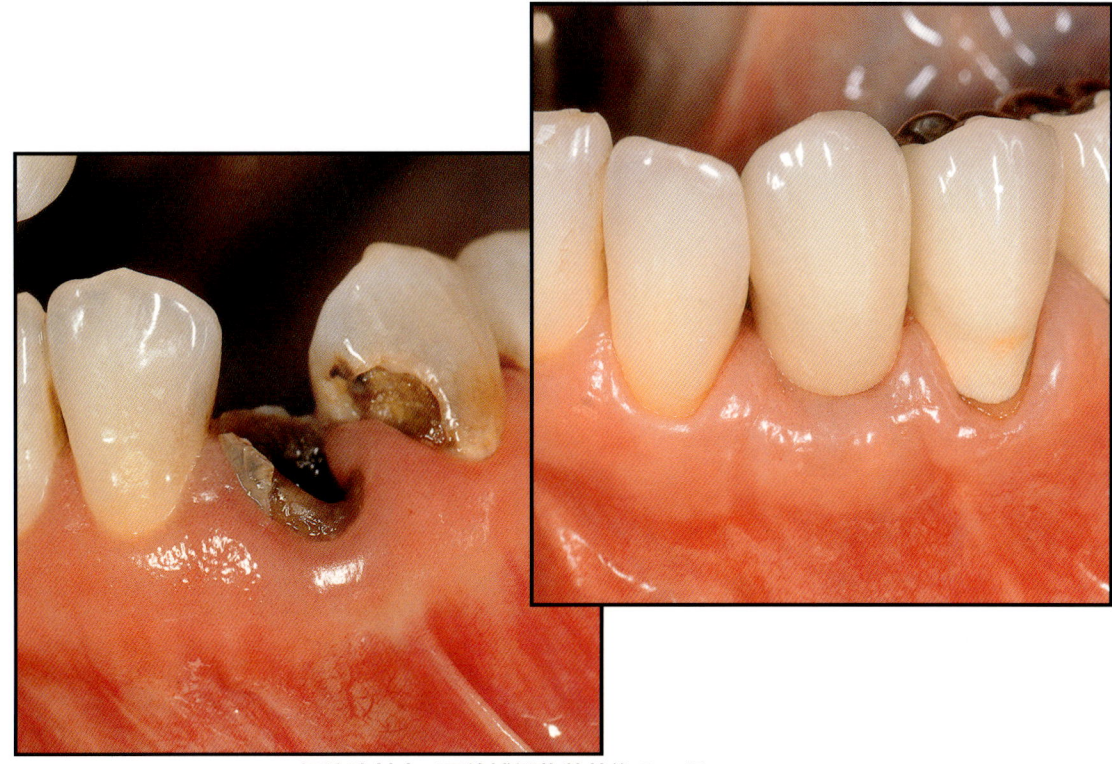

初診時(左)／最終補綴物装着後 8 ヵ月

1 初診時：残根状の下顎犬歯

　患者は 53 歳，女性．残根状の |3 の根尖部には大きな X 線透過像が認められる．|2 遠心に隣接面う蝕，|4 近心に歯肉縁下う蝕を認める．|2 遠心の頬側捻転，|1，|2 および |3，|4 の歯根近接が著しく |2 はブリッジの支台として適切ではない．このため |3 を抜歯してインプラントにより補綴することとした．(中；ミラー像)

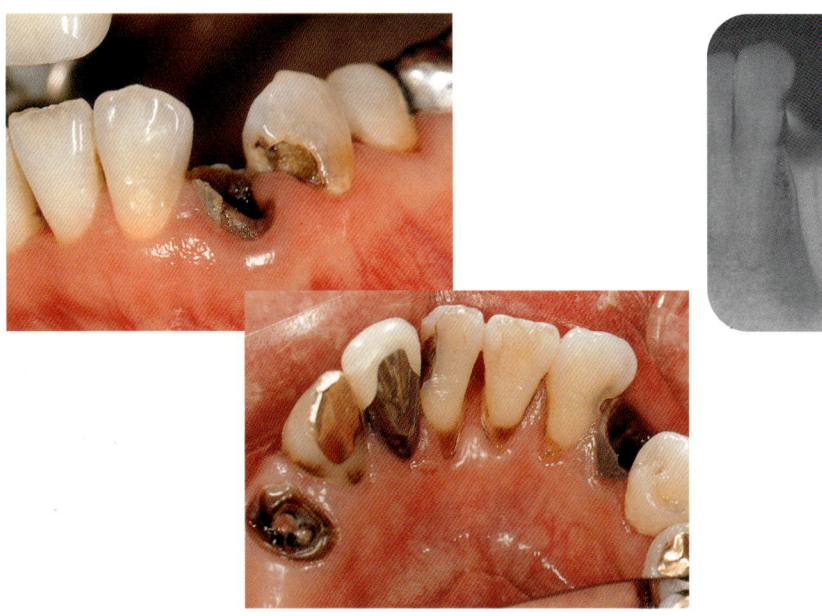

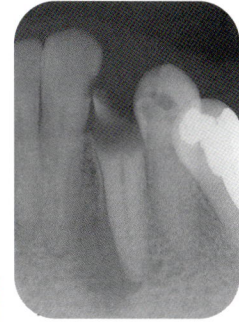

87

4 インプラントの周囲組織の正常像と生物学的幅径

2 抜歯とそれに伴う処置

抜歯窩とそれに関連した歯槽堤欠損が広範囲に及んだため，確実な debridement が難しかったので，抜歯創の治癒を待って GBR を行う staged approach を選択した．抜歯窩の頬側骨板は完全に喪失し，17mm 以上の骨の裂開を認めた．頬側と舌側フラップを互いに密着させてフラップを縫合(A)．

抜歯時 X 線写真(B)．

抜歯後 3 ヵ月．3④⑤ のプロビジョナル・レストレーション装着(C)．

同 X 線写真(D)．

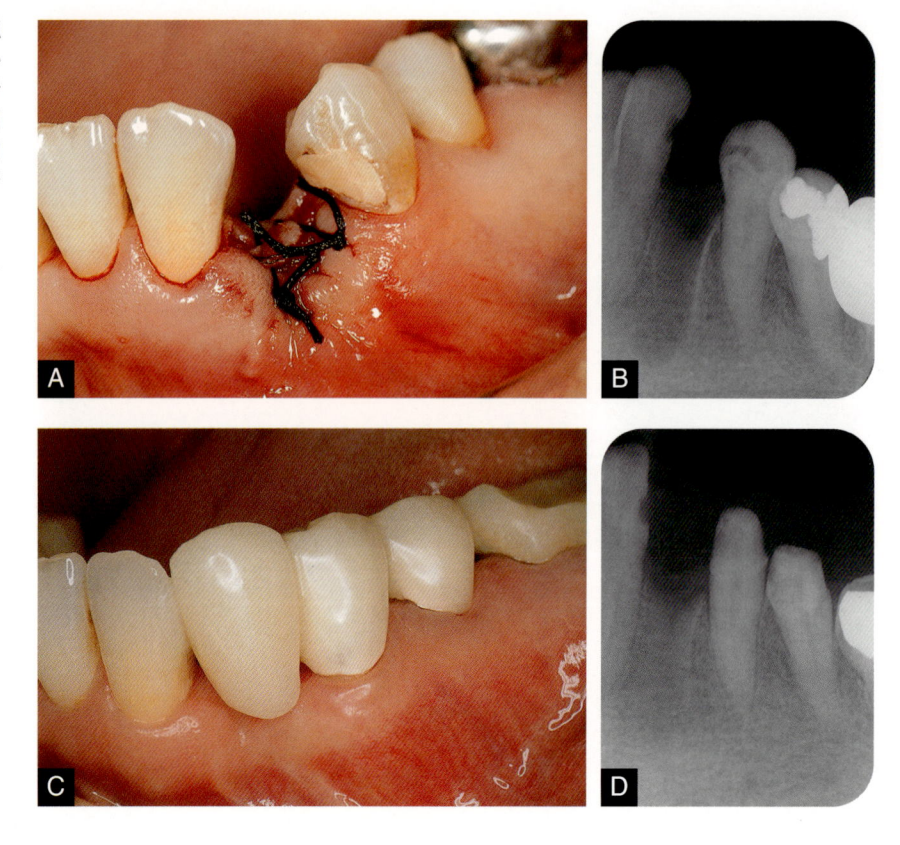

3 骨移植を伴う GBR

抜歯後 3 ヵ月．抜歯創は十分な角化粘膜に覆われている(A, B；ミラー像)．

自家骨を採取するため，またフラップの厚さが薄いため，血液供給を考慮して縦切開を避け，5 から 6 の歯肉溝内切開とした．

3 部の唇側骨板は完全に喪失し(C)，歯槽堤の頬舌側幅は約 1.5mm であった(D；ミラー像)．

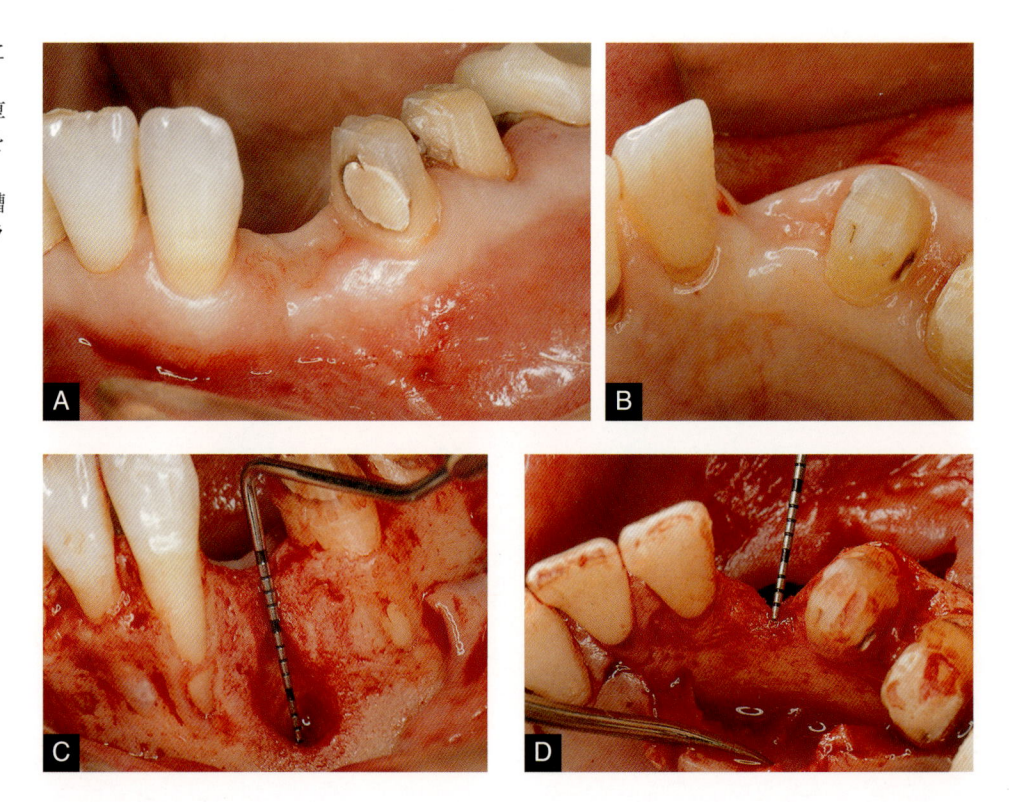

Case 4

　唇側の裂開状欠損の深さは約13mmで，近遠心幅は5mm．スペースをつくるために多量の自家骨移植片が必要だったので，オトガイ部から移植片を採取した(E)．
　小さなフィッシャーバーを用いてオトガイ部の皮質骨表面に必要な採取サイズに切り込みを入れ(F)，海綿骨にまで達する切り込みを加え，骨ノミで移植片を採取．切り込みは 21|12 の歯根の根尖から少なくとも5～6mm以上離した位置に入れる．一過性の知覚鈍麻を避けるため，海綿骨内の2～3mm以上の深い部分からの採取はしない．
　小さなラウンドバーで受容床の皮質骨を穿孔後，移植骨を唇側の陥凹部に置く．さらにbone curetteで小さな骨片を採取し，充填する(G)．
　e-PTFE membrane(GT6：W. L. GORE社)をトリミングし，骨と緊密に適合するように欠損部を被覆し，チタンスクリュー(LEIBINGER社)でmembraneを固定した．オトガイ部は吸収性membrane(GC社)で被覆(H)．
　フラップは1本の水平マットレス縫合を歯槽頂切開部の中央に行い，断続縫合を加え創面の初期閉鎖を図った．

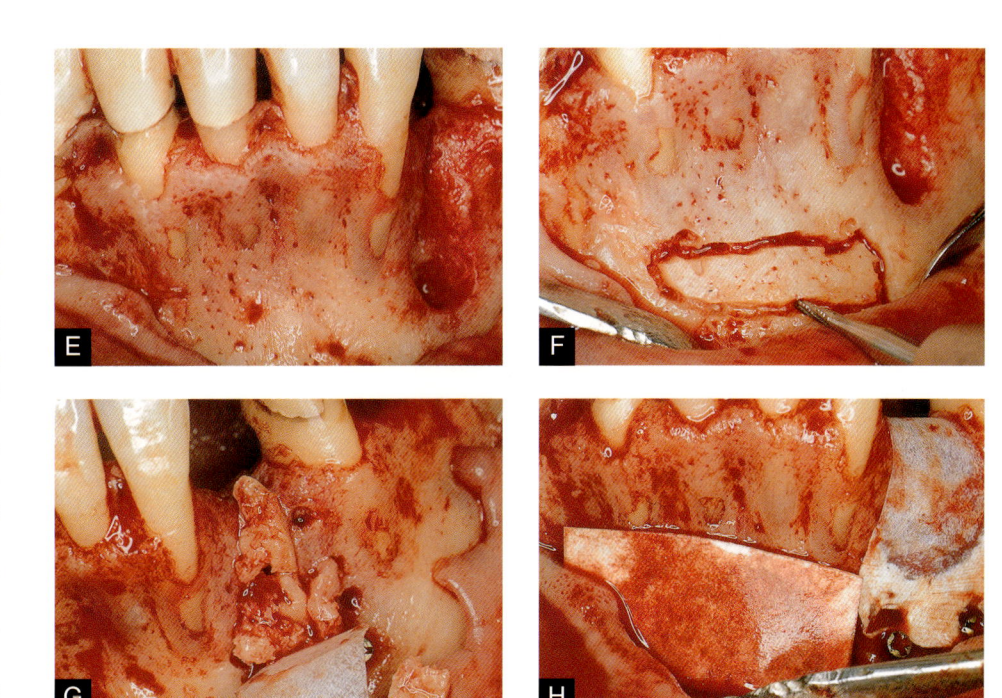

4　術後経過

　術後7週，治癒期間中にmembraneに圧力がかからないようにポンティック基底部を削合している(A)．
　術直後(B)と術後4.6ヵ月(C)のX線写真．移植片が明瞭．
　術後6.3ヵ月の口腔内(D，E；ミラー像)とX線写真(F)．自家骨移植片と周囲骨との境界がなくなり，GBRによる新生骨の再生がうかがわれる．membraneは治癒期間中，完全に被覆されている．ただし，|3 の頬側部に陥凹が認められる．

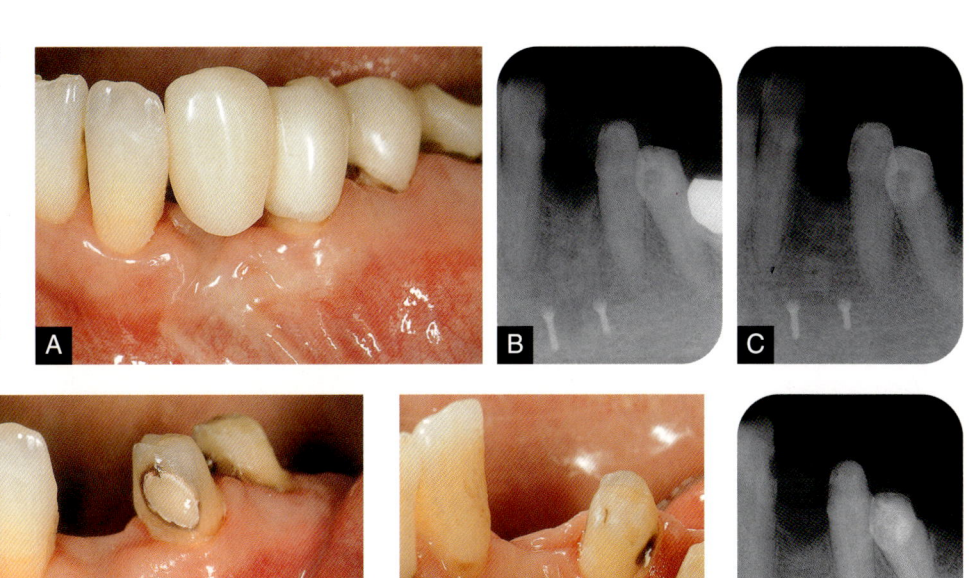

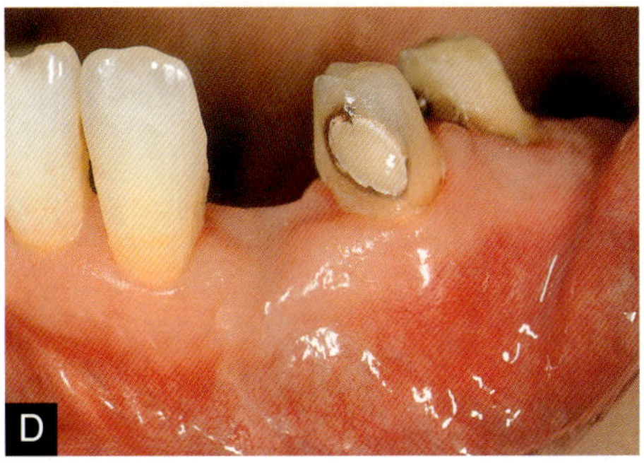

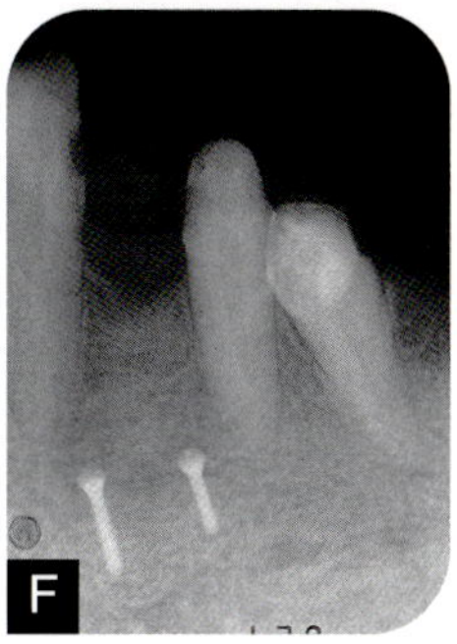

89

4 インプラント周囲組織の正常像と生物学的幅径

5～6 フィクスチャーの埋入

5 フラップのデザイン

　頰側のフラップは|2 遠心の歯間乳頭を保存した歯肉—歯槽粘膜境を越えて歯槽粘膜に達する末広がりの縦切開(A)と歯槽頂切開と連結し，|4 頰側近心隅角に縦切開を加えた台形状のデザインとした(B)．
　舌側フラップは，歯槽頂切開を隣接歯の歯肉溝内切開と連結させ|1 と|4 まで延長した．

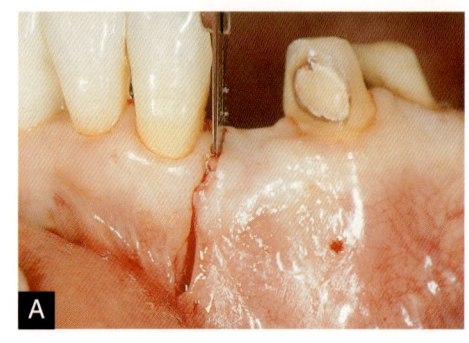

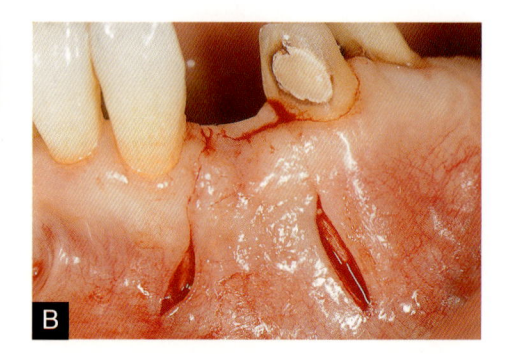

6 GBRの結果とフィクスチャーの埋入

　フラップ剥離後，露出した半透明のmembrane(A)，これを除去すると，軟組織を認める(B)．
　軟組織を除去すると，頰側骨に陥凹が認められるが，インプラントを埋入するのに十分な新生骨が形成された．歯間部歯槽骨が適切な高さに保たれていることに注意(C)．
　歯槽堤の頰舌幅は約5mm(D；ミラー像)．ドリルコントラ# 16(京セラ社)でガイド・ホールの形成後，トライアルピンを用い，ガイド・ホールの方向・深さを確認する(E，F)．
　最終的なドリリングの後，フィクスチャーサイズに応じたトライアルガイドで最終試適(G)，POI3 ピースタイプインプラント(13mm×径3.7mm FINAFIX；京セラ社)を埋入した．インプラント周囲の軟組織の生物学的幅径の原則に基づいてフィクスチャーの頂部を|2 の頰側歯肉縁から約3mm根尖側になるよう埋入した．その結果，フィクスチャーの頰側で約2mmの骨の裂開を認める(H)．
　X線写真でフィクスチャーの頂部と隣接歯のCEJとの垂直的な距離が少ないことに注意(I)．
　このことが，補綴物装着後，自然に歯間乳頭が形成され，調和のとれた審美的な軟組織の形態を誘導するguided gingival growth(Stern & Nevins；1996)を得るために重要である．**Case 2**と比較せよ．
　フィクスチャー頰側部の骨の裂開部に自家骨片を骨移植する．結合組織移植片を採取し，移植片を骨移植した裂開部分を完全に被覆した位置に置く(J)．
　マットレス縫合と断続縫合を用いて，フラップを閉鎖する(K)．

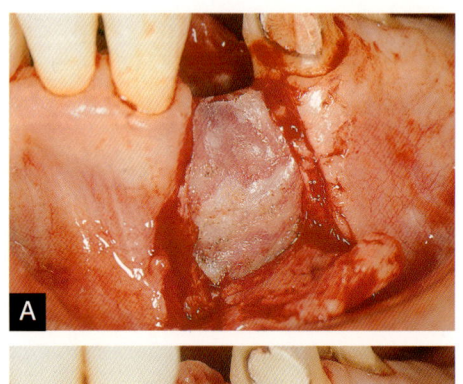

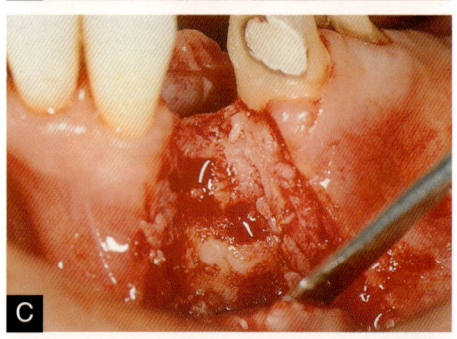

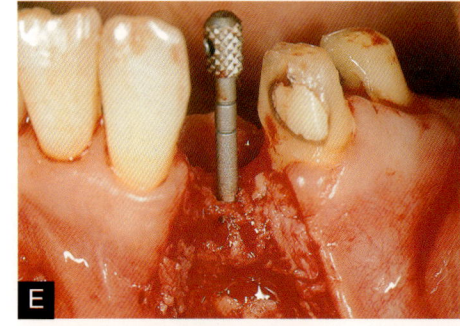

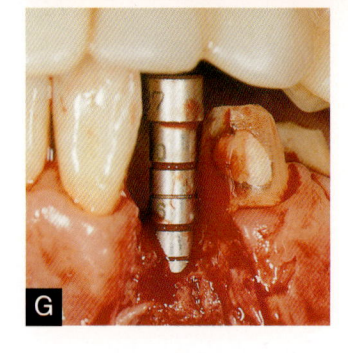

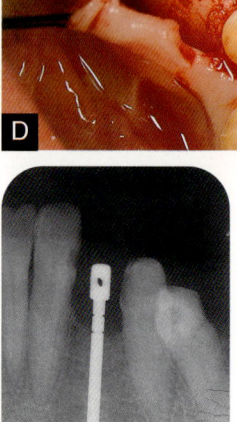

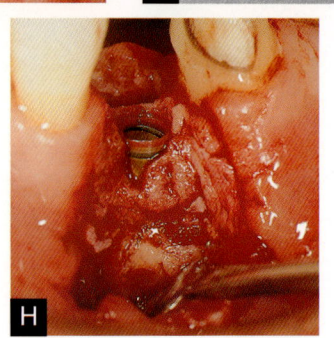

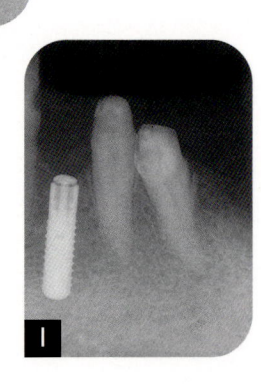

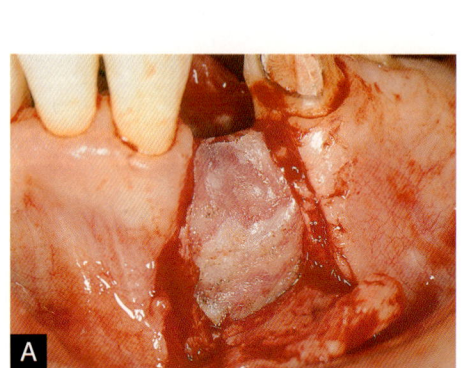

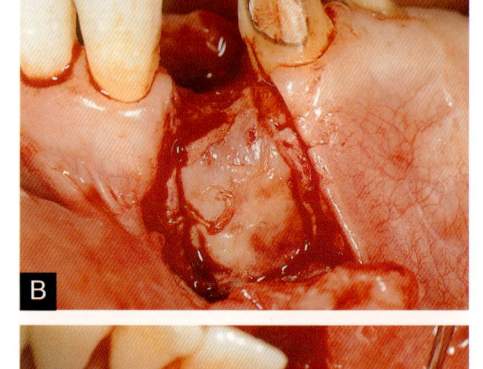

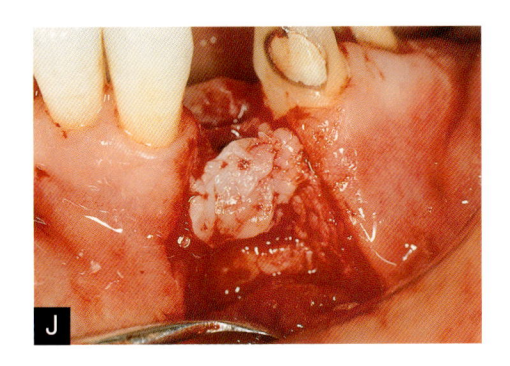

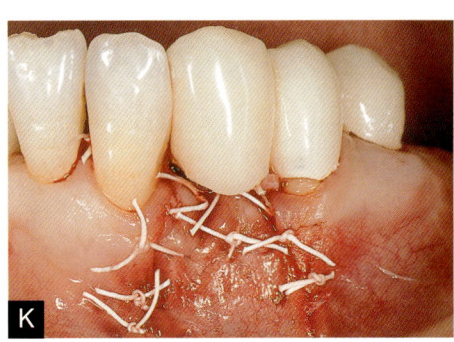

Case 4

2次外科手術時の結合組織移植

7 2次外科手術のフラップのデザイン

フィクスチャー埋入後約9ヵ月．3̄の頰面の骨の裂開部での骨再生を期待して，9ヵ月間待機した．3̄部の頰側に軟組織の軽度の陥凹を認める．Seibertの歯槽堤欠損の分類でclass I，十分な幅の角化粘膜（A，B）．

4̄の近心面の歯肉溝内切開からスタートし，歯槽堤中央部の角化組織にNo.15の替刃メスを用いて，刃先を確実に骨に接触させながら歯槽頂切開を加え（C），2̄の遠心面の歯肉溝内切開（D）に延長する．

1本の歯槽頂切開後の頰舌側面観（E，F；ミラー像）．

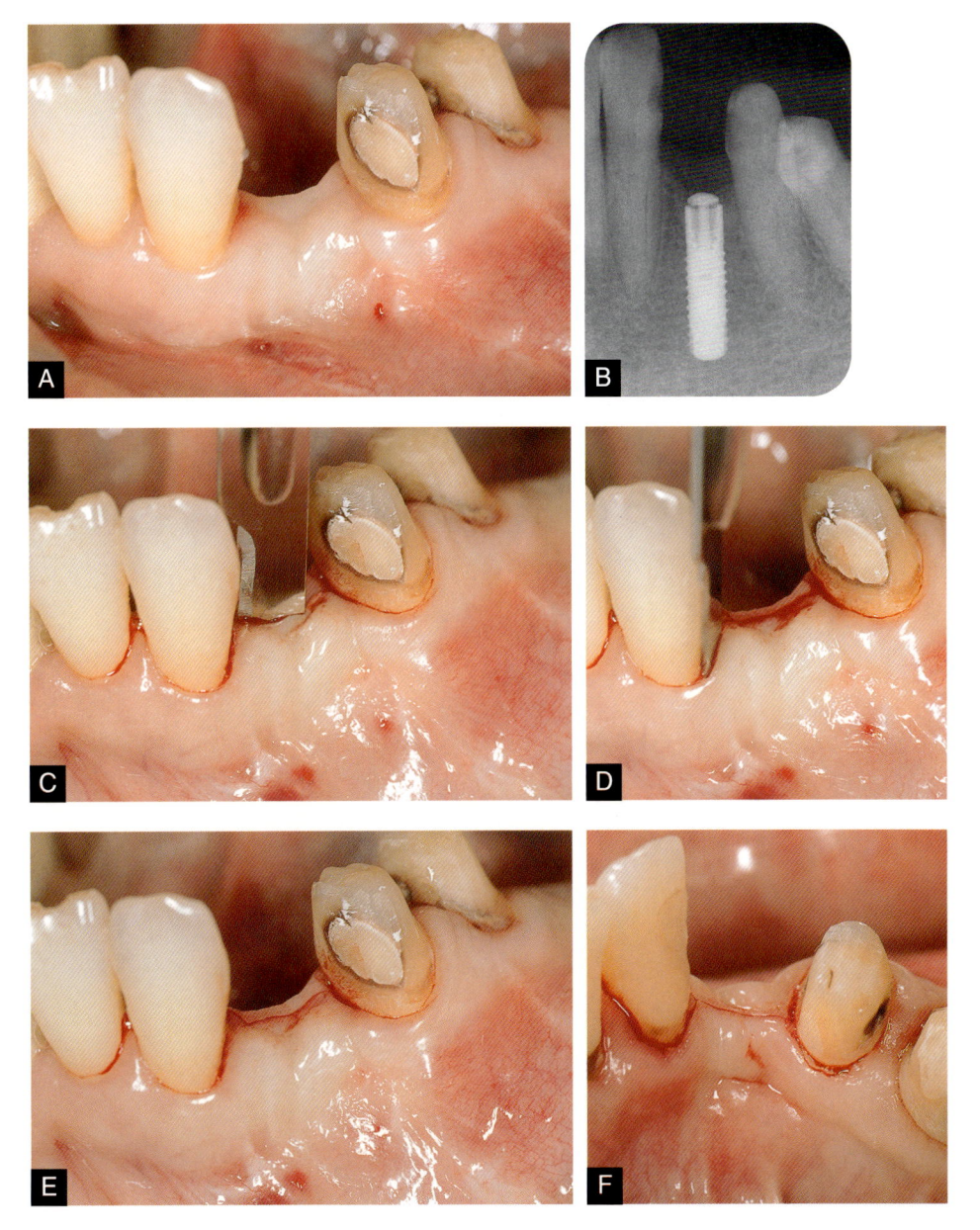

8 フィクスチャーの露出

 full-thickness flapを剥離してフィクスチャーキャップを露出(A, B；ミラー像).
 フィクスチャーキャップを除去したところ，頰側の骨の裂開部は新生骨により完全にカバーされている．またフィクスチャー埋入部は，しっかりとしたスキャロップフォームの骨形態になっている．これが歯間乳頭が形成される足場となる(C, D；ミラー像).
 高さ4mmのスタンダード・アバットメント(京セラ社)を装着し(E)，X線写真で適合を確認した後(F)，ハンドトルクドライバーで20Ncmのトルクで最終の締め込みを行う．

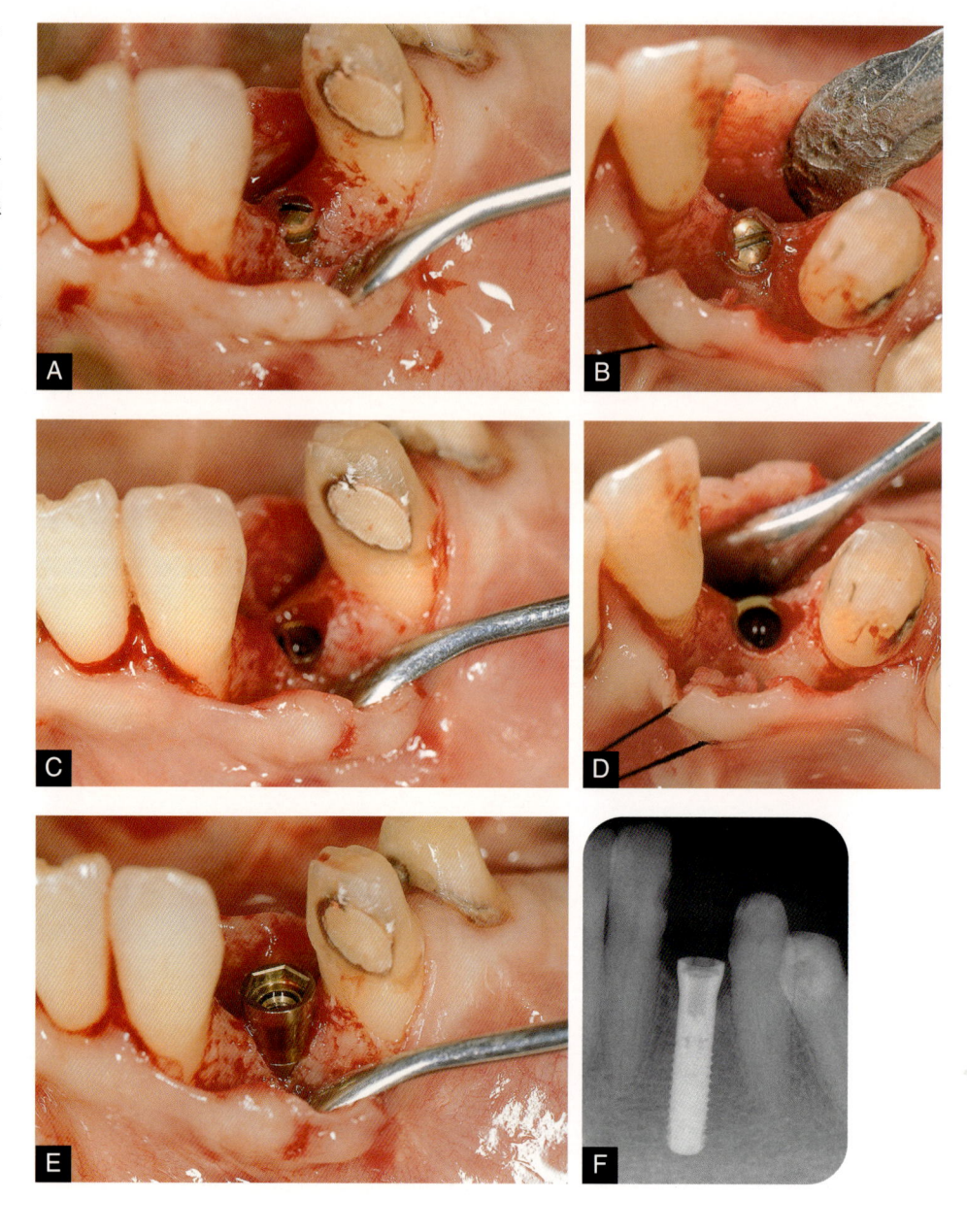

Case 4

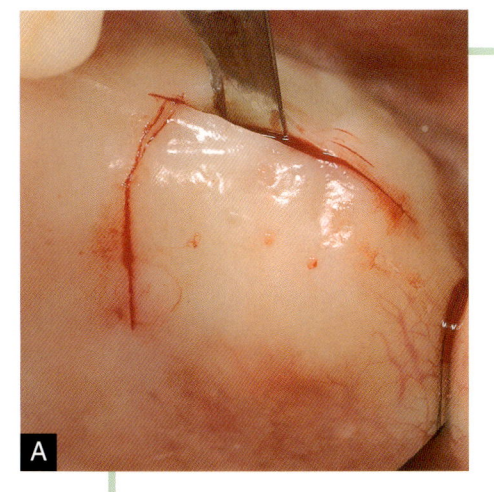

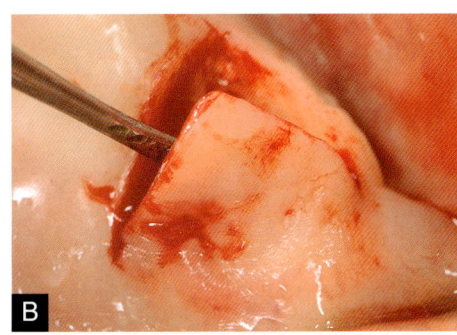

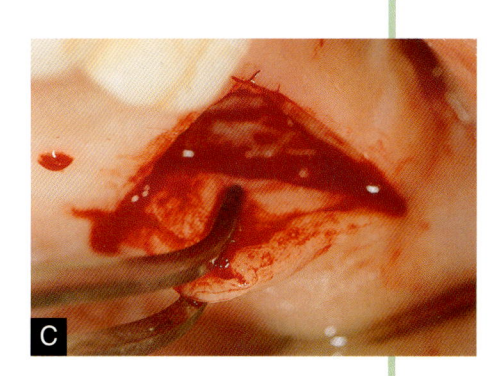

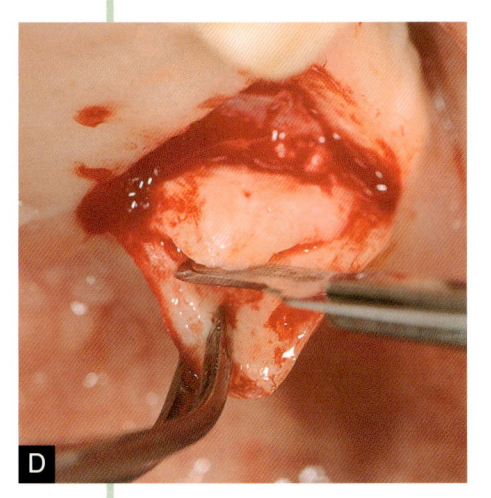

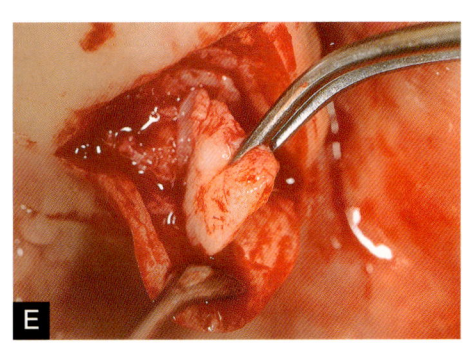

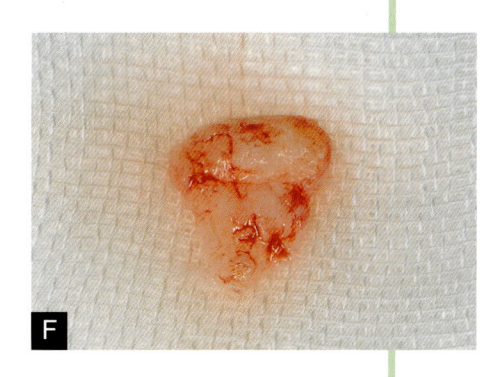

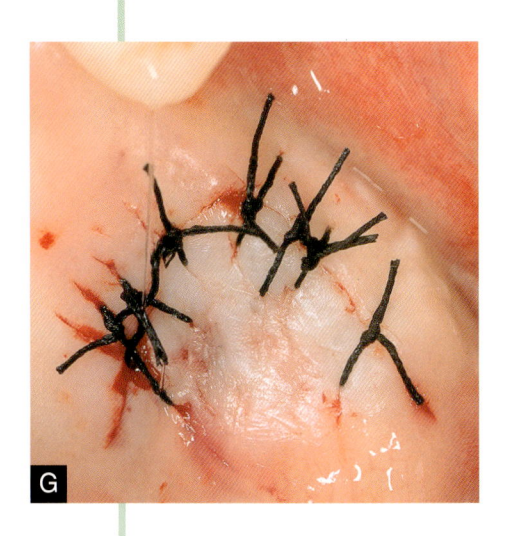

9 結合組織移植片の採取

上顎歯槽結節部の軟組織の厚さが約3.5mmと診査された．No.15の替刃メスで歯槽堤中央部へのpartial-thicknessの水平切開と，この切開の近心に1本のpartial-thicknessの縦切開を加えた(A)．

このようにして形成したパラタル・フラップの辺縁を2mm位，骨膜剥離子で剥離する(B)．

フラップの辺縁をティッシュプライヤーで把持し(C)，厚さ約1.5mmのフラップを形成しながら，口蓋軟組織に平行に口蓋中央方向にメスを進めて，結合組織を露出させる．結合組織の辺縁の全周にわたって骨に向かって直角の切開を行い(D)，結合組織移植片の骨面からの剥離を容易にする．

小さな骨膜剥離子を用いてfull-thicknessにて結合組織を剥離して(E)，採取する．厚さ約1.5～2mmの結合組織移植片(F)，断続縫合により供給側の創面を閉鎖する(G)．

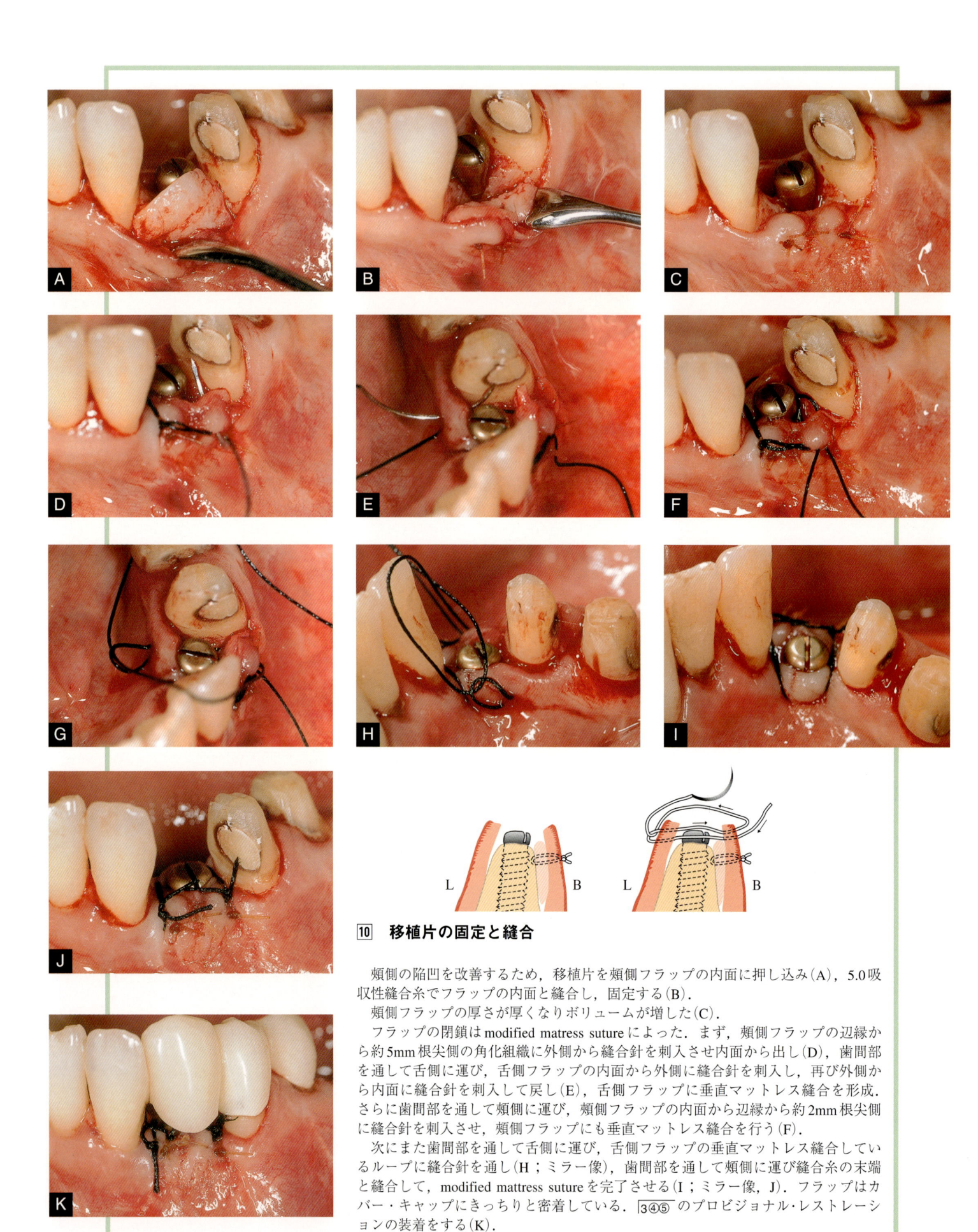

4 インプラント周囲組織の正常像と生物学的幅径

⑩ 移植片の固定と縫合

　頬側の陥凹を改善するため，移植片を頬側フラップの内面に押し込み(A)，5.0吸収性縫合糸でフラップの内面と縫合し，固定する(B)．
　頬側フラップの厚さが厚くなりボリュームが増した(C)．
　フラップの閉鎖はmodified matress sutureによった．まず，頬側フラップの辺縁から約5mm根尖側の角化組織に外側から縫合針を刺入させ内面から出し(D)，歯間部を通して舌側に運び，舌側フラップの内面から外側に縫合針を刺入し，再び外側から内面に縫合針を刺入して戻し(E)，舌側フラップに垂直マットレス縫合を形成．さらに歯間部を通して頬側に運び，頬側フラップの内面から辺縁から約2mm根尖側に縫合針を刺入させ，頬側フラップにも垂直マットレス縫合を行う(F)．
　次にまた歯間部を通して舌側に運び，舌側フラップの垂直マットレス縫合しているループに縫合針を通し(H；ミラー像)，歯間部を通して頬側に運び縫合糸の末端と縫合して，modified mattress sutureを完了させる(I；ミラー像，J)．フラップはカバー・キャップにきっちりと密着している．3④⑤のプロビジョナル・レストレーションの装着をする(K)．

11 術後経過

術後1週(A).
約3週,術後の軟組織の収縮がみられる(B).
2次外科手術後5ヵ月(C,D;ミラー像).
スタンダード・アバットメント除去時,アバットメントの支持がなくても頬側の軟組織の陥凹は認められない.

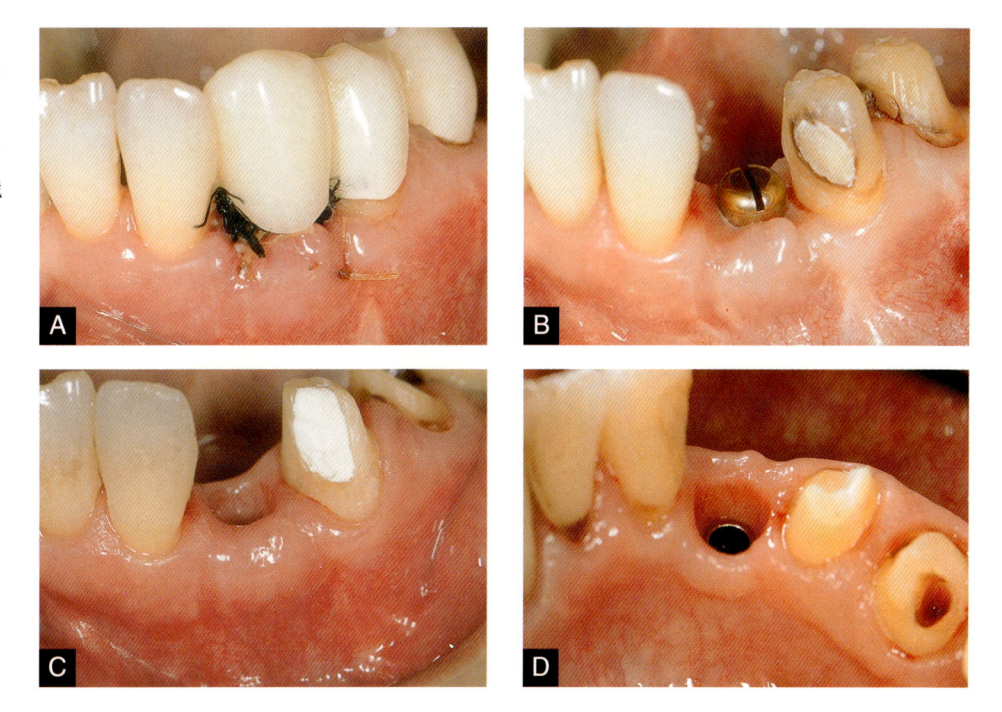

12 プロビジョナル・レストレーション

2次外科手術後約7ヵ月,インプラント周囲の軟組織が安定してきたので,アバットメントのメタルカラーが露出しないように高さ2mmのスタンダード・アバットメントに交換する.アバットメントの周囲に歯間乳頭は存在していない(A,B)
アバットメントにアングル・ポストを装着する.インプラント周囲の軟組織は圧排されて貧血色を示している(C,D).

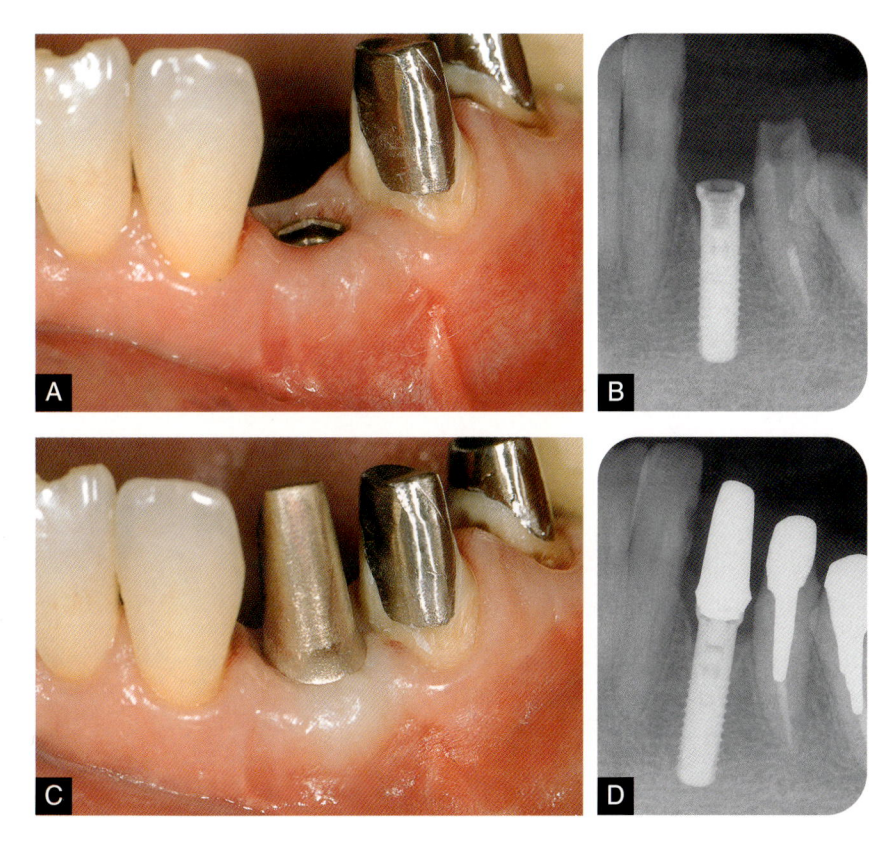

4 インプラント周囲組織の正常像と生物学的幅径

アングル・ポスト上のプロビジョナル・レストレーション(E, F；ミラー像).

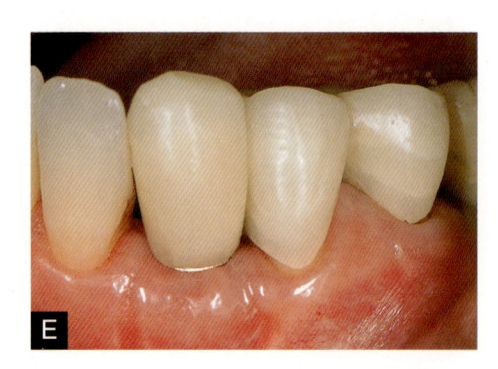

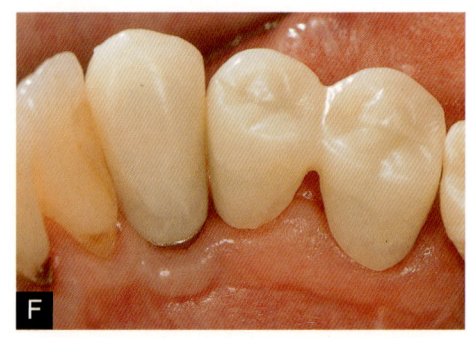

13　最終補綴物装着

プロビジョナル・レストレーションの装着から約4ヵ月．プロビジョナル・レストレーションによるsoft tissue sculptingが得られている．歯間乳頭の形成はまだ十分ではない(A, B；ミラー像).

最終補綴物を装着．頬側のアングルポストのメタルは露出し，近遠心の歯間空隙にブラックトライアルアングルを認める(C, D；ミラー像，E).

結合組織移植により頬側の軟組織の豊隆は厚くなっている．

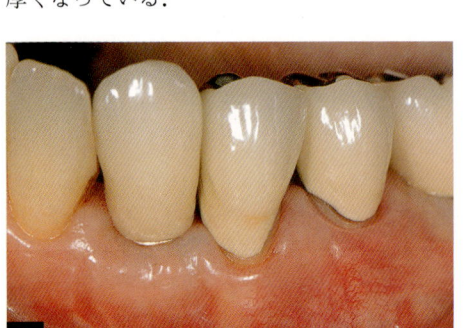

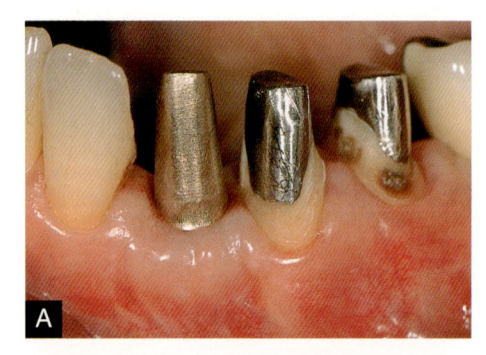

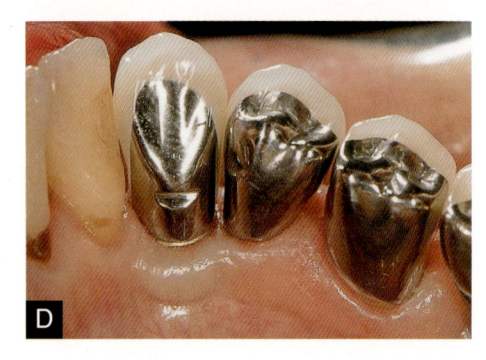

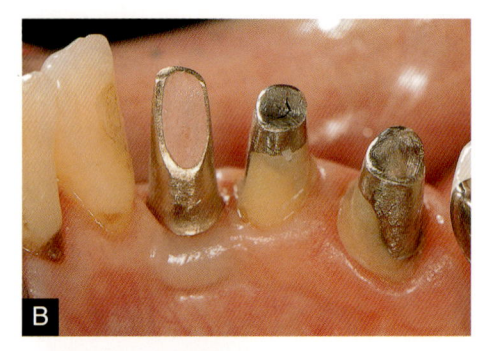

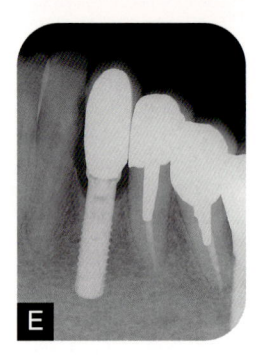

14　経過

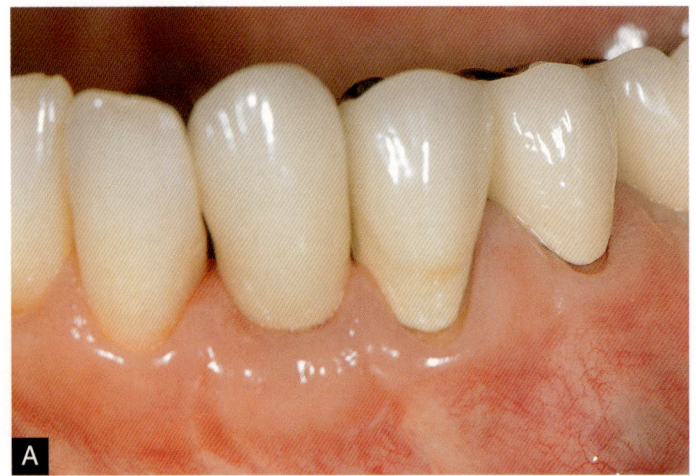

最終補綴物装着から約10ヵ月(A).
guided gingival growthの効果により，補綴物周囲の軟組織の審美的な形態改善が認められる．頬側部の軟組織はクリーピングし，歯頸部のメタルも見えなくなり，歯間乳頭の高さが増している．

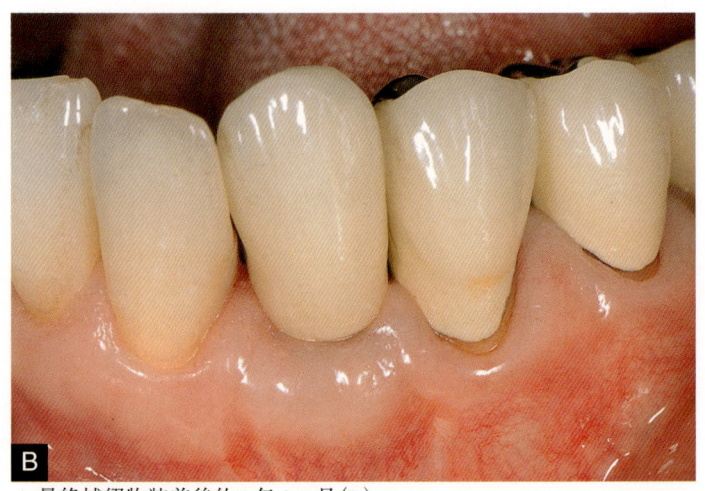

最終補綴物装着後約1年4ヵ月(B).
厚い軟組織に囲まれたスキャロップ形態で隣接歯との歯頸線は調和している．装着時より歯間乳頭のボリュームも増加し，より自然的なインプラント周囲の軟組織形態に改善されてきている．

Implant site development

4-4. インプラント周囲に求められる非可動性角化粘膜

4-4-1 なぜ，インプラント周囲に厚く幅広い非可動性粘膜が必要か

インプラント周囲の健康を維持するうえで，インプラントに角化歯肉様の非可動性粘膜が必要であるか否かについての定まった見解はない．Wennströmら(1994)は，インプラント周囲の角化粘膜の幅が2mm未満と2mm以上のものとを比較して，両者間でプラーク指数，歯肉炎症指数等の臨床的評価に差がなかった

図4-4 2次外科手術に先立つ角化粘膜の獲得

下顎大臼歯部に2本のフィクスチャーが埋入されているが，頰側と舌側の角化組織がほとんど存在しないので，2次外科手術の前処置として遊離歯肉移植により角化組織を形成する(A；右はミラー像)．

そこで，歯槽頂から頰側に非可動性の骨膜―結合組織の受容床を形成(B)．

口蓋から遊離歯肉移植片を採取(C)．

移植片を縫合固定する(D；ミラー像)．

遊離歯肉移植後4ヵ月，頰側に角化組織は形成されたが，舌側では角化組織はほとんど欠如している(E；ミラー像)．

遊離歯肉移植により獲得した頰側の角化粘膜を利用して，頰舌側の両方にpartial-thickness apically positioned flapによるインプラント周囲角化粘膜の増大を図る．

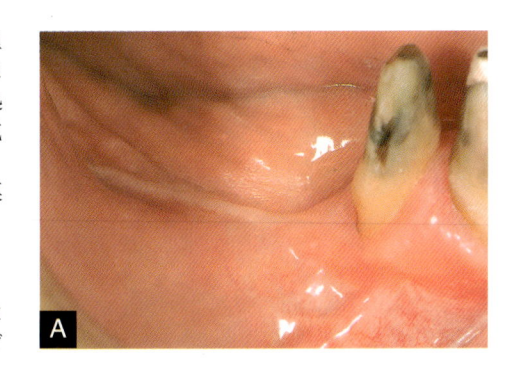

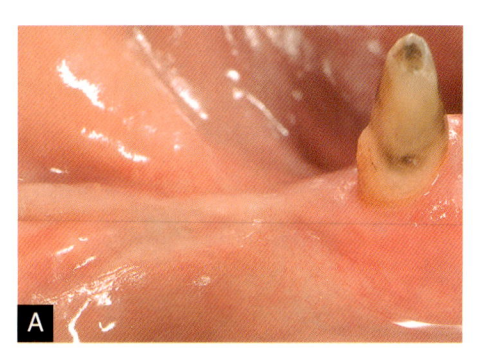

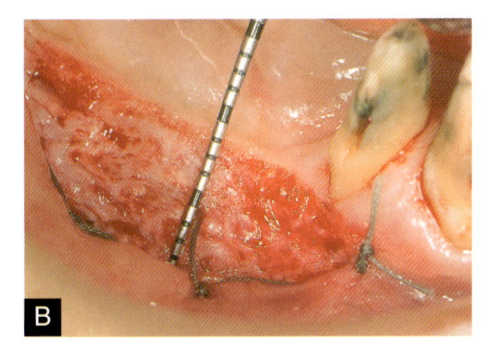

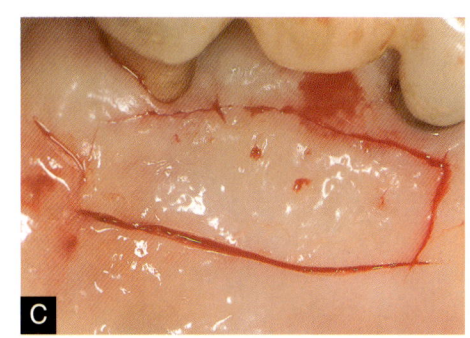

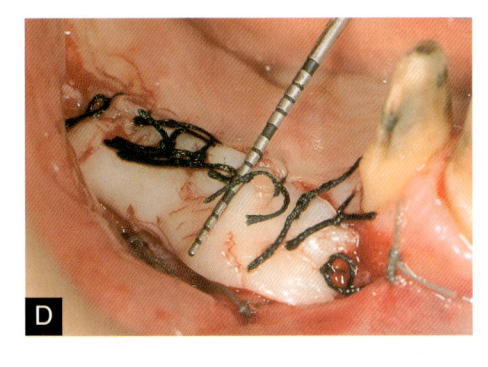

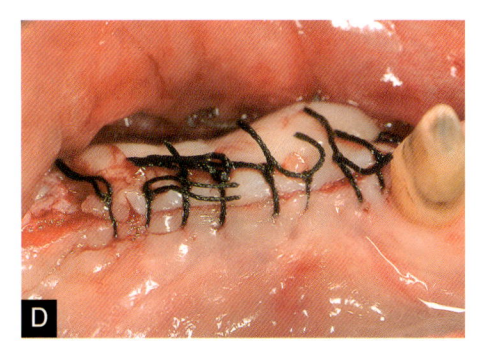

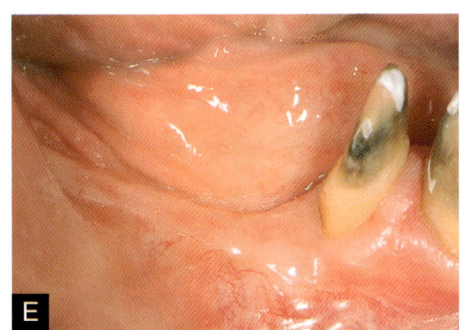

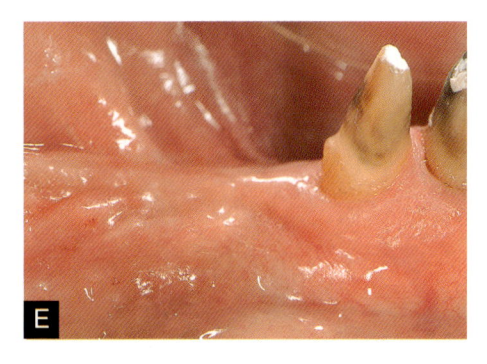

4 インプラント周囲組織の正常像と生物学的幅径

フィクスチャーを露出し，十分な幅の角化粘膜を含んだ舌側フラップを形成するために，極端に頬側寄りのpartial-thicknessの水平切開と，その末端から隣接歯（7⏋）の歯間乳頭を保存したpartial-thicknessの縦切開を頬—舌側の歯槽粘膜まで加える．

partial-thickness flapの形成（イラスト）
No.15替刃メスの刃を歯冠側に向けて頬側の縦切開部に挿入し，骨面に平行に骨膜—結合組織を傷つけないように根尖側から歯冠方向にメスを進め頬側部にpartial-thicknessの切開を行う．

頬側部に形成された非可動性の骨膜—結合組織床（F）．

次に，剥離したフラップの辺縁をティッシュ・プライヤーで把持し引っ張りながら，フラップに緊張を与え骨膜—結合組織を残しながら歯槽頂から舌側方向に少しずつ舌側のpartial-thickness flapを剥離していく（G）．

フラップ剥離後に，フィクスチャーの周囲全体に非可動性の骨膜—結合組織床が形成される（H；ミラー像）．

頬側部では遊離歯肉移植により軟組織の厚さが増しているため，他の部位よりpartial-thicknessの切開は容易で，骨喪失を防止するための適切な厚さの骨膜—結合組織床を骨面上に形成することができた．6⏋のフィクスチャーは骨膜下にある．

6⏋のフィクスチャーを覆っている結合組織を切除し，カバースクリューを除去した後，テンポラリー・ヒーリング・アバットメントを装着（I）．

舌側フラップは，フラップの辺縁部をヒーリング・アバットメント周囲に戻し（根尖側移動），骨縁部付近の受容床と5.0絹糸で骨膜縫合し，固定する．なお6⏋と7⏋の歯間部では舌側フラップと頬側の骨膜—結合組織床を断続縫合している（K；ミラー像）．

頬側フラップは，積極的に角化粘膜の幅を増大するため，フラップの辺縁はヒーリング・アバットメント周囲の骨縁部より根尖側に移動し，受容床に骨膜縫合し，骨膜—結合組織床を露出した状態にした（J）．

縫合後歯周パックを装着する．

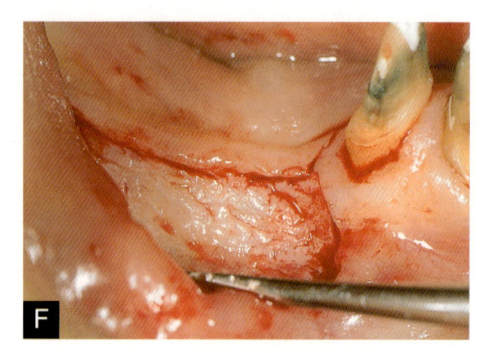

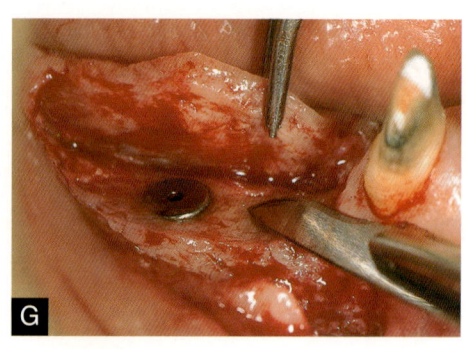

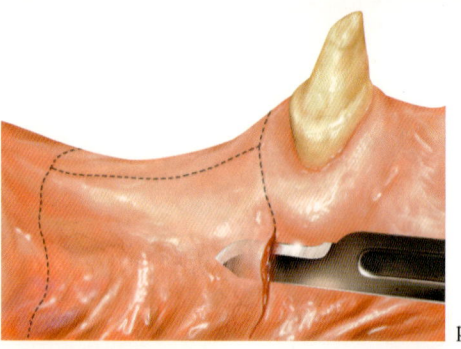

partial-thickness flapの形成

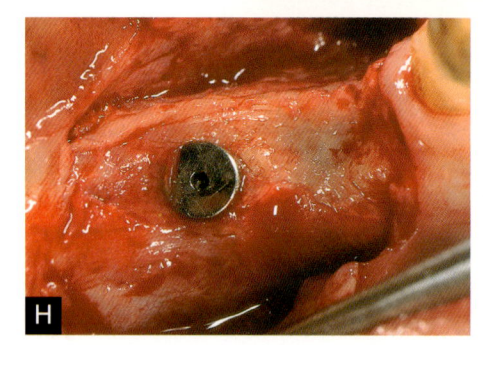

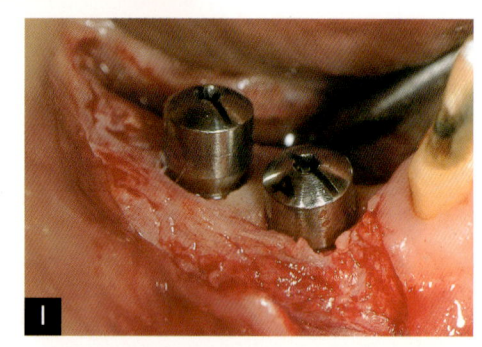

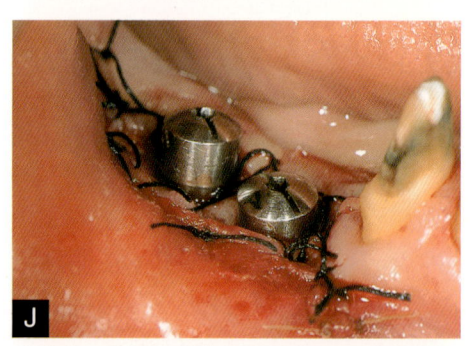

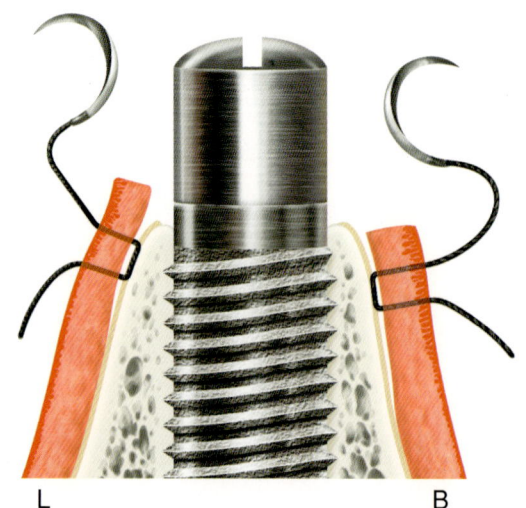

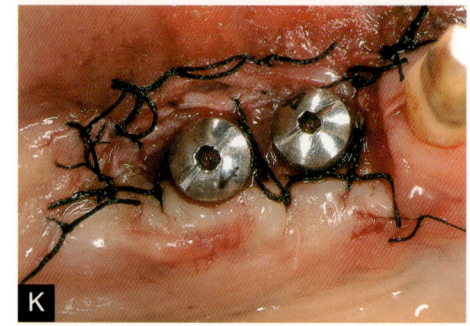

Implant site development

術後7週(L，右はミラー像).
術後9週(M，右はミラー像).
カスタム・アバットメント装着．アバットメント周囲に非可動性角化粘膜が形成されている．
プロビジョナル・レストレーションの装着(N，右はミラー像).
最終補綴物装着(O，右はミラー像).
術後約18週(P，右はミラー像).

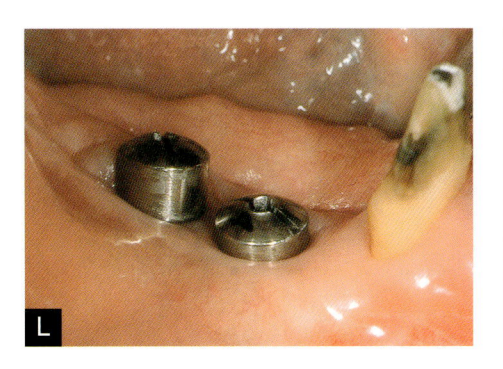

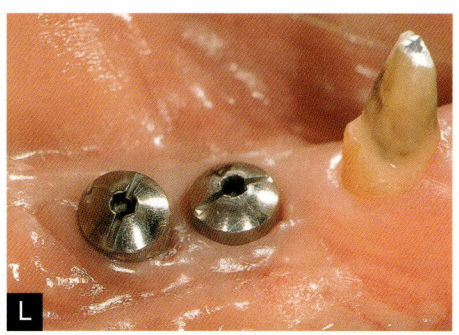

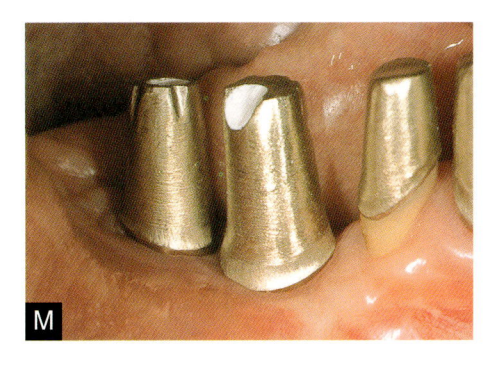

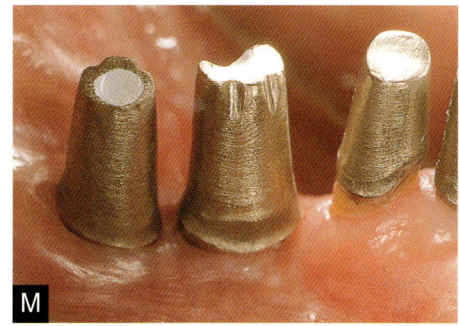

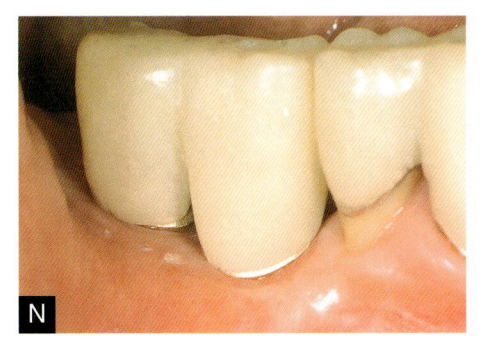

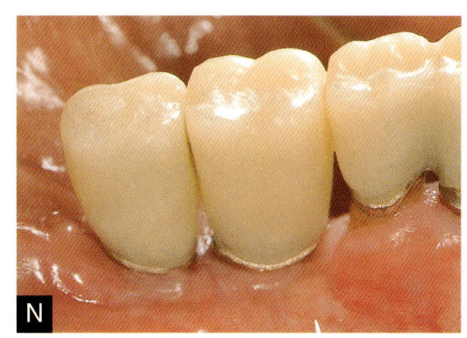

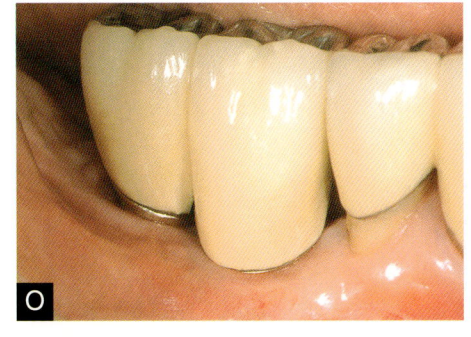

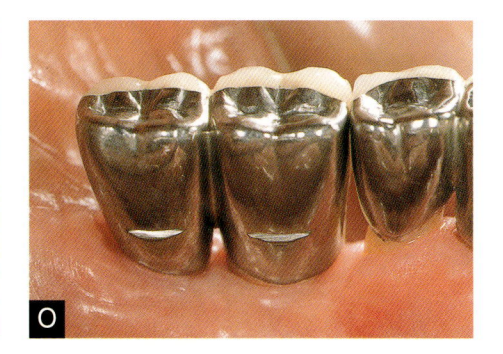

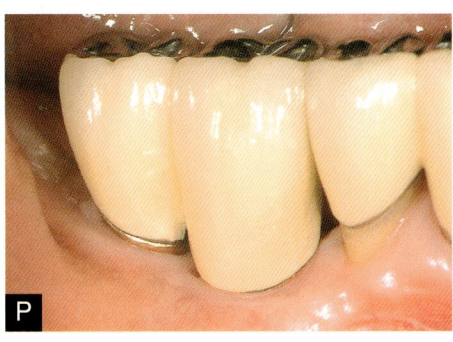

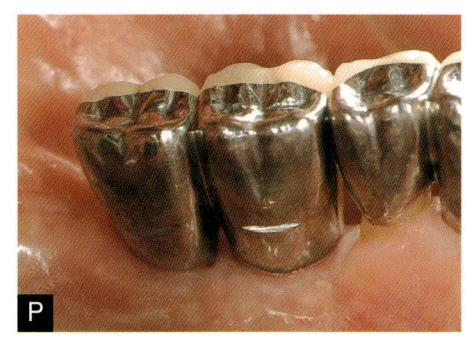

と報告している．これに対して，Warrerら(1995)は，サルを用いた研究で，角化組織の欠如したインプラント周囲は，角化組織のある部位より，プラーク由来の組織破壊に対して抵抗性が弱く，退縮や付着の喪失量が大きかったと報告した．そのため，インプラント周囲の健康を維持するために，インプラント周囲に非可動性の角化組織が十分に存在している必要があると述べている．

Bengaziら(1996)は，インプラント補綴物装着後の軟組織の退縮の2年間の長期経過観察を行った．その結果，軟組織の退縮の大半は最初の6ヵ月間に生じた．また補綴物装着時の咀嚼粘膜の幅の不足やインプラント周囲軟組織の可動性は，軟組織の退縮に重大な影響を及ぼさなかったと報告した．しかし，インプラント周囲軟組織に可動性が認められる部位では，非可動性部位と比較して，補綴物装着後の最初の6ヵ月以内により多くの軟組織の退縮を認めた．可動性の部位の22％に2mm以上の軟組織の退縮がみられた．このことから，補綴物装着後の軟組織の退縮を少なくするためには，インプラント周囲に非可動性の粘膜があることが好ましいと言えそうである．とくに，補綴物装着後の軟組織の退縮によるマージンやアバットメントの露出を避けるためには重要であり，このため上顎前歯部の修復処置では，非常に重要な事項となる．このようにインプラント周囲の角化粘膜の問題は，審美修復という観点から考慮する必要がある．たしかにインプラントの予後を左右する因子としてインプラント周囲に角化歯肉様の非可動性粘膜の存在が必要であるか否か議論の分かれるところだが，次の諸点において，その有用性は動かし難い．まず，1次および2次外科手術における創面の閉鎖あるいは歯槽堤増大手術における創面の初期閉鎖の達成を決定的に左右するのは，厚く幅のある非可動性粘膜の存在である．次に審美的なインプラント補綴においては，粘膜下にフィクスチャーとアバットメントの連結面が位置づけられ，天然歯に類似したエマージェンス・プロファイルが形づくられる．厚みと幅のある非可動性粘膜なくしてこのような粘膜下の形態はつくり得ない．インプラント周囲組織に十分な生物学的幅径(臨床的なイメージでは，生物学的な粘膜の高さ：Biologic hight；Berglundhら；1991, Abrahamssonら；1996, Cochranら；1997, Hermansら；1997)がなければならないという意味で十分な幅と厚みの非可動性組織(角化粘膜)が求められるのである．

さらに，臨床上インプラント周囲の軟組織の幅が狭かったり，薄くて脆弱な場合には，修復・補綴処置に伴う軟組織への一時的な侵襲(圧排，印象，アバットメントの装着，プロビジョナル・レストレーションによるnon surgical soft tissue sculpting，最終補綴物の装着など)や不適切なブラッシングによって，顕著な軟組織の退縮を引き起こす危険性がある．

Wenström(1996)は，天然歯の唇-舌側部の遊離歯肉の厚さと高さの比率は1：1.5の関係になっていると述べている．そして，結合組織移植により歯肉退縮部の歯肉の厚さを増大させることにより，遊離歯肉の高さが増大し，歯肉退縮部の露出歯根が歯肉で被覆された症例を示した．この所見から，Bengaziら(1996)は，インプラント周囲の唇-舌側部の骨縁上の軟組織の高さの決定は，この部の軟組織の厚さによって影響を受けるだろうと述べている．そこで，十分な軟組織の高さの獲得と維持のためにもインプラント周囲に十分な厚さの軟組織を形成しておく必要性が推察される．また，薄い軟組織は透過性があるので，このような部位にsoft tissue sculptingの効果を期待して，歯肉縁下にオーバーカントゥアのクラウ

ンを装着すると微小循環に影響を与え，このため修復物装着後，修復物周囲の軟組織が青味がかって見えたりする．また，軟組織を透過してアバットメントや上部構造が見えるsoft tissue discolorationといった審美的な問題も起こる．このようにインプラント周囲の軟組織の厚さは，審美性が要求される部位（esthetic zone）での修復処置の成否に大きく影響を与えるのである．十分に厚い軟組織の存在は，プロビジョナル・レストレーションや補綴物を利用した非外科的な軟組織の形態改善のための前提条件である．また，フィクスチャー埋入手術や2次外科手術後の創面の完全な閉鎖を得るためにも，インプラント埋入部位には，十分な幅と厚さの角化粘膜の存在が必要である．

以上のように，インプラント治療のあらゆる段階で，生物学的幅径の確保とともに審美的なインプラント修復を可能にするために，インプラント周囲の十分な幅と厚さの角化粘膜が求められる．軟組織の幅が狭い場合や厚さが薄い場合には，軟組織移植により適正な角化粘膜の幅と厚さを確保しておくことが大切である．

4-4-2　インプラント2次外科手術時の角化粘膜の獲得

インプラント2次外科手術の目的は言うまでもなく，埋入したフィクスチャー頂部を露出させ，アバットメントを連結することにある．しかし，同時にインプラント周囲のティッシュマネージメントにおいては，軟組織のボリュームを減少または増大させてインプラント周囲の軟組織の厚さを調整する目的や，角化粘膜の保存と獲得という目的をもっている．その結果，インプラント周囲軟組織を審美的に，かつ清掃しやすい形態に改善することができるのである．

インプラント2次外科手術の各種手術法の適応

インプラント周囲の角化粘膜の状態	適応となる手術法
8mm≦角化粘膜の幅	excisional technique
1mm＜角化粘膜の幅＜8mm	incisional technique（Hertelら；1994）
角化粘膜の幅≦1mm	PT-APF
角化粘膜の幅完全に欠如	FGGまたはCTG
周囲軟組織の審美的改善	・CTG ・GSTA（Salamaら；1995） ・APF with inlay grafts（Grunder；1997） ・papilla regeneration technique（Palacc；1992）

excisional technique：メス，tissue punchなどによりフィクスチャー直上の軟組織を切除してインプラントを露出する処置
PT-APF：partial-thickness apically positioned flap
FGG：free autogenous gingival graft
CTG：connective tissue grafts
GSTA：guided soft tissue augmentation

図4-5　2次外科手術の前処置としての角化組織の獲得

2本のフィクスチャーが埋入されているが，GBR後4|5部の頬側の角化粘膜の幅が不足し，筋付着部も辺縁部に及んでいる(A)．

頬部を後上方に引っ張りながら口腔前庭を緊張させ，No.15の替刃メスで歯肉―歯槽粘膜境に沿って深さ約1mmのpartial-thicknessの水平切開を入れる(B)．

刃先2～3mmを使用し，刃の側面を骨膜に密着させ，水平切開を根尖および近遠心的に拡大して骨膜―結合組織からなる受容床を形成する．

Orban歯間部ナイフで弾性線維や筋線維を除去し，非可動性の均一な骨膜―結合組織床を形成する(C)．

partial-thickness flapを受容床の根尖側に骨膜縫合し，受容床の歯冠側にベベルを形成した(D)．

吸収性membraneを固定したfixation screwの一部が露出したので除去した．

移植片の収縮を考慮して受容床を写した錫箔の外形線より約1mmぐらい大きく，浅い切開線で描記し，移植片を採取する(E)．

移植片を縫合，固定する(F)．

術後約3ヵ月半(G)．2次手術直前の状態．十分な幅の角化組織が形成された．

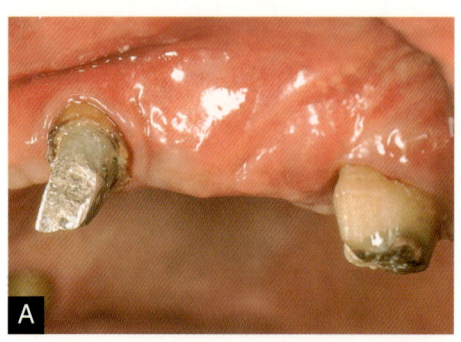

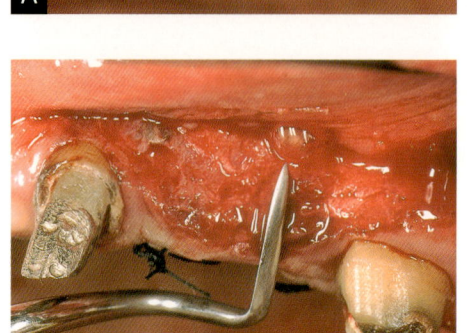

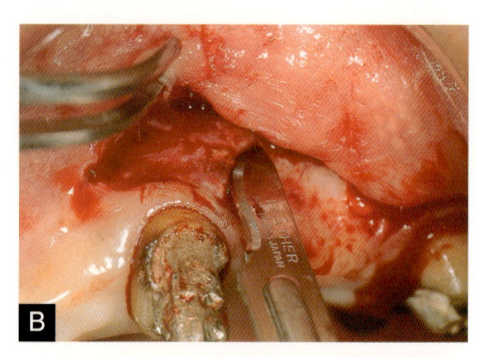

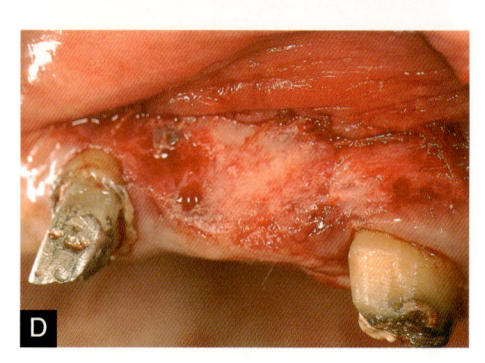

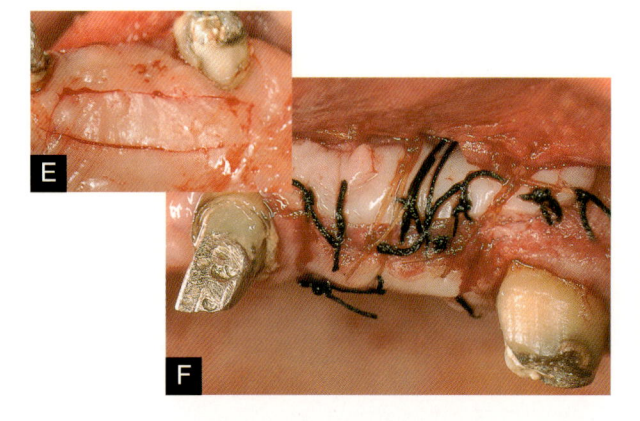

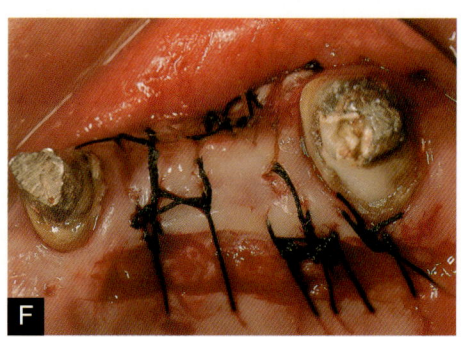

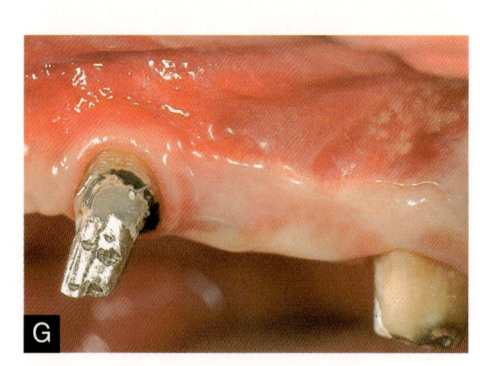

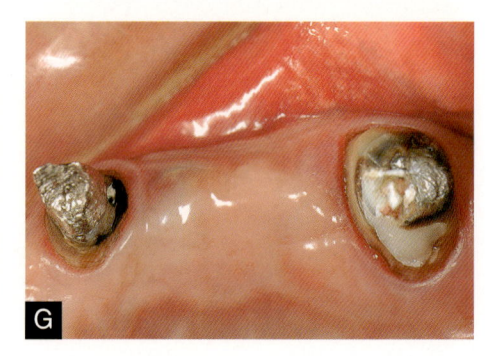

Implant site development

　インプラント2次手術において頬側フラップに形成したsemilunar pedide flapを回転してインプラント間に移動する(H).
　2次手術後7ヵ月半(I). フィクスチャー周囲に十分な幅の角化粘膜が獲得されている.
　2次手術後1年6ヵ月(J).
　最終補綴物装着(K).

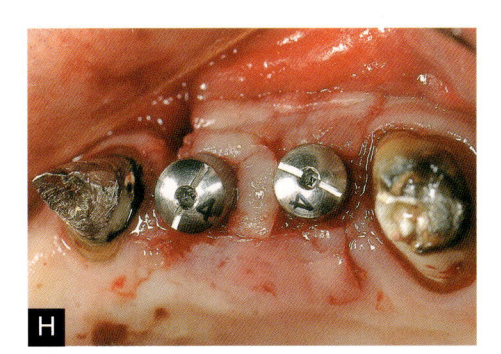

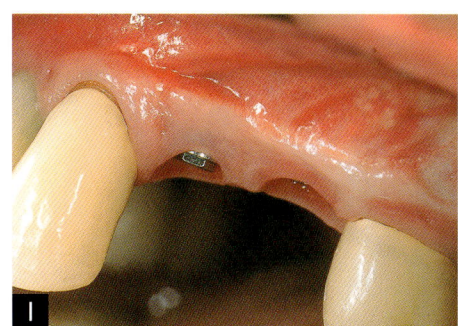

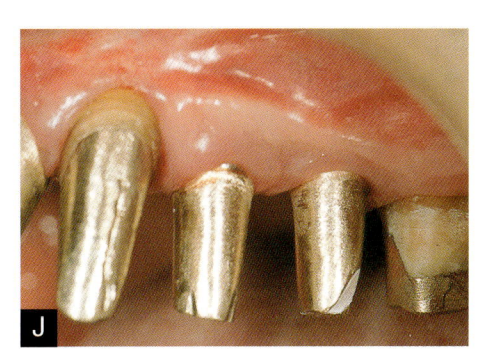

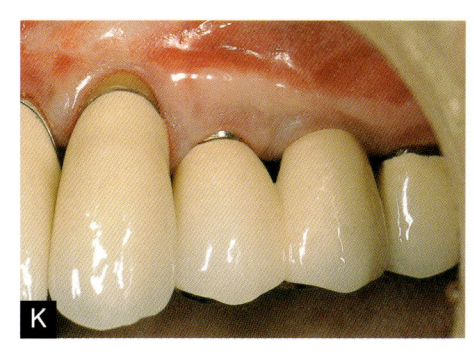

Case 5 　吸収性membraneによるGBRを用いた前歯部の単独植立インプラント
Anterior single tooth implant restoration with GBR using bioabsorbable membranes

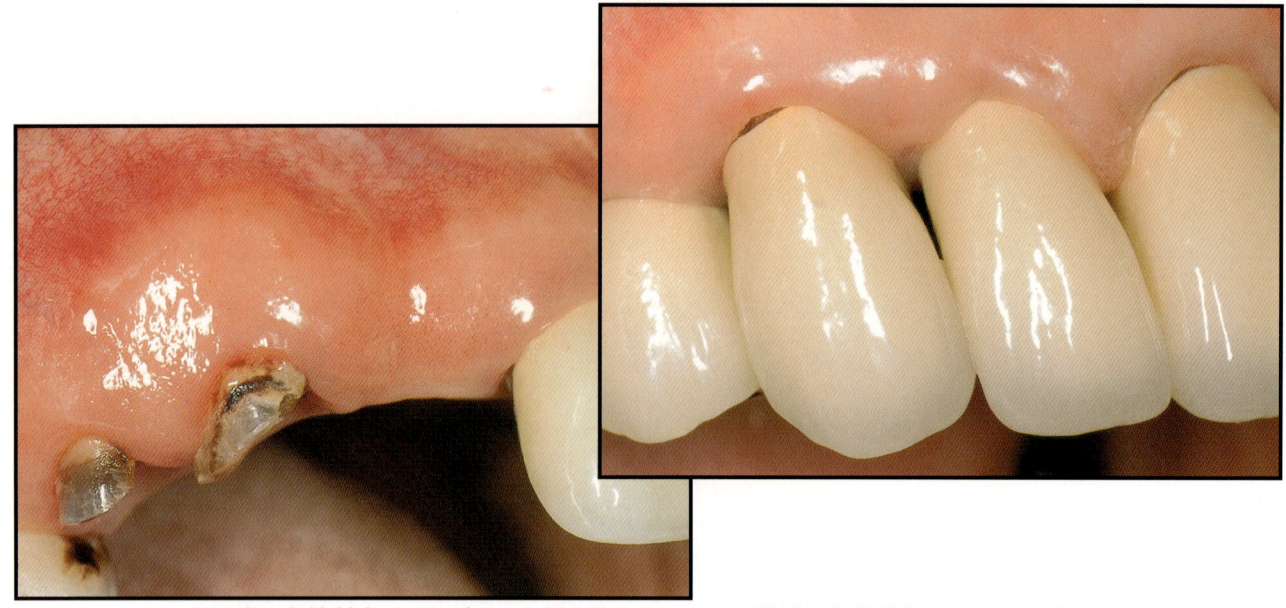

53歳の女性(左)／インプラント埋入後16ヵ月．最終補綴物装着後約6ヵ月(右)
左図の 2| は数年前に抜歯されたもので抜歯窩は完全に治癒している．

1　吸収性membraneを用いたGBRによる歯槽堤の増大

　角化粘膜の幅は十分に存在するが，2|部の歯槽堤の唇側部に陥凹を認める(A)．

　1|と3|の歯根間の近遠心幅は7mm以上で，鼻腔底部までに約20mmの骨が存在する．

　歯槽堤の中央部に，水平切開を行う．創面の閉鎖を良好にするため辺縁にベベルを持った切開とした．この水平切開を1|の歯肉溝内切開に延長し，1|の唇側近心隅角部に歯肉—歯槽粘膜境を超えて歯槽粘膜に達する縦切開を加えた．この症例では，4|のインプラントの埋入を同時に行っているため，遠心側では，切開線を5|まで延長している．唇側フラップを十分に剥離すると，唇側部に著しい陥凹を認める．歯槽堤の幅は2.5〜3mm以内で狭い(B)．

　直径1.6mmのドリルコントラ(京セラ社)でガイド・ホールを形成(C)すると，この時点で唇側骨壁に骨の開窓を認める．骨の裂開は，歯槽骨頂から約5mm根尖側にみられる(D)．

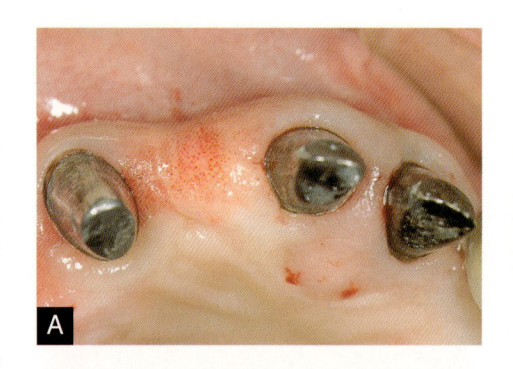

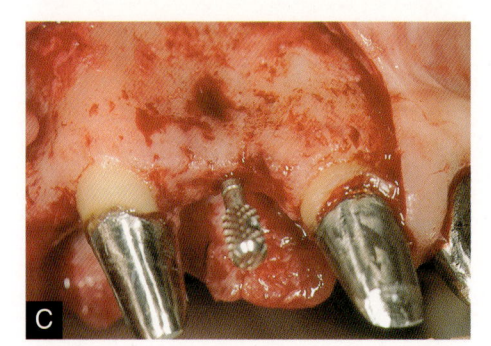

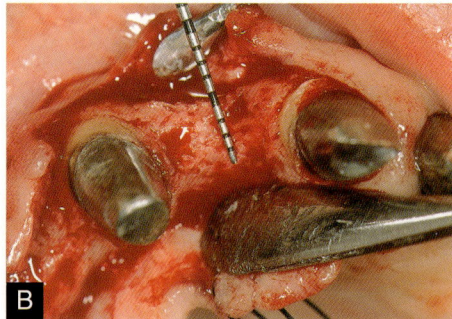

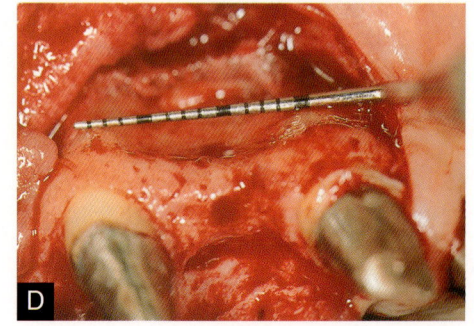

104

Case 5

小さなラウンドバーで皮質骨を穿孔する(E).

membrane下部に十分なスペースを形成し維持するために,欠損部に骨移植材を置く(F).

吸収性membraneは,スペースを維持するのに十分な強度をもたない.そのためmembraneの落ち込みを防ぎ,スペースを維持するために,必ず骨移植材と併用する.

縫合糸のパッケージの中に入っている滅菌ペーパーを,骨移植部に試適し,型紙をつくる(G).

この型紙に沿って,吸収性membraneをハサミでトリミングする.

membraneの微細な震動があると,間葉系細胞の骨芽細胞への分化が阻害され,線維芽細胞になると考えられている.そのため,membraneをしっかり固定し,周囲骨へ緊密に適合させることが大切である.Frios® augmentation system(FRIADENT社)のmembrane nailを専用のインスツルメント(H)でピックアップし,インスツルメントのヘッドを軽くマレットで槌打して(I),membraneを健康な骨に固定する.

唇側で2個のmembrane nailを用いた(J).こうして骨移植材上に吸収性membraneを固定した.

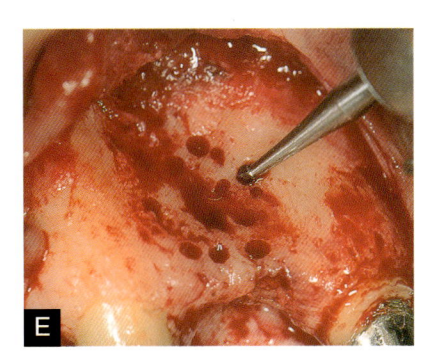

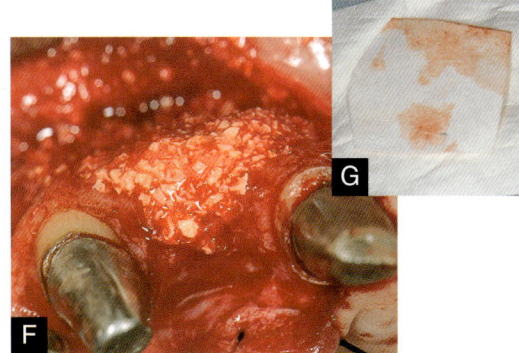

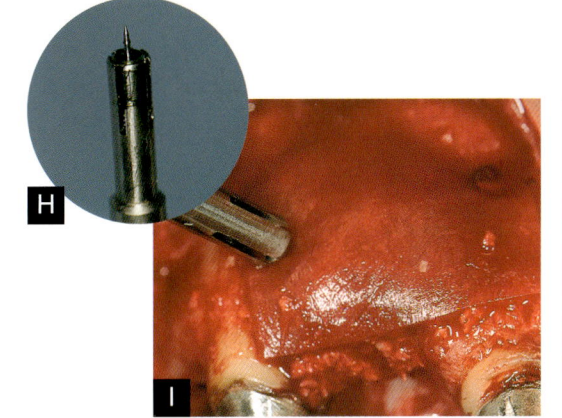

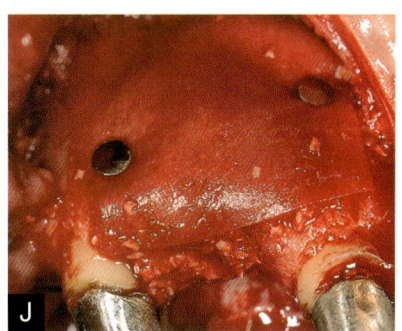

2 フラップの縫合

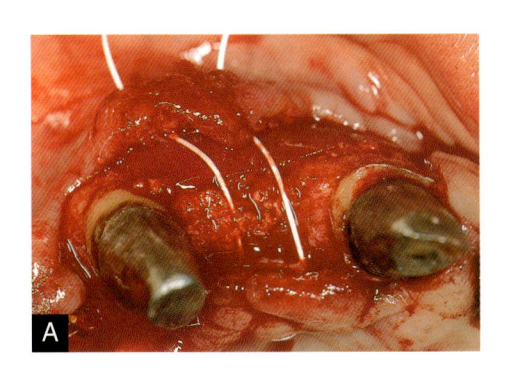

テフロン縫合糸(W. L. GORE社)で歯槽頂切開線の中央部のフラップの辺縁から約6mm根尖側の角化組織に水平マットレス縫合する(A,B).

次にフラップの辺縁部を断続縫合により(C,D)閉鎖する.フラップの辺縁に緊張がかからないように注意する(E).

2」部唇側の角化粘膜の幅が十分に存在していたので,唇側フラップの基底部での骨膜減張切開をすることなく,フラップの閉鎖を行うことができた.

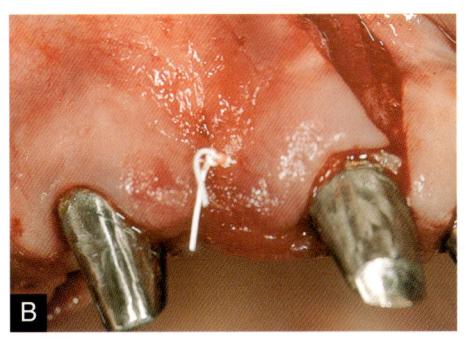

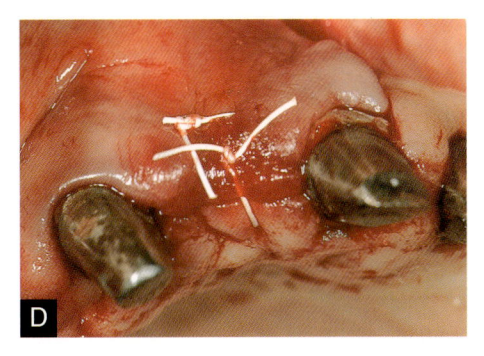

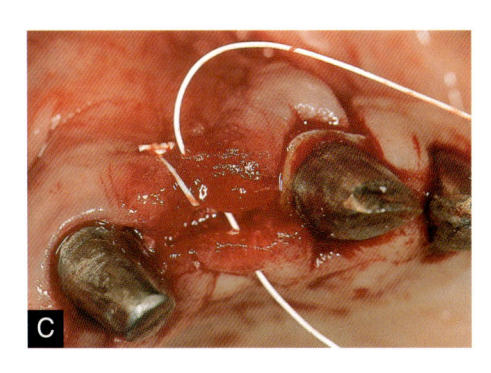

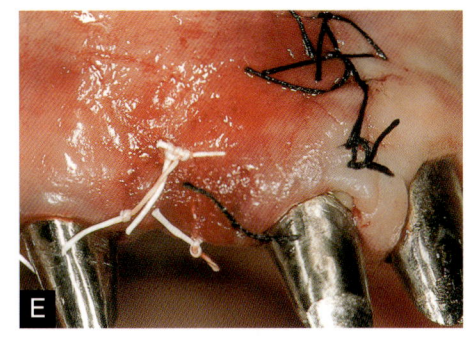

4 インプラント周囲組織の正常像と生物学的幅径

3 インプラントの埋入

サージカル・ステントを口腔内に装着し(A)，X線写真を撮り，インプラントの埋入位置方向を確認する．

歯槽頂切開をやや口蓋寄りに加え，これを 1| の歯肉溝切開と連結させ，1| の唇側近心隅角に縦切開を加えた．2| の遠心側は，4| 部の2次外科手術を同時に行うため切開を 5| まで延長している．

フラップを剥離すると，唇側の著しい骨の陥凹も改善されている．歯槽堤の幅も約6mmでインプラントの植立に十分な形態が得られている(B)．

近遠心の歯間部歯槽骨の高さも維持され，スキャロップ状の骨形態になっている．

サージカル・ステントをガイドにドリルコントラ＃16(京セラ社)を用いて(C)，ガイド・ホールを形成する．

GBRにより歯槽堤を増大しているので，インプラント埋入窩は補綴的に適切な位置に植立することが可能となる．トライアルピン(京セラ社)を用い，ガイド・ホールの方向・深さを目視で確認する(D)と同時にX線写真でも確認する(E)．

サージカル・ステントに一致したガイド・ホールが形成されていることがわかる(F)．使用するインプラントの長さを決定したら，ストッパーリングで形成する深さにセットし，ドリリングする．次にグローバードリル＃2，＃3の形成後，埋入するインプラントの所定の深さまでインプラント窩が形成されたかどうか，トライアルガイド(京セラ社)により最終確認する(G，H)．

上部構造のメタルが露出しないように，使用する1回法の長さ14mm×径3.7mmのPOI 2ピースタイプインプラント(FINAFIX；京セラ社)を通常より深く埋入し，インプラントショルダー部を歯肉縁下に位置させる必要がある．そのため，最後にグローバードリル＃1を用いて，インプラント埋入窩の開口部の拡大を図る(I)．

これによって，テーパーのついたショルダー部を骨内に埋入できる．埋入窩の歯槽頂部を拡大したが，全周にわたって1mm以上の厚い骨壁が存在している(J)．

インプラントのショルダー部が唇側で歯槽骨頂より約1mm歯冠側に位置するように埋入した(K)．

また，インプラントのショルダー部は隣接歯のCEJから2.5〜3mm根尖側に埋入されている．

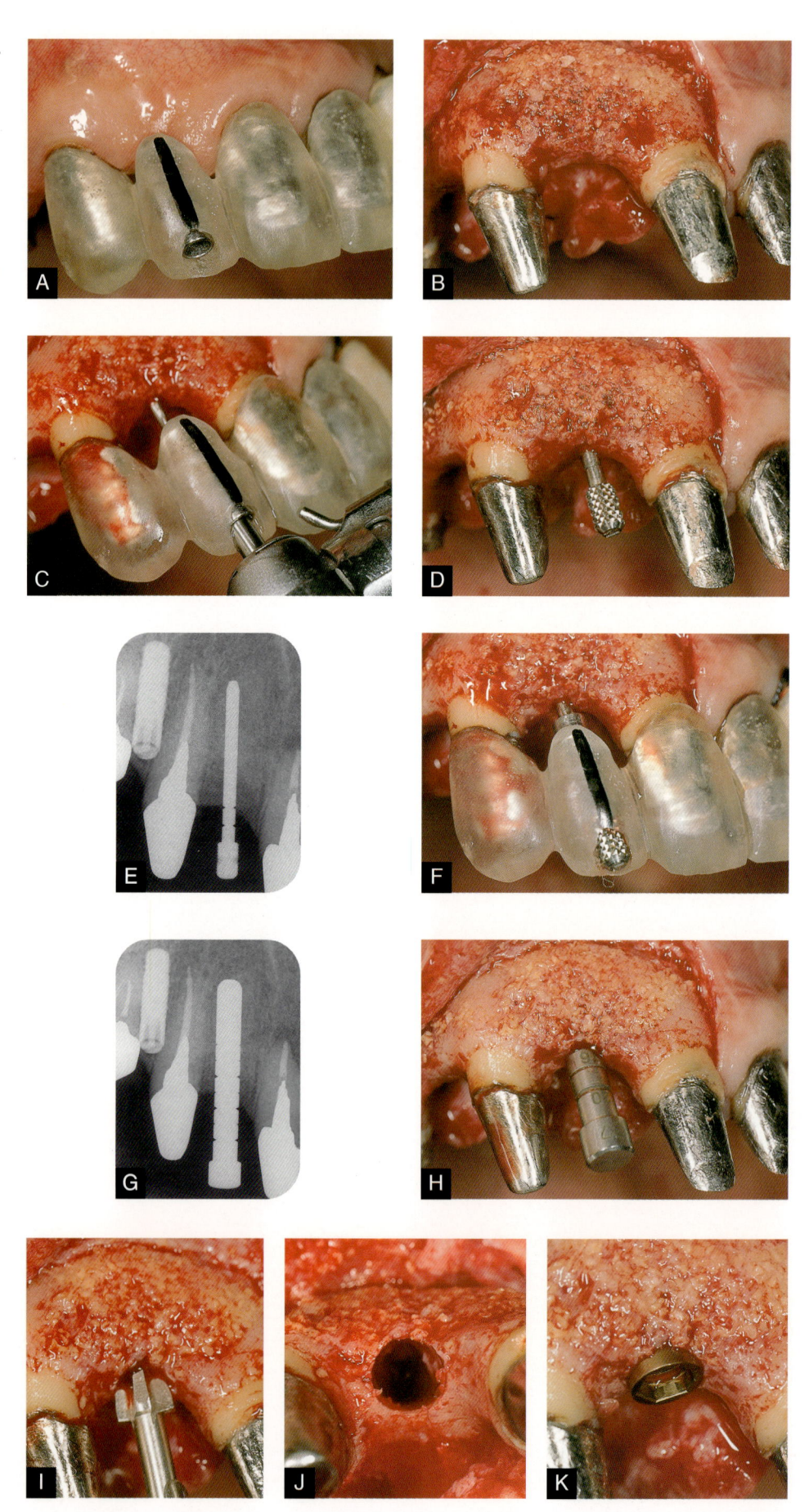

高さ2mmのカバー・キャップをインプラントに装着した．インプラント周囲の歯槽骨頂の形態は，隣接歯と類似したスキャロップ形態となっており，歯間乳頭を支持する歯間部歯槽骨の高さは，近心部でより高い位置に保存されている．また，隣接歯から2mm以上離れてインプラントを埋入することが，歯間乳頭をもった適切なインプラント周囲の軟組織の形態を得るためには大切である．この症例では，隣接歯の歯根からインプラントの近心で約2.5mm，遠心で約1.5mm離して埋入した(L，M)．

フラップの縫合は，唇側フラップをカバー・キャップの上に戻し，semi-margedの状態にし，テフロン縫合糸(W. L. GORE社)で，唇側と口蓋フラップの近遠心の歯間乳頭部を互いに密着させて強く引っ張ってフラップの辺縁に張力がかからないように，注意しながら，断続縫合する(N，O)．

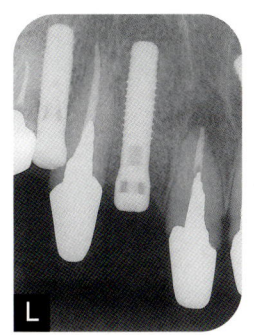

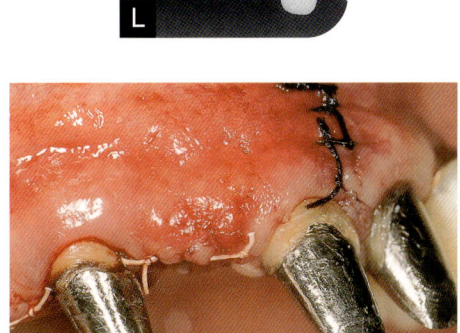

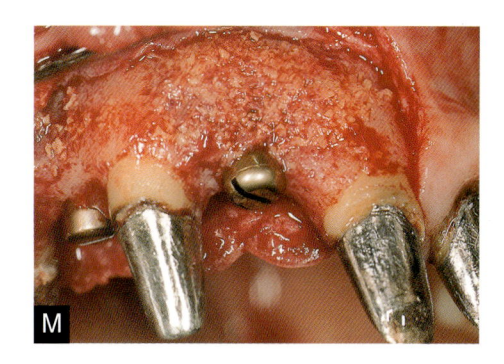

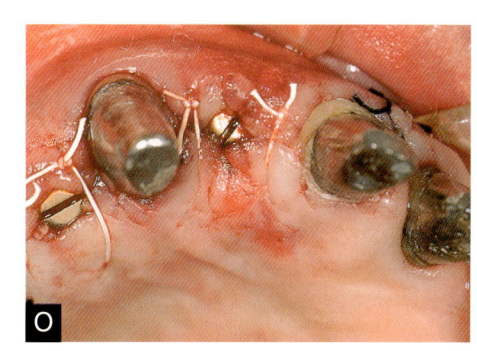

4　術後経過

術後9日(A)．
術後4.6ヵ月(B)．軟組織の収縮により，カバー・キャップの露出量は増加したが，治癒は良好である．

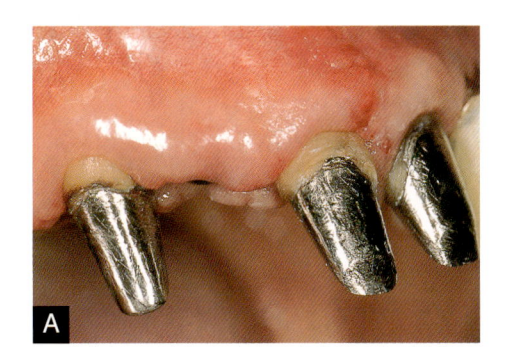

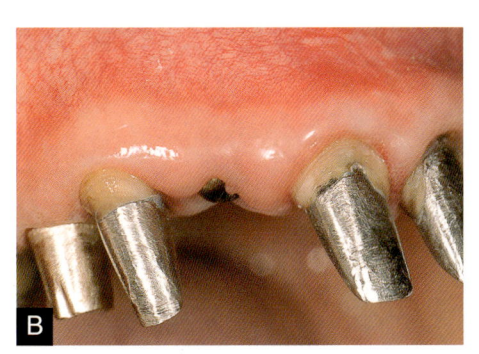

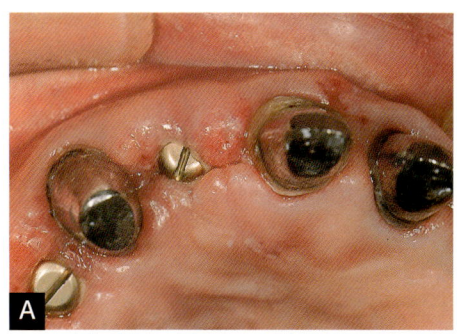

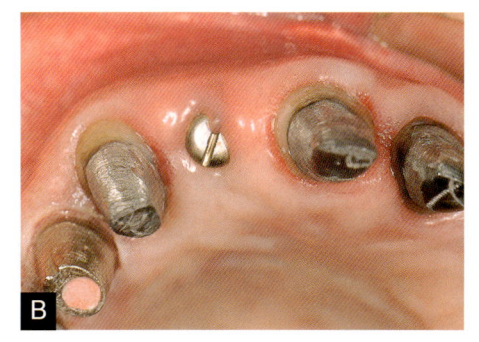

4　インプラント周囲組織の正常像と生物学的幅径

5　上部構造の装着

　術後6ヵ月．インプラントの頂部のショルダー部が歯肉縁下に位置している（A）．カバー・キャップ除去後，軟組織はスキャロップ状の形態を維持している．

　術後約6.8ヵ月にアングル・ポストを製作し，インプラントにスクリューにより連結した．アングル・ポストの装着により，インプラント周囲の軟組織が圧排されて明るい貧血色を呈している（B）．

　X線写真でアングル・ポストの適合を確認（C）．なお1⏌では，根尖病変を除去するために，根尖掻爬を行い，その部に骨移植材を充填しているのでその移植材がX線写真に認められる．

　プロビジョナル・レストレーション装着（D）．

　インプラント埋入後10ヵ月．最終補綴物装着（E）．

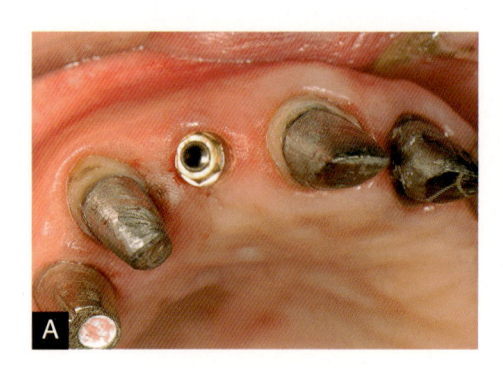

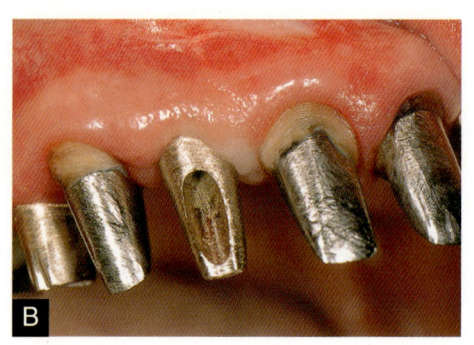

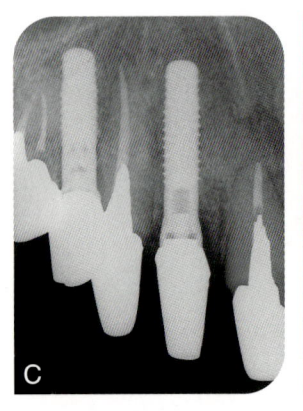

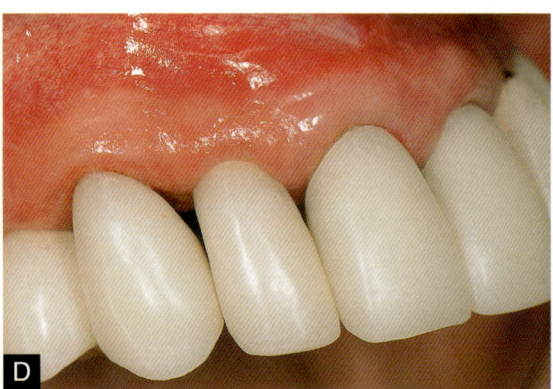

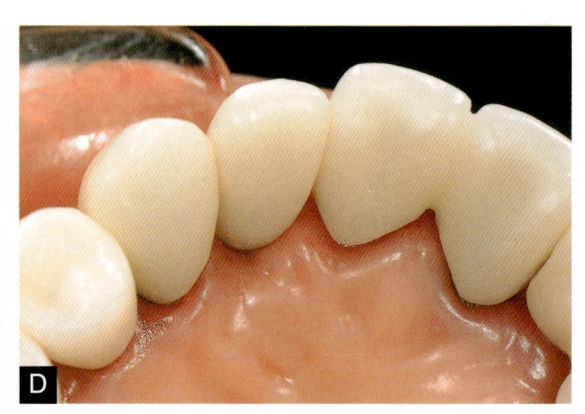

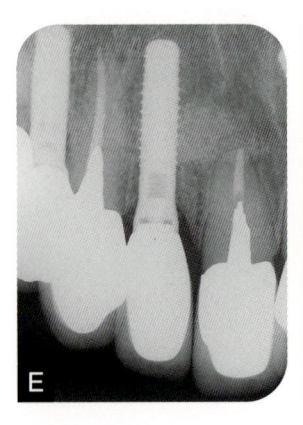

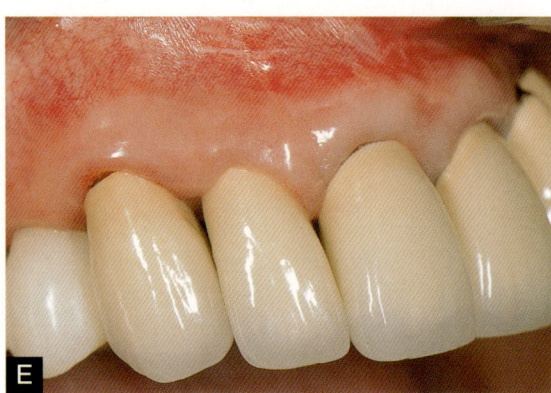

Implant site development

4-5. 結合組織移植の問題点とその対応

結合組織移植は，露出歯根面の被覆や歯槽堤増大手術などの歯周形成外科に頻繁に用いられる．軟組織の欠損が大きい場合や処置が多数歯に及ぶ場合には，大量の移植片を必要とする．このため供給側として解剖学的に口蓋軟組織の厚い小臼歯から第1大臼歯に近い口蓋または上顎歯槽結節部（Case 4-9）が供給側として最適である．

一般的に大量の結合組織を採取できる部位は上顎第1小臼歯から第1大臼歯の口蓋歯肉辺縁から正中口蓋縫合線の中間部である．大口蓋動脈の開口部である大口蓋孔が，上顎第2大臼歯の遠心歯肉辺縁と正中口蓋縫合線の中間に位置しているため，第2大臼歯および智歯付近を供給側とすることは避けるべきである（図4-6）．

しかし，欧米人と異なり，日本人の場合は元来解剖学的に口蓋の軟組織が薄く，十分な量の移植片を得ることができないことが多い．十分な移植片を得るために，両側の口蓋を供給側とすることも稀ではないが，患者に与える苦痛は大きくなる．同一の供給組織から数回にわたって，移植片を採取しなければならない症例もあるが，採取の度に口蓋軟組織の厚さは薄くなる．

このため口蓋の軟組織の厚さが十分でない症例では，筆者は，full-thicknessの遊離歯肉移植片を採取して，それをトリミングして結合組織片とし，それを移植に使用している（図4-8）．この方法によれば口蓋から比較的厚い結合組織を得ることができる．

full-thicknessで採取して上皮をトリミングする方法の利点

- 比較的厚い結合組織移植片を得ることができる
- 移植片の採取が容易
- 採取可能な部位が広い
- 移植片の2次収縮が少ない

図4-6　口蓋部の解剖学

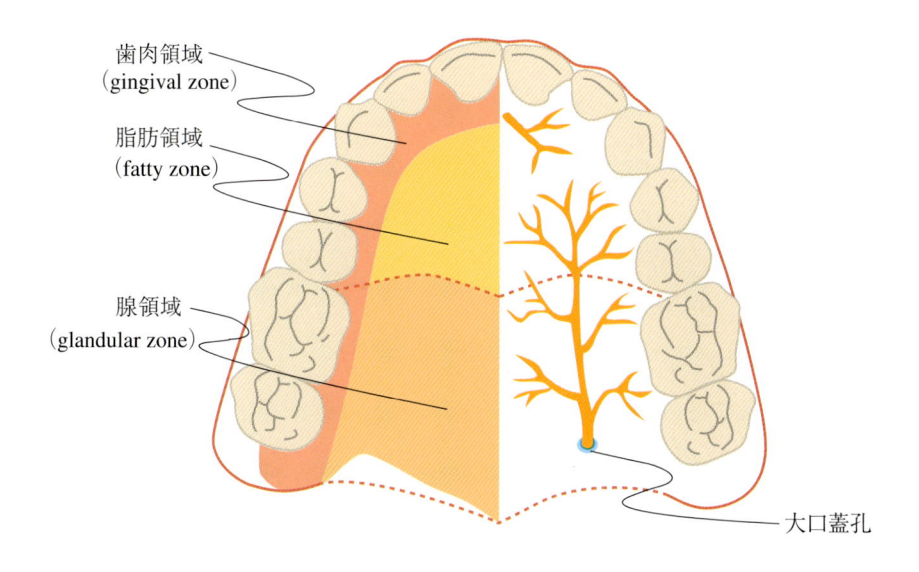

歯肉領域（gingival zone）
脂肪領域（fatty zone）
腺領域（glandular zone）
大口蓋孔

大口蓋動脈は上顎第2大臼歯の遠心面の歯肉辺縁と正中口蓋縫合線の中間に位置する．
Seibert & Lindhe（1989）から引用

4 インプラント周囲組織の正常像と生物学的幅径

図4-7 結合組織移植片の採取

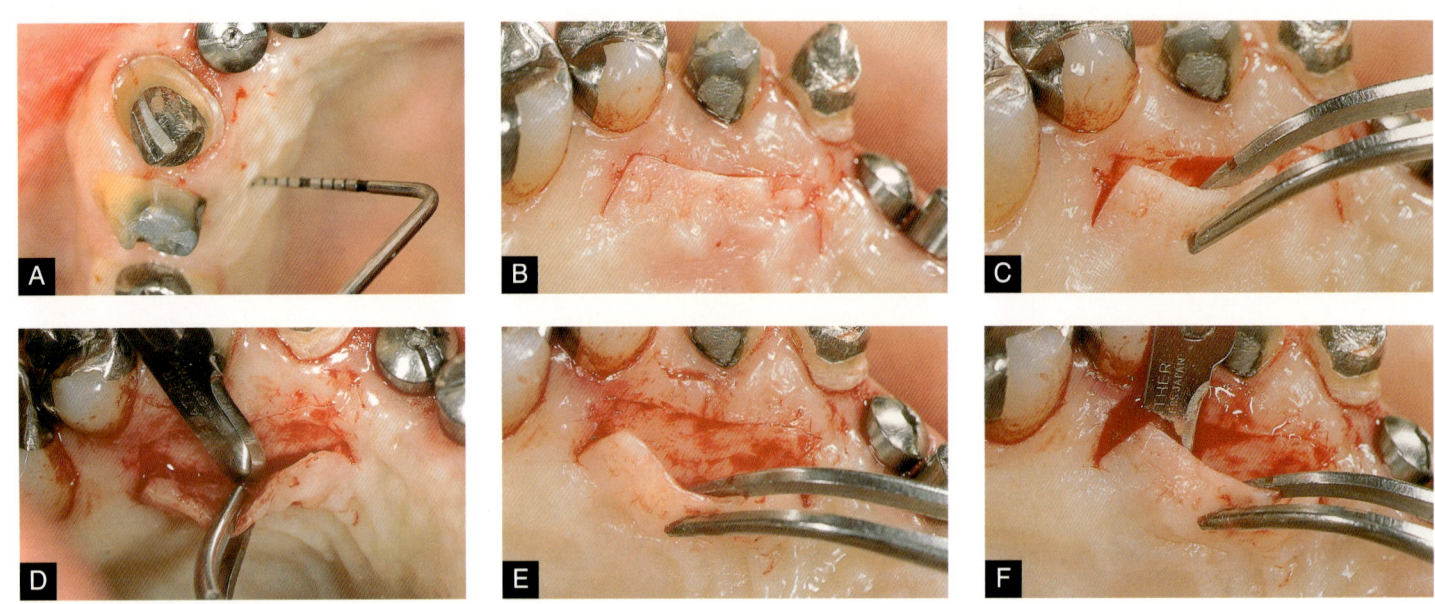

　Case 8では5̲4̲3̲部の口蓋を供給側とし，結合組織を採取した．典型的な術式のステップとなっているので供覧する．
　5̲4̲3̲部の口蓋軟組織の厚さは約5mmあり，結合組織の供給部位として選択した（A）．
　歯肉辺縁より約3mm離れた部位にpartial-thicknessの水平切開を行う（B）．この水平切開はNo.15替刃メスの刃先を使用して，フラップの辺縁をティッシュ・プライヤーで把持できる深さ2mm程度の口蓋表面に沿った切開とする．
　水平切開の近遠心にpartial-thickness flapの形成を容易にする約2〜3mmの末広がりの短い縦切開を加える．この短い縦切開は，供給側の止血を考慮して3mm以上の長さにしないように注意する．
　フラップの辺縁をティッシュ・プライヤーで把持し，持ち上げる（C）．
　口蓋中央に向かって厚さ1.5〜2mmのpartial-thickness flapを形成して，結合組織を露出させる（D）．
　露出した結合組織（E）．
　必要な移植片の大きさが得られるまで口蓋の中央に向かって切開を進める（F）．

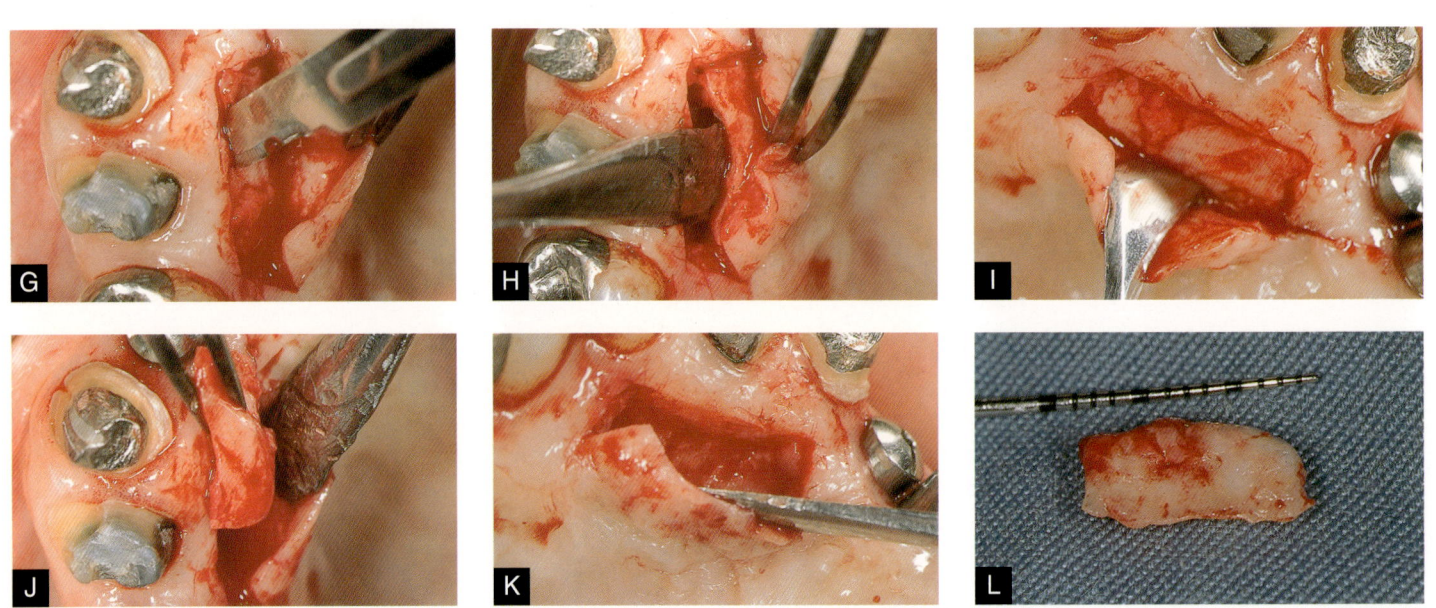

　　　結合組織の歯冠側，近心および遠心に骨に向かう切開を加え，移植片の骨面からの剥離を容易にする（G）．
　　　小さな骨膜剥離子を用いて歯冠側から少しずつ結合組織を骨面からfull-thicknessで剥離していく（H）．
　　　剥離した移植片の基底部分をKirkland 15/16ナイフで骨面から切離するために，骨面に直角の水平切開を入れる（I）．
　　　骨面から切り離された移植片を採取する（J）．
　　　残されたpartial-thicknessのパラタル・フラップ（K）．
　　　厚さ約3mm，幅約5mm，長さ12〜13mmの結合組織移植片が得られた（L）．

Implant site development

　この方法ではpartial-thicknessのパラタル・フラップ（壊死を起こさないために約1.5〜2mmのフラップの厚さが必要）を形成する必要がないため，口蓋から厚く，より多くの量の結合組織を含んだ組織を得ることができる．

　しかも結合組織移植片の採取範囲は小臼歯部の口蓋組織に限られるのに対し（図4-7），この方法では，さらに遠心まで採取範囲を広げることができる．このためより大きな移植片の採取が可能となる（図4-8）．

　また上皮と粘膜固有層からなるfull-thicknessの組織であるため，トリミングの後もより厚い質のよい結合組織が含まれ，移植後の2次収縮（secondary contraction）が少なく，軟組織を増大することができる．

　口蓋軟組織の厚さがあまり十分でない場合に結合組織移植片を採取すると，供給側の創面の閉鎖後，パラタル・フラップが壊死を起こし，治癒が遅くなり，不快症状や疼痛が長く続くことになる（図4-9-①）．逆にパラタル・フラップを十分な厚さにした場合，採取できる結合組織移植片の厚さと量は減少する．このため口蓋軟組織の厚さが不十分な場合には，full-thicknessの遊離歯肉移植片の採取を考慮する必要がある．

図4-8　薄い口蓋組織から結合組織片を得る方法

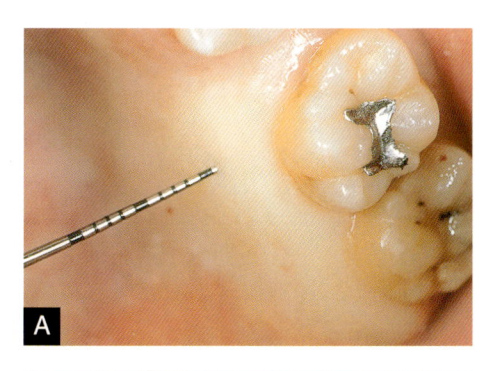

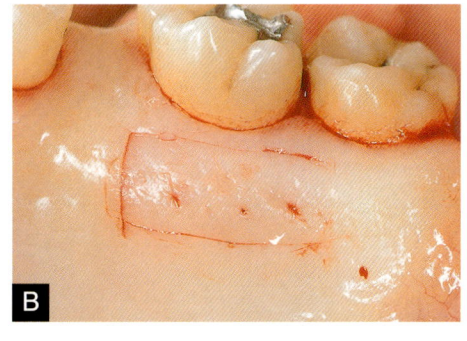

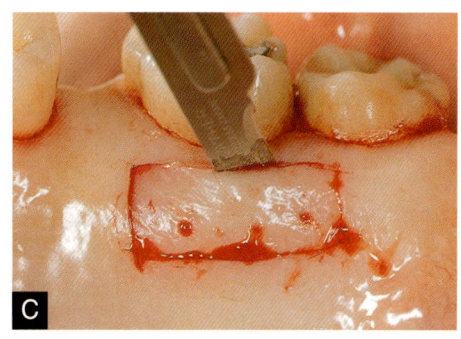

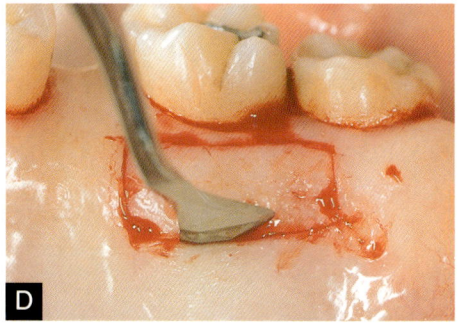

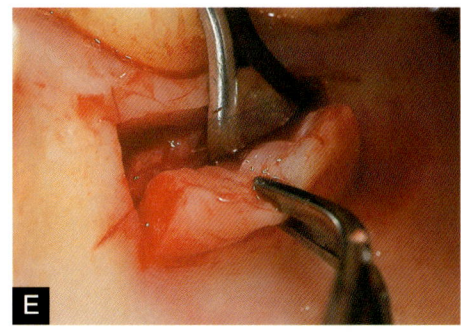

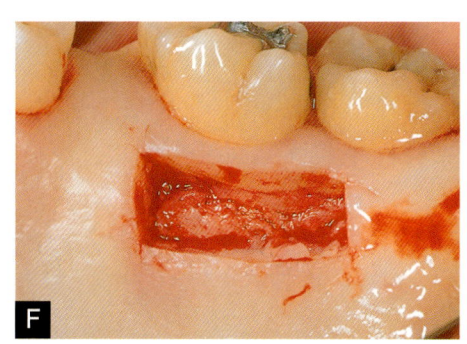

① full-thicknessパラタル・フラップ

　この患者では元来，口蓋軟組織が厚くない上に，三回にわたって同一部位から移植片を採取しているため口蓋組織の厚みは3mmに満たない（A）．

　必要な大きさに浅い切開線で移植片の外形を描記（B）．

　外形切開線の歯冠側辺縁をNo.15の替刃メスを骨面に対して直角に，かつ確実に骨面に接触させて水平切開を加える（C）．水平切開の近遠心にNo.12dの替刃メスで，同じく骨面に対して直角に2本の縦切開を入れる．

　Kirkland 15/16ナイフを外形切開線の根尖側辺縁に挿入し，移植片の全周にわたって骨に向かって直角の切開を加える（D）．

　Kirkland 15/16ナイフを骨面に到達させ，移植片の歯冠側辺縁をティッシュプライヤーで把持し，Kirkland 15/16ナイフを口蓋中央に向かって動かし，骨面からfull-thicknessの遊離歯肉移植片を剥離する（E）．

　移植片を採取した部位は，骨面が露出した大きな開放創になっている（F）．

4 インプラント周囲組織の正常像と生物学的幅径

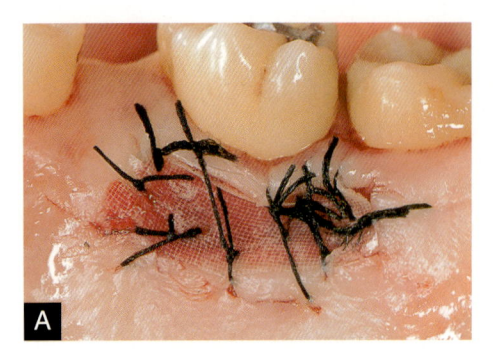

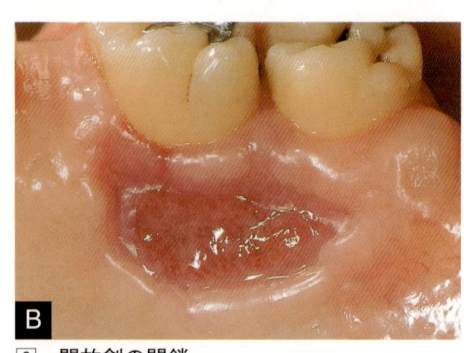

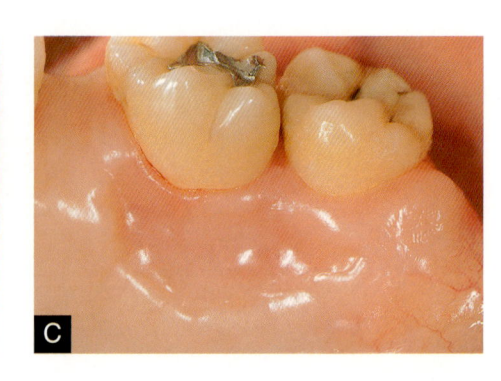

② 開放創の閉鎖

真皮欠損用グラフト（テルダーミス・メッシュ補強タイプ®；テルモ社）を置いて縫合する（A）．

テルダーミス・メッシュ補強タイプは，コラーゲン層とシリコン層からなり，開放創周囲の軟組織と直接縫合して固定することができる．そのため，歯周パックを行わなくても治癒期間中の供給側の創部を保護し，止血効果もあり，患者に与える疼痛や不快感も少ない．

またアテロコラーゲンを原材料としているので開放創部の肉芽組織の構築も早く，治癒を促進する．術後7～10日で抜糸をしてシリコン層を除去する．

術後1週目．シリコン層除去後．肉芽組織の形成が早いので，患者の不快症状の訴えは少ない（B）．

術後40日（C）．

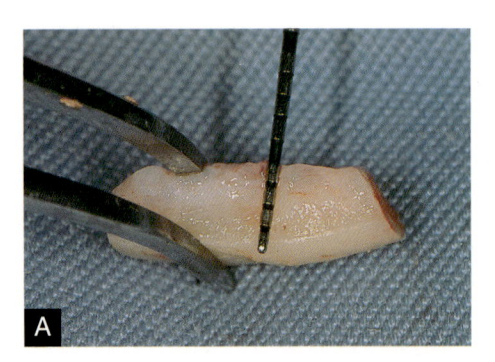

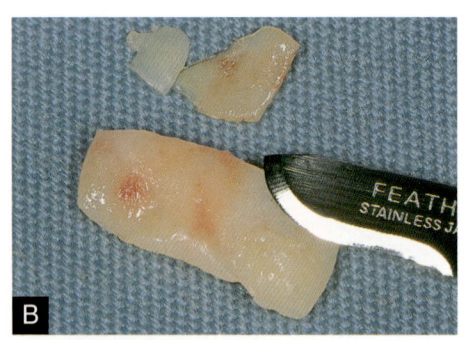

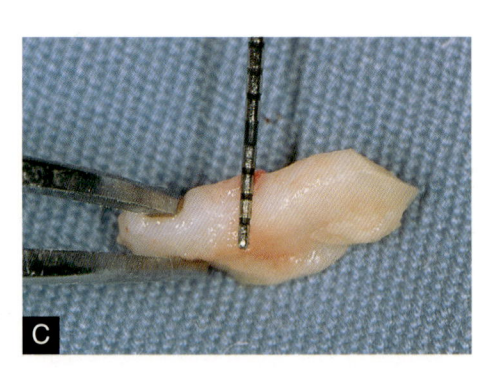

③ 遊離歯肉移植片の調整

上皮と結合組織からなる厚さ約3～3.5mmの厚いfull-thicknessの移植片が得られた（A）．
No.15替刃メスや歯肉鋏で上皮を除去し，結合組織移植片とする（B）．
厚さ約2.5mmの調整された移植片（C）．

一般に約2.5mmの厚さの結合組織移植片を採取するためには，移植片採取後に残ったパラタル・フラップの厚さは壊死を起こさないためには，1.5～2mm必要である．このため，少なくとも供給側の口蓋軟組織に4～4.5mmの厚さが必要となる．

口蓋からfull-thicknessで厚い遊離歯肉移植片を採取した場合の最大の問題は，口蓋粘膜（供給組織）に深く大きな開放創が露出することである．このため移植片採取後の止血の問題が生じたり，治癒が遅く，より多くの苦痛や不快感を患者に与える問題があった．しかし，テルダーミス®真皮欠損用グラフトの使用により，口蓋の供給側に迅速な治癒が起きるので，患者の不快感も少ない．

Implant site development

図4-9 結合組織の採取方法の比較

口蓋軟組織の厚さがあまり十分でない同一患者の口蓋から，二つの異なる方法で軟組織移植片を採取し，採取移植片の大きさや供給側の治癒について，比較した．

1 結合組織移植片

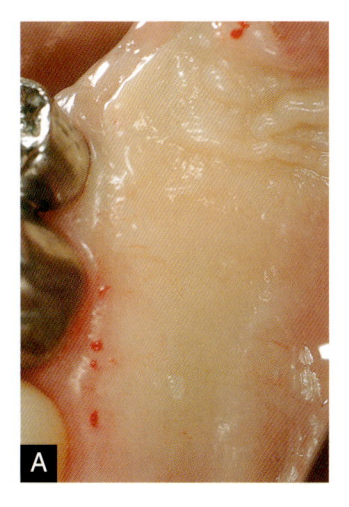

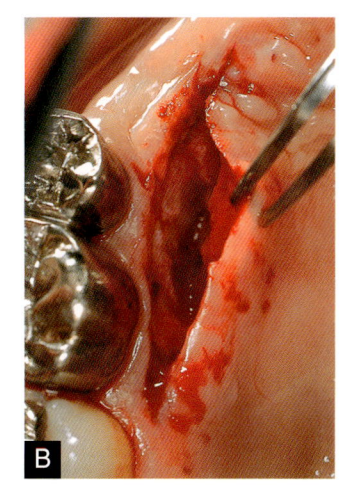

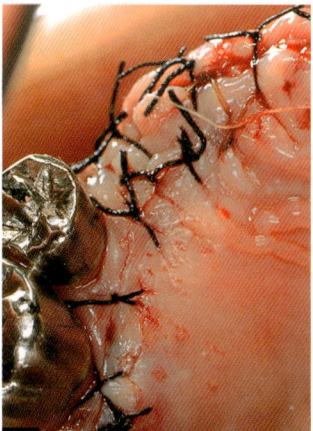

(A) 上顎右側口蓋
軟組織の厚さ約3〜3.5mm
(B) 移植片採取後
(C) 縫合（閉鎖創）
(D) 採取した移植片の大きさと厚さ（約2mm）

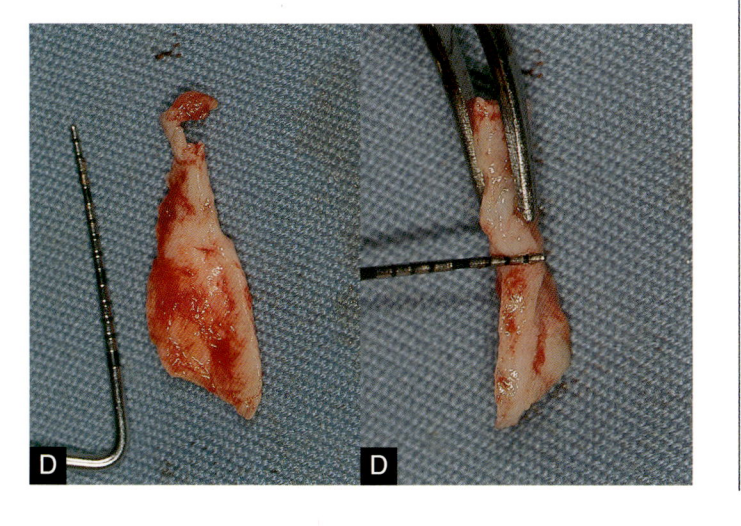

2 full-thicknessの遊離歯肉移植片

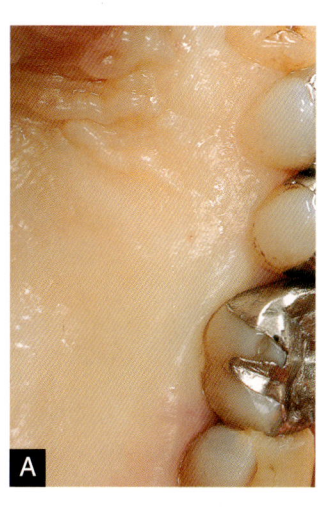

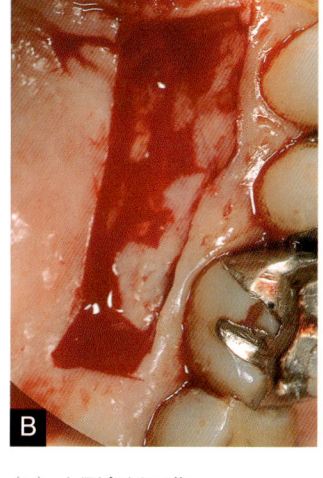

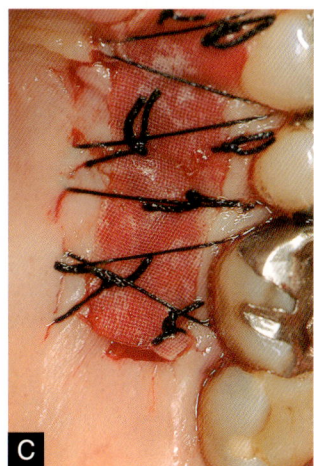

(A) 上顎左側口蓋
軟組織の厚さ約4mm
(B) 移植片採取後（開放創）
(C) テルダーミス・メッシュ補強タイプ®を縫合・固定
(D) 採取した移植片の大きさと厚さ（約4mm）

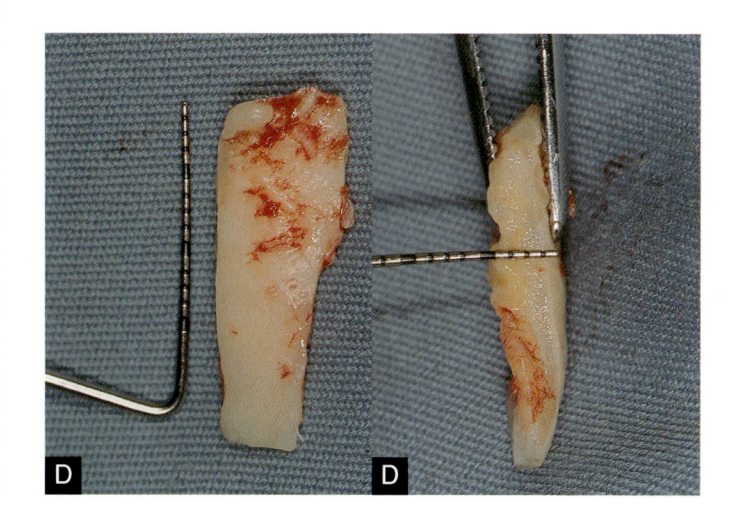

113

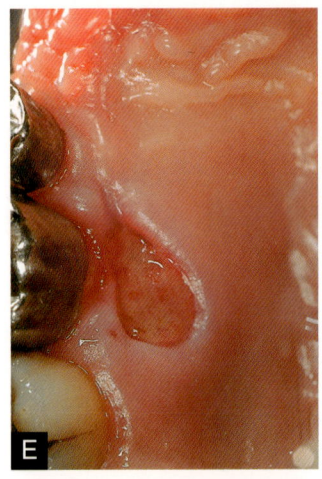

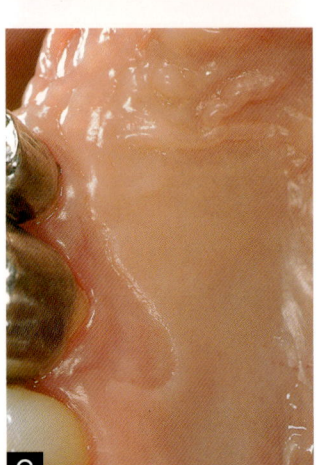

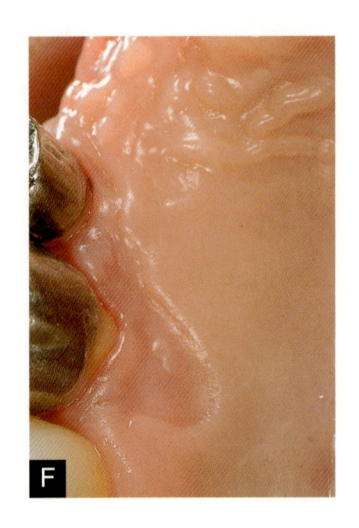

(E) 術後11日．パラタル・フラップの薄い部分が壊死を起こしている．
(F) 術後25日
(G) 術後32日

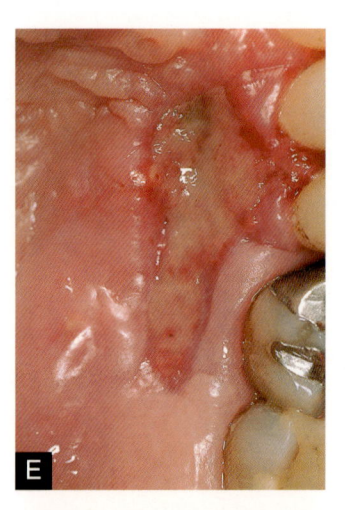

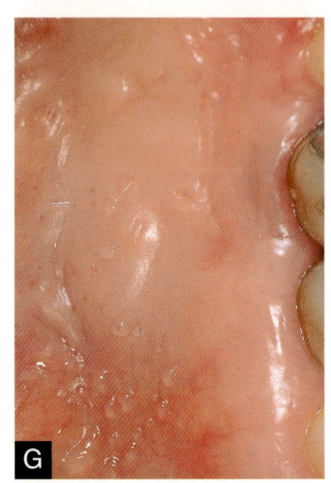

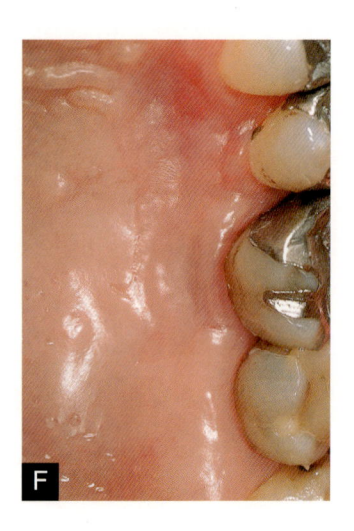

術後11日（E）．抜糸，シリコン層の除去時ほぼ上皮化が完了している．
術後25日（F）．大きく剥離された開放創にもかかわらずテルダーミス®により肉芽組織の形成が早く，治癒が促進されている．
術後32日（G）

4-6. 吸収性membraneを用いるSimultaneous approach（同時法）

フィクスチャーの埋入に際して，裂開状あるいは開窓状の骨欠損が生じる場合や，抜歯窩壁とフィクスチャーの間隙が著しく大きい場合には，フィクスチャーの埋入と同時にGBRにより周囲の骨増生を図るべきである．また，フィクスチャー頂部が骨縁から突出している場合には，垂直的骨再生が必要になる．さらに審美性を要求される部位では，埋入後に唇・頬側の骨壁が吸収することを避けなければならないので，唇・頬側壁が薄い場合にもGBRの適応となる．ただし，埋入と同時のGBRは，骨増生の予測がつきにくく，またフィクスチャーを適切な位置に埋入可能で，初期固定が得られる症例でなければ適応とはならない．

Simultaneous approachの適応（Buserら；1992，1994）
1) フィクスチャー周囲の骨欠損が広範囲でない
2) 補綴的に適切な位置に埋入可能
3) 良好な初期固定が得られる

このような条件が一つでも欠ける場合は，フィクスチャー埋入に先立ってGBRによる局所歯槽堤増大術を行った後，十分に骨の増大を待ってフィクスチャーの埋入をすべきである．

Case 6　Simultaneous approachによる単独植立インプラントのティッシュ・マネージメント
Tissue management for single tooth implant using simultaneous approach

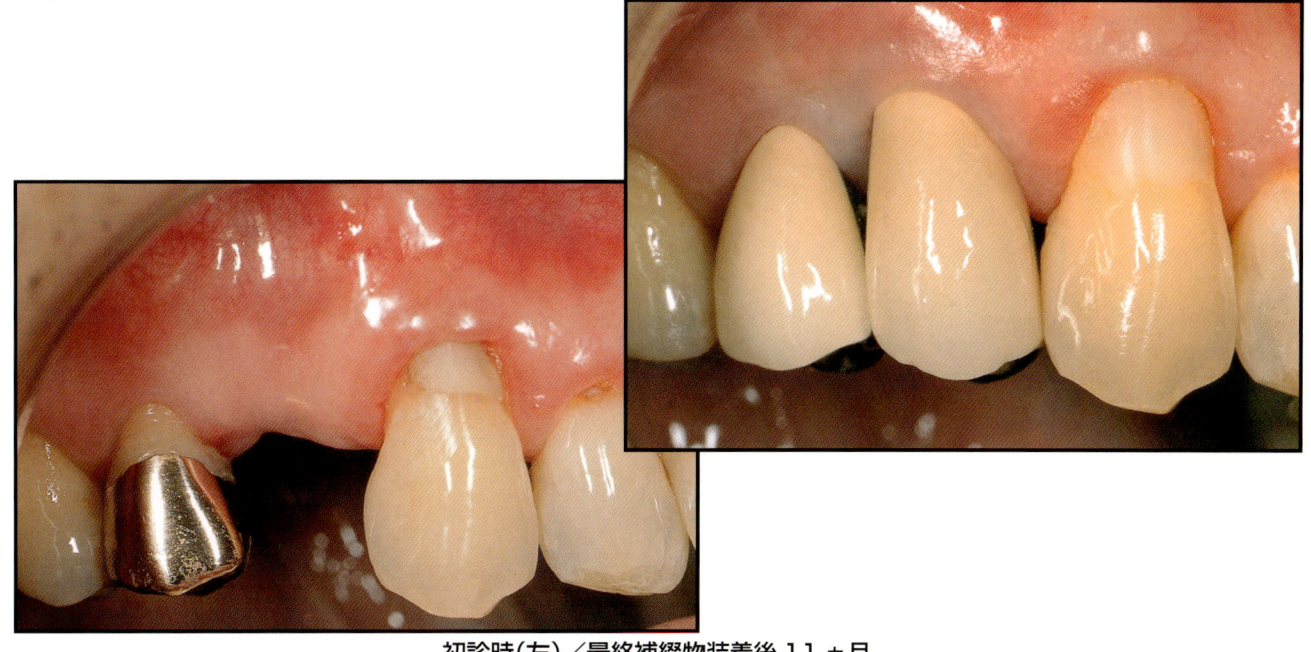

初診時（左）／最終補綴物装着後11ヵ月

1　初診時，同時法の選択理由

　患者は58歳，男性，4⏋欠損．歯槽堤頂部から約5mm根尖側の頬側部が陥凹している．3⏋と5⏋に歯肉退縮を認め，その歯冠形態は，三角形状でコンタクトポイントの位置は歯冠側寄りで，scalloped typeである．3⏋の歯軸は遠心傾斜，5⏋は近心傾斜のため，歯冠側にいくに従い，欠損部の近遠心距離が減少し，3⏋と5⏋間のコンタクトポイント付近の距離は6mm以内で，4⏋の適切な歯冠形態を再現するには近遠心距離が狭すぎる．5⏋のクラウンの遠心面に小さな2次う蝕があり，4⏋のインプラント埋入後に5⏋のクラウンを再製作する計画を立てた．上顎洞底部までの垂直的骨量は約20mmと十分あり，長いフィクスチャーが使用可能である．フィクスチャーを埋入する欠損部歯槽堤の近遠心距離は約11mmでインプラントと両隣接歯を各々2mm以上離して埋入することが可能である．欠損部近心の骨頂のレベルは，遠心より歯冠側に位置している．そのため三角形状の歯冠形態とあいまって，5⏋近心の骨頂とコンタクトポイントの距離は7～8mmあり，歯間乳頭の再生は難しい．そこで長いフィクスチャーを埋入すると同時に骨増大を図るSimultaneous approachを選択した．

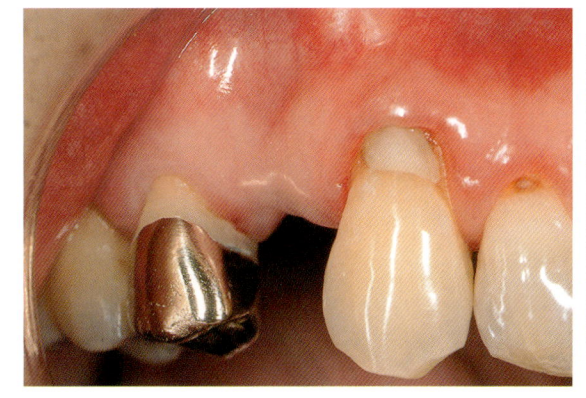

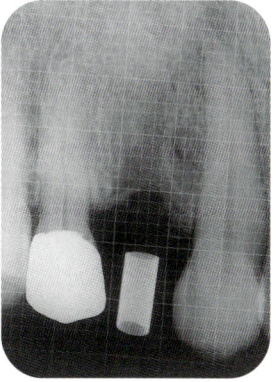

115

2 フラップの剝離

3|の遠心の歯間乳頭を避けて，歯槽粘膜から歯冠方向に創面の閉鎖を良好にするために，No.15替刃メスを骨面に対して斜めにした末広がりの縦切開を加える．これを口蓋隅角部の水平切開と連結した．口蓋軟組織が薄く，partial-thicknessの切開が不可能だったので水平切開はfull-thicknessとなっている(A)．

Orban歯間部ナイフを水平切開に挿入(B)，頰側方向にfull-thickness flapを歯肉—歯槽粘膜境を越えて十分に剝離する．

4|部周囲に厚い骨隆起がみられるが4|の頰側に骨の陥凹を認める．歯槽頂部でスキャロップフォームの骨形態になっている(C, D)．

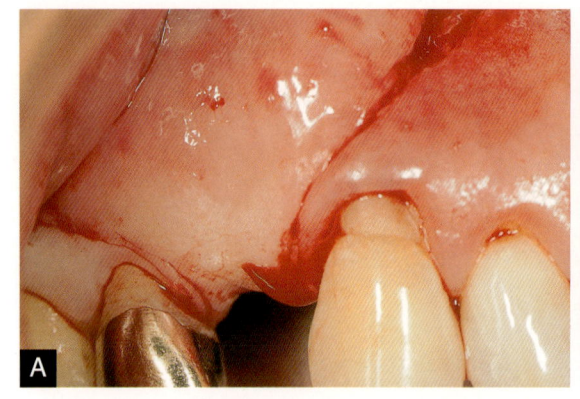

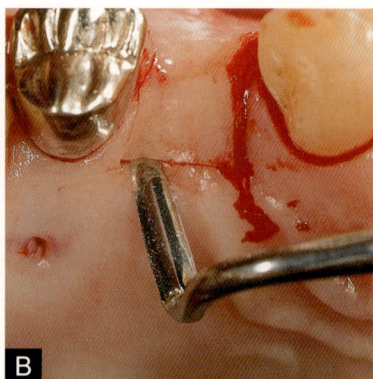

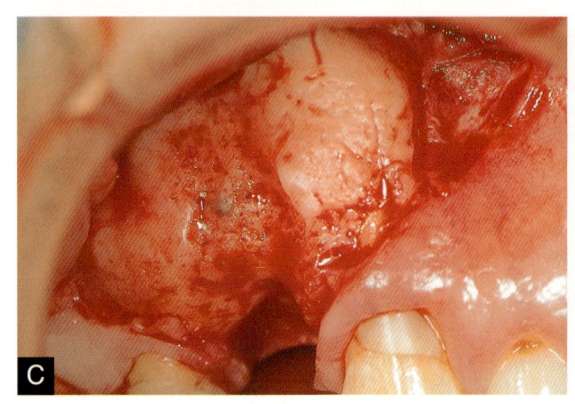

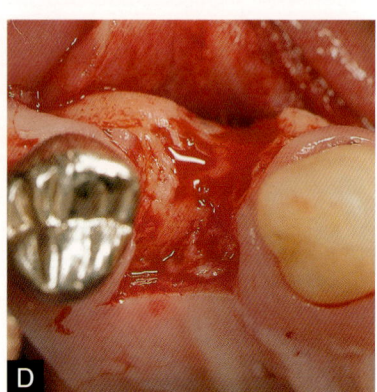

3 フィクスチャーの埋入

サージカル・ステントを用いて，2mmツイストドリルでガイド・ホールを形成する(A)．

フィクスチャーの長さに対応したデプスゲージを挿入したところ，頰側に骨の裂開を認めた．15mm×径3.75mmのself tapping screw implant(ImplaMed社)を埋入した．十分な垂直骨量のため良好な初期固定が得られた．フィクスチャーは，隣接歯の歯肉が退縮しているので，両隣在歯の歯肉縁を結んだラインより約3mm根尖側に設定するように埋入した．頰側の裂開状骨欠損の大きさは，深さ3mm，幅3.5mmで，フィクスチャー上の骨が周囲骨より陥凹して，骨が薄く吸収しやすくなっているので，頰側骨壁の水平的骨増大を図る必要がある(B)．

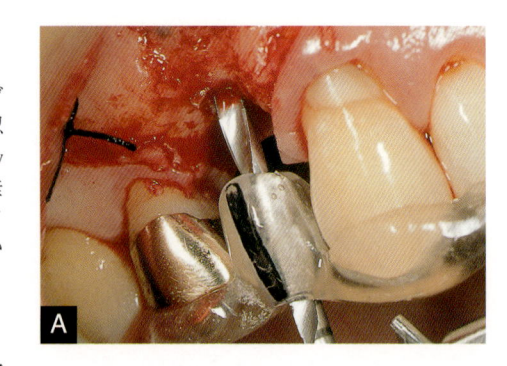

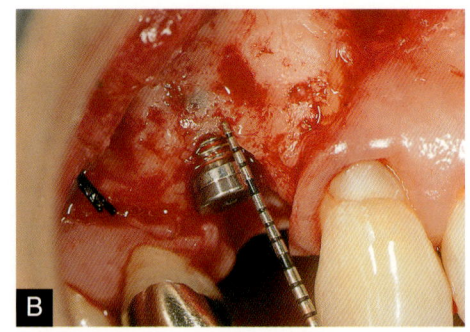

4 吸収性membraneによるGBR

　小さなラウンドバーで骨髄を露出させるために骨欠損部周囲を穿孔し，骨表面の出血を促す(A)．

　インプラント周囲の骨欠損が小さかったので吸収性membraneを使用．滅菌のペーパーを骨欠損に試適し，骨欠損形態に合わせてトリミングし，型紙を作り，この型紙にそって必要な大きさにトリミングする(B)．

　この吸収性membraneはコラーゲン系の吸収性membraneのため，唾液や血液が付着するとそれを吸収してしまい，トリミングしにくくなるので，型紙の試適は必ず行う．吸収性membraneはスペースを維持することが難しいので，常に骨移植材と併用する．インプラント埋入部周囲の骨隆起を供給側として自家骨片を採取する(C)．

　吸収性membraneを骨欠損部を被覆するように設置し，頬側近心の根尖付近をmembrane nail(FRIADENT社)を用いて骨に固定する．次に固定したmembraneを持ち上げて，自家骨移植片を充填する(D)．

　治癒期間中の吸収とインプラントの荷重後の骨のリモデリングによる骨吸収量を考慮に入れて，期待するボリュームより20～30％以上多めに移植しておく必要がある(E)．

　吸収性membraneで骨移植片を被覆した．membrane下に骨再生のための十分なスペースがつくられた(F)．

　membraneをフラップで完全に被覆して，マットレス縫合と断続縫合で閉鎖した(G，H)．

　フラップ縫合時のX線写真(I)．

　フィクスチャーは 5| の近心から2mm以上，3| の遠心から3mm以上離した位置に埋入されている．

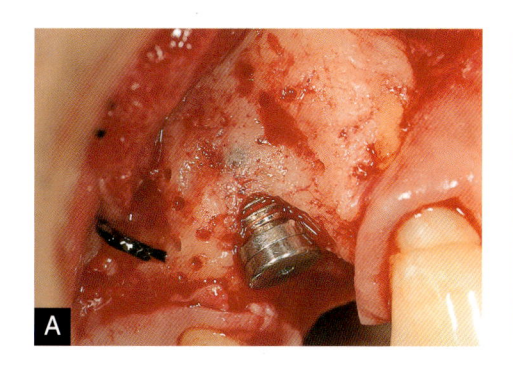

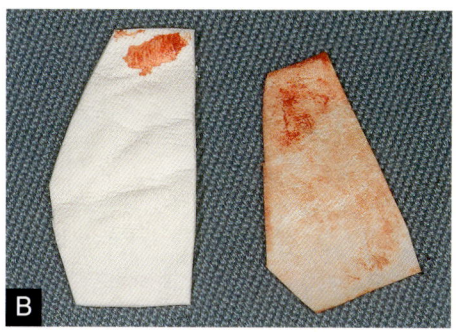

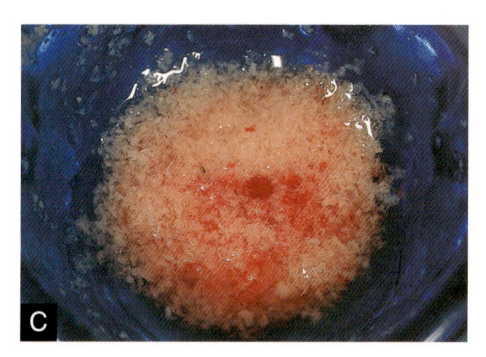

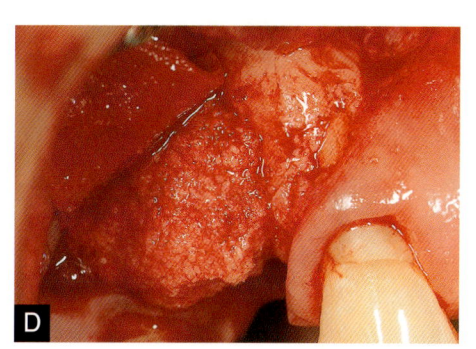

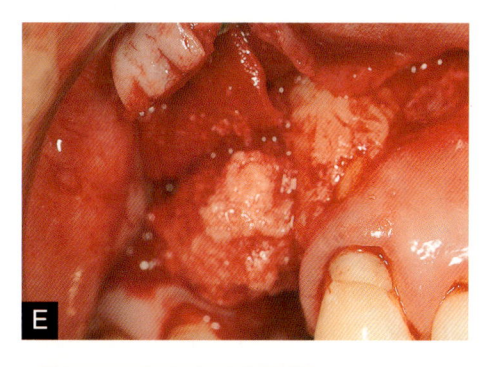

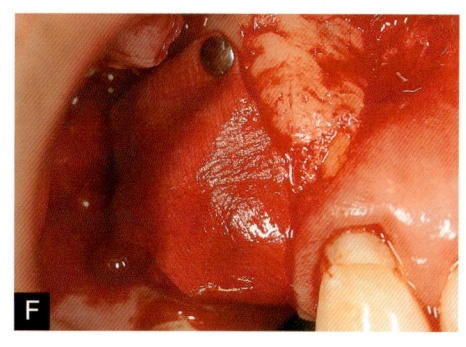

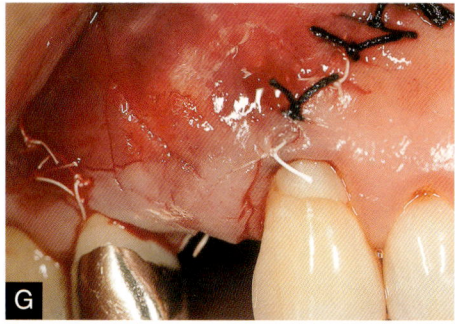

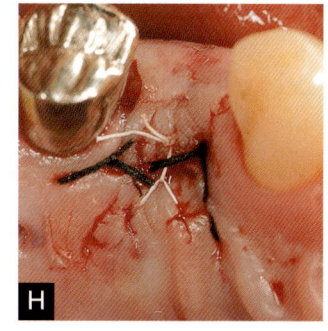

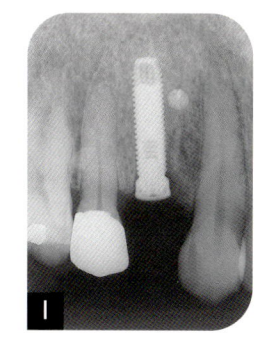

4 インプラント周囲組織の正常像と生物学的幅径

5 2次外科手術

術後6ヵ月の3|の遠心の歯間乳頭を保存した切開によりフラップを剝離する．骨の裂開部は新生骨で被覆されている．カバースクリューの一部も骨に覆われていた．また，フィクスチャーを覆っている頰側骨壁は，凸状形態に改善された(A)．

アバットメントを装着するために，フィクスチャー周囲の過剰な骨をボーンミルを使用して除去する(B)．

ボーンミル後のフィクスチャーの頭部のスキャロップ状の骨形態(C)．

高さ2mm×径5mmのテンポラリー・ヒーリング・アバットメント(3i社)を装着(D)．

同X線写真(E)．

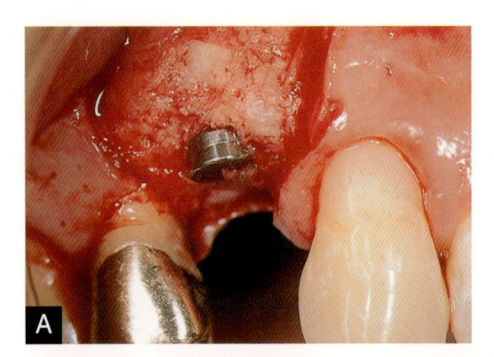

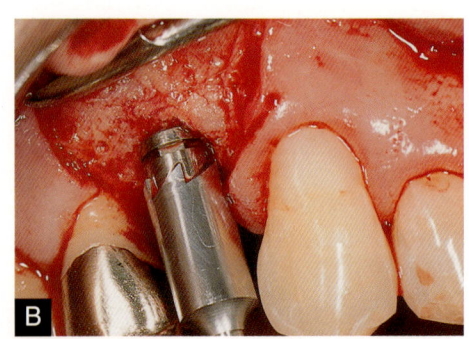

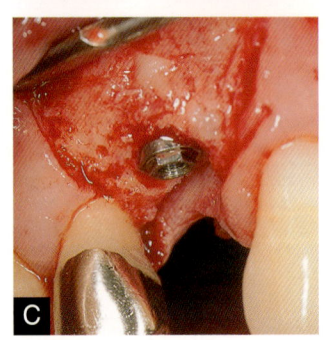

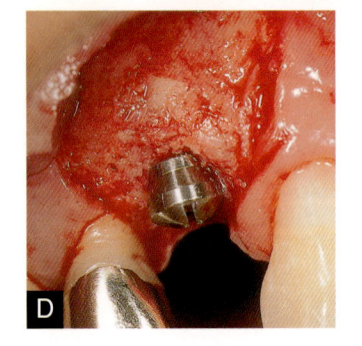

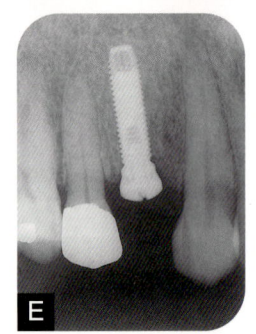

6 プロビジョナル・レストレーション

2次外科手術後7週．近心の歯間乳頭の高さが維持された(A)．

ポスト幅5mm，カラー幅2mmのナチュラル・プロファイル・アバットメント(ImplaMed社)による印象採得(B)．

模型上にトランスファーされたナチュラル・プロファイル・アバットメント(C)．

アバットメントを形態修正する(D)．

2次外科手術後10週．テンポラリー・ヒーリング・アバットメントを除去してもスキャロップ状の軟組織形態が維持されている(E)．

ナチュラル・プロファイル・アバットメントの口腔内装着とX線写真(F，G)．

5|のクラウン除去し，支台歯形成後(H)，プロビジョナル・レストレーションを装着(I，J)，2次外科手術後20週．

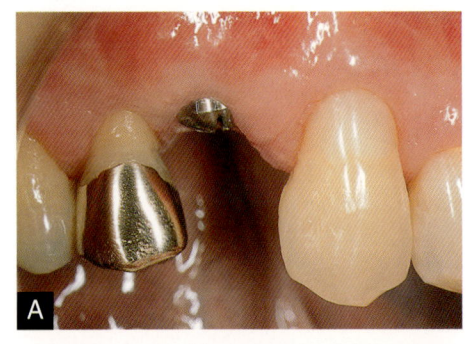

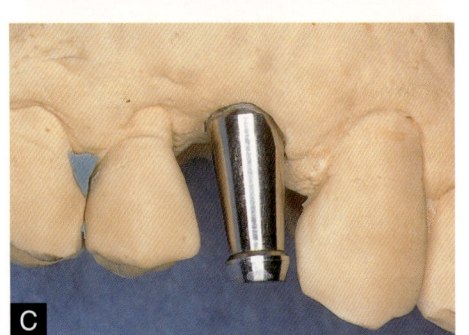

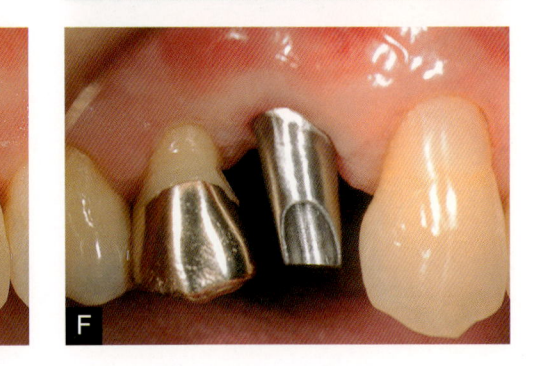

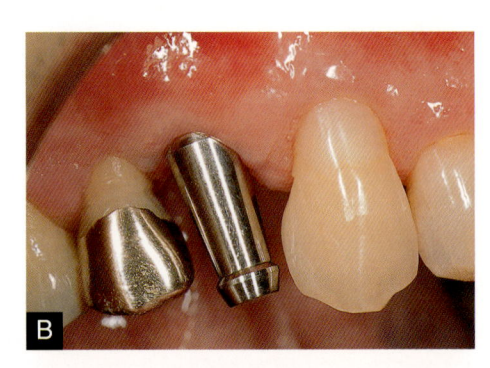

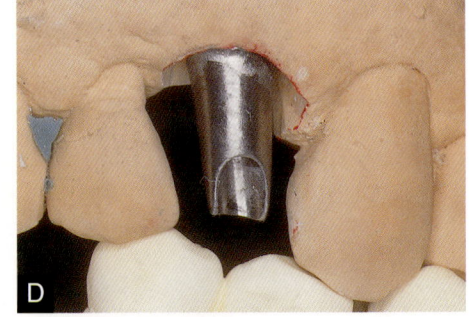

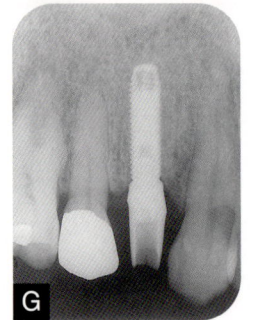

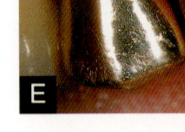

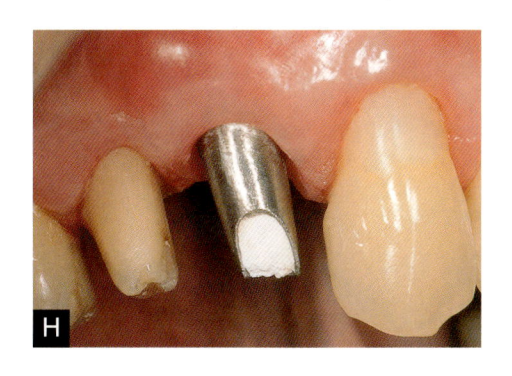

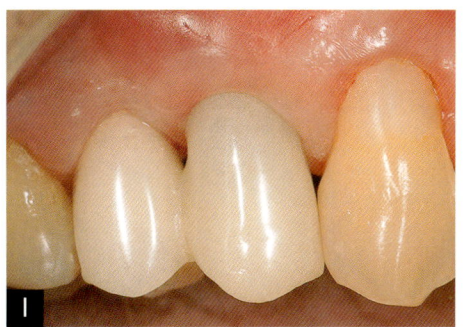

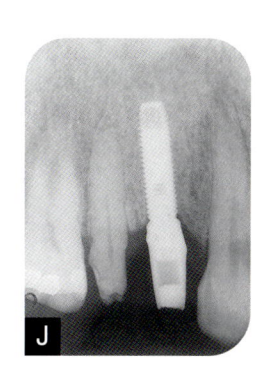

7 最終補綴物装着

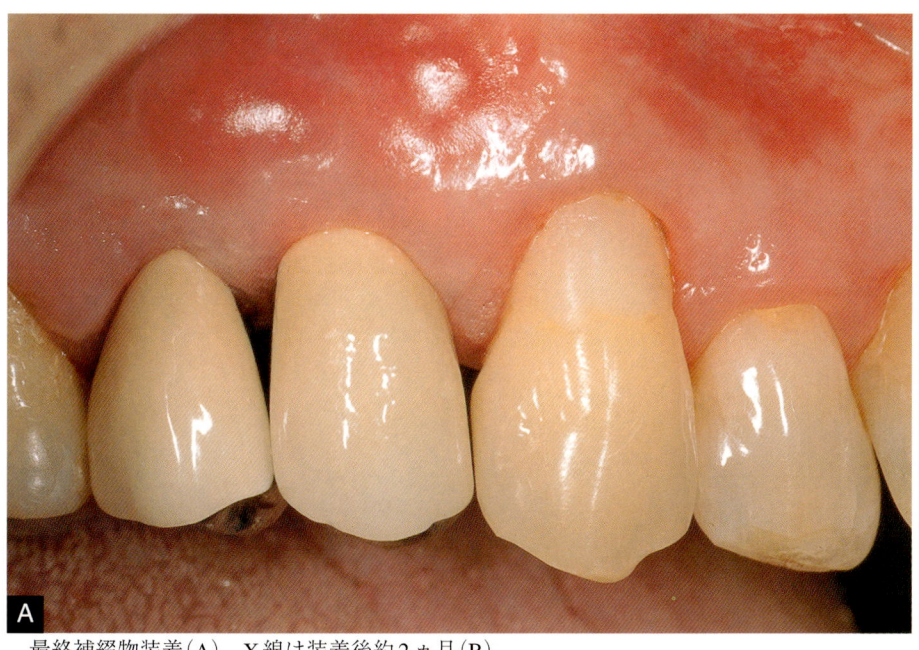

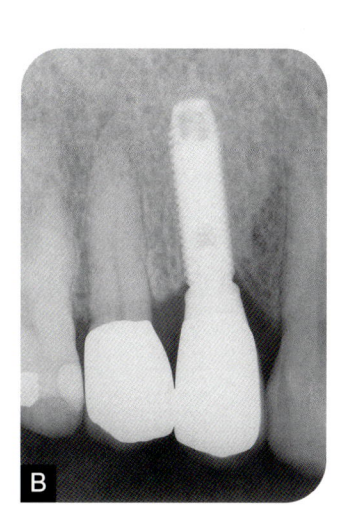

最終補綴物装着(A),X線は装着後約2ヵ月(B).

8 経過

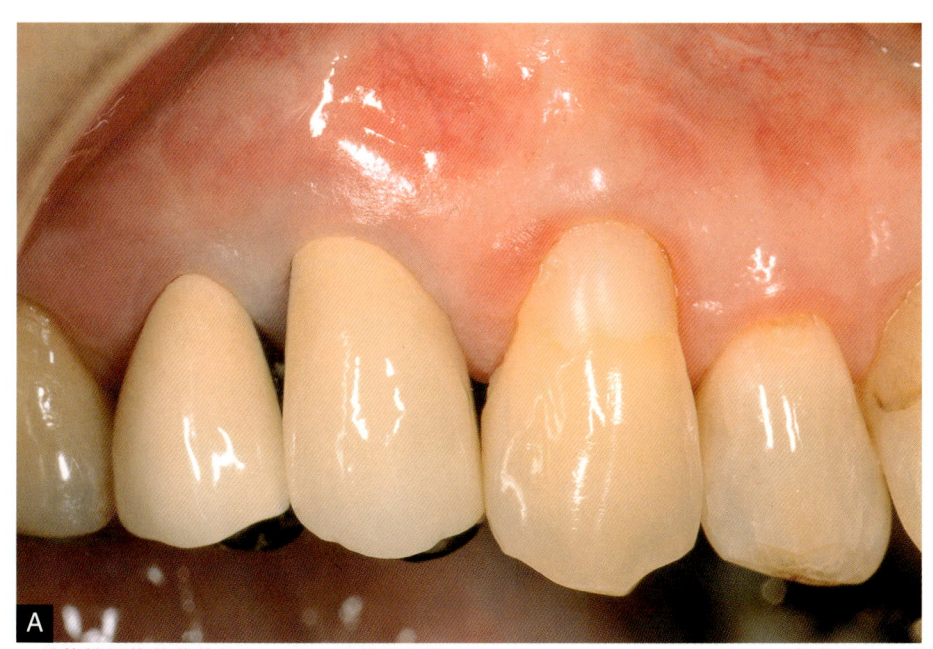

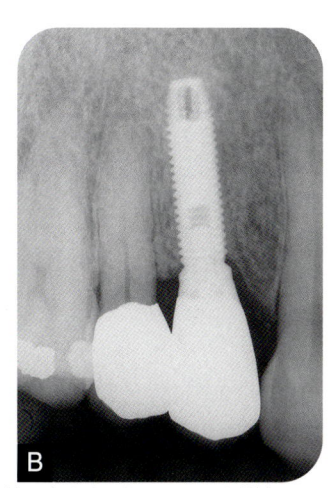

最終補綴物装着後約11ヵ月.最終補綴物によるsoft tissue sculptingにより,装着時より歯間乳頭の高さとボリュームが増加し,軟組織形態の改善を認める.インプラント周囲の骨レベルは安定して維持されている.

119

4-7. 抜歯後早期埋入インプラントにおける歯槽堤の増大

抜歯後即時埋入インプラントの最大の問題点は，抜歯窩を完全に軟組織で被覆することが一般に困難で，たとえ創面の初期閉鎖ができても，治癒過程の早い時期に上皮の裂開によりmembraneの露出の可能性が高いことである．このようなmembraneの早期露出によってmembraneが汚染され，フィクスチャー周囲の骨再生が阻害される可能性がある．このような，抜歯後即時埋入インプラントの問題を回避するために，抜歯後2～3ヵ月間経過して創面が上皮で完全に覆われるのを待ってから，フィクスチャー埋入手術を行う方法が提唱されている．これを「即時」(immediate)と区別して抜歯後「早期」埋入(delayed)と呼んでいる．抜歯窩を覆う上皮の治癒を待ってフィクスチャーを埋入するこの方法は，手術回数を減らし治療期間を短縮するという抜歯後即時埋入の大きな利点が失われるが，初期閉鎖ができるために抜歯後即時埋入に比較して利点が多い．とくに審美性に配慮すべき部位では極めて有用である．

> **抜歯後早期埋入インプラントの利点**
> ① 抜歯窩とmembraneを完全にフラップで被覆して初期閉鎖を達成することができるため，membraneが露出する頻度が低い．
> ② 抜歯後即時埋入インプラントと比較して，抜歯窩内のdebridementが容易で，感染組織の取り残しの危険が少ない．
> ③ 術野を軟組織で初期閉鎖し，1次治癒を達成できるので，術後の軟組織の最終的な位置にあまり変動がない．

フィクスチャー埋入に際してGBRを併用するsimultaneous approachでは，membraneの早期露出は，ある程度避け難い問題である．membraneが早期に露出した場合，骨の再生量が著しく劣ることが報告されている(Beckerら；1994，Simionら；1994，Gherら；1994)．

近年，フィクスチャー周囲の骨壁が1壁以上失われ，フィクスチャー表面に5mm以上の裂開状または開窓状骨欠損のみられるインプラント周囲の中等度のサイズの骨欠損に対して，非吸収性membraneを用いたGBRが広く応用されるようになっている．Zitzmannら(1997)は，骨移植材(Bio-Oss)を併用した吸収性コラーゲンメンブレン(Bio-Gide；GEISTLICH BIOMATERIALS社)と非吸収性メンブレン(e-PTFE membrane；W. L. GORE社)を用いたGBR(simultaneous approach)の比較を行った．その結果，インプラント周囲の骨再生(平均)は，Bio-Gide—92%，GORE-TEX—78%で，非吸収性メンブレンの44%にメンブレンの露出を認めた．治癒期間中にメンブレンの露出のなかった部位では，吸収性メンブレン—94%，非吸収性メンブレンで98%の骨再生に対して，軟組織の裂開によりメンブレンの露出した部位ではGBR後の骨再生は吸収性メンブレンで87%，非吸収性メンブレンで68%にとどまったと報告している．また，フィクスチャーの埋入時期と骨再生の関連性についてはimmediate implant placementで95%／85%(Bio-Gide／GORE-TEX)，完全に治癒した抜歯部位にフィクスチャーの埋入とGBRを行った場合には90%／80%に対して，delayed implant placementでは97%／94%(Bio-Gide／GORE-TEX)の骨再生と最も良好なGBR後の結果が得られたという．そのため，フィクスチャーの埋入と同時にGBRを行い，フィクスチャー周囲の

骨欠損部への骨増生を期待するsimultaneous approachを行う場合，membraneの早期露出により骨再生が阻害されないように，また創面の初期閉鎖が十分に達成できるように，抜歯後2〜3ヵ月間待機して，フィクスチャーの埋入とGBRを同時に行うdelayed implant placementが予知性を高める最適な方法と考えられる．

Case 7　抜歯後早期埋入インプラントにおけるGBRと軟組織歯槽堤増大

Delayed implant placement using GBR and soft tissue ridge augmentation procedures during the healing phase of implants

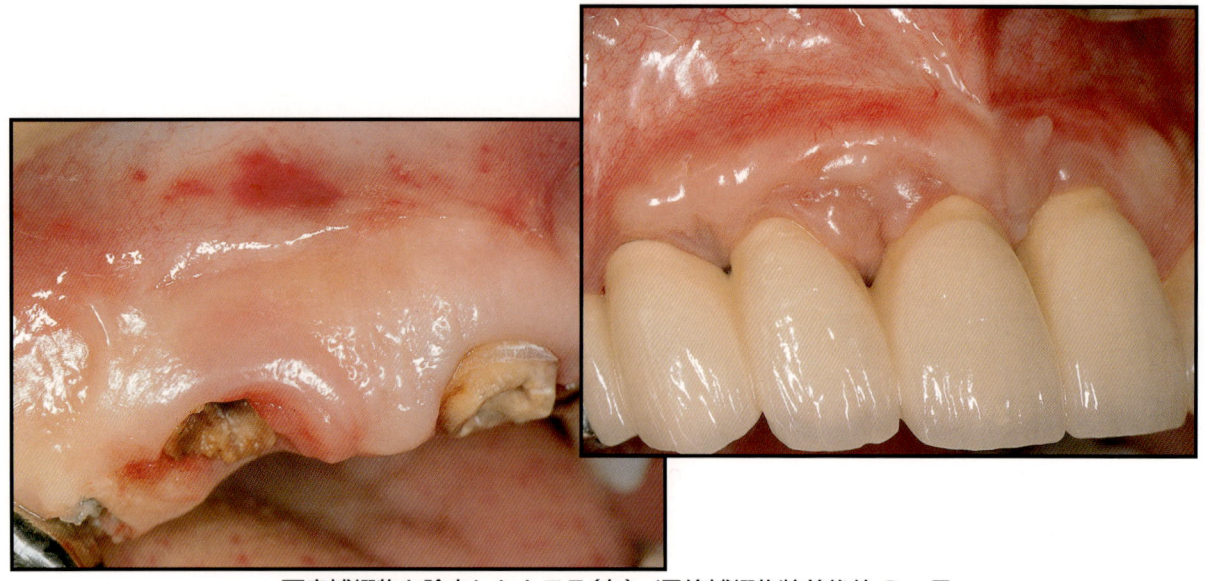

不良補綴物を除去したところ（左）／最終補綴物装着後約6ヵ月

1　初診時

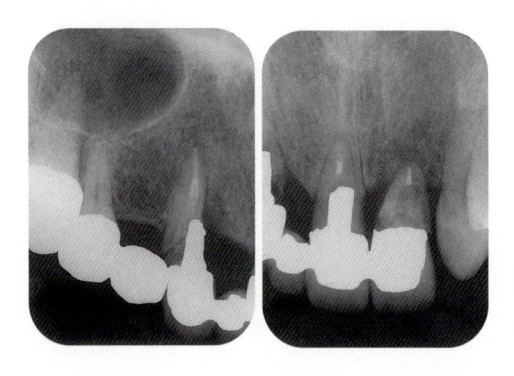

患者は41歳，女性．③②①｜① の修復物下のう蝕，歯肉縁下う蝕．重度の骨喪失により，③ １｜１ の支台歯は保存不可能と判断した．ブリッジを除去したところ支台歯は残根状態であった．

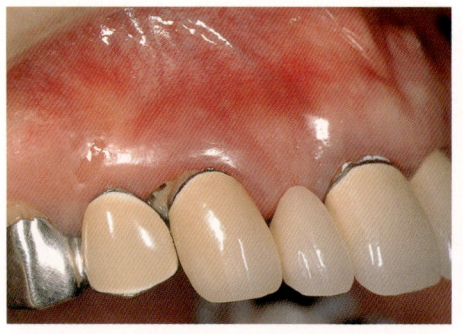

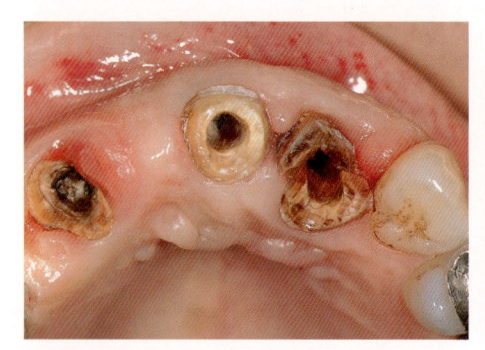

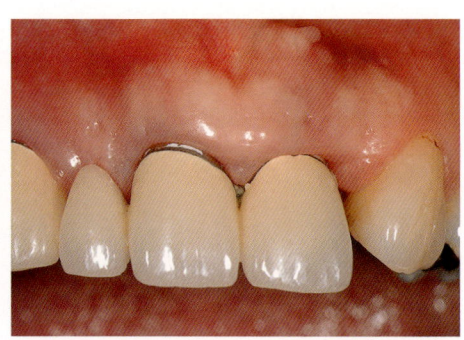

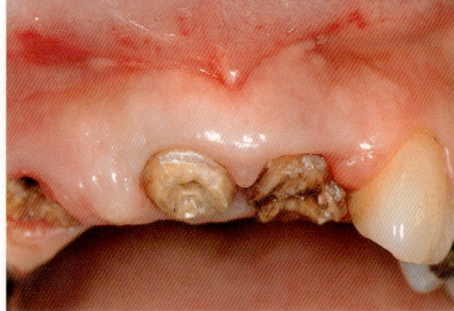

122

2　歯間乳頭，抜歯窩壁の保護に配慮した抜歯

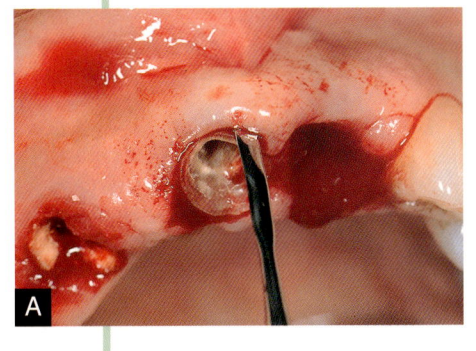

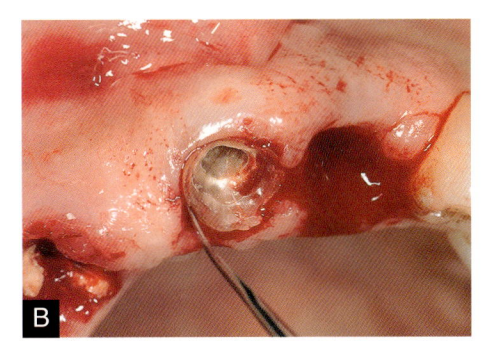

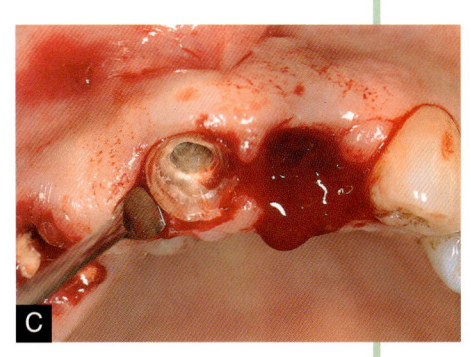

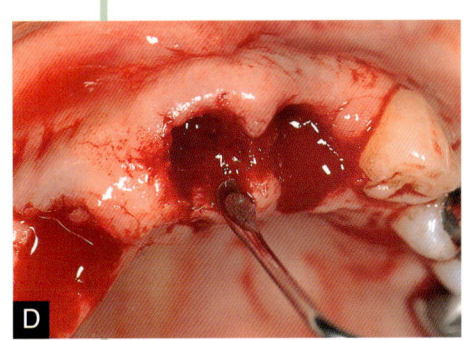

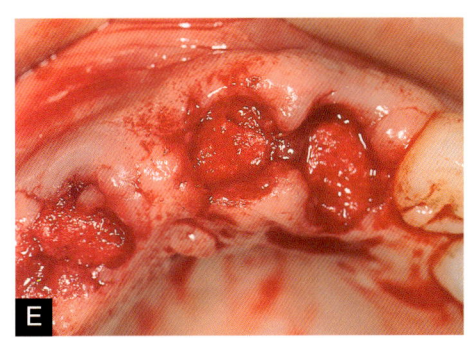

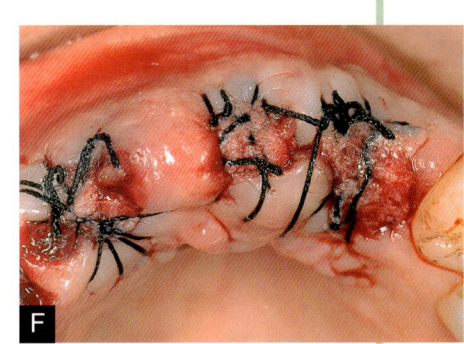

歯間乳頭の喪失を防ぐためフラップを剝離せず，歯肉溝内切開により歯肉線維を切除(A)した後，小さなエレベーター(periotome)(B)，Molt 2/4 curette(C)を用いて，骨に損傷を与えないように近遠心方向にのみ力を加えて脱臼させ，抜去する．
Lucas bone curette で抜歯窩内の肉芽組織を徹底的に除去する(D)．

その後，抜歯窩内にアテロコラーゲンからなるテルプラグ®(テルモ社)を充塡し，抜歯後の歯槽堤の吸収を抑制する．テルプラグは止血効果や肉芽形成を促す働きがある(E)．

テルプラグを塡入した後，できるだけ抜歯創が小さくなるように縫合し(F)，治療用義歯を装着する．

3　アテロコラーゲン塡入後の抜歯創の治癒経過

術後1週(A)．
術後15日(B)．
術後1ヵ月(C)．
術後46日(D)．抜歯窩を覆う上皮の治癒は完了しているが，歯槽堤の軽度の陥凹を認める．

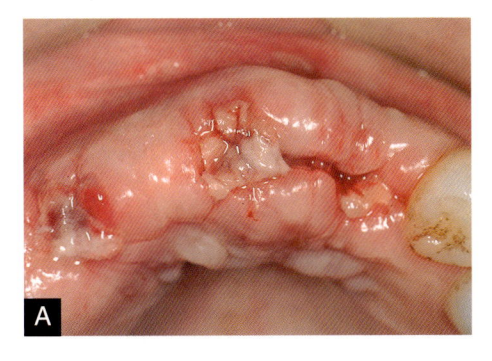

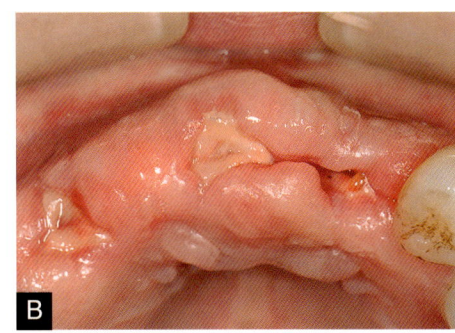

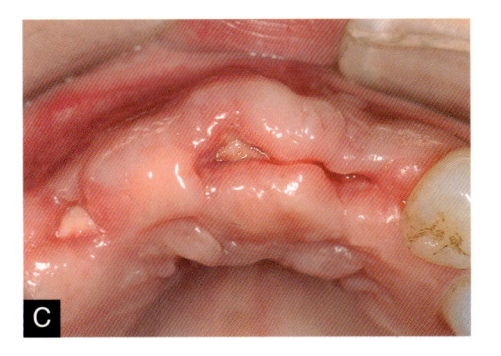

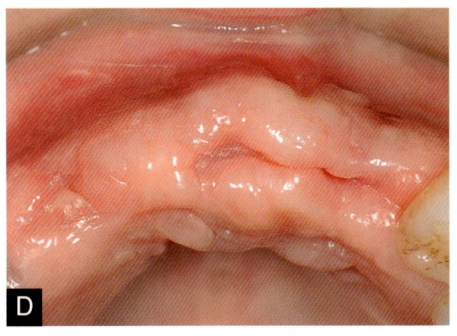

4　インプラント周囲組織の正常像と生物学的幅径

抜歯直前のX線写真(E).
抜歯後39日のX線写真(F).
抜歯後2ヵ月(G).
ステント・ガイド・チューブを挿入してインプラントの埋入位置を確認.
抜歯後74日(H).
フィクスチャー埋入直前.抜歯時に唇側骨板が完全に喪失していた|3]では骨改造は顕著ではない.

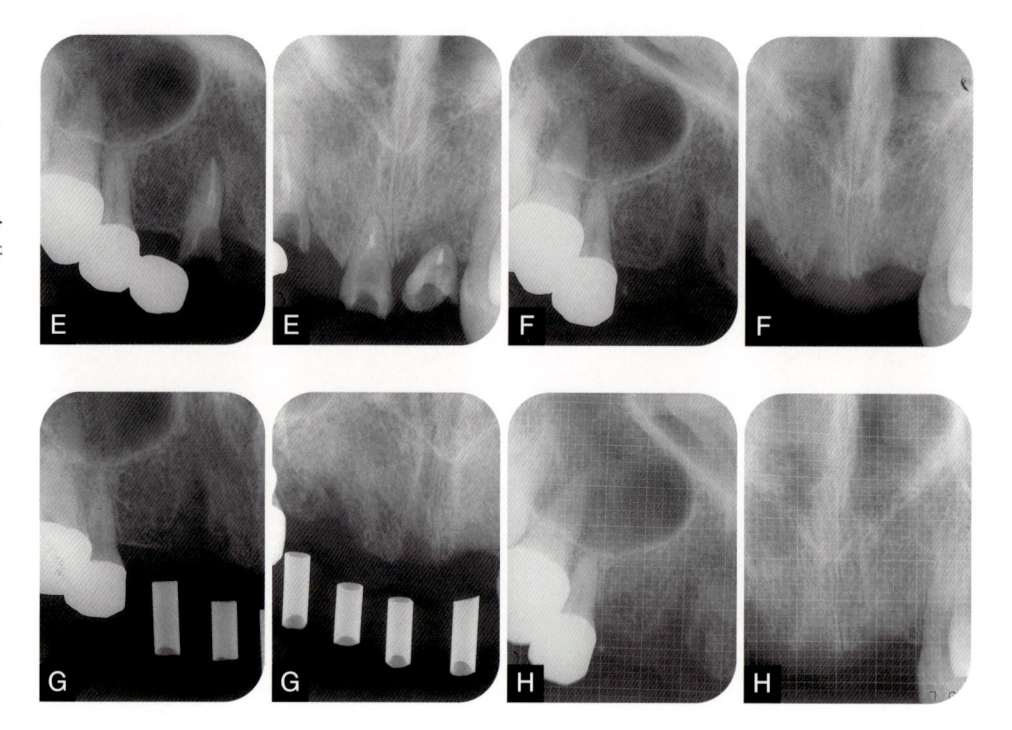

4　サージカル・ステントの製作

作業模型(A).
ワックスアップの完成(B).
インプラントの埋入位置と方向を示すステント・ガイド・チューブ(3i社)を挿入して製作したサージカル・ステント(C).

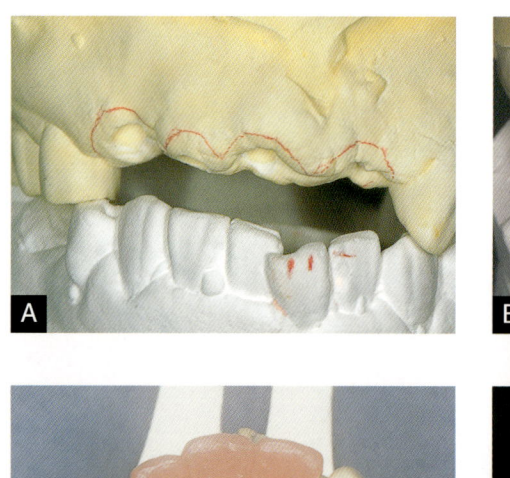

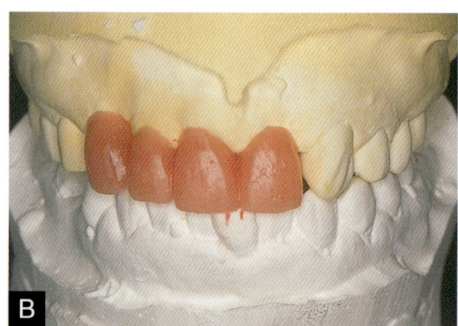

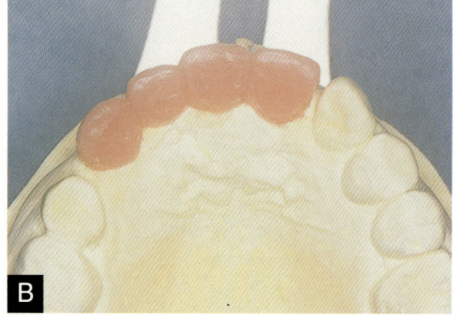

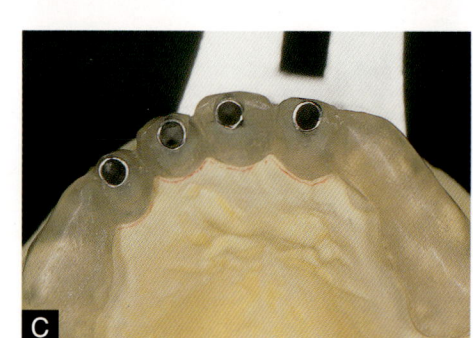

124

5 フラップのデザイン

抜歯後74日．抜歯窩には軽度の陥凹を認めるが，軟組織で完全に閉鎖され，Simultaneous approachの準備が整った(A)．

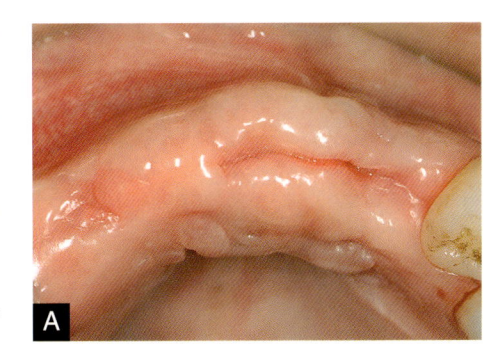

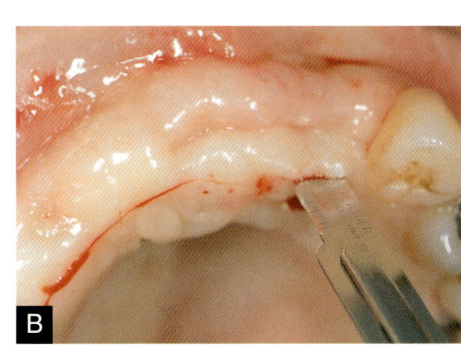

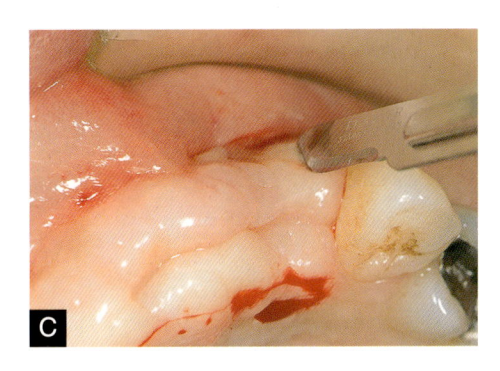

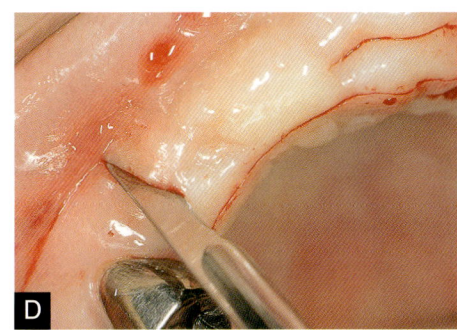

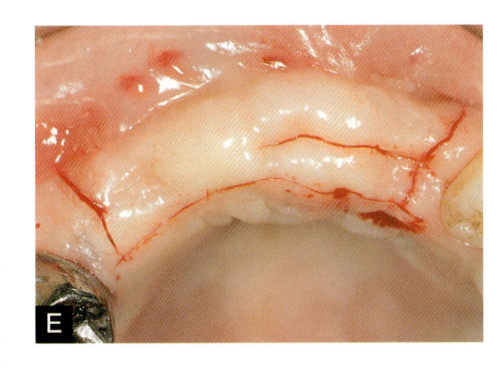

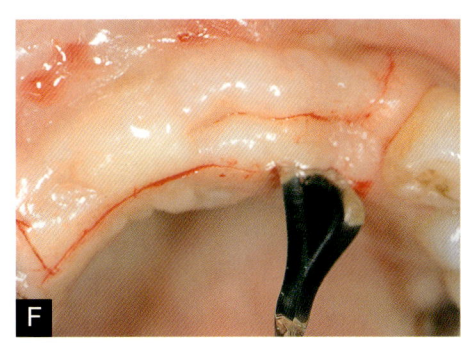

① 歯槽頂より約4mm口蓋側寄りに，No.15の替刃メスの刃先2～3mmだけを利用して，歯槽骨頂に向かって軟組織の表層のみを切開する．partial-thicknessの水平切開(B)を加える(lateral incision)．

② 水平切開の近心と遠心の末端に，歯間乳頭を保存した2本の縦切開(C，D)を加え，台形状フラップを形成する(E)．

縦切開は，
　ⓐ 創面閉鎖を良好にするためメスの刃先を骨面に対して斜切開とする．
　ⓑ フラップへの血液供給を十分に確保するために末広がり状の切開とする．
　ⓒ フラップの歯冠側への移動を可能にするように歯肉―歯槽粘膜境を越えて十分な長さとする．

③ フラップ辺縁部への広い接合面のベベル形成
partial-thickness flapの辺縁にできるだけ広い接合面を形成するため，Kirkland 15/16Kナイフ(F)またはOrban歯間部ナイフ(G)を用いてpartial-thicknessの水平切開部へ挿入し，歯槽頂に向かって深く切開していく．この時ナイフの側面をフラップの内側に添わせるようにしながら頬側方向に切開を進める．

次にフラップ辺縁部への広い接合面のベベル形成をより確実にするため，No.15替刃メスでフラップの辺縁をティッシュプライヤーで把持しながら骨膜に付着している結合組織に緊張を与えて刃の側面を骨膜に密着させて切開を進める(H)．

④ 歯槽頂付近までpartial-thickness flapを形成し，それより頬側では，小さな骨膜剥離子でていねいにfull-thickness flapを形成する(I)．

⑤ フラップの辺縁をティッシュプライヤーで引っ張りながらフラップの基底部の歯槽粘膜にNo.15のメスを骨膜に密着させてpartial-thicknessの骨膜減張切開を行う(J)．

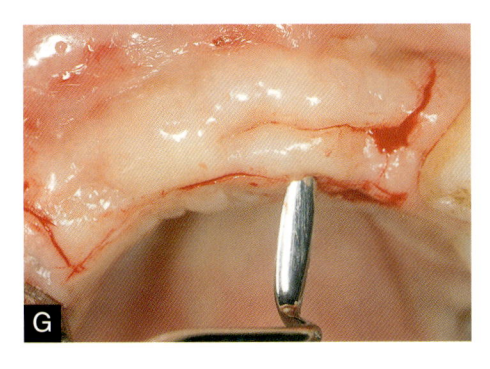

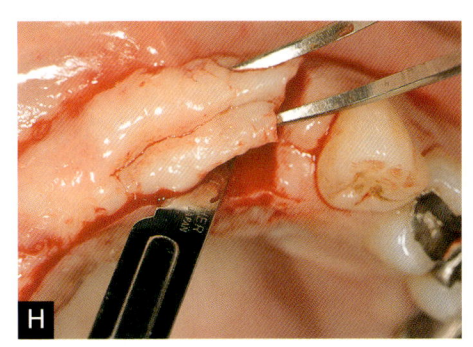

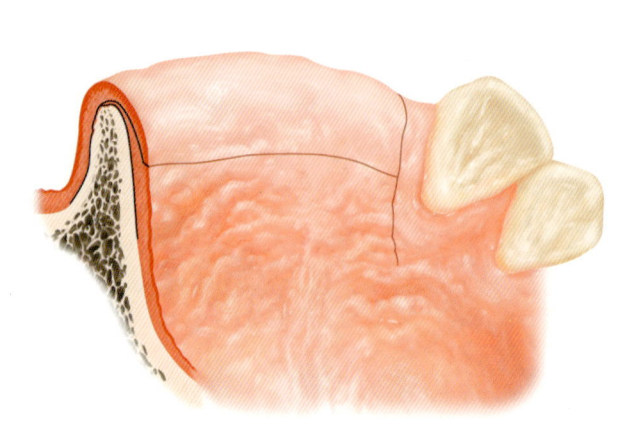

4 インプラント周囲組織の正常像と生物学的幅径

歯槽頂より約4mm口蓋側寄りの水平切開と歯間乳頭を保存した台形状のフラップデザイン．

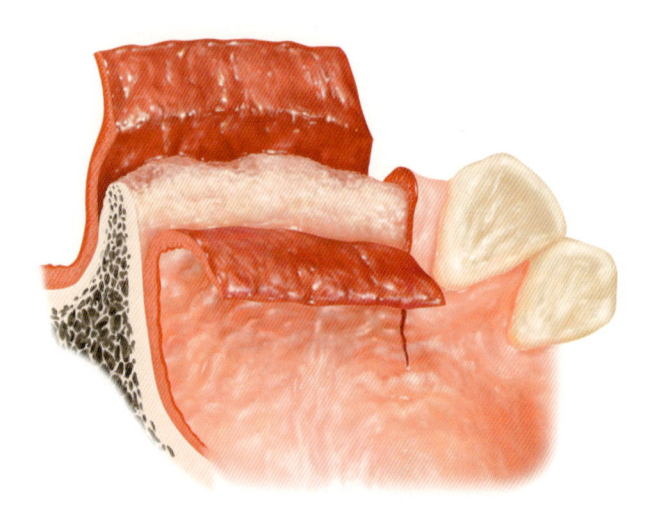

partial-thicknessの切開により，縫合時に創面の閉鎖を良好にし，互いに接することによりフラップ間への血行を確保しやすい広い接合面のベベルがフラップの辺縁に形成されているのに注意．

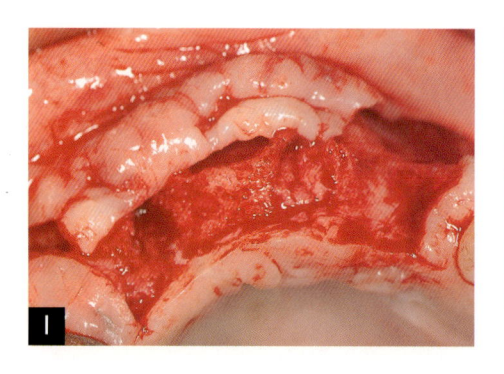

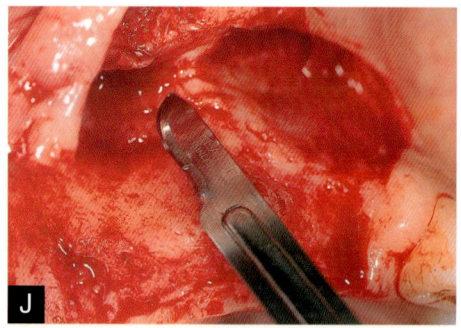

6 フラップ剥離後の骨欠損の評価

 3 1|1 の抜歯窩の唇側骨壁が喪失し，歯槽堤の唇—口蓋幅が狭くなっている． 3 1|1 の抜歯窩の唇側の裂開状骨欠損は 3| で約7.5mm， 1| で約8mm， |1 で約5mmであった． |2 の唇側に骨の陥凹を認め，歯槽頂部の骨幅は約4mmである．

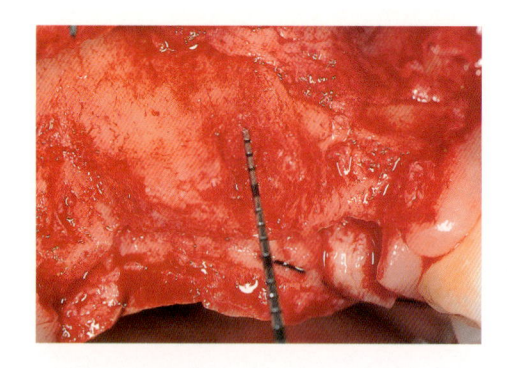

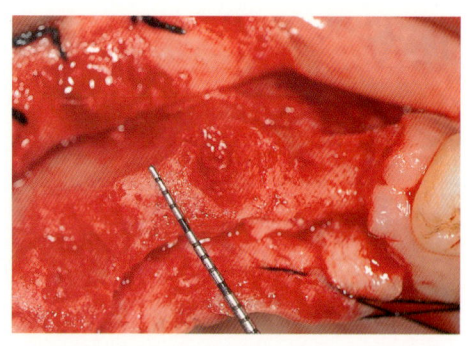

7 ドリリング時の自家骨の収集・フィクスチャーの埋入

 サージカル・ステントを用いてガイド・ホールを形成すると，すでに唇側に骨の裂開を認めた（A）．
 ディレクション・インジケータを用いて，ガイド・ホールの位置と方向を確認する（B）．

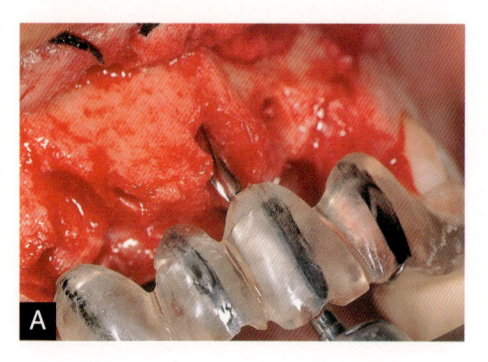

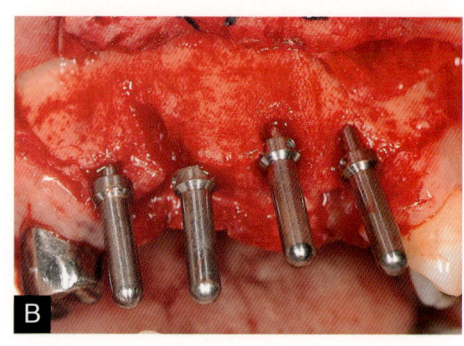

Case 7

ドリリングによって生じる骨片を採取するための osseous coagulum trap により，自家骨片を収集する（C）．

trap 内の autoclavable filter に集まった骨片（D）．

trap で採取した自家骨片（E）に，骨移植材を混合した骨移植材（F）．

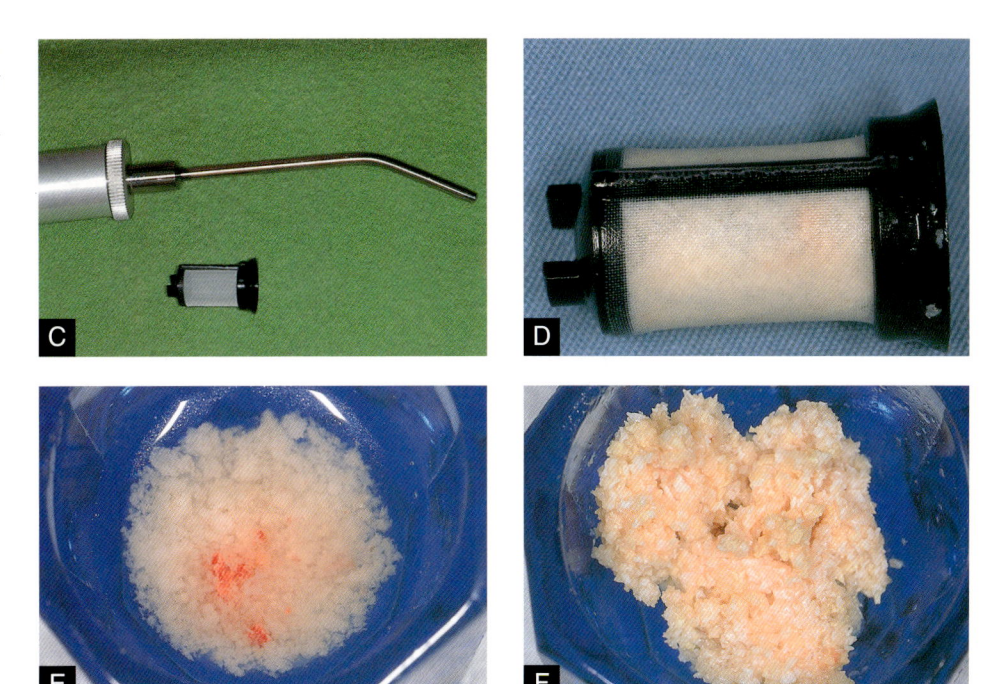

8 オステオトームによる implamt site development（詳しくは5章5-4節参照）

① オステオトームによる歯槽堤の水平的拡大

歯槽堤の幅が狭いので，インプラント埋入窩の形成はドリリングとオステオトームを併用し，歯槽堤の幅を拡大することにした．

2] に Summers のオステオトーム（3i社）No.3 の埋入窩への挿入（A）．海綿状の上顎骨の特性である柔軟性を利用して，オステオトーム No.3 で骨を側方に押しやりながら，湿らせてゆっくりと手圧または軽くオステオトームをタッピングして真っ直ぐに挿入し，約15mm の深さまで埋入窩を形成した（B）．

径の小さなものから大きなものへと順次オステオトームを使用することにより，頬—口蓋幅径を拡大することになる．操作中，抵抗が強い場合，その位置で30〜60秒間，加圧した状態にしておき，その後，操作を続ける．

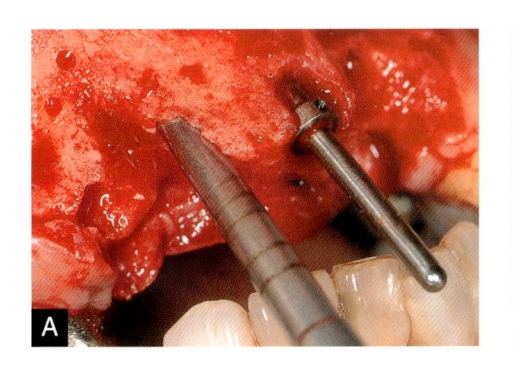

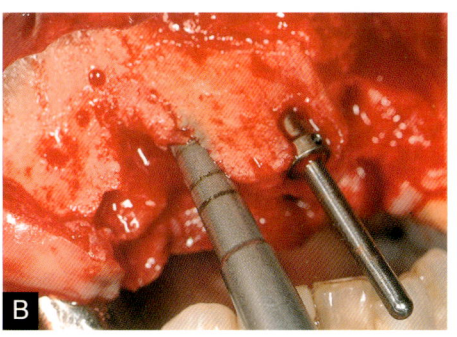

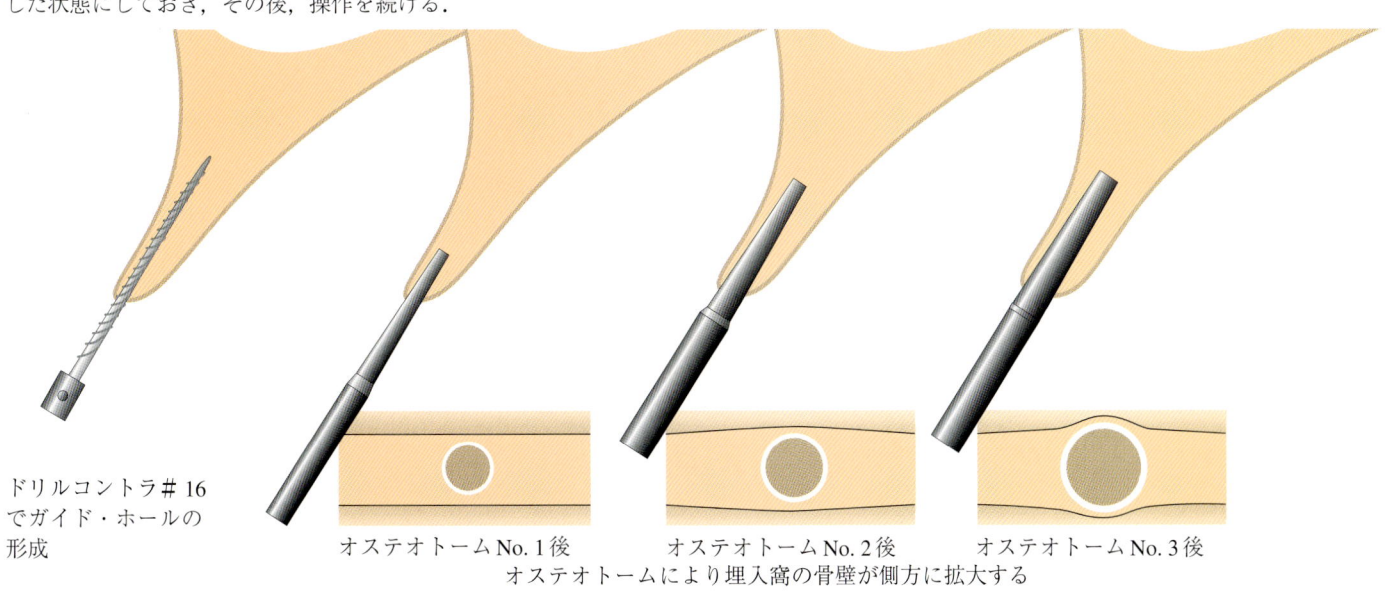

ドリルコントラ#16 でガイド・ホールの形成　　オステオトーム No.1 後　　オステオトーム No.2 後　　オステオトーム No.3 後

オステオトームにより埋入窩の骨壁が側方に拡大する

127

4　インプラント周囲組織の正常像と生物学的幅径

② **オステオトームによる上顎洞底挙上**
（詳しくは5章5-4-3節参照）
　ドリリングまたはオステオトームで，上顎洞底より約1～2mm短めの埋入窩の形成をする．
　bone carrierで骨移植材を運び，埋入窩内に充填する．この埋入窩への骨移植材の充填は，厚さ3mm以上にならない程度にとどめる(C)．
　オステオトームNo.3を埋入窩に挿入し(D)，マレットで軽くタッピングし，オステオトームの先端で充填した骨移植材を加圧・圧接する(E)．
　この症例ではオステオトームを約6mmの深さまでタッピングにより埋入窩に押し込んでおり，上方に押しやられた骨移植材が上顎洞底を挙上している．X線写真で上顎洞底が骨移植材により挙上されているのが認められる(F)．
　フィクスチャー埋入手術完了時のX線写真(G)．
　上顎洞底下8～9mmの骨しかない3⏌部をオステオトームテクニックで改善し，13mmの長いインプラントが植立できた．3⏌のフィクスチャーの先端は骨移植材で被包されている．骨移植材を埋入窩に追加しつつ，オステオトームによる圧接をくり返すと，上顎洞底の骨とシュナイダー膜が押し上げられる．この時，シュナイダー膜を穿孔しないように，上顎洞底までの距離を確実に把握し，オステオトームの目盛りを参考に，圧入する基準を予め決定しておく必要がある．シュナイダー膜を押し上げるのは圧接された骨移植材であって，オステオトームではないため，オステオトームとシュナイダー膜の間に常に一定量の骨移植材を介在させた状態で操作を行うようにする．
　骨表面への出血を促すため，小型のラウンドバーを用いて骨髄内へ穿孔する(H)．

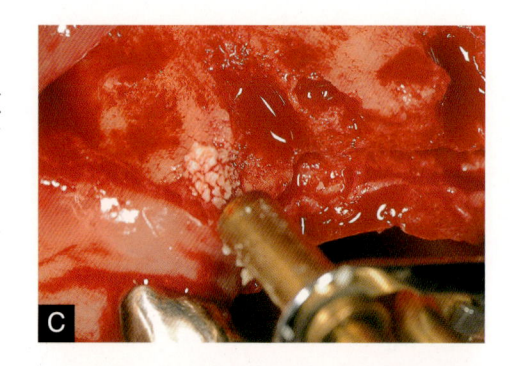

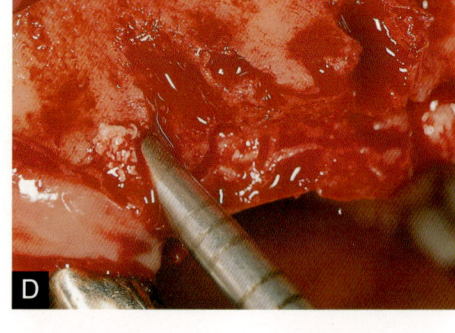

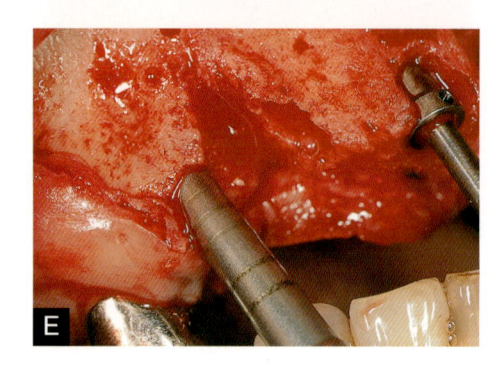

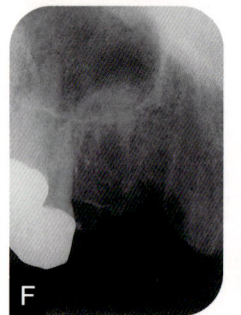

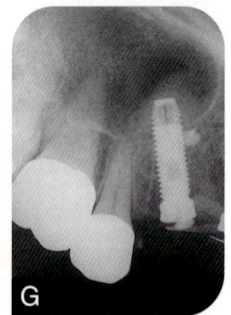

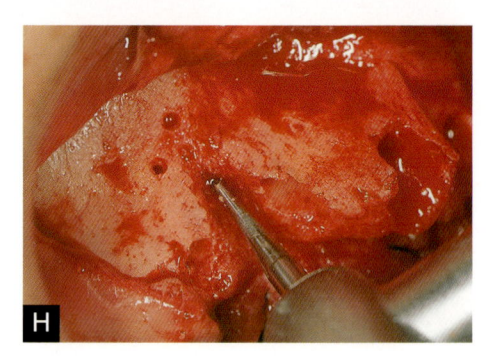

⑨　**フィクスチャーの埋入**

　3⏌ 13mm×径3.75mm，⏌2 15mm×径3.75mm，⏌1 10mm×径3.75mm self-tapping screw implant(ImplaMed社)を埋入した(A)．
　オステオトームの使用により，フィクスチャーの露出量を少なくすることができたが，⏌2の頬側に5～5.5mm，⏌1の頬側に2mmの骨の裂開を認める．⏌2⏌1の頬側には，オステオトームによって歯槽堤を拡大したことに伴い唇側骨壁の亀裂が生じている．また⏌2—3⏌のフィクスチャー間に3⏌の唇側骨壁の喪失による裂開状骨欠損が残存している．

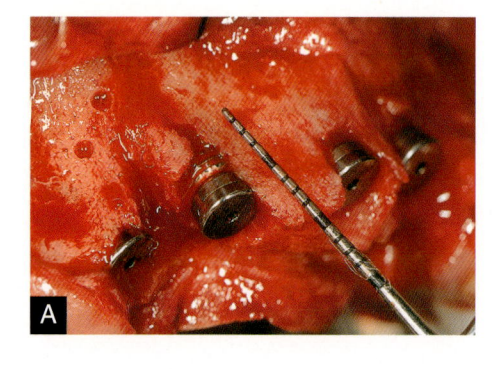

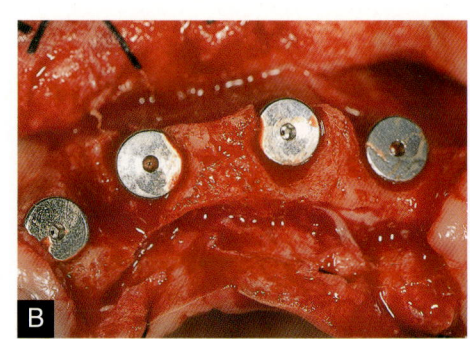

Case 7

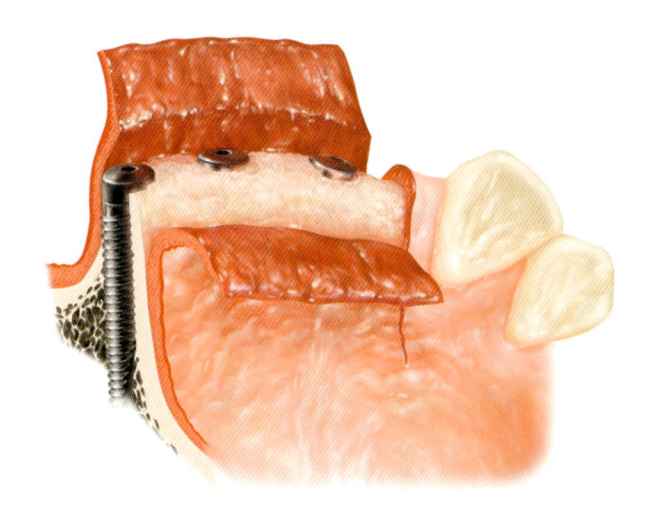

フィクスチャーを埋入した．

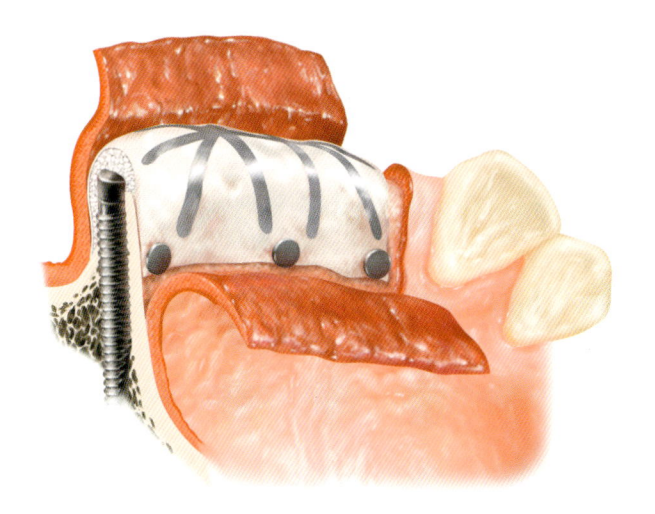

TR membraneを骨欠損部骨縁を側方および根尖方向に約3〜5mm延長して骨面と密接に適合させ，また縦切開部からの感染を防ぐために，縦切開部から1〜2mm離して設置する．membraneが動かないようにmembrane固定ピンで固定．

10　membraneの設置

① TR membrane（チタン強化e-PTFE membrane TR9W；W. L. GORE社）を屈曲し，骨欠損の形態に合わせて形態を整え，トリミングする．
② membraneとインプラント間のスペースの確保と血餅を安定化させるために骨移植材を欠損部に移植する（A）．
③ membraneの辺縁を骨表面に密着させ，治癒期間にmembraneが動かないように確実な固定を得るためにmembrane固定ピン（Frios®のmembrane nail；FRIADENT社）で固定する（B）．
④ TR membraneの凵部の遠心端は，吸収性縫合糸で唇側フラップのpartial-thicknessの内層フラップとパラタル・フラップの水平マットレス縫合により固定した（B）．
内層フラップとパラタル・フラップを吸収性縫合糸で水平マットレス縫合し，membrane上で結紮しTR membraneを上から押さえて固定する（イラスト）．

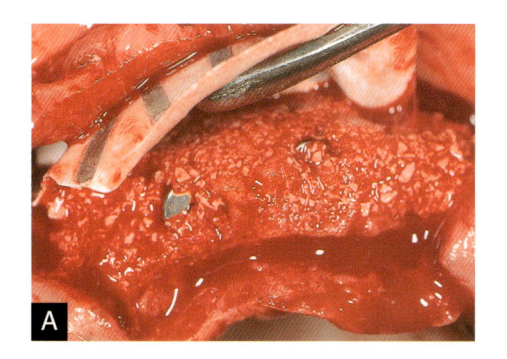

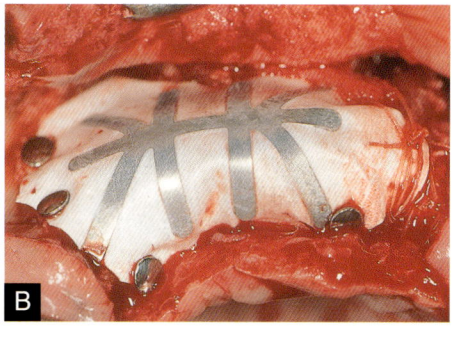

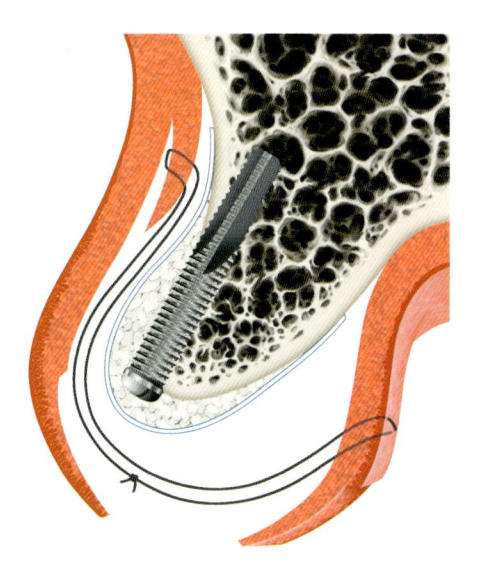

4 インプラント周囲組織の正常像と生物学的幅径

11 フラップの縫合

テフロン縫合糸（W.L.GORE社）で水平切開部への水平マットレス縫合（A）．
水平および垂直マットレス縫合の追加（B）．
多数の断続縫合でフラップの辺縁を縫合し，二層閉鎖する（C）．
lateral incisionテクニックにより得られた広い接合面が互いに重なりあって創面の閉鎖を良好にしている．

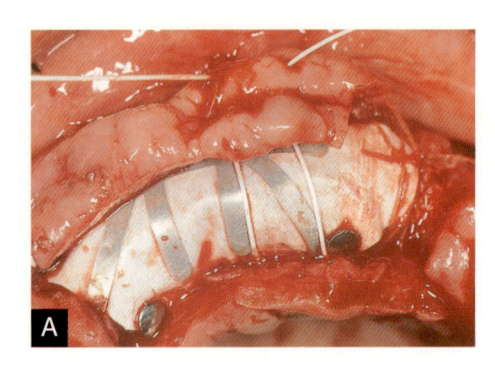

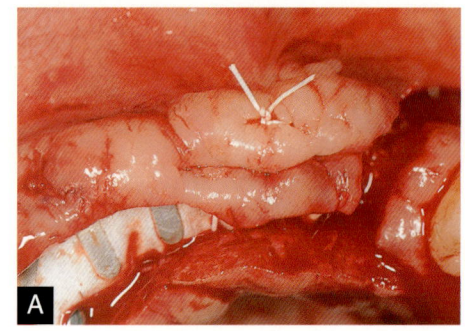

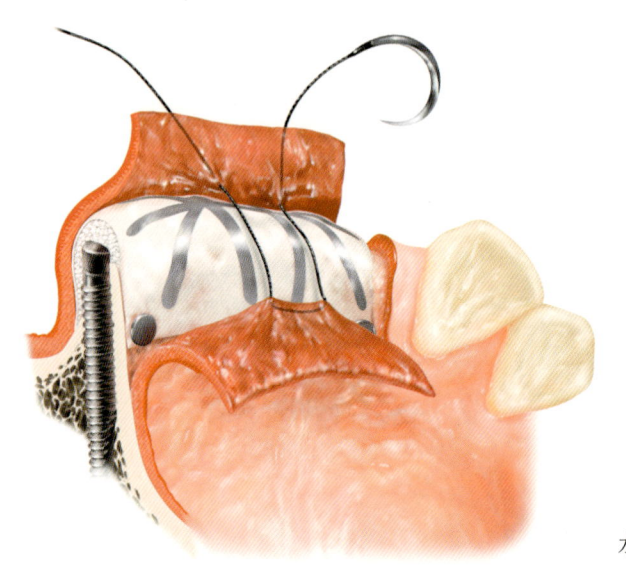

水平切開部への水平マットレス縫合

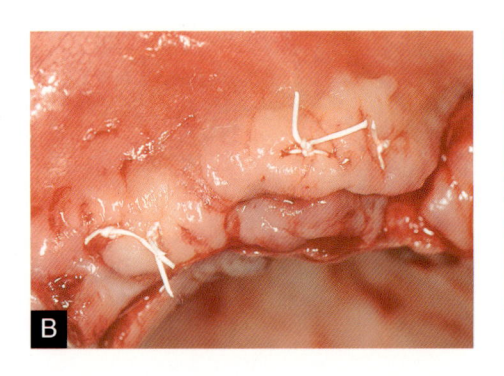

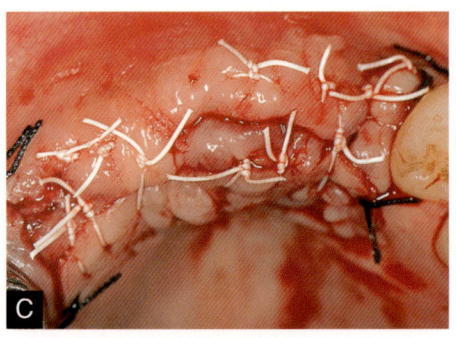

12 GBR後の経過

術後1週（A）．
マットレス縫合以外を抜糸する．
術後13日（B）．
治療用義歯の床縁と治癒期間中にmembraneに直接圧力がかからないように短く削合している．

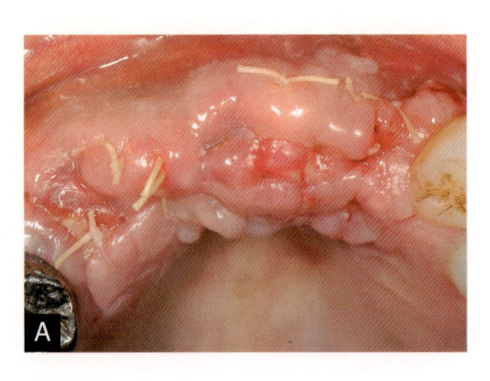

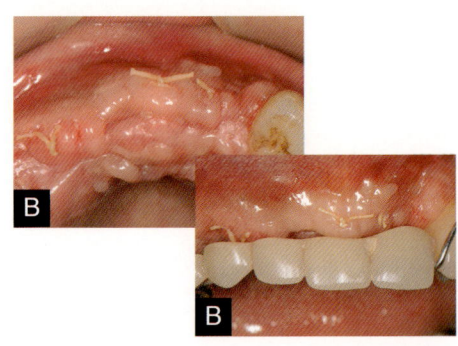

130

術後3週(C).
残りの縫合糸を除去する．一般にGBR後の縫合糸の除去は，2～3週間経過してから完了するようにする．
術後7週(D).
membraneの露出もなく経過は順調である．
術後98日のX線写真(E).
術後約6ヵ月のX線写真(F).

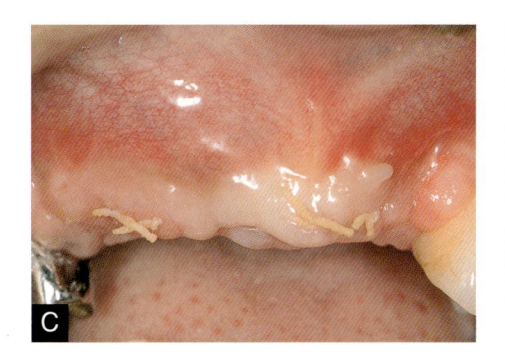

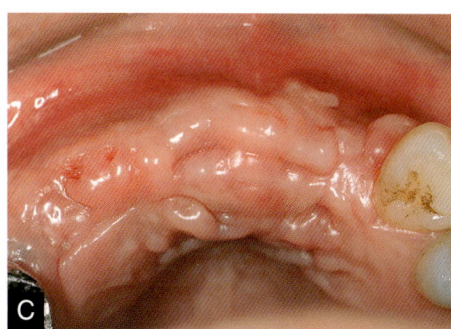

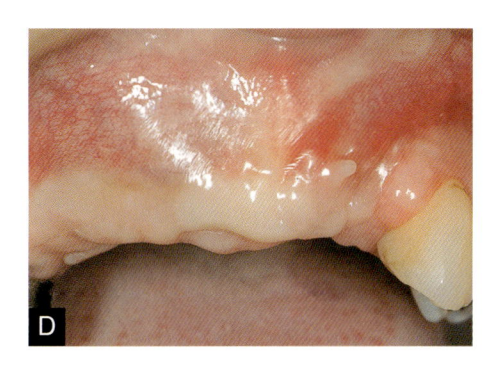

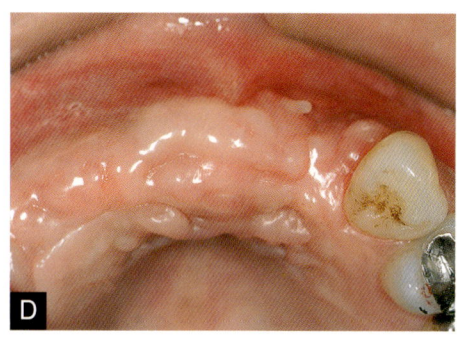

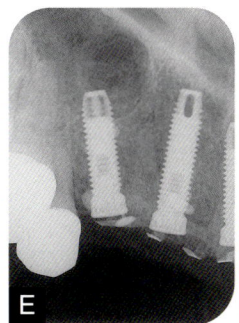

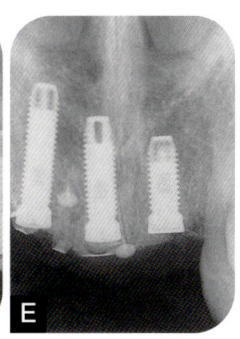

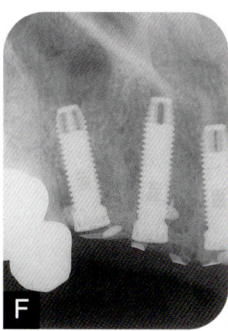

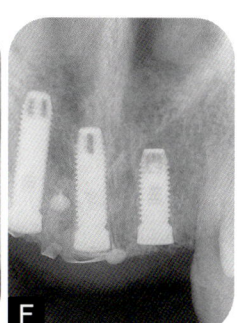

インプラント埋入後の治癒期間中における軟組織移植による歯槽堤増大手術

13 membraneの除去

GBR後約6ヵ月(A).
|1 部に約2mmの水平的欠損および 4-2| 部に約2mmの垂直的な歯槽堤欠損を認める．適切な厚さとカントゥアーを持った軟組織の形態に改善するために軟組織移植による歯槽堤の増大を図る．

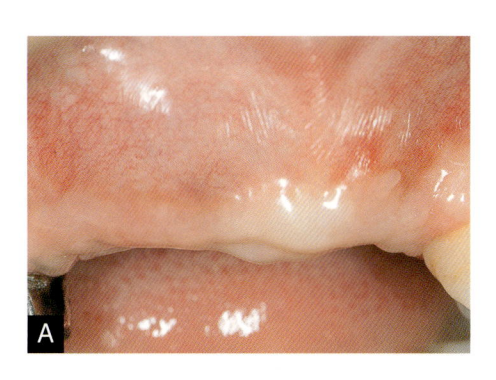

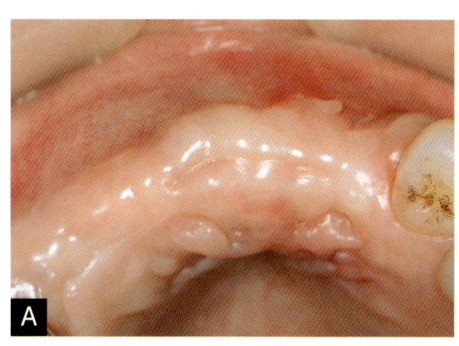

131

4 インプラント周囲組織の正常像と生物学的幅径

歯槽頂切開と5|3の近心の歯間乳頭を保存した2本の縦切開からなる台形状のフラップ(B).
フラップを剝離してTR membraneを露出させる(C).半透明な状態を保っている陥凹のないmembrane.
フラップの基底部へ骨膜減張切開により,歯冠側への移動が自由になるようにする(D).
membraneを除去すると,新生骨上に軟組織を認めるが,この組織を除去すると歯槽堤の軟組織の厚さが減少するため,除去せず,この上に直接結合組織移植を行い軟組織を増大するための一部として利用する(E).
また|1部では垂直的な増大も必要なことがわかる.

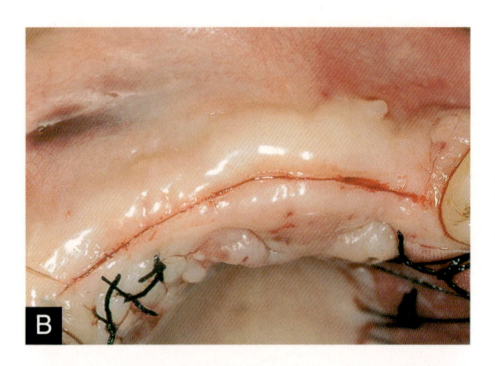

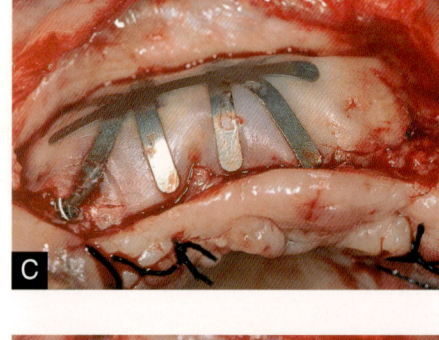

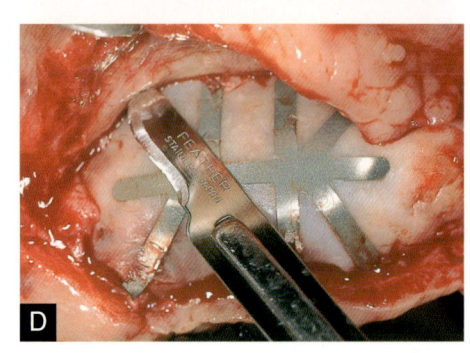

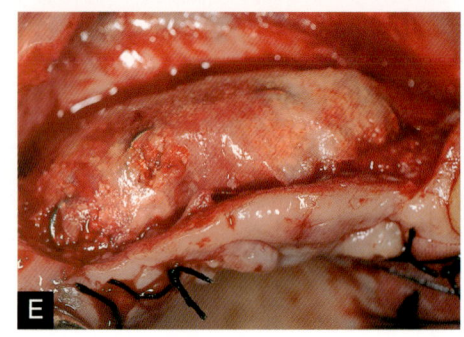

14 結合組織移植

|4—6部の口蓋から,厚さ約4mmのfull-thicknessの遊離歯肉移植片と6—4|部から結合組織移植片を採取した(A).
採取した遊離歯肉の上皮をメスで切除し,結合組織からなる移植片とした(B).
新生骨上の表層軟組織の厚さが非常に薄く移植片と縫合できなかった.移植片の固定は,唇側フラップの基底部にpartial-thicknessの骨膜減張切開で形成された内層フラップとパラタル・フラップとの交差水平マットレス縫合を吸収性縫合糸で行い,歯槽堤の増大を必要とする位置に移植片を上から固定する(イラスト).
①|654部から採取した移植片を|1部の唇側から歯槽頂をまたいで口蓋側まで設置し,吸収性縫合糸で内層フラップとパラタル・フラップとの交差水平マットレス縫合により移植片の上から固定する(C,D).

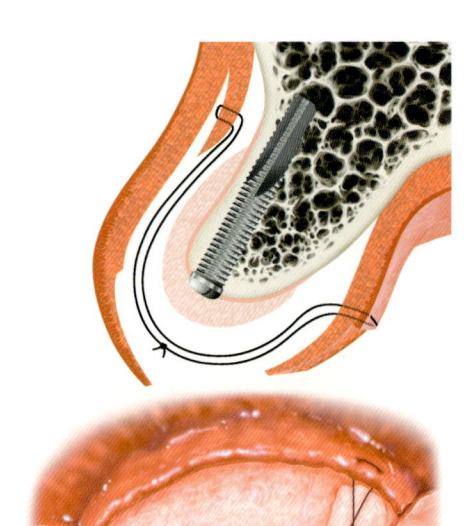

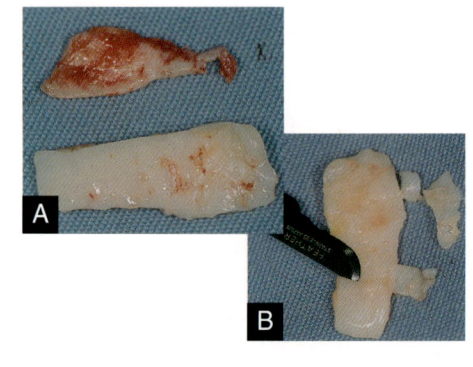

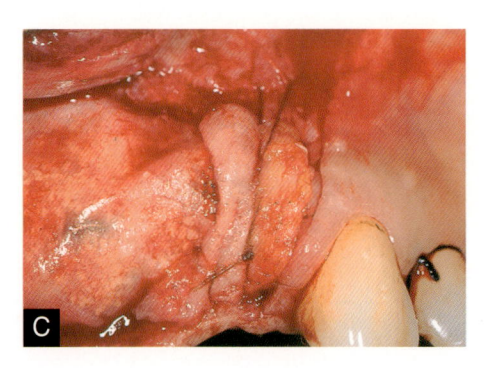

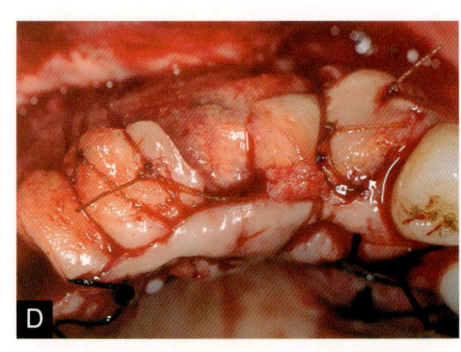

② 次に|1部の垂直的増大を図るために|4—6 部から採取した移植片を半分の大きさにした2枚目の移植片を|2部の歯槽頂上に設置し同様の方法で固定する(E).
③ 歯槽堤の垂直的増大を必要な|3|2|部は残り半分の移植片を歯槽頂に設置し固定した(F).

縫合は，唇側フラップを歯冠側に移動し，結合組織移植片を覆って，4.0絹糸で3本の垂直マットレス縫合を歯槽頂切開部に行う(G).
その後，フラップの辺縁部と縦切開部の断続縫合により創面を閉鎖した(H).

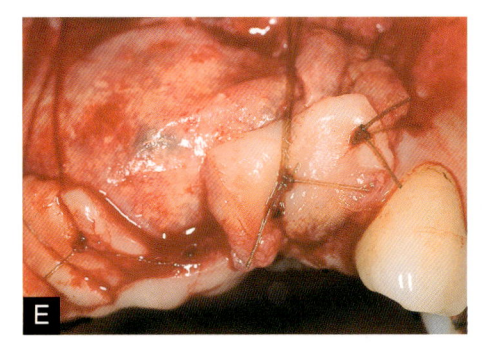

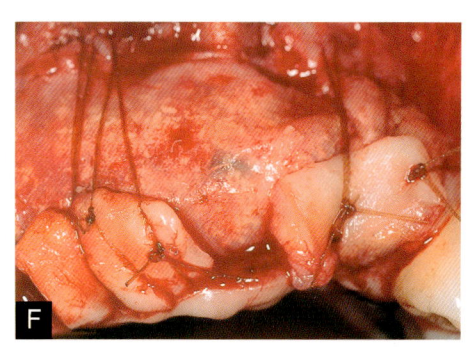

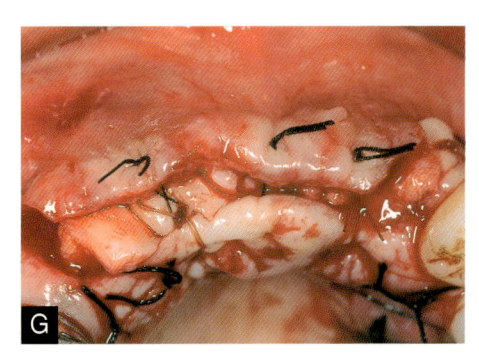

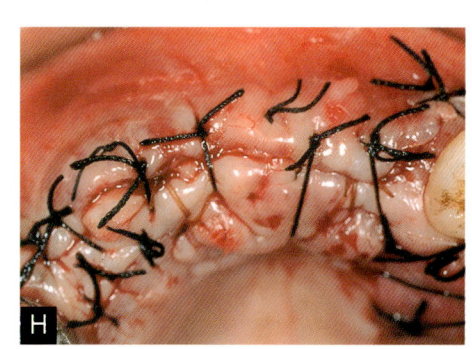

15 結合組織移植による歯槽堤増大後の術後経過

術後11日(A).
抜糸時. 軟組織全体にやや腫脹を認める.
術後25日(B).
創面の上皮化が完了し，軟組織の術後収縮が生じてきている.
術後2ヵ月(C).
治癒はほぼ完了した.

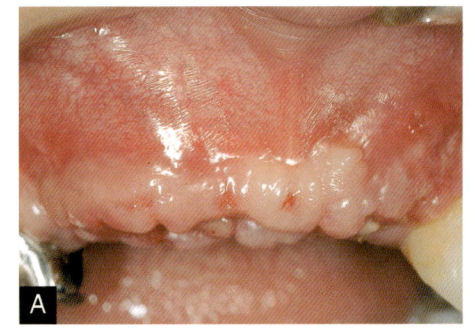

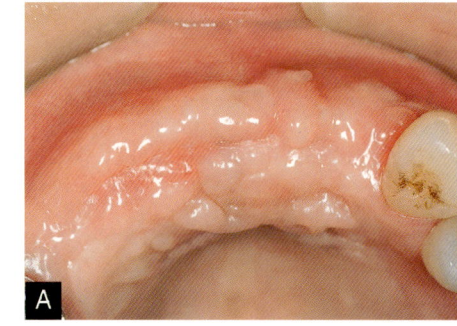

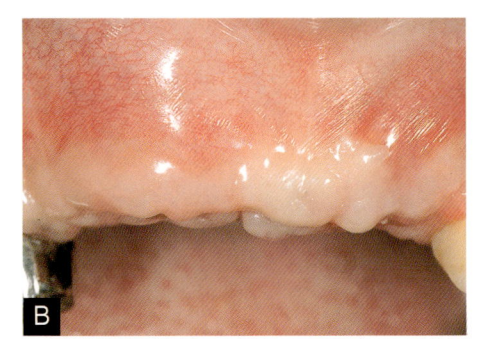

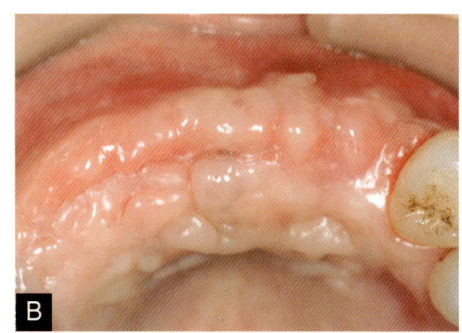

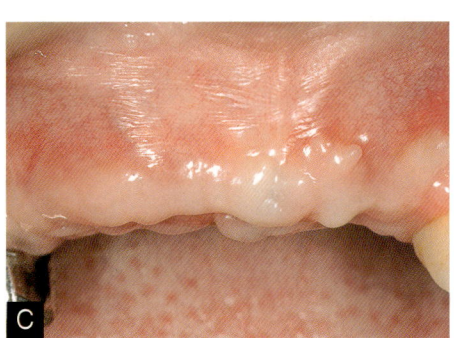

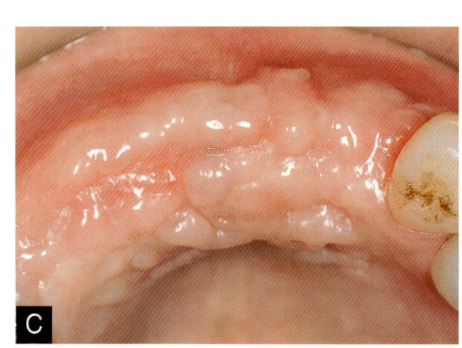

16 Abutment Connection Surgery

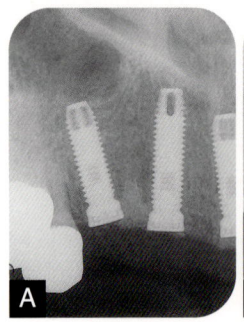

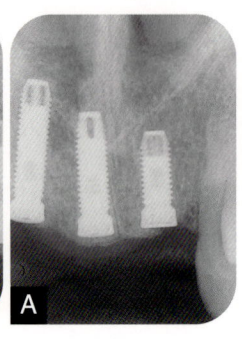

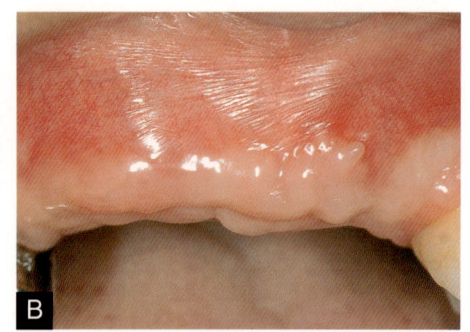

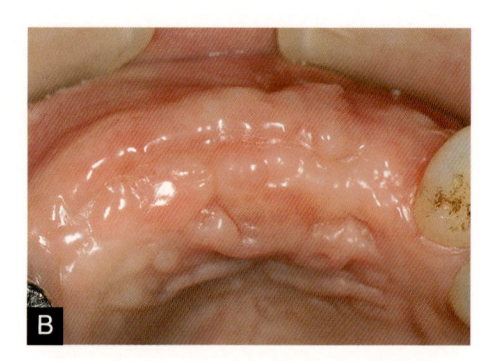

歯槽堤増大手術後4ヵ月．フィクスチャー埋入後10ヵ月（A）．
結合組織移植により歯槽堤の垂直的・水平的な増大により歯槽堤の形態は著しく改善した．4-2部で約2mmの垂直的増大，1部で約2mmの水平的増大を認める（B，13-Aと比較）．
上唇小帯や筋付着部がフラップの歯冠側移動により歯槽頂部付近に位置し，角化粘膜の幅が狭くなっている．
カバースクリューを露出させるために，歯槽頂よりやや口蓋側寄りに，フィクスチャーごとにスキャロップ状切開を加える．スキャロップ状切開の両端に5|3の近心の歯間乳頭を保存した末広がりの2本の縦切開を入れる（C）．
小さな骨膜剥離子でフラップを少しずつていねいに剥離してカバースクリューを露出させる（D）．
カバースクリューの一部が新生骨で被覆されている（E）．
カバースクリューを覆っている骨をOchsenbeinチゼルで除去し（F），カバースクリューを完全に露出する．カバースクリューの除去後のフィクスチャー頂部（G）．
フィクスチャー周囲の余剰な骨を削除し，テンポラリー・ヒーリング・アバットメントを正確にフィクスチャーに連結させるためにボーンミルを使用する．ボーンミルをボーンミルガイドに接続し，ゆっくりと回転させる（H）．

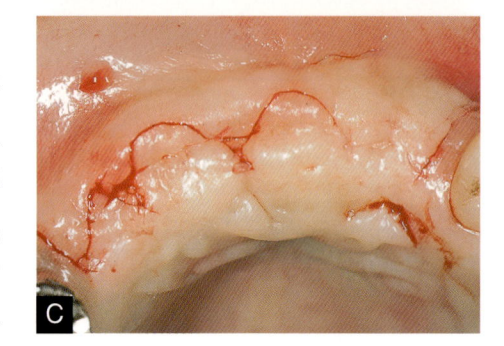

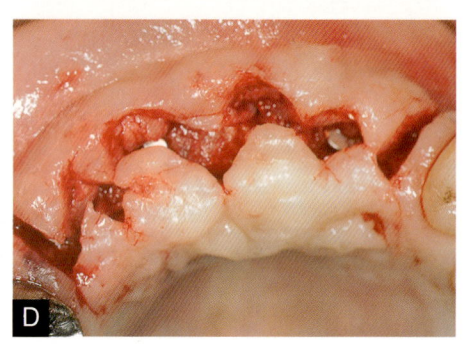

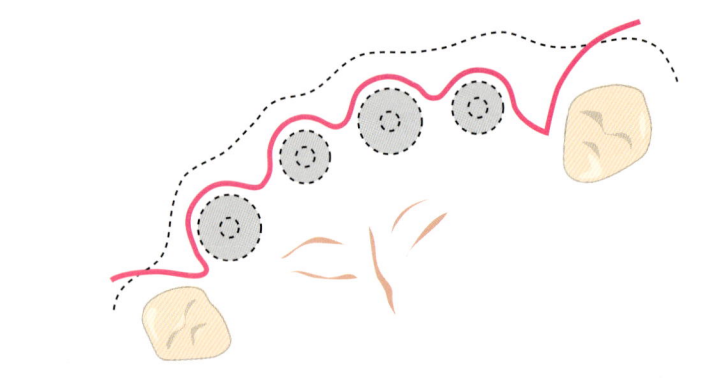

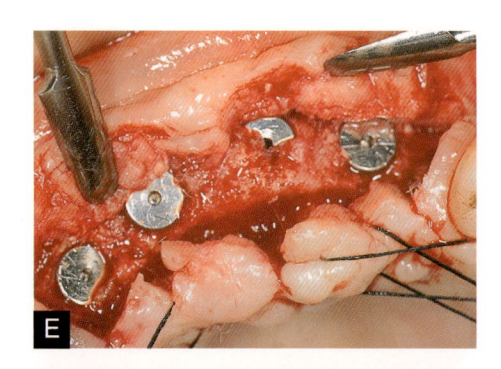

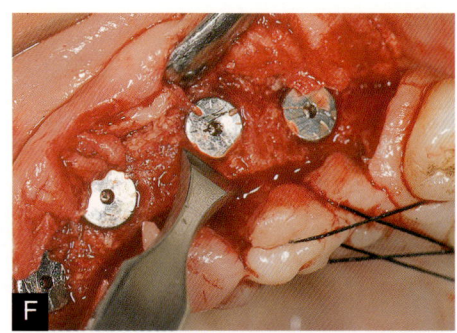

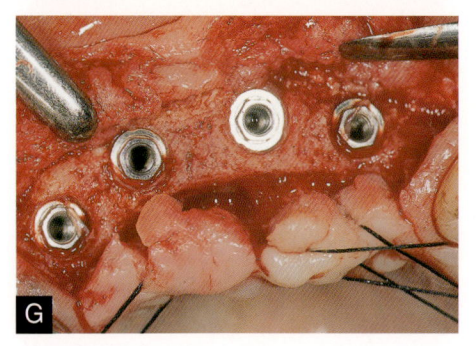

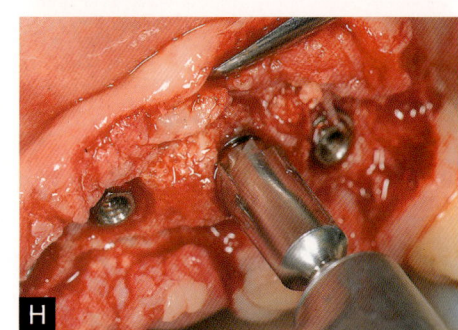

フィクスチャー頂部の骨組織および軟組織が除去された(I).

長さ4mm×径4mmのテンポラリー・ヒーリング・アバットメント(ImplaMed社)をフィクスチャーに装着(J).

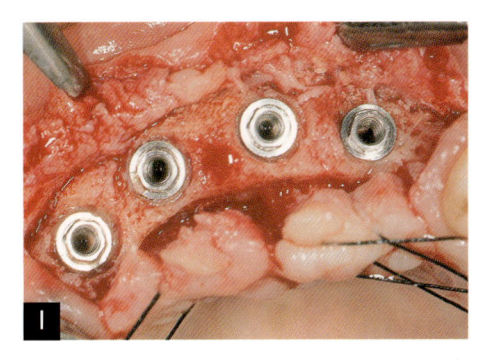

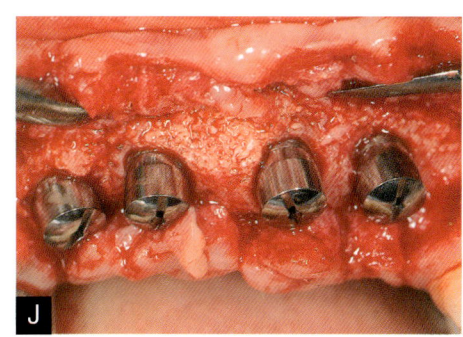

17 インレー・グラフトとGSTA

適切なエマージェンス・プロファイルを付与したインプラント修復を行うために,軟組織のボリュームと量を増大させ,角化組織の幅を増加させることが基本である.そのためabutment connection surgery時に歯周形成外科を行っていく.

① 上皮を切除した結合組織移植片を「1」と「2」のテンポラリー・ヒーリング・アバットメントの間に置く(inlay grafts)(A).
② 次に,軟組織の垂直的な増大を図り,軟組織の全体的なボリュームと量を増すために歯冠側に移動したフラップでヒーリング・アバットメントを覆い閉鎖する(guided soft tissue regeneration without membrane)(B).
③ 上唇小帯切除と筋付着を除去し,角化粘膜の幅を増大させる.歯肉―歯槽粘膜境に沿ってpartial-thicknessの水平切開を入れ,上唇小帯の切除も兼ね,根尖および近遠心的に水平切開を拡大し,骨膜―結合組織の受容床を形成する.partial-thickness flapを根尖側の骨膜と吸収性縫合糸で垂直マットレス縫合する.

審美性に配慮の必要な部位なので移植後周囲組織との色調の相違が目立ち,審美的に劣る遊離歯肉移植手術は選択しがたい.そのため骨膜―結合組織の受容床にテルダーミス・メッシュ補強タイプ(テルモ社)を縫合・固定する(C).

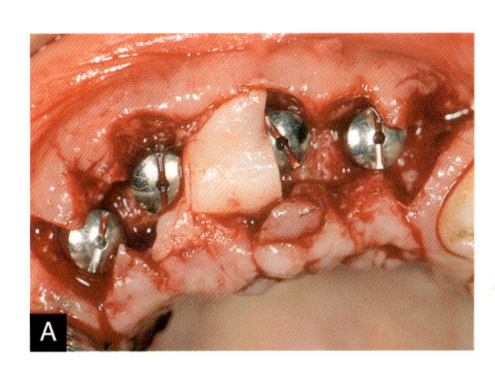

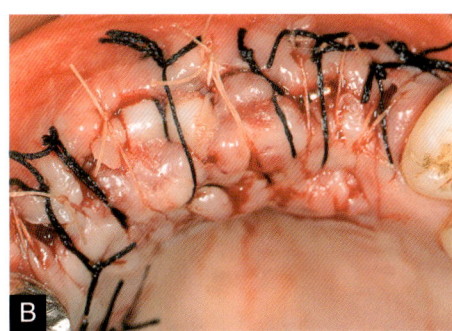

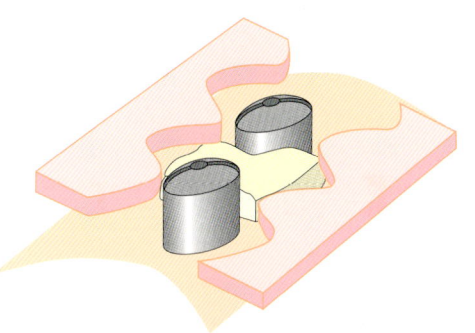

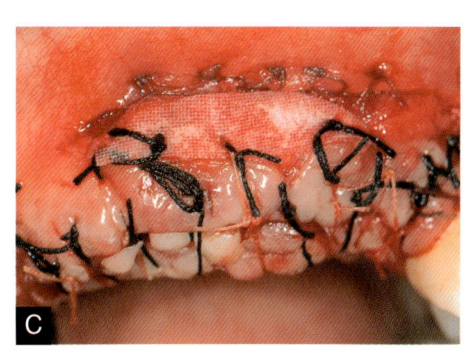

18 術後経過

術後9日(A).抜糸前.
抜糸後(B).手術部の腫脹,発赤を認める.

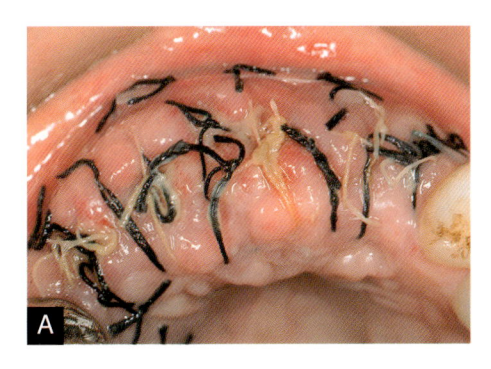

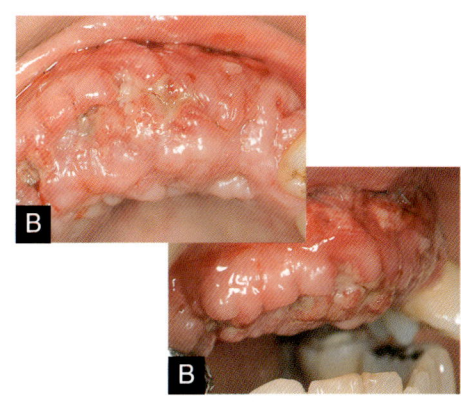

4 インプラント周囲組織の正常像と生物学的幅径

術後16日（C）.
32 のヒーリング・アバットメントの一部が露出してきた.
術後23日（D）.
発赤・腫脹は消退し，術後収縮が始まっている.

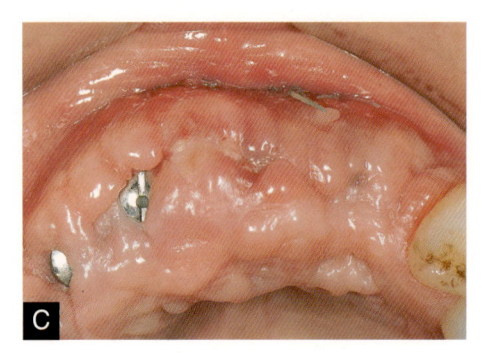

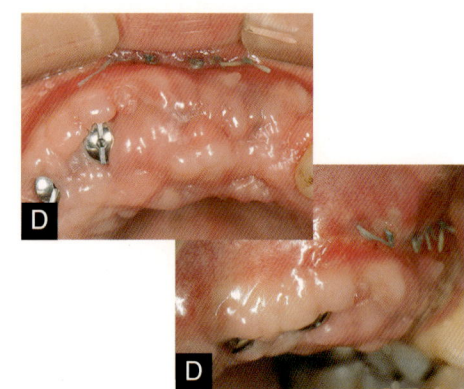

19 供給側の術後経過

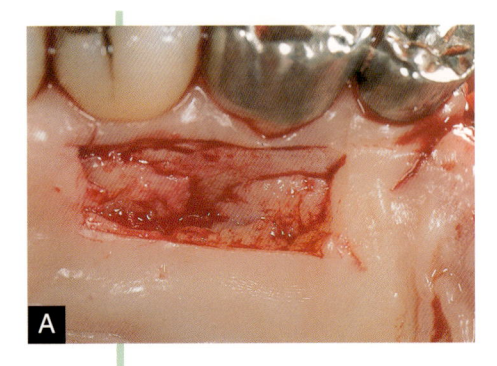

full-thicknessの遊離歯肉移植片を採取（A）.
テルダーミス・メッシュ補強タイプ（テルモ社）を縫合（B）.
術後9日（C）. 抜糸前.
同（D）. シリコン層除去時.
術後23日（E）. 治癒が早い.

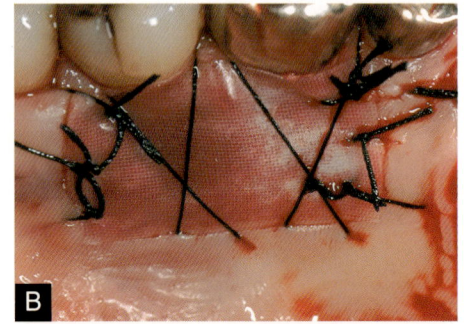

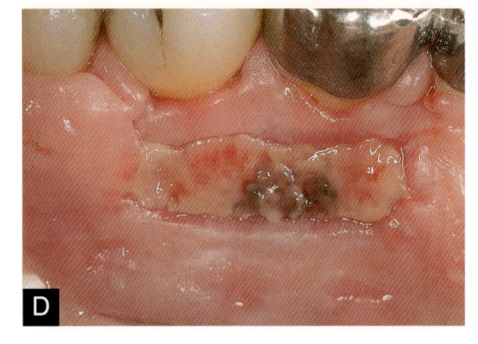

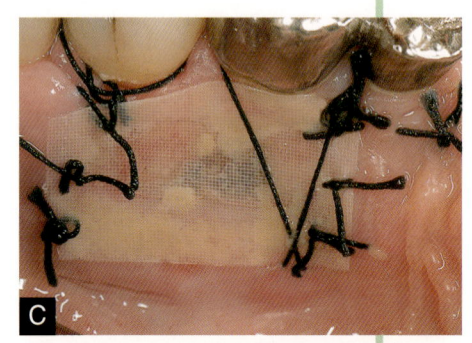

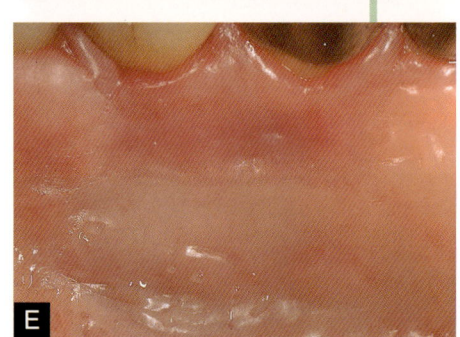

20 ティッシュ・パンチによる2次外科手術

術後58日（A）.
32 のテンポラリー・ヒーリング・アバットメントの露出量も安定して軟組織の収縮も落ちついてきている.

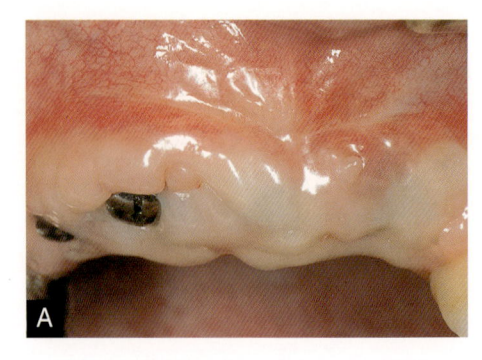

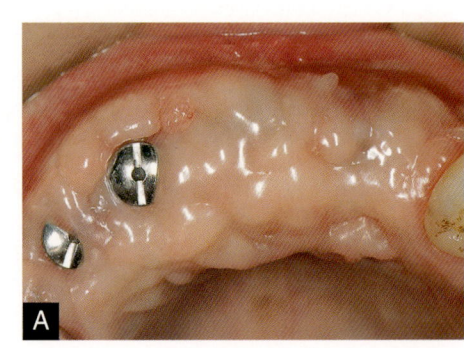

術後65日．浸潤麻酔後に1|1のインプラント上部の軟組織をティッシュ・パンチで穿孔(B)．

ティッシュ・パンチの穿孔点は，サージカル・ガイドステントを参考に，極力口蓋側寄りに設定し，唇側の軟組織を保存する．テンポラリー・ヒーリング・アバットメントが露出している．パンチの位置を口蓋側寄りに設定していることに注意(C)．

ティッシュ・パンチにより除去されたインプラント上の切除組織(D)．

長さ4mm×径4mmのテンポラリー・ヒーリングアバットメントを径の大きい長さ4mm×径5mmに交換(E)．

口蓋の軟組織をヒーリングアバットメントにさらに密着させるために縫合を追加する(F)．

ティッシュ・パンチから8日(G)，フラップを形成していないので治癒が早い．

32|を長さ4mm×径5mmの径の大きなテンポラリー・ヒーリングアバットメントと交換する(H)．

ヒーリングアバットメントの周囲の軟組織が圧排されて貧血色を示している．

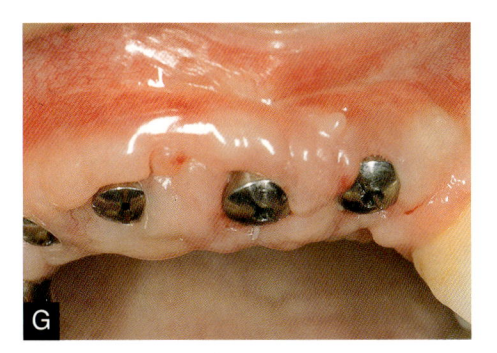

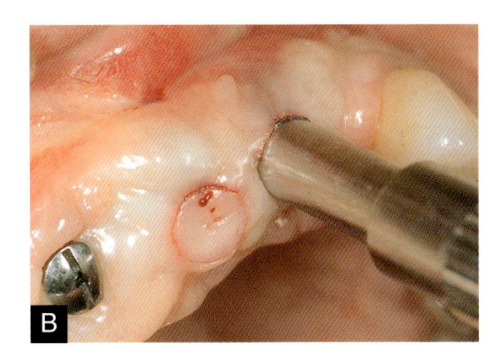

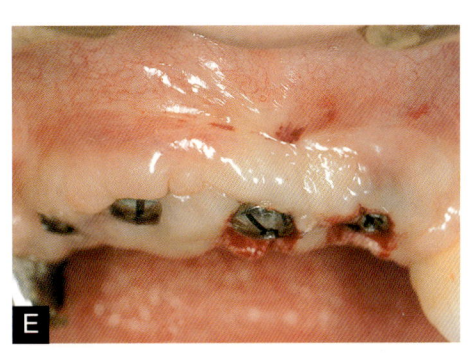

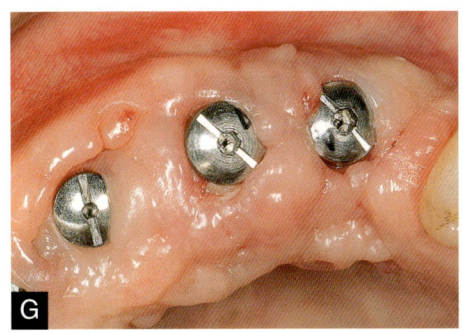

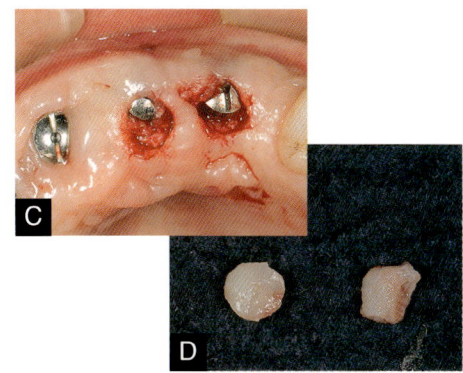

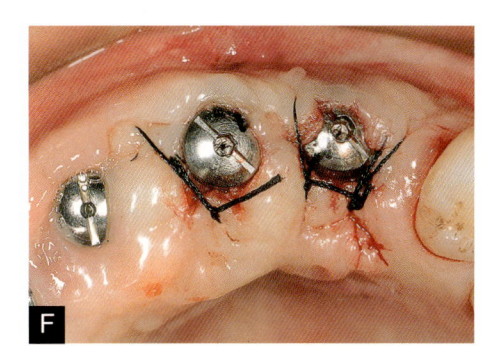

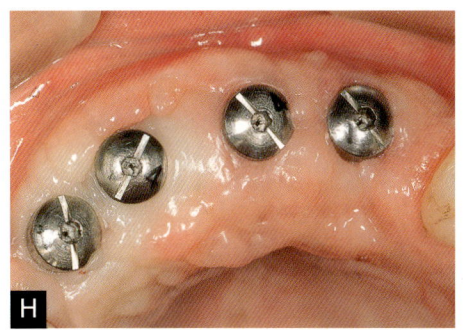

21 カスタム・アバットメントとプロビジョナル・レストレーション

カスタム・アバットメントを装着するために，テンポラリー・ヒーリング・アバットメントを除去した時のインプラント周囲軟組織の形態(A)．

オリエンテーション・ガイドを用いアバットメントを作業模型上とまったく同じ位置に装着する(B)．

UCLAアバットメントを用いて製作したカスタム・アバットメントをフィクスチャーに装着した．アバットメント周囲の軟組織が圧排されて貧血色を呈している(C)．

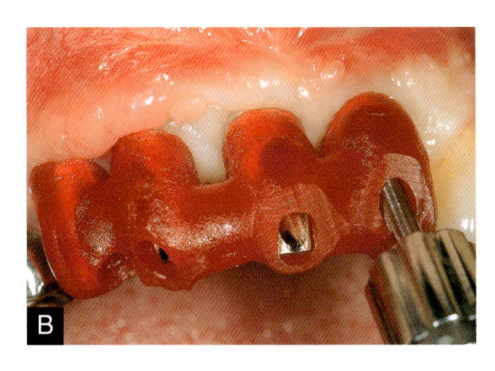

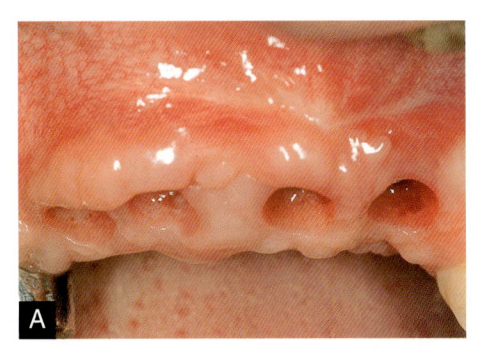

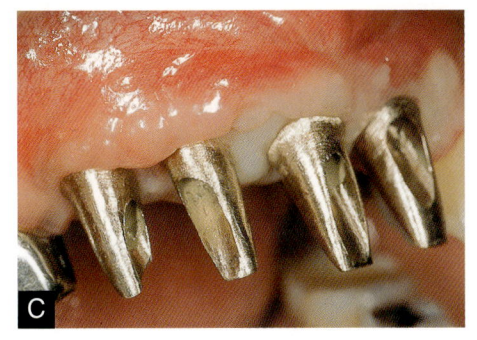

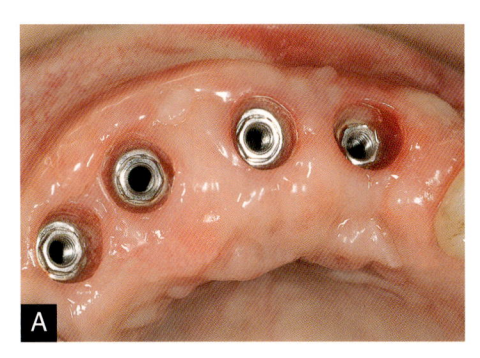

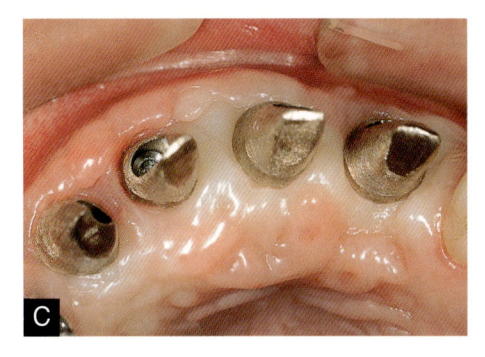

4 インプラント周囲組織の正常像と生物学的幅径

プロビジョナル・レストレーション装着時（D）．
プロビジョナル・レストレーション装着後38日（E）．歯間乳頭様組織の増大が 2|―3|，1|―|1 間にみられ，歯間鼓形空隙量が減少している．
カスタム・アバットメント装着後45日（F）．アバットメント周囲の軟組織形態はスキャロップ状を呈してきた．
アバットメント連結時（G）．
カスタム・アバットメント装着時（H）．

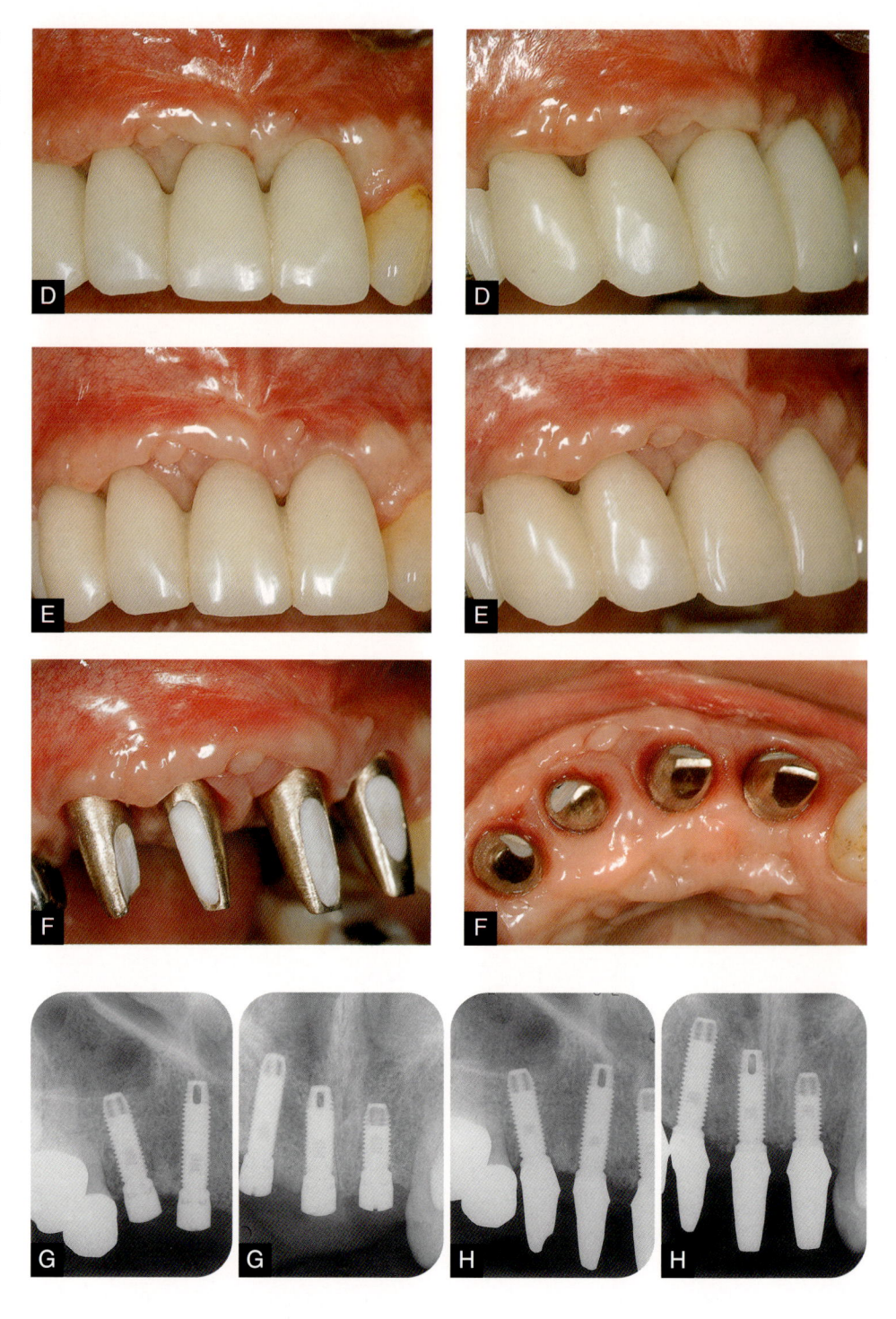

22 最終補綴物装着

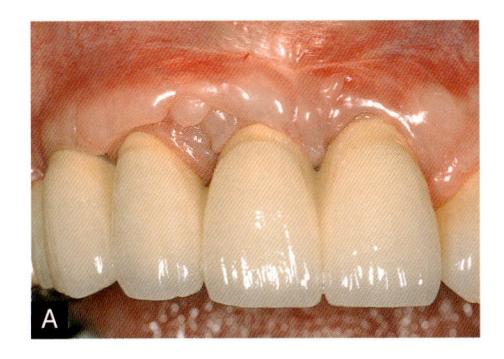

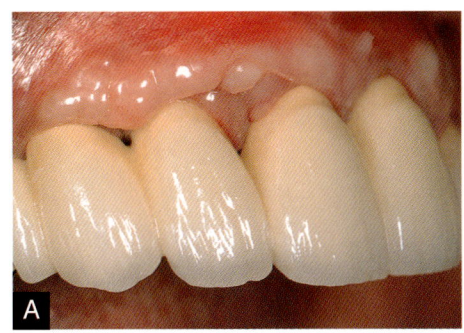

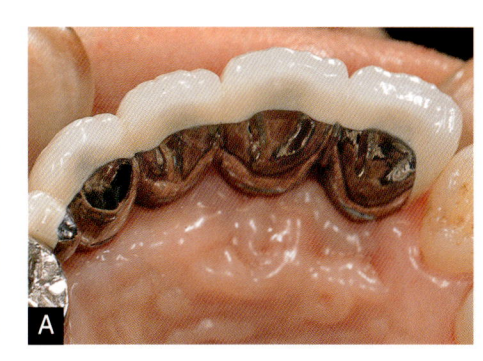

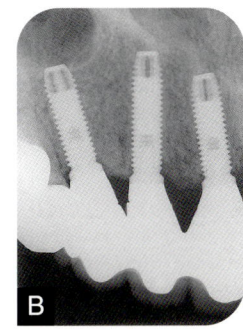

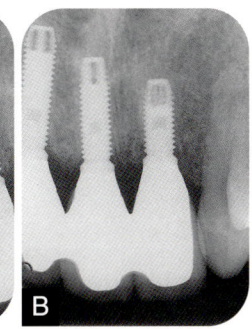

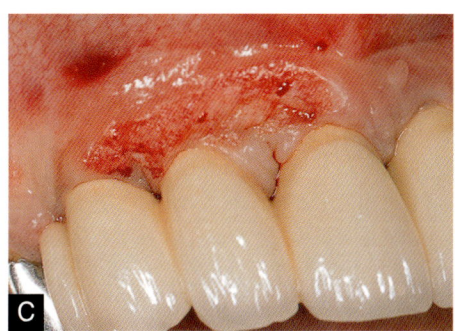

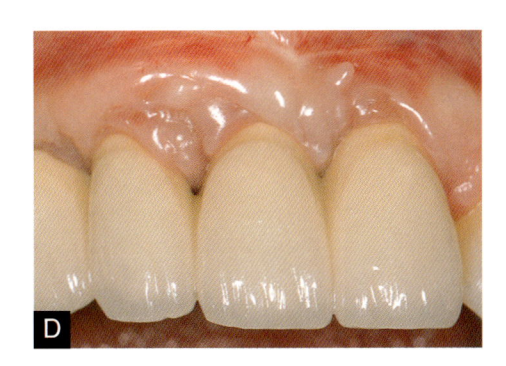

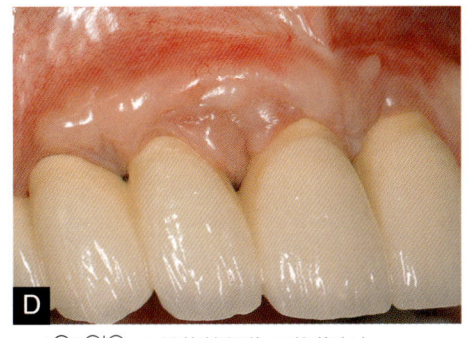

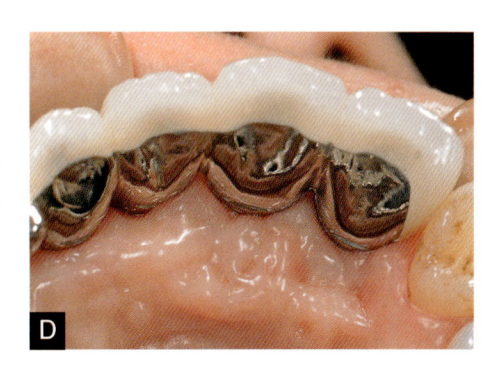

4③2①①の最終補綴物の装着（A）．
最終補綴物装着時のX線写真（B）．
3-1部のインプラント周囲軟組織の整形をする（C）．
最終補綴物装着後約6ヵ月．軟組織の整形後約3ヵ月（D）．
複数歯の連続したインプラント間に歯間乳頭様組織が獲得され，ブラックトライアングルのないインプラント補綴となっている．

参考文献

Abrahamsson I, Berglundh T, Moon I-S, Lindhe J: Peri-implant tissues at submarged and non-submarged titanium implants. *J Clin Periodontol* 26: 600-607, 1999.

Abrahamsson I, Berglundh T, Wennström J, Lindhe J: The peri-implant hard and soft tissues at different implant systems. A comparative study in the dog. *Clin Oral Impl Res* 7: 212-219, 1996.

Alberktsson T, Zarb G, Worthington P, Eriksson AR: The long-term efficacy of currently used dental implants: A review. *Int J Oral Maxillofac Impl* 1(1): 11-25, 1986.

Becker W, Dahlin C, Becker BE, et al. : The use of e-PTFE barrier membranes for bone promotion around titanium implants placed into extraction sockets: A prospective multicenter study. *Int J Oral Maxillofac Implants* 9(1): 31-40, 1994.

Becker W, Ochsenbein C, Tibbetts L, Becker BE: Alveolar bone anatomic profiles as measured from dry skulls. *J Clin Periodontol* 24(10): 727-731, 1997.

Bengazi F, Wennström JL, Lekholm U: Recession of the soft tissue margin at oral implants: A 2-year longitudinal prospective study. *Clin Oral Impl Res* 7(4): 303-310, 1996.

Berglundh T, Lindhe J: Dimension of the peri-implant mucosa. Biological width revisited. *J Clin Periodontol* 23(10): 971-973, 1996.

Berglundh T, Lindhe J, Jonsson K, Ericsson I: The topography of the vascular systems in the periodontal and peri-implant tissues in the dog. *J Clin Periodontol* 21: 189-193,1994.

Berglundh T, Lindhe J, Ericsson I, Marinello CP, Liljenberg B, Thomsen P: The soft tissue barrier at implants and teeth. *Clin Oral Impl Res* 2: 81-90,1991.

Buser D, Dula K, Belser U, Hirt HP, Berthold H: Localized ridge augmentation using guided bone regeneration. II. Surgical procedure in the mandible. *Int J Periodontics Restorative Dent* 15: 13-29, 1995.

Buser D, Dula K, Belser UC, et al. : Localized ridge augmentation using guided bone regeneration. I. Surgical procedure in the maxilla. *Int J Periodontics Restorative Dent* 13(1): 29-45, 1993.

Buser D, Dula K, Hirt H-P, Berthold H: Localized ridge augmentation using guided bone regeneration. In: Buser D, Dahlin C, Schenk RK(eds). Guided Bone Regeneration in Implant Dentistry. Chicago, Quintessence: 189-233, 1994.

Buser D, Dula K, Hirt H-P, Schenk RK: Lateral ridge augmentation using autografts and barrier membranes: A clinical study with 40 partially edentulous patients. *J Oral Maxillofac Surg* 54: 420-432, 1996.

Buser D, Dula K, Hirt HP, Berthold H: Localized ridge augmentation using guided bone regeneration. In: Buser D, Dahlin C, Schenk RK, ed. Guided bone regeneration in implant dentistry. Chicago, Quintessence, 1994.

Buser D, Hirt H-P, Dula K, Berthold H: Membrantechnik/Oral Implantologic[GBR Technique/Implant dentistry]. *Schweiz Monatsschr Zahnmed* 102(12): 1491-1501, 1992.

Cochran DL, Hermann JS, Schenk RK, Higgenbottom FL, Buser D: Biologic width around titanium implants. A histometric analysis of the implant-gingival junction around unloaded and loaded non-submerged implants in the canine mandible. *J Periodontol* 68: 186-198, 1997.

Cohen ES: Ridge augmentation utilizing the subepithelial connective tissue graft: Case reports. *Pract Periodontics Aesthet Dent* 6(2): 47-53, 1994.

Ericsson I, Nilner K, Klinge B, Glantz P-O: Radiographical and histological characteristics of submerged and non-submerged titanium implants. *Cli Oral Impl Res* 7: 20-26, 1996.

Ericsson I, Persson LG, Berglundh T, Marinello CP, Lindhe J, Klinge B: Different types of inflammatory reactions in peri-implant soft tissues. *J Clin Periodontol* 22: 255-261, 1995.

Ericsson I: Biology and pathology of peri-implant soft tissues. In: Palacci P, Ericsson P, Engstrand P, Rangert B. Optimal implant positioning and soft tissue management for the Brånemark system. Chicago: Quintessence: 11-20, 1994.

Esposito M, Ekestubbe A, Gröndahl K: Radiological evaluation of marginal bone loss at tooth surfaces facing single Brånemark implants. *Clin Oral Impl Res* 4(3): 151-157, 1993.

Garber DA, Belser UC: Restoration-driven implant placement with restoration-generated site development. *Compend Contin Educ Dent* 16(8): 796-804, 1995.

Garber DA, Rosenberg ES: The edentulous ridge in fixed prosthodontics. *Compend Contin Educ Dent* 24: 212-224, 1981.

Gargiulo AW, Wentz FM, Orban B: Dimensions and relations of the dentogingival junction in humans. *J Periodontol* 32: 261-267, 1961.

Gher ME, Quintero G, Sandifer JB, et al. : Combined dental implant and guided tissue regeneration therapy in humans. *Int J Periodontics Restorative Dent* 14(4): 333-347, 1994.

Grunder U: The inlay graft technique to create papillae between implants. *J Esthet Dent* 9: 165-168, 1997.

Hartel RC, Blijdorp PA, Kalk W, Baker DL: Stage 2 surgical techniques in endosseous implantation. *Int J Oral Maxillofac Implants* 9: 273-278, 1994.

Hermann JS, Cochran DL, Nummikoski PV, Buser D: Crestal bone changes around titanium implants. A radiographic evaluation of unloaded non-submerged and submerged implants in the canine mandible. *J Periodontol* 68: 1117-1130, 1997.

Hunt D, Jovanovic S: Autogenous bone harvesting: A clin graft technique for particulate and moncortical bone blocks. *Int J Periodontics Restorative Dent* 19 :165-173, 1999.

Ingber JS, Rose LF, Coslet JG: The"biologic width"-A concept in periodontics and restorative dentistry. *Alpha Omegan* 70(3): 62-65, 1977.

Javanovic SA, Paul SJ, Nishimura RD: Anterior implant-supported reconstructions: A surgical challenge. *Pract Periodont Aesthet Dent* 11(5): 551-558, 1999.

Jovanovic SA, Buser D: Guided tissue regeneration in dehiscence defects and delayed extraction sockets. In: Buser D, Dahlin C, Schenk RK(eds). Guided Bone Regeneration in Implant Dentistry. Chicago, Quintessence: 155-188, 1994.

Jovanovic SA, Nevins M: Bone formation utilizing titanium-reinforced barrier membranes. *Int J Periodontics Restorative Dent* 15(1): 57-69, 1995.

Jovanovic SA, Spiekermann H, Richter EJ: Bone regeneration around titanium dental implants in dehisced defect sites: A clinical study. *Int J Oral Maxillofac Implants* 7(2): 233-245, 1992.

Kois J: Altering gingival levels: The restorative connection, Part I: Biologic variables. *J Esthet Dent* 6: 3-9, 1994.

Langer B, Calagna IJ: The subepithelial connective tissue graft. A new approach to the enhancement of anterior cosmetics. *Int J Periodontics Restorative Dent* 2: 22-33, 1982.

Langer L: Enhancing cosmetics through regenerative periodontal procedures. *Compend Contin Educ Dent*: (suppl 18): S699-S705, 1994.

Lindhe J, Berglundh T: The interface between the mucosa and the implant. *Periodontol 2000* 17: 47-54, 1998.

Lindhe J, Berglundh T: The peri-implant mucosa. In: Lindhe J, Karring T, Lang NP(eds). Clinical periodontology and implant dentistry. Third edition. Copenhagen, Munksgaard: 862-872, 1997.

Lundgren AK, Sennerby L, Lundgren D, Taylor Å: Bone augmentation at titanium implants using autologous bone grafts and a bioresorbable barrier. An experimental study in the rabbit tibia. *Clin Oral Impl Res* 8: 82-89, 1997.

Lundgren D, Sennerby L, Falk H, Friberg B, Nyman S: The use of a new bioresorbable barrier for guided bone regeneration in connection with implant installation. A case report. *Clin Oral Impl Res* 5: 177-184, 1994.

Mayfield L, Nobréus N, Attström R, Linde A: Guided bone regeneration in dental implant treatment using a bioabsorbable membrane. *Clin Oral Impl Res* 8: 10-17, 1997.

Mensdorff-Pouilly N, Haas R, Mailath G, Watzek G: The immediate implant: A retrospective study comparing the different types of immediate implantation. *Int J Oral Maxillofac Implants* 9: 571-578, 1994.

Moon I-S, Berglundh T, Abrahamsson I, Linder E, Lindhe J: The barrier between the keratinized mucosa and the dental implant. An experimental study in the dog. *J Clin Periodontol* 26: 658-663, 1999.

Palacci P: Amenagement des tissus peri-implantaires intéret de la regeneration des papilles. Realites Cliniques 3: 381-387, 1992.

Parodi R, Santarelli G, Carusi G: Application of slow-resorbing collagen membrane to periodontal and peri-implant guided tissue regeneration. *Int J Periodontics Restorative Dent* 16: 174-185, 1996.

Paul SJ, Jovanovic SA: Anterior implant supported reconstructions: A prosthetic challenge. *Pract Periodont Aesthet Dent* 11(5): 585-590, 1999.

Saadoun AP, LeGall M, Touati B: Selection and ideal tridimensional implant position for soft tissue aesthetics. *Pract Periodont Aesthet Dent* 11(9): 1063-1072, 1999.

Saadoun AP, LeGall M: Periodontal implications in implant treatment planning for aesthetic results. *Pract Periodont Aesthet Dent* 11(5): 655-664, 1998.

Saadoun AP: The key to peri-implant esthetics: Hard-and-soft tissue management. *Dent Implantol Update* 8(6): 41-46, 1997.

Salama H, Salama M, Garber D, Adar P: Developing optimal peri-implant papillae within the esthetic zone: Guided soft tissue augmentation. *J Esthet Dent* 7: 125-129, 1995.

Salama H, Salama MA, Garber D, Adar P: The interproximal height of bone: A guidepost to predictable aesthetic strategies and soft tissue contours in anterior tooth replacement. *Pract Periodont Aesthet Dent* 10(9): 1131-1141, 1998.

Salama H, Salama MA: The role of orthodontic extrusive remodeling in the enhancement of soft and hard tissue profiles prior to implant placement: A systematic approach to the management of extraction site defects. *Int J Periodontics Restorative Dent* 13(4): 313-333, 1993.

Sanavi F, Weisgold AS, Rose LF: Biologic width and its relation to periodontal biotypes. *J Esthet Dent* 10(3): 157-163, 1998.

Sato N: Periodontal surgery. A clinical atlass. Chicago, Quintessence, 2000.

Seibert J, Lindhe J: Esthetics and periodontal therapy. In: Lindhe J, ed. Textbook of clinical periodontology. 2nd edn. Copenhagen: Munksgaard: 477-514, 1989.

Seibert JS: Reconstruction of deformed, partially edentulous ridges, using full-thickness onlay grafts: Part I, Technique and wound healing. *Compend Contin Educ Dent* a: 4: 437-453, 1983.

Seibert JS: Reconstruction of deformed, partially edentulous ridges, using full-thickness onlay grafts: Part II. Prosthetic/periodontal interrelationships. *Compend Contin Educ Dent* 4: 549-562, 1983.

Simion M, Baldoni M, Rossi P, Zaffe D: Comparative study of effectiveness of GTAM membranes with and without early exposure during the healing period. *Int J Periodontics Restorative Dent* 14(2): 167-180, 1994.

Simion M, Misitano U, Gionso L, Salvato A: Treatment of dehiscences and fenestrations around dental implants using resorbable and nonresorbable membranes associated with bone autografts: a comparative clinical study. *Int J Oral Maxillofac Implants* 12: 159-167, 1997.

Simion M, Scarano A, Gionso L, Piatelli A: Guided bone regeneration using resorbable and nonresorbable membranes: a comparative histologic study in humans. *Int J Oral Maxillofac Implants* 11: 735-742, 1996.

Spear FM: Maintenance of the interdental papilla following anterior tooth removal. *Pract Periodont Aesthet Dent* 11(1): 21-28, 1999.

Stein J, Nevins M: The relationship of the guided gingival frame to the provisional crown for a single-implant restoration. *Compend Contin Educ Dent* 17: 1175-1182, 1996.

Summer RB: Sinus floor elevation with osteotome. *J Esthet Dent* 10(3): 164-171, 1998.

Summers RB: A new concept in maxillary implant surgery: The osteotome technique. *Compend Contin Educ Dent* 15: 152-162, 1994.

Summers RB: The osteotome technique: Part 2. The ridge expansion osteotomy(REO) procedure. *Compend Contin Educ Dent* 15: 422-436, 1994.

Summers RB: The osteotome technique: Part 3. Less invasive methods of elevating the sinus floor. *Compend Contin Educ Dent* 15: 698-706, 1994.

Tarnow D, Fletcher P: The 2-3 month post-extraction placement of root-form implants: A useful compromise. *Implants Clin Rev Dent* 2: 1-8, 1993.

Tarnow DP, Magne AW, Fletcher P: The effect from the distance from the contact point to the crest of bone on the presence or absence of interproximal dental papilla. *J Periodontol* 63(12): 995-996, 1992.

Touati B, Guez G, Saadoun A: Aesthetic soft tissue integration and optimized emergence profile: Provisionalization and customized impression coping. *Pract Periodont Aesthet Dent* 11(3): 305-314, 1999.

Vacek JS, Gher ME, Assad DA, et al. : The dimensions of the human dentogingival junction. *Int J Periodontics Restorative Dent* 14(2): 154-165, 1994.

Van der Veldon U: Regeneration of the interdental soft tissue following denudation procedures. *J Clin Periodontol* 9(6): 455-459, 1982.

Vogel G: Biological aspects of a soft tissue seal. Proceedings of the 3rd european workshop on periodontology. Implant Dentistry. Berlin, Quintessenz.: 140-152, 1999.

Warrer K, Buser D, Lang NP, Karring T: Plaque-induced Peri-implantitis in the presence or absence of keratinized mucosa. *Clin Oral Impl Res* 6: 131-138, 1995.

Watzek G, Haider R, Mensdorff-Pouilly N, Hass R: Immediate and delayed implantation for complete restoration of the jaw following extraction of all residual teeth: A retrospective study comparing different types of serial immediate implantation. *Int J Oral Maxillofac Implants* 10: 561-567, 1995.

Wennström JL, Bengazi F, Lekholm U: The influence of the masticatory mucosa on the peri-implant soft tissue condition. *Clin Oral Impl Res* 5: 1-8, 1994.

Wennström JL: Mucogingival considerations in orthodontic treatment. *Seminars in Orthodontics and Dentofacial Orthopedics* 2: 46-54, 1996.

Werbitt MJ, Goldberg PV: The immediate implant: Bone preservation and bone regeneration. *Int J Periodontics Restorative Dent* 12(3): 207-217, 1992.

Wilson TG: Guided tissue regeneration around dental implants in immediate and recent extraction site: Initial observations. *Int J Periodontics Restorative Dent* 12: 185-193, 1992.

Zitzmann NU, Naef R, Schärer P: Resorbable versus nonresorbable membranes in combination with Bio-Oss For Guided bone regeneration. *Int J Oral Maxillofac Implants* 12: 844-852, 1997.

佐藤直志: 歯周外科の臨床とテクニック. 東京, クインテッセンス出版, 1997.

佐藤直志: 歯周補綴の臨床と手技. 東京, クインテッセンス出版, 1992.

児玉利郎: 新MGS法-テルダーミスを応用した歯周手術の実際. 東京, 医学情報社, 1998.

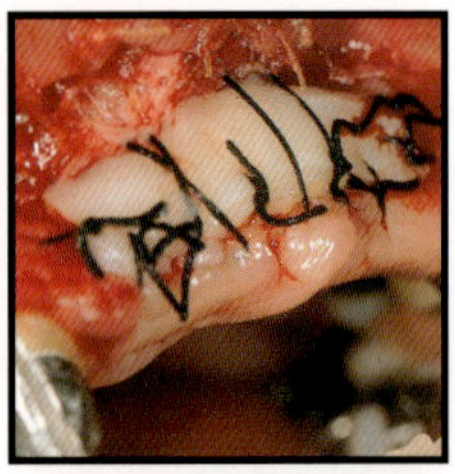
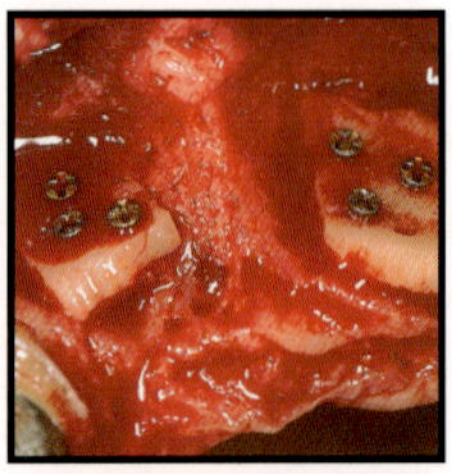
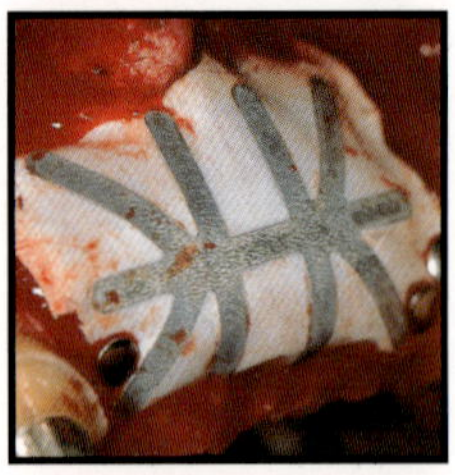
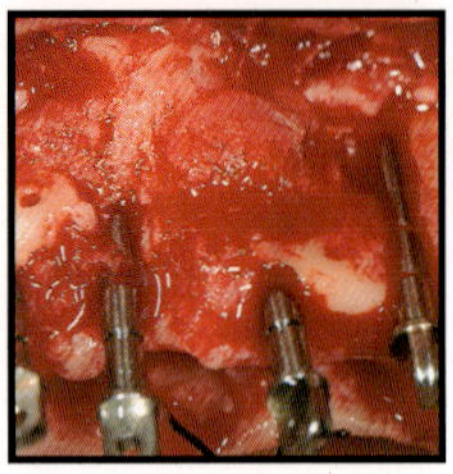
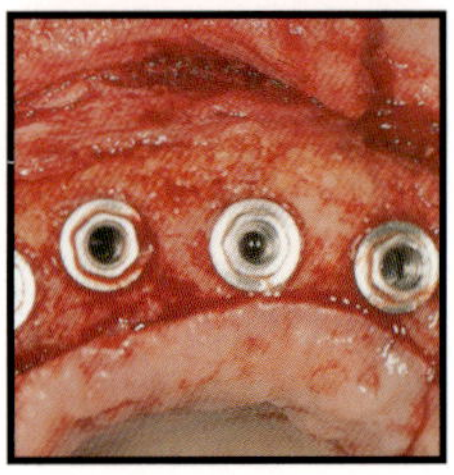

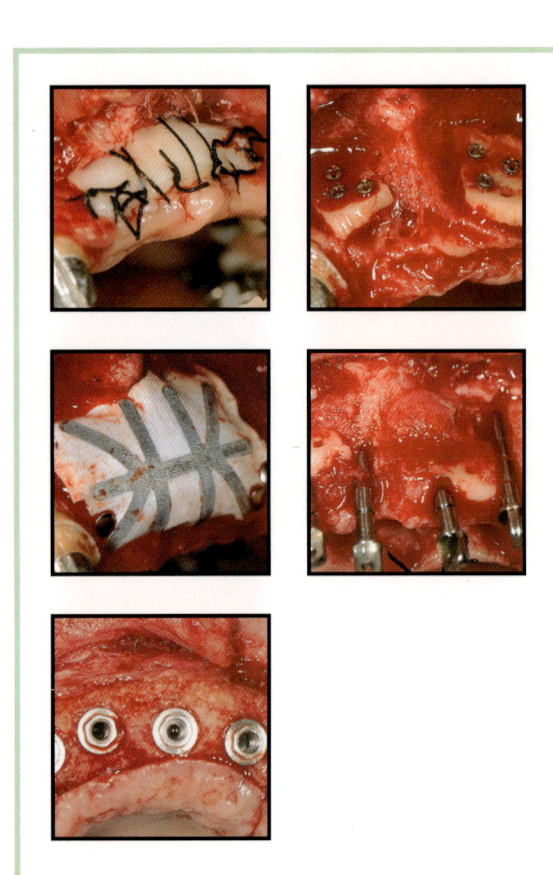

5 歯槽堤の保存・増大と骨質の改良

Preservation-Augmentation of the alveolar ridges and improvement of bone quality at the implant sites

5-1. Ridge preservation procedures

GBR，骨移植や軟組織移植などの種々の歯槽堤増大手術を組み合わせることにより，大きな歯槽堤の欠損を回復することが可能になっている．しかし，歯槽堤の垂直的高径を増大することは大変困難である．そのため抜歯時に歯槽堤の吸収を予防することは，最も効果的である．

Ridge preservation

抜歯後の歯槽骨の吸収を防ぎ（とくに前歯・小臼歯部），歯槽堤の幅と高さを維持するために，抜歯と同時に歯槽堤の保護を目的とした処置．

利 点

1. 術式が単純で簡単
2. 術後の不快症状や疼痛が少ない
3. 歯間乳頭に切開を加えたり，乳頭を剥離しないので歯間乳頭の高さの喪失がなく，審美的な歯槽堤形態を維持できる
4. フラップの剥離やフラップの歯冠側への移動を行わないため角化歯肉の減少がない
5. 隣接歯の辺縁歯肉の喪失が起こらない
6. GBRや骨移植などによる骨増大手術の必要性を少なくする

下顎前歯部は骨量・骨質の点からインプラント治療に最も適した部位であるとされているが，審美的なインプラント修復を望む場合には最も困難な部位であるともいえる．下顎前歯部が関連するインプラント修復は，咬合関係，歯槽堤の近遠心的幅径と最終補綴物の形態，歯間空隙の確保が可能かなどを考慮に入れて行うことが大切である．

図5-1　下顎側切歯の抜歯と Ridge preservation（図5-5）

1 抜歯前

1̄ の残根歯根長は短く，修復物の支台として使用できない．（右はミラー像）

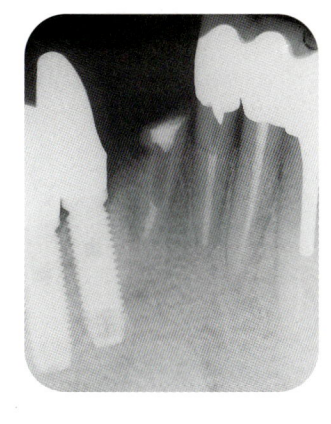

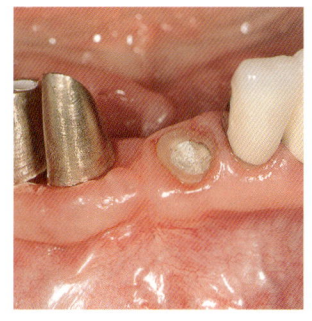

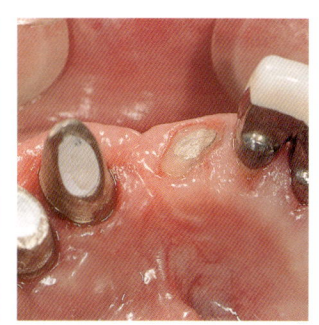

5 歯槽堤の保存・増大と骨質の改良

2 抜歯のテクニック

① フラップを剥離せずに抜歯し，近遠心の歯間乳頭を保存する．
② 抜歯予定歯の周囲に先端の小さなメスで歯肉溝内切開を行い，周囲の歯肉繊維を切断する（A）．
③ 抜歯窩の頬舌側壁を破壊しないように薄く，フラットな小さなエレベーター（Periotome）（B）やMolt2/4curette（C）を用いて近遠心的な脱臼のみを行う．決して頬舌側壁にエレベーターを挿入しない．

　小さなエレベーターで，ゆっくり静かに時間をかけて脱臼させる．

　歯が骨性癒着を起こしている場合には，細いダイヤモンドバーを用いて歯槽骨より切断する．

　多根歯では，ダイヤモンドバーを用いて歯根分割後，エレベーターで脱臼操作を行う．

　近遠心的な脱臼操作を繰り返して動揺させ，歯が完全に脱臼した後，抜歯鉗子で抜去する（D）．
④ 抜歯後，キュレット，歯周ファイルやラウンドバーなどを用いて抜歯窩内の肉芽組織を徹底的に除去する（E）．
⑤ ラウンドバーで抜歯窩内の骨壁を一層切除または海綿骨内へ穿孔させ，抜歯窩への出血を促す．

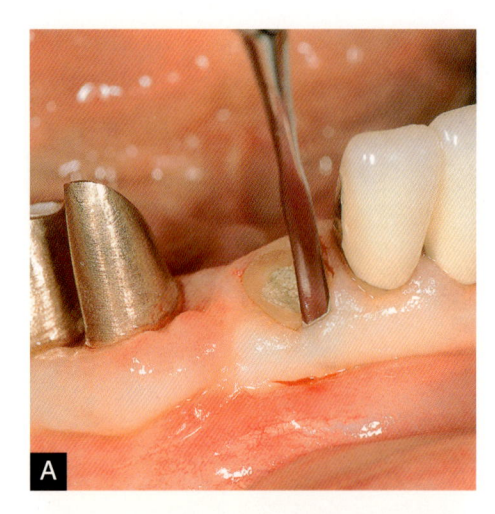

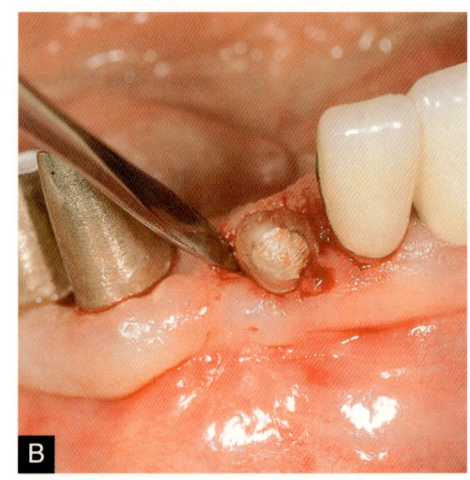

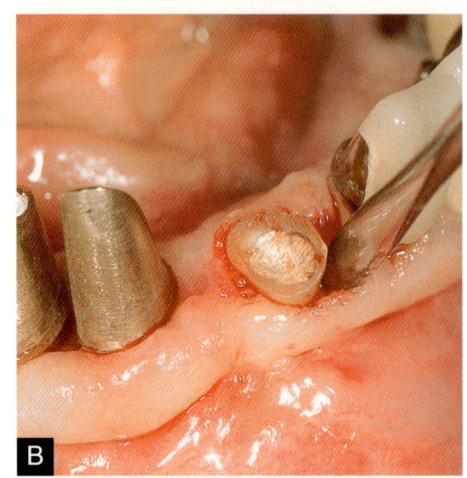

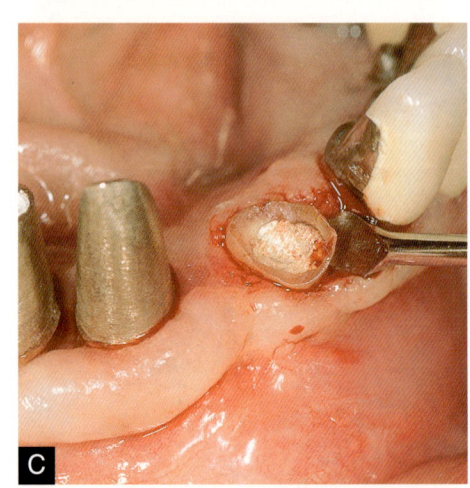

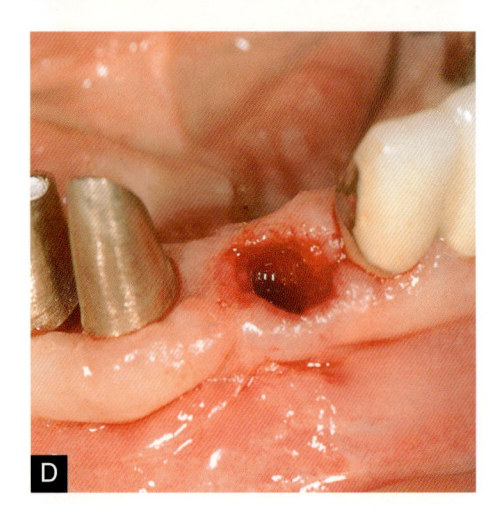

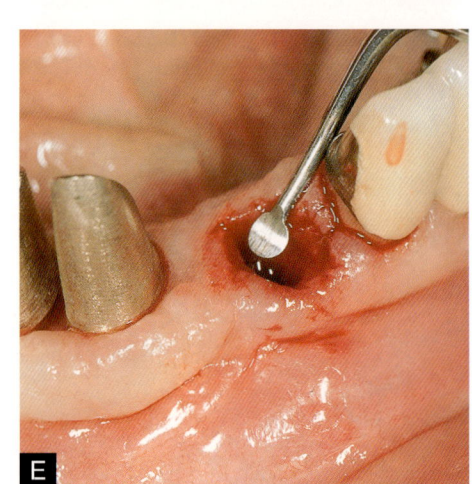

Implant site development

3 抜歯窩内への骨移植

　骨移植材をcarrierで抜歯窩へ充填し（A），pluggerで抜歯窩内に密に圧接する（B）．
　これを繰り返し，抜歯窩壁近くは同じレベルに，抜歯窩中央はわずかに低位に骨移植材を充填する（C）．

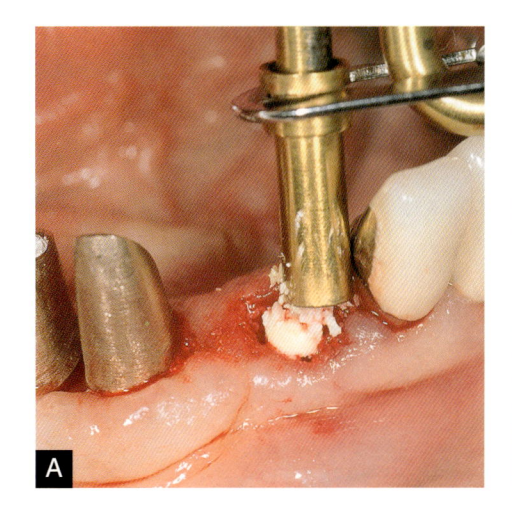

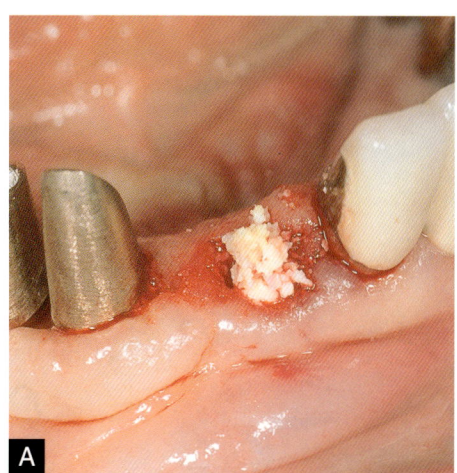

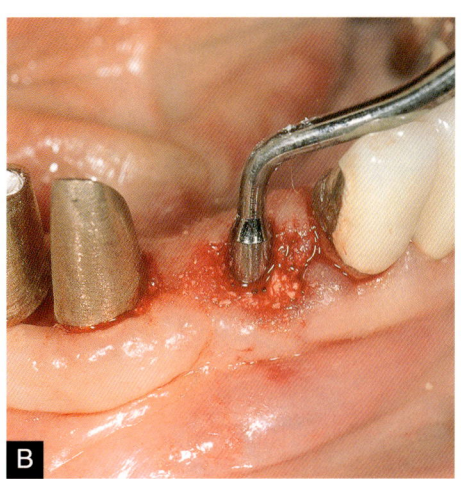

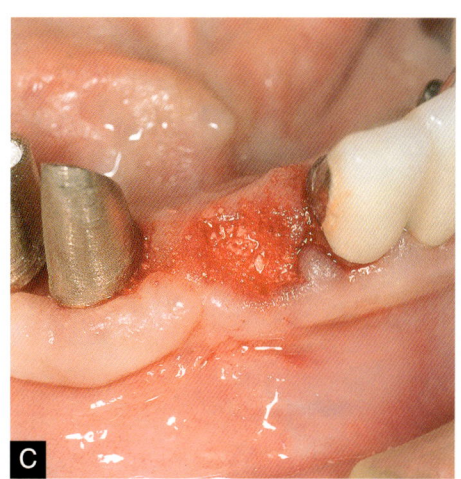

4 吸収性membraneの設置

　抜歯窩開口部の形状に吸収性membrane（GC社）をトリミングし，骨移植材と抜歯窩を完全に覆うように設置する．membraneの頰舌側部を抜歯窩の歯肉壁と縫合し，membraneを引っ張り，辺縁の一部が歯肉壁の内面にはさみ込まれるようにmembraneを設定して，縫合・固定した．membraneは露出したままとする．（中はミラー像）．
　ridge preservation完了時のX線写真では，抜歯窩内の骨移植材が確認できる．

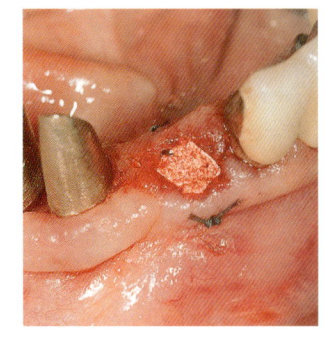

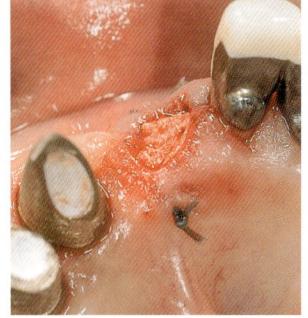

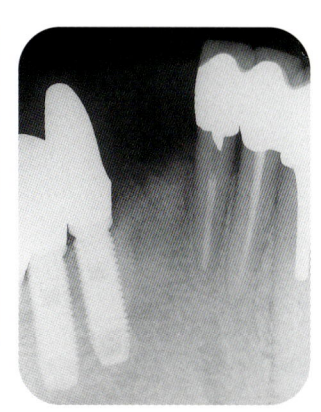

5 プロビジョナル・レストレーションによる適切な軟組織の形態の誘導

　抜歯窩の歯槽堤の外形を希望する形に整えるために，プロビジョナル・レストレーションのポンティック基底部の頰側半分を軽く吸収性membraneに接触させた状態にする．（右はミラー像）

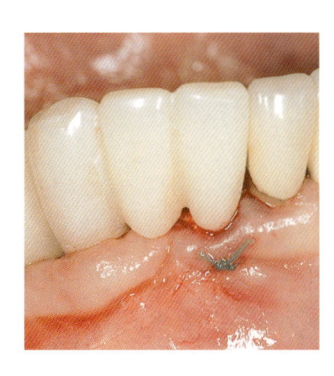

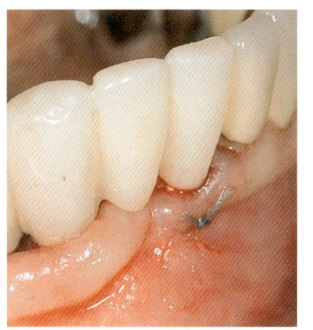

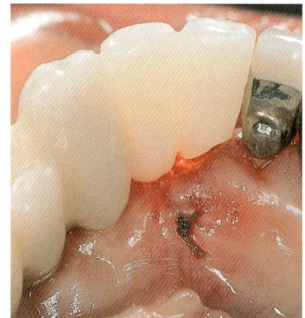

147

5 歯槽堤の保存・増大と骨質の改良

⑥ 術後1週

　術後の腫脹により，ポンティック基底面への接触は強くなっている．露出させてあるmembraneが吸収してきた．（右はミラー像）

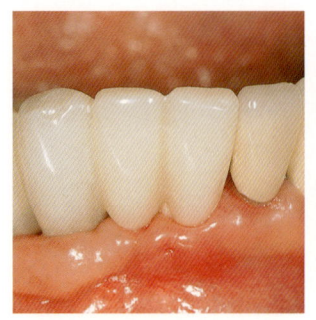

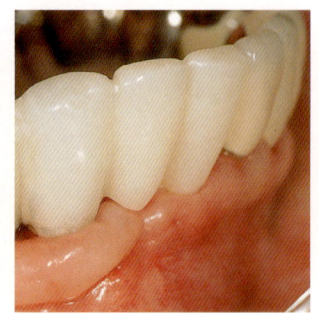

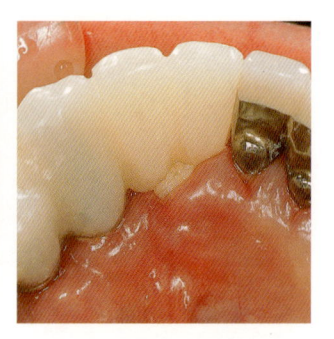

⑦ 術後2週

　ポンティック基底面の圧痕が抜歯窩上に見られる．抜歯窩は完全に上皮により被覆されており，骨移植材の抜歯窩内からの漏洩もなく閉鎖された．（右はミラー像）

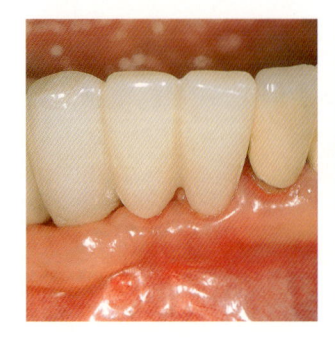

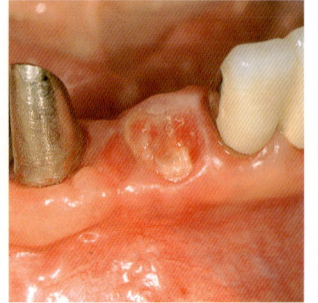

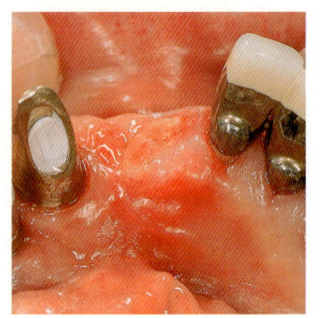

⑧ 術後3週

　軟組織の術後の収縮により，ポンティックの基底面との間に一部間隙が生じている．抜歯創の上皮化はほぼ完了している．（右はミラー像）

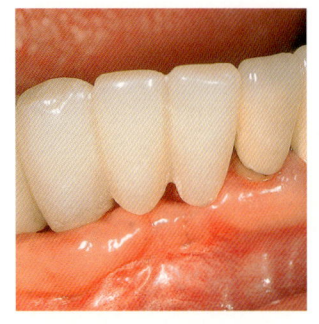

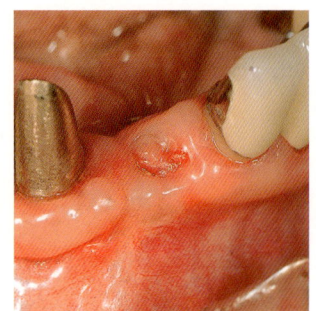

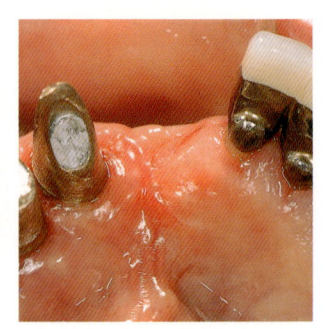

⑨ 術後約7週

　ポンティックの基底面に即時重合レジンを添加し，粘膜に圧接した．ポンティックの粘膜面は卵形にした．（右はミラー像）

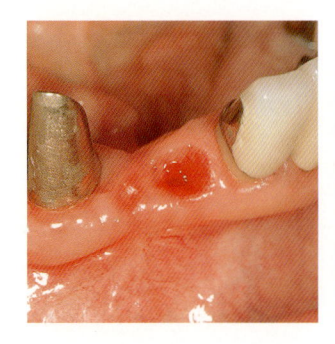

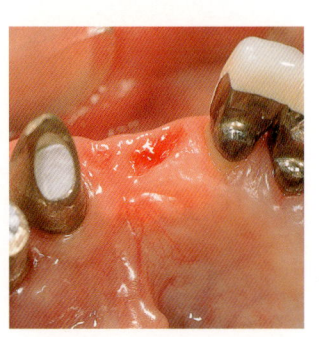

⑩ 術後10週

　半卵形（semi ovate）の歯槽堤の形態が得られた．（右はミラー像）

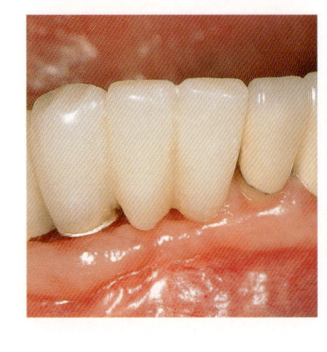

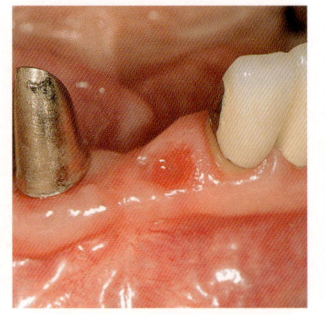

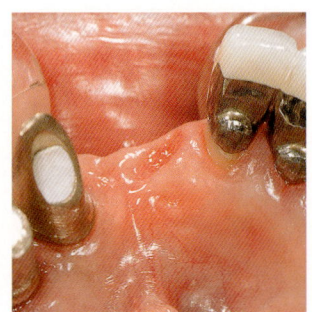

148

Implant site development

11 プロビジョナル・レストレーション

装着後約2.7ヵ月，インプラント周囲の軟組織の形態改善を認める．3|，|4相当部のインプラント間での軟組織の収縮が著しい．また，ここは埋入間隙が狭く，上部構造装着後に清掃が困難にならないように，3|遠心，|4近心のcustomアバットメントを歯肉縁下の浅い位置に設定したため，3|の頬側の中央から遠心面のマージンが軟組織の収縮により，歯肉縁上になっている．

12 最終的なカスタム・アバットメントによる7654321|の最終補綴物の装着

ridge preservation procedureにより1|部の歯槽堤の形態が保存でき，適切なポンティック形態が付与できた．プロビジョナル・レストレーションによる軟組織形態の誘導により，インプラント周囲の軟組織形態はスキャロップ状で，21|の前方のポンティックの形態と調和のとれた補綴物の形態となっている．
43|の頬側部が棚状の軟組織形態で清掃がやや難しい．
適切なフィクスチャーを埋入し，適切な歯冠形態にとっての近遠心的なスペース不足の問題は，3|と|4のフィクスチャーの埋入間隔を狭くすることで改善された．そのため3|と|4の間の歯間空隙にはperfect papillaは形成することができなかった．（下段左はミラー像）

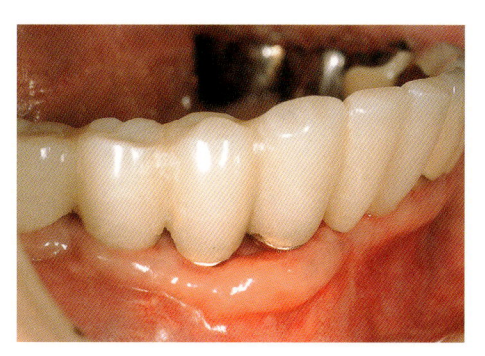

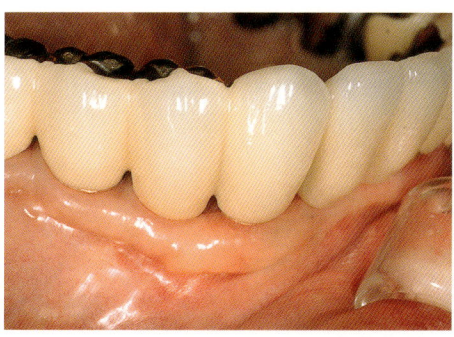

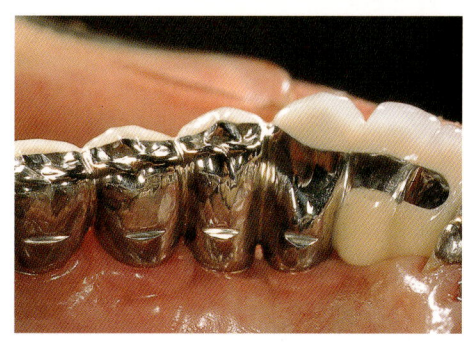

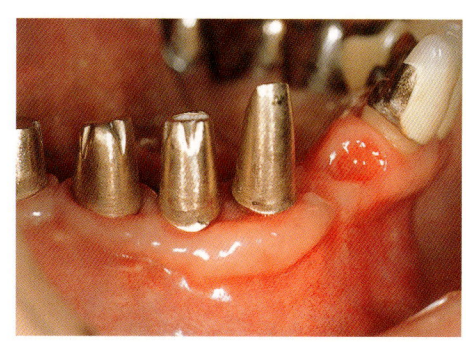

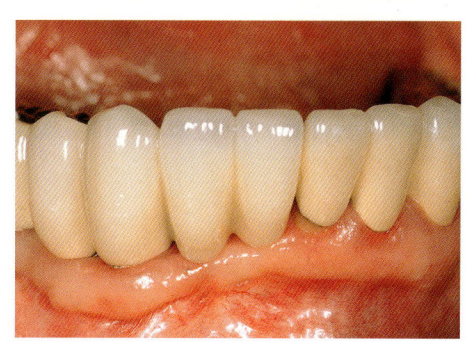

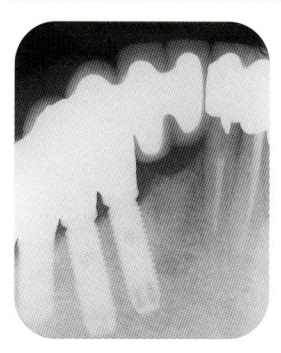

5-2. 自家骨移植とGBRの併用

5-2-1 歯槽堤増大手術

歯槽堤の増大にbarrier membraneが利用されるようになり，骨吸収の著しい歯槽堤であっても，補綴学的見地から適切な位置にインプラントを埋入することが可能となった．barrier membraneによるスペースメーキングが骨再生の最も大切な条件となるため，種々のスペースメーキングの方法が考案されている．自家骨は，スペースメーキング材として生体親和性が高く，比較的簡単に吸収され新生骨に

歯槽堤増大手術の前に考慮すべき事柄

1. 歯槽堤欠損の程度（量と形態）——Seibertの分類（1983）
2. 用いる外科手術の方法の選択
3. 供給部位の選択と採取可能な量
4. 必要な処置の回数とテクニックの限界
5. 処置の時期とインプラント埋入との関係
6. プロビジョナル・レストレーションのデザイン
7. 外科用ステントの製作——回復すべき組織量と部位の決定
8. 移植後の周囲組織との色調の調和
9. 最終補綴物のデザイン——有床補綴物かどうか

5 歯槽堤の保存・増大と骨質の改良

図5-2 治療用義歯によるmembraneの陥没

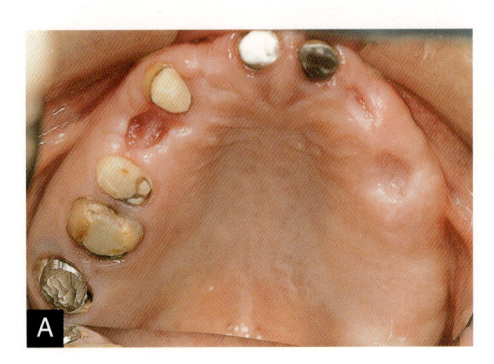

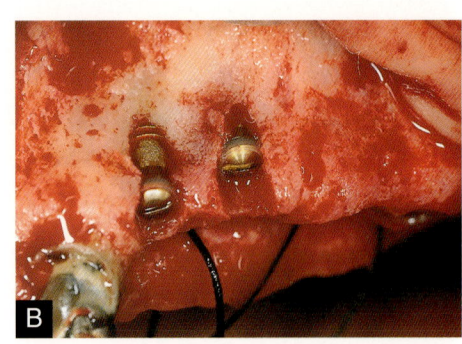

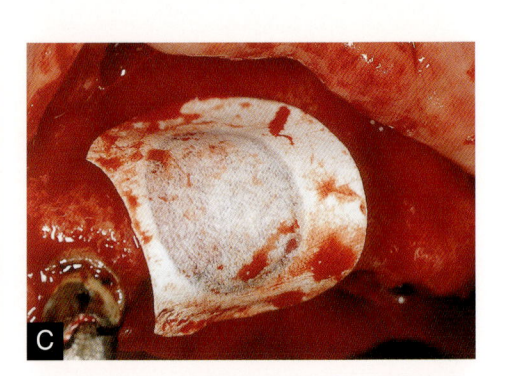

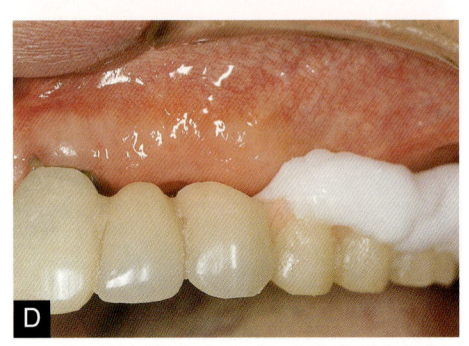

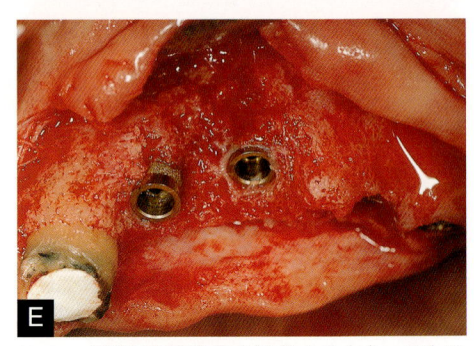

42｜2―7 欠損で 76531｜1 を支台歯としたテレスコープ型治療用義歯を装着する（A）．76 は保存不可能歯であるが，membraneを除去するまでの支台歯として利用している．
2 3 の頬側の裂開状骨欠損．2 の裂開状骨欠損の大きさは約5mm（B）．
スペースメーキング材として自家骨を充填した後 e-PTFE membrane（W. L. GORE社）を設置（C）．
membraneを覆っている義歯床の粘膜面と頬側のフレンジを削合し，リリーフしてティッシュコンディショナーを義歯内面に填入し，GBR後ただちに治療用義歯を装着した．写真は術後5週（D）．
術後7ヵ月半（E）．外部圧力によるmembraneの陥没によりmembrane下のスペースが減少したため，十分な骨再生量が得られていない．

置換されるため，最適なスペースメーキング材である．Simionら（1994）はスペースメーキング材に用いる骨移植材について比較検討した結果，自家骨移植片を用いた症例（術後6ヵ月の時点）が骨質の緻密度が高く，多量の骨再生を認めたと報告している．より確実な臨床結果を得るためには，自家骨移植とmembraneの併用が望ましい．

5-2-2 治癒期間中のスペースの維持

GBRにおいては，membrane下に意図的にスペースをつくり，そこに骨の再生を期待する．このスペースの大きさにより骨の再生量が左右され，また再生範囲が限定される（図5-2，3）．そのため，GBRで良好な結果を得るためには，治癒期間中，membraneの陥没を防止し，スペースを確保し，維持することに努めなければならない．そこでポンティックの基底部を短く削除し，粘膜に接触しないように調整したり，また治療用義歯を装着している場合，使用は術後2〜3週間控えさせるようにする．そして治療用義歯は，手術部位を圧迫しないように，membraneを覆う部分の義歯床粘膜面，とくに頬側部のフラップを覆っている部分を大きく削合する．削合し，リリーフした部分には，ティッシュコンディショナーを床内面に填入して義歯を使用させる（図5-3）．ティッシュコンディショナ

図5-3　TR membrane によるスペースの確保

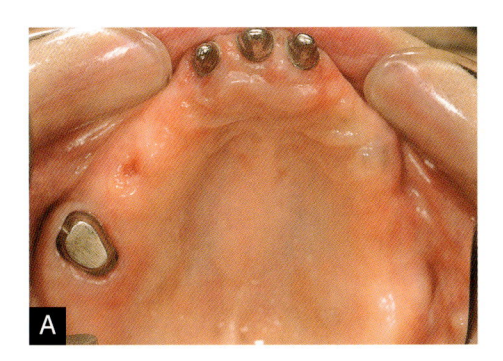

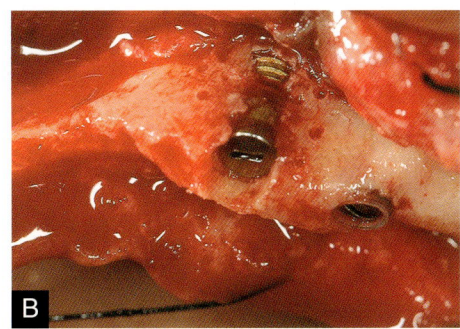

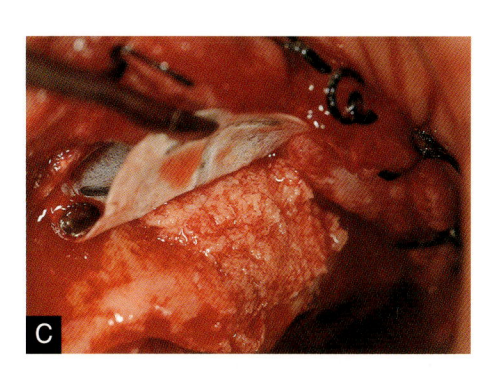

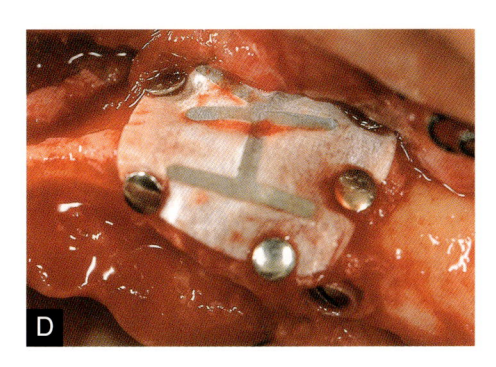

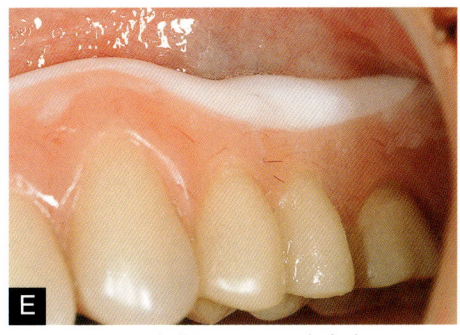

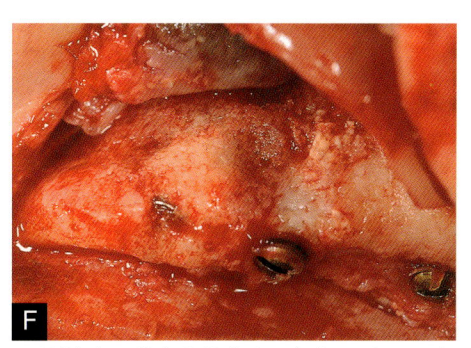

75-3|2—7 欠損で621|1 支台歯のテレスコープ型治療用義歯を装着する（A）．2|1 は保存不可能歯．
|5 の頰側に約6mmの裂開状骨欠損（B）．
membrane 下に自家骨移植（C）．
TR membrane（W. L. GORE 社）の辺縁部を membrane nail（FRIADENT 社）5個で固定（D）．
術後10日（E）．義歯床内面と頰側のフレンジを削合し，十分にリリーフし，ティッシュコンディショナーを内面に填入し，GBR 後ただちに装着した治療用義歯．
GBR 後7ヵ月（F）．裂開状骨欠損部に完全な骨の再生を認める．頰側の骨壁も十分な厚さをもっている．

ーの劣化によって手術部位が加圧されることを避けるため，約2週ごとにティッシュコンディショナーの交換を継続する．

しかし，臨床の現場では，患者に2～3週間も治療用義歯を装着させないなどということは現実的ではない．あるいは，そのように指示したとしても，患者がその指示を遵守してくれる可能性は低い．このためたとえ圧力がかかっても membrane の下のスペースが確実に維持できるような対策を講じておくことが望ましい．

筆者は，治癒期間中の外部圧力に抵抗できる硬さをもつ TR membrane（チタン強化 e-PTFE membrane；W. L. GORE 社）と骨移植材の充填が，有効な対策だと考えている．さらに設置した TR membrane が義歯による圧迫によって動かないように，membrane の隅を fixation screw を使用して固定する．治癒初期に membrane が 20μm 程度の微小運動をしたときに，骨芽細胞から線維芽細胞への分化が促進されるので，membrane の微小運動を防ぐために membrane の固定が重要である．

また membrane 除去するまでの期間は，保存不可能な歯も積極的に治療用義歯の支台歯として利用し，義歯による粘膜を介した membrane への圧迫を軽減させるようにする．このため，治療用義歯の維持装着には，垂直支持が得られ，2次固定効果のあるテレスコープ型が推奨される．

Case 8 連続する上顎前歯の欠損に対する Staged approach
Multiple, adjacent missing anterior teeth using staged approach

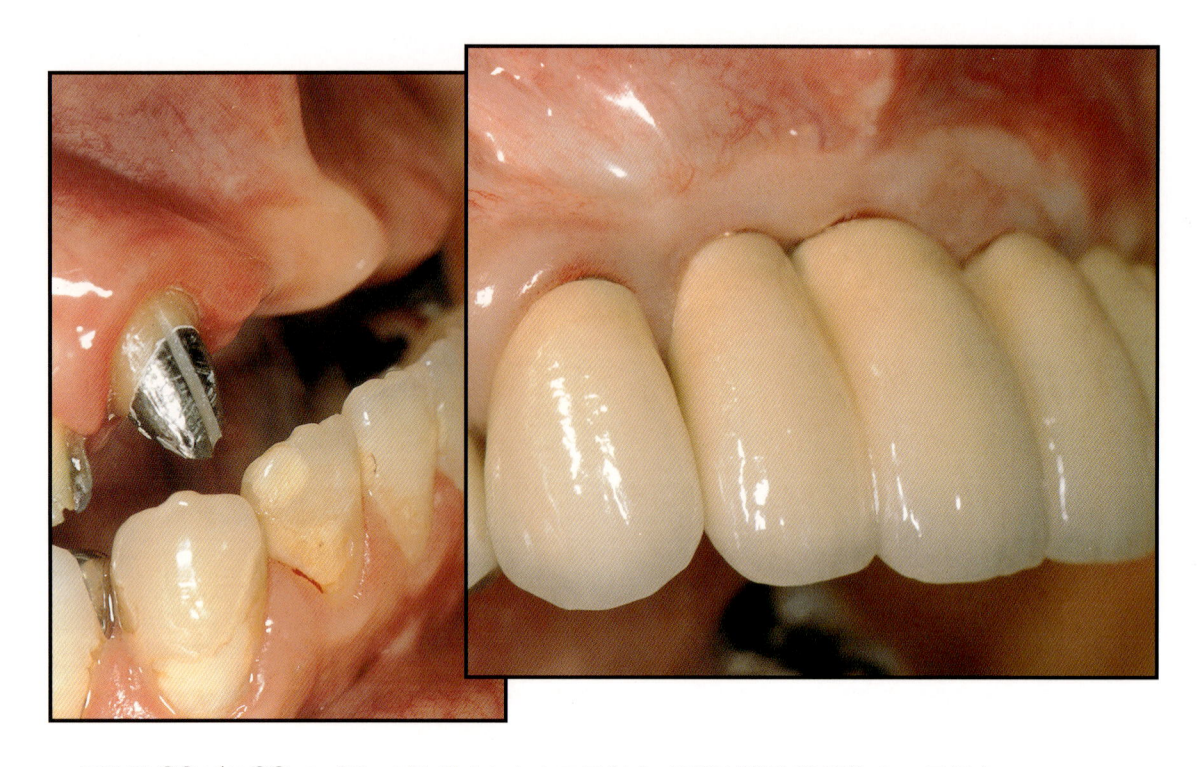

初診時 ④③21|12③④ のブリッジを撤去したところ（左）／最終補綴物装着後 6 ヵ月（右）

1 上顎前歯の歯槽堤の欠損

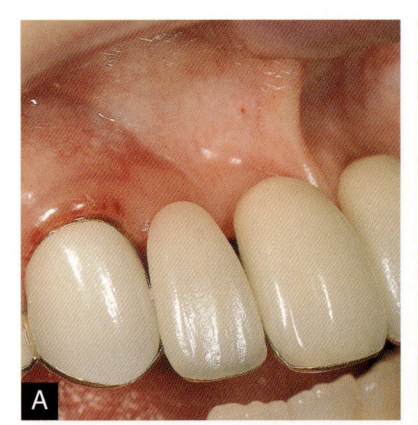

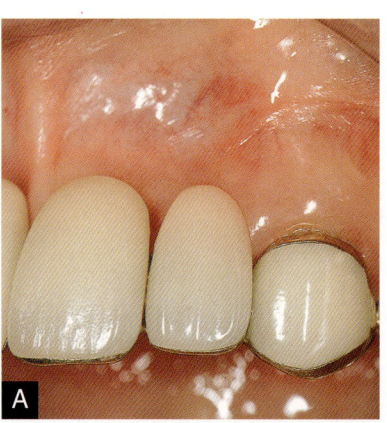

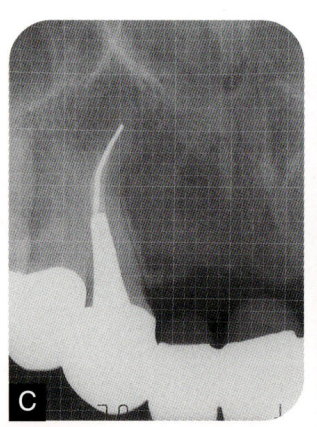

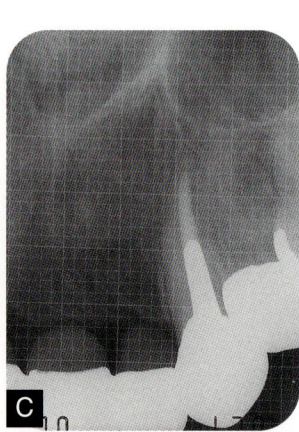

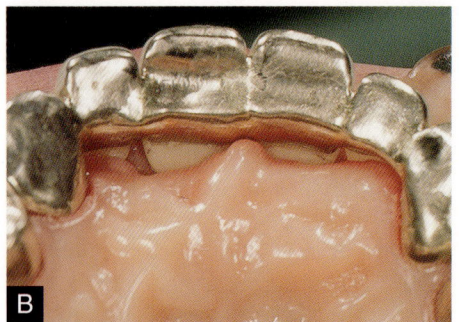

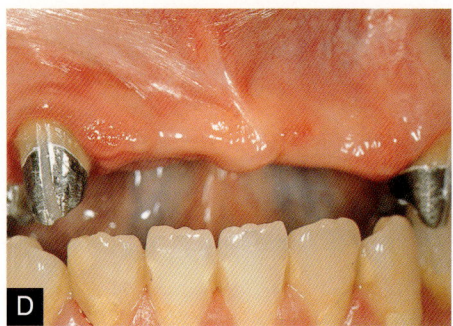

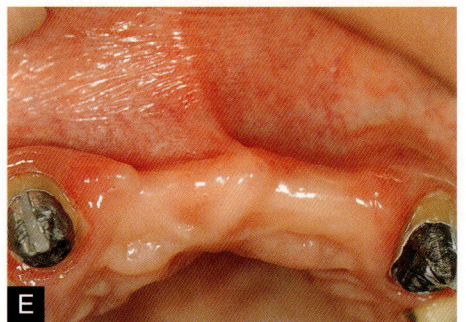

患者は，32歳，女性．初診時（A）．上顎前歯部の重度の歯槽堤の喪失のためにポンティックは著しいリッジラップ形態になっている（B）．患者は十代のころから前歯を喪失しており，そのことに強いコンプレックスを抱いていた．

X線写真で 21|12 部には鼻腔底まで10mm以上の垂直的骨量を認めた（C）．

欠損部歯槽堤は水平的にも垂直的にも欠損の著しい class III（D），とくに唇側部での陥凹が著明（E）．

フィクスチャー埋入前に局所歯槽堤の増大と形態を改善する Staged approach が必要である．

2 診断用ワックスアップ

この診断用ワックスアップ(A)により製作されたサージカル・ガイドを基準として，歯槽堤増大手術を必要としている部位や量を決定する．

歯槽堤の増大を必要としている範囲と量が 2┴2 部の模型に印記されている(B)．

側方面から歯槽堤欠損を示す模型(C)．

ワックスによるリコンストラクション後の形態(D)，診断用ワックスアップによって製作されたプロビジョナル・レストレーションの模型への装着(E)により歯槽堤欠損の程度が確認できる．

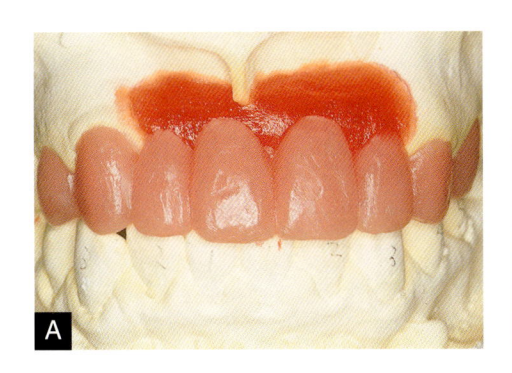

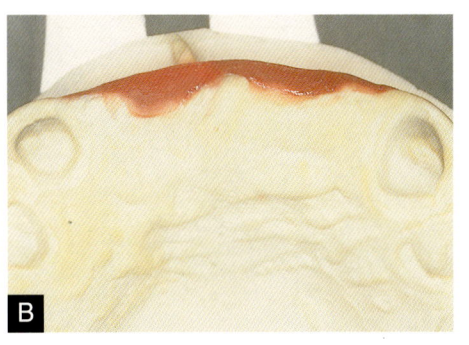

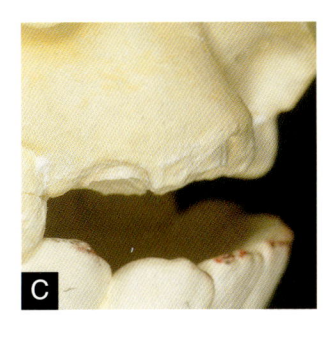

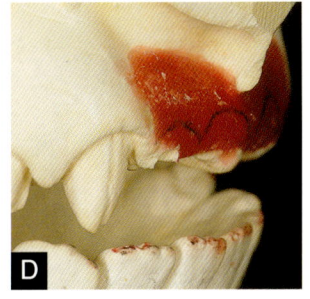

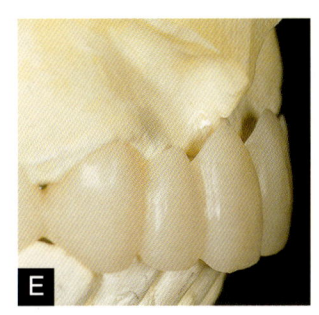

3 サージカル・ステントによる診断

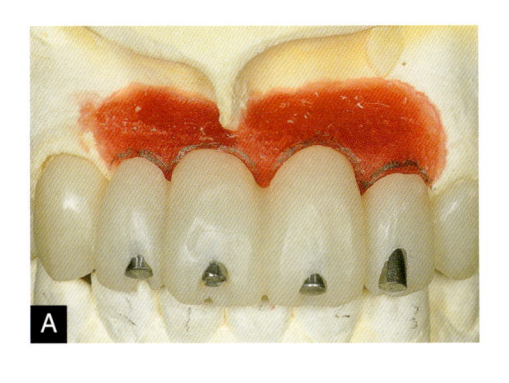

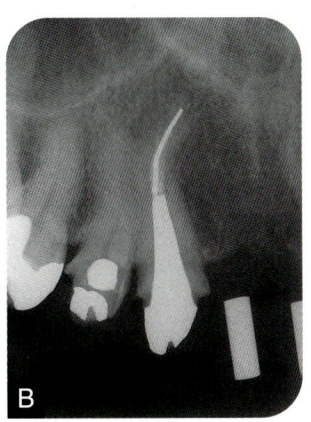

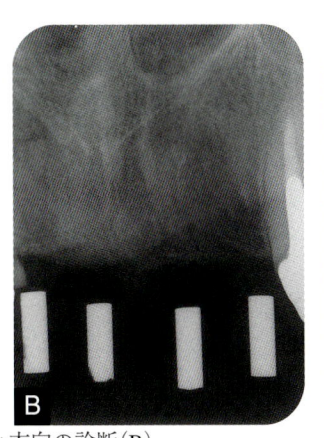

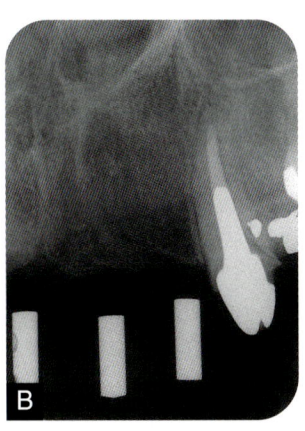

模型上のサージカル・ステント(A)とX線写真によるフィクスチャー埋入位置と方向の診断(B)．

欠損部の近遠心距離から，4本のフィクスチャー埋入には，少し厳しい条件であるが，可能な限り4本のフィクスチャーの埋入を行う治療方針とした．

5 歯槽堤の保存・増大と骨質の改良

4 遊離歯肉移植によるGBRのためのティッシュ・プレパレーション

プロビジョナル・レストレーションの装着（A）．

上唇小帯が歯槽堤の頂部付近に付着しており，前鼻棘の突出が著しく，唇側の陥凹により，角化粘膜の幅が狭く，厚さが薄くなっている（B）．

そのため，GBRの前処置として，上唇小帯切除と遊離歯肉移植による角化粘膜の幅と厚さの増大を図ることとする．partial-thicknessの切開で，骨膜—結合組織からなる薄い不動性で，均一な受容床を形成する．

その後，partial-thickness flapを根尖側の骨膜と吸収性縫合糸で垂直マットレス縫合する（C）．

移植片への血液供給を促進させるために，約1mm間隔で受容床に骨に達する多数の深い切り込みを入れる（D）．

厚さ1.5～2mmの厚い遊離歯肉移植片を歯槽堤に縫合，固定し，厚い軟組織が形成されるようにした（E）．

プロビジョナル・レストレーションの装着（F）．遊離歯肉移植片による歯槽堤の軟組織の水平的増大を認める．

術後10週（G）．十分な幅と厚さの角化組織が形成された．

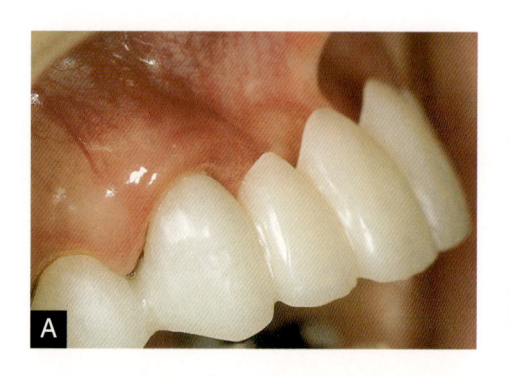

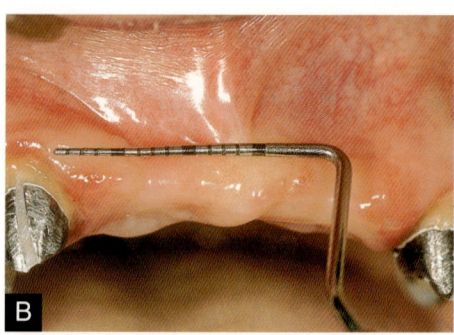

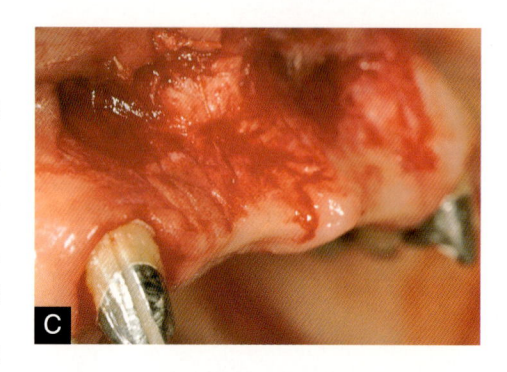

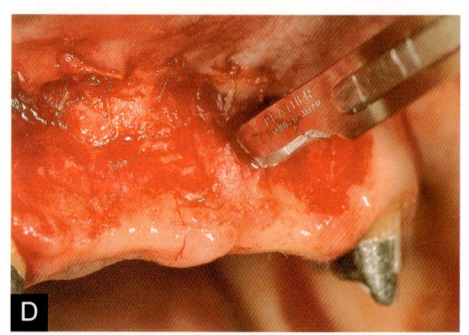

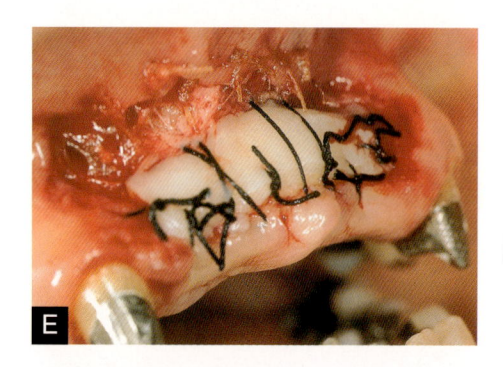

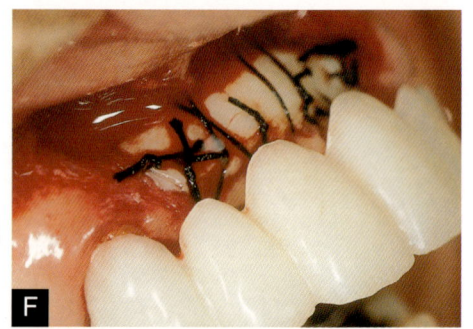

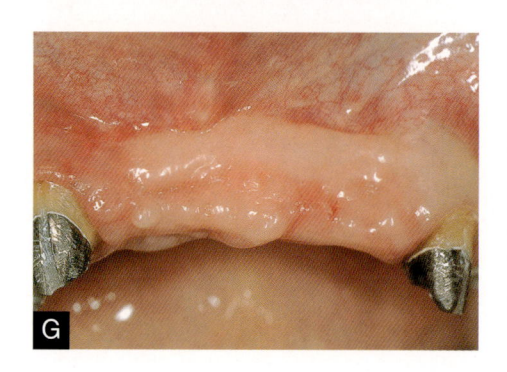

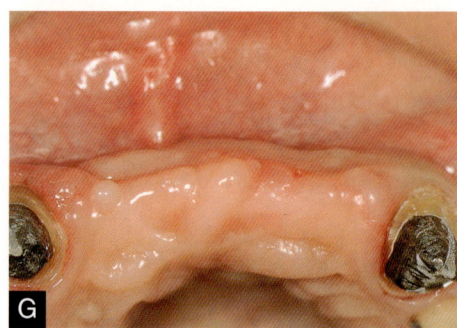

Case 8

5 ブロック状の自家骨移植片と barrier membrane を併用した GBR

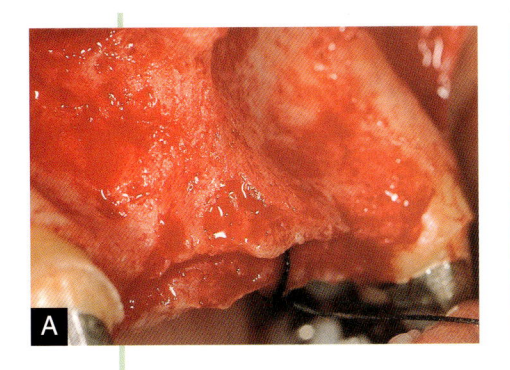

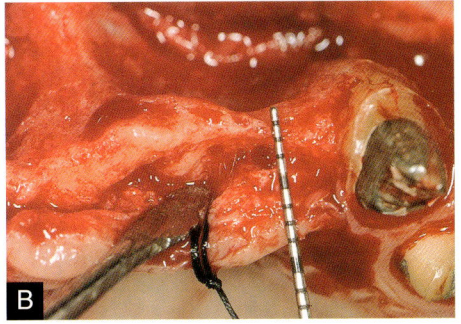

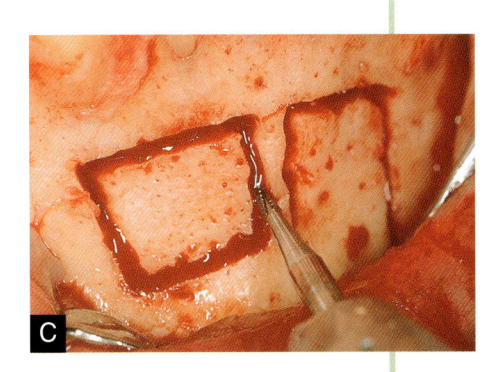

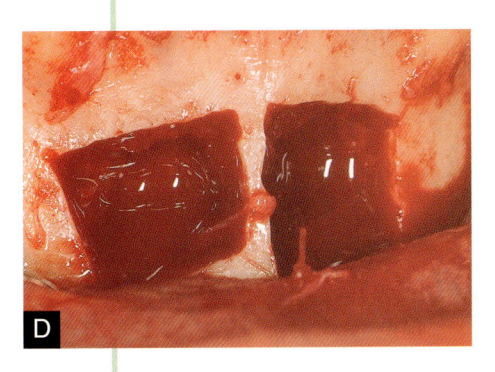

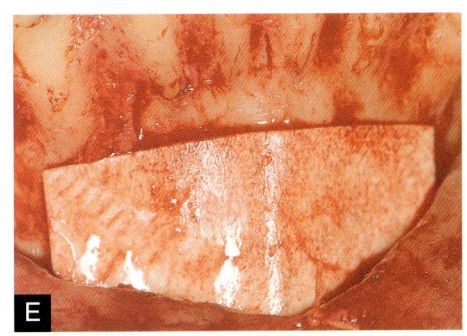

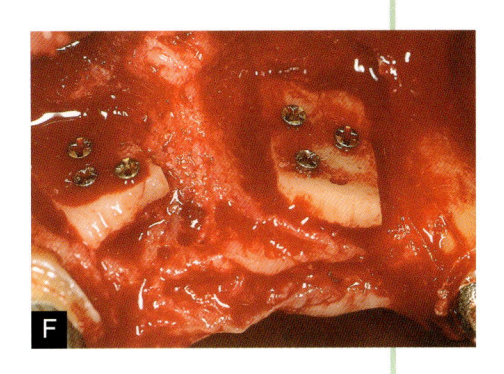

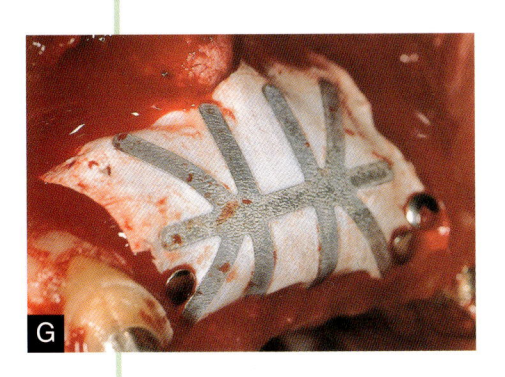

　lateral incision と 3|3 の頬側遠心隅角への2本の縦切開からなるフラップを形成し，フラップを剥離したところ，唇側の水平的骨欠損による著明な陥凹のあるナイフエッジ状の歯槽頂形態を認めた(A).

　歯槽頂の幅は1～1.5mmでフィクスチャーを埋入するために，かなりの量の水平的骨増大を必要とする．|2 部の口蓋側で著明な骨の陥凹が認められる(B).

　高度に吸収した歯槽堤増大をするために，スペースメーキング材として大量の移植骨が必要である．移植骨採取のため，オトガイ部を供給側とした．術後の腫脹を軽減するために 5|5 の歯肉溝内切開による大きなフラップを形成後，骨面を露出し，骨表面から付着結合組織線維を除去し，ブロック状の移植骨片を No.701 または No.702 のフィッシャーバーを使用して切削していく(C). 採取上の注意については Case 4 参照.

　骨ノミをバーで離断した深さまで十分に挿入し，ブロック状の自家骨移植片を採取する(D).

　骨採取後のオトガイ部は吸収性 membrane (GC社)で被覆(E)した後，フラップを縫合する．

　小さなラウンドバーで多数の穿孔を行い，海綿骨を露出させた後，採取したブロック状の移植骨を唇側の骨の陥凹部に置き，ø1.2mmの移植骨固定用チタンスクリュー(ライビンガー社)を用いて，しっかりと受容側の骨に固定する(F).

　TR membrane (チタン強化 e-PTFE membrane，TR9W；W. L. GORE社)を望ましい形態に屈曲し，形態を整え，トリミングして membrane nail (FRIADENT社)を用いて固定する(G).

　membraneの辺縁は隣接歯の歯肉溝からの感染を防ぐために隣接歯から少なくとも1～2mm離す．また membrane は骨欠損部骨縁から側方および根尖側に3～5mm延長して骨面と密接に適合するようにする．

　1本の水平マットレス縫合を水平切開部の中央に，その近心と遠心に各1本の垂直マットレス縫合とフラップの辺縁部に断続縫合をテフロン縫合糸(W. L. GORE社)で行い，創面を初期閉鎖する(H).

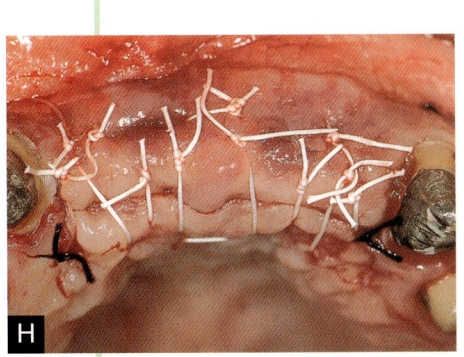

5 歯槽堤の保存・増大と骨質の改良

6 術後経過

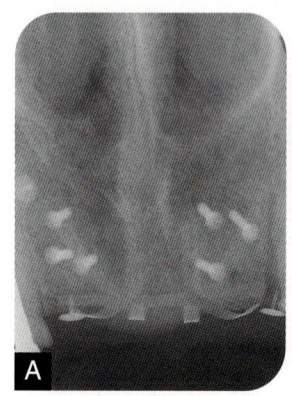

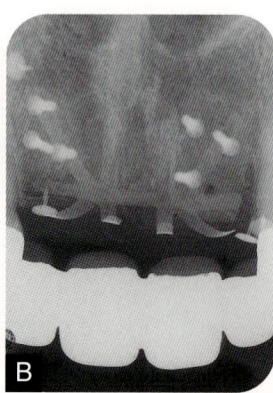

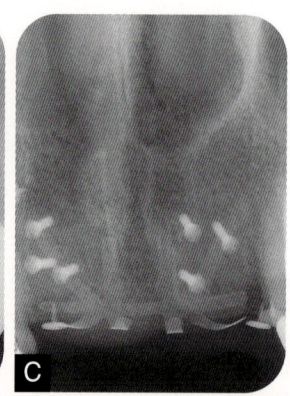

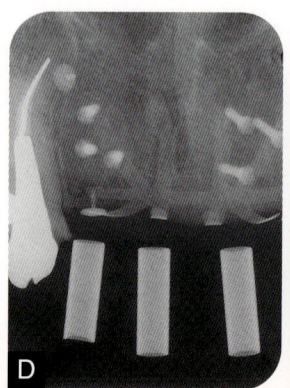

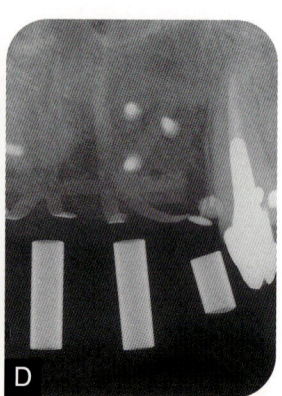

自家骨移植を併用したGBR処置完了時(A)．
術後108日(B)．
術後168日(C)．
術後192日(D)．
GBR後の増大した歯槽堤の模型上で新しいサージカル・ステントを製作し，フィクスチャーの埋入位置・方向を再確認する．

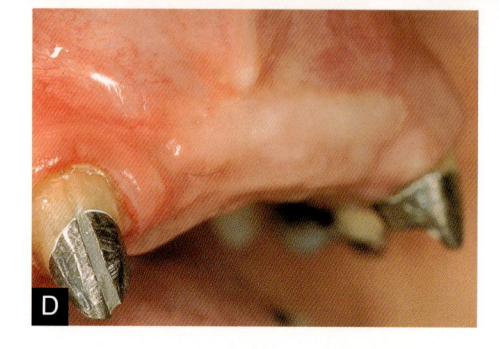

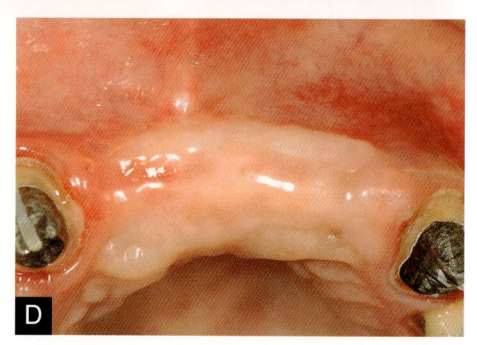

7 リエントリーと再度のGBR

軟組織の裂開やmembraneの露出もなく順調に経過した．GBR後6.4ヵ月，歯槽頂から口蓋側へのpartial-thicknessの水平切開を加え，3|3の歯肉溝内切開と連結し，3|3の頬側遠心隅角に縦切開を入れる．
フラップ剥離したところ，TR membraneの陥凹もなく，membraneは設置時の形態を維持している(A，B)．
membraneを除去すると，新生骨とmembraneの間に軟組織を認める(C)．
ブロック状の自家骨移植片の吸収もなく，歯槽堤の幅は著しく増大している(D)．増大された歯槽堤の幅は約5〜6mm(E)．
しかし|2の口蓋部に骨の陥凹がある．
移植骨固定用チタンスクリューを除去(F)．

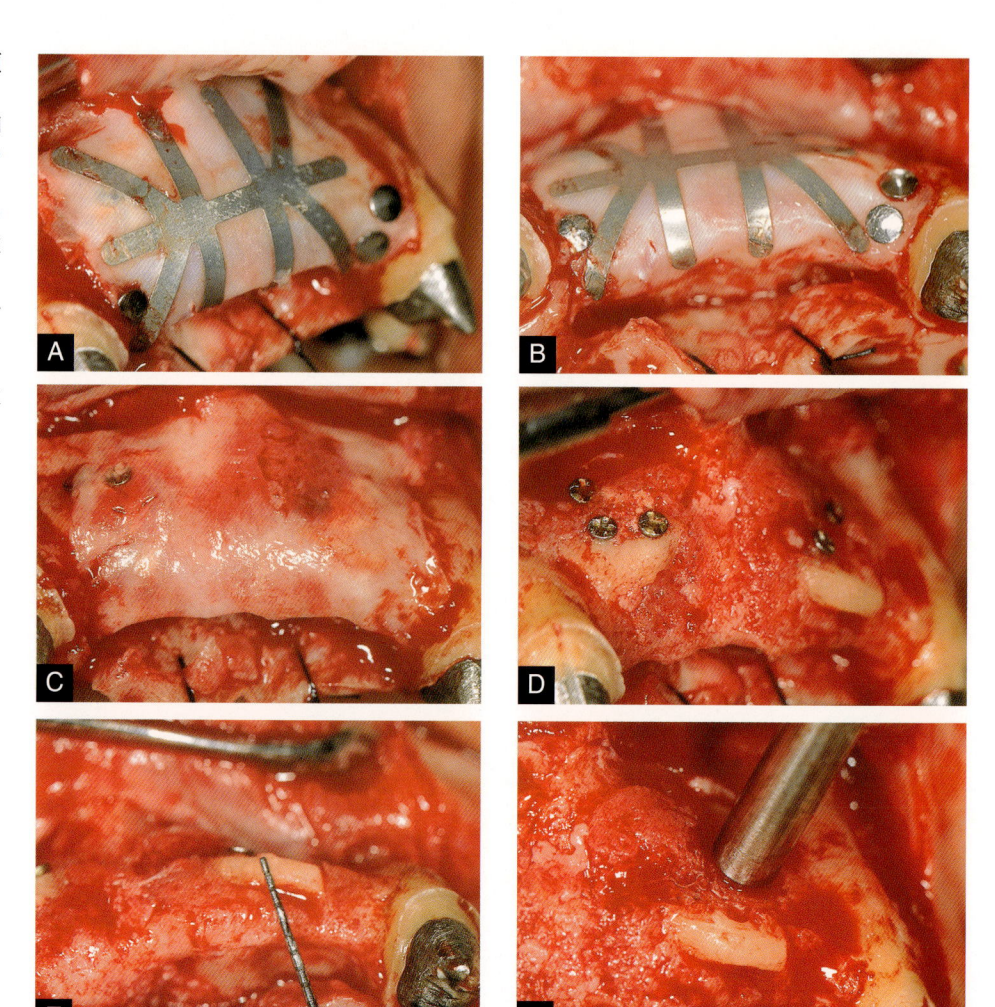

Case 8

サージカル・ステントをガイドに補綴学的観点からガイドホールを形成したところ，1|2 で唇側に著しい骨の裂開を認めた(G)．2|1 部の唇側骨壁も薄い．

再度，歯槽堤を増大するため membrane 下にスペースメーキングとして骨移植材を多量に充填し，大きなスペースを確保し(H)，非吸収性のe-PTFE barrier membrane(GT9；W. L. GORE社)で被覆し，membrane nail(FRIA-DENT社)で固定する(I)．

フラップの閉鎖はテフロン縫合糸(W. L. GORE社)で3ヵ所の水平マットレス縫合を行い，断続縫合を加えて初期閉鎖した(J)．

membrane下に大きなスペースメーキングをつくったため，フラップで被覆することが難しかった．

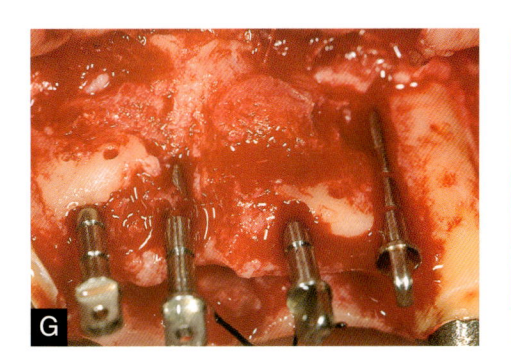

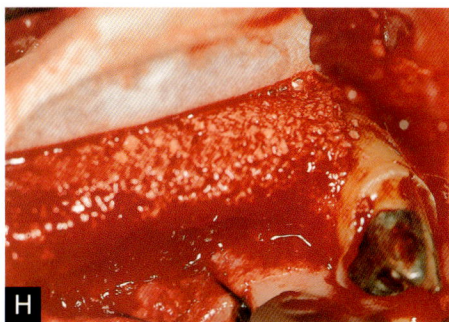

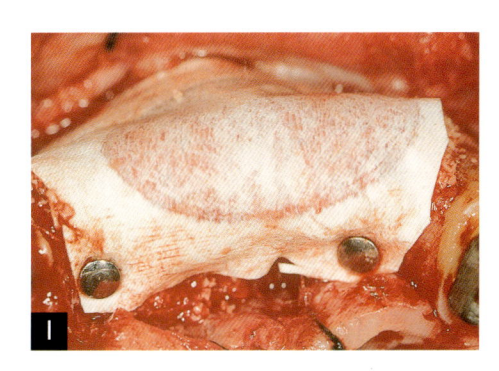

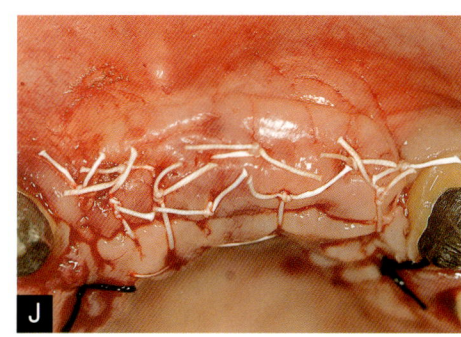

8 再度の GBR の術後経過

術後5週(A)．2| 部のmembraneの一部(幅2mm)が露出している．

術後7週(B)．membraneの露出部分だけをカットした．

術後6.5ヵ月にmembraneを除去し(C)，フラップを閉鎖する(D)．

再度のGBR後9ヵ月，フィクスチャー埋入前(E，F，G)．2|部で水平および垂直的に約2mmの軟組織欠損を認める．

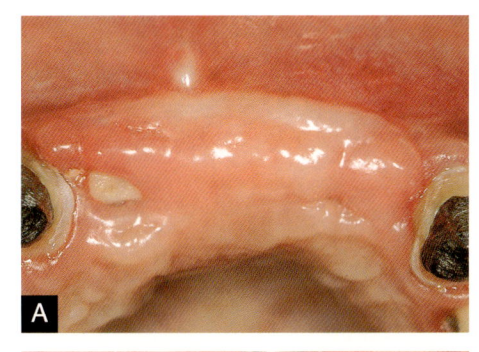

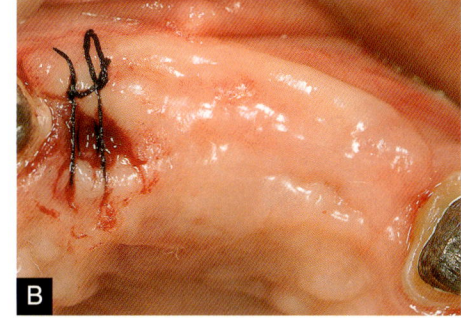

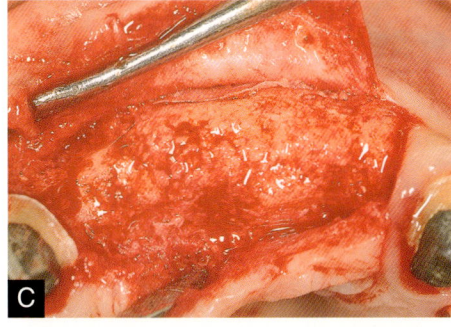

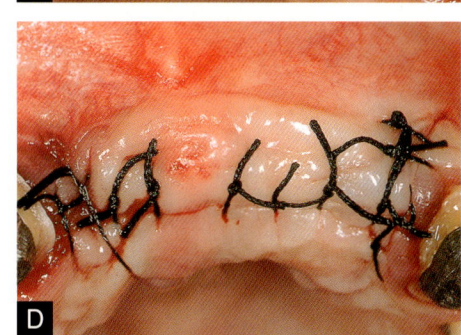

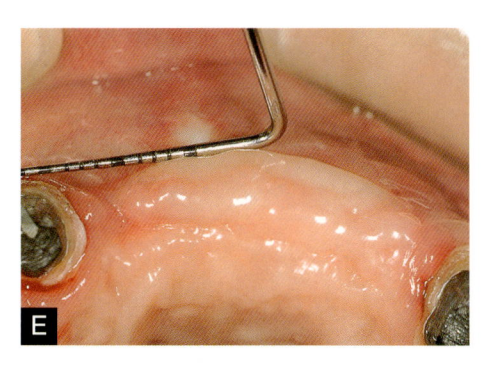

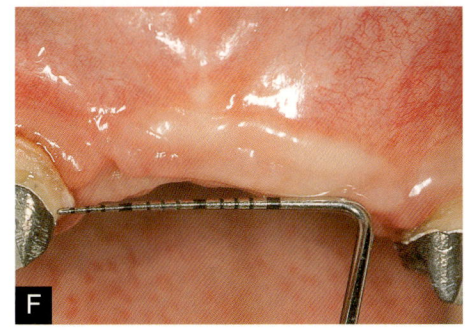

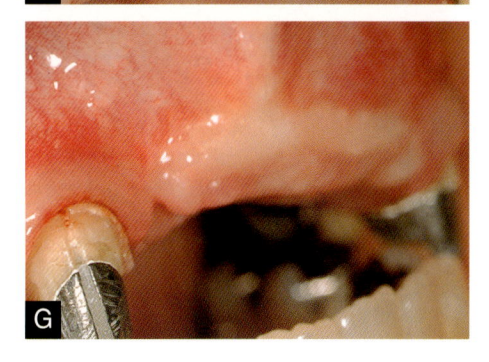

5 歯槽堤の保存・増大と骨質の改良

　GBR後の歯槽堤の増大は著明で，歯槽堤の幅はほとんどすべての部位で約6mm以上に増大されている(H)．
　ただし，治癒期間中にmembraneの一部が露出した2|1部では1|2部より約2～4mm骨頂のレベルが下がっている(I)．
　サージカル・ステントを用いてインプラント埋入窩の形成を行い，2|1|1に13mm×径3.75mm，|2に18mm×径3.75mmのstandard screw implant（ImplaMed社）を骨の裂開を生じることなく埋入できた(J, K)．
　フラップの縫合(L)．

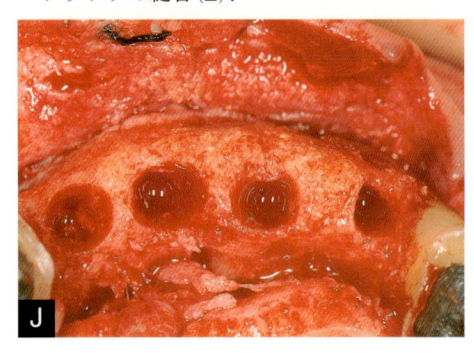

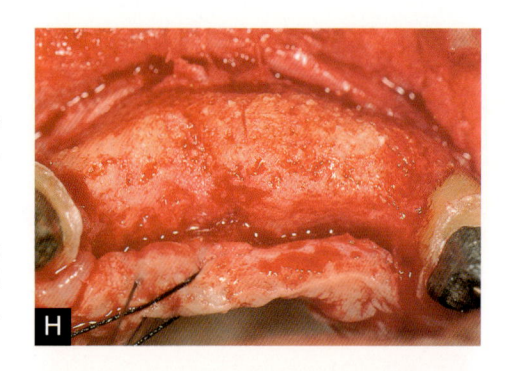

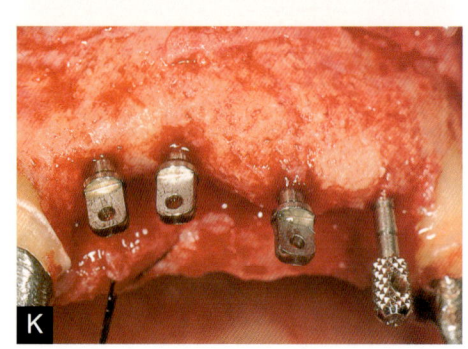

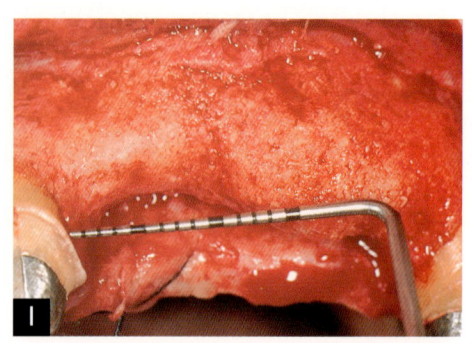

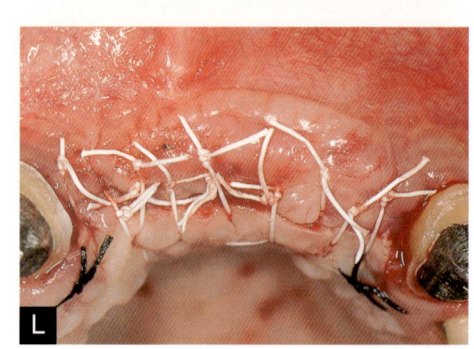

9　2次外科手術

　フィクスチャー埋入から5.5ヵ月．右側欠損部は左側に比較して約2～3mmの歯槽堤の垂直的喪失，2|部の唇側には約2mmの水平的な軟組織の喪失．また|2の唇側に軽度の陥凹を認める(A, B)．
　フラップ剥離後(C)，強固なオッセオインテグレーションが得られている．カバー・スクリューを除去し，テンポラリー・ヒーリング・アバットメントを装着するためにボーンミルを使用し，フィクスチャー上の過剰な骨を除去(D)．

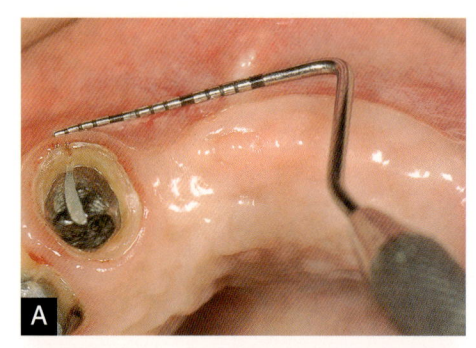

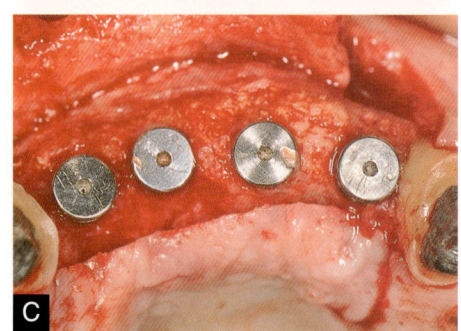

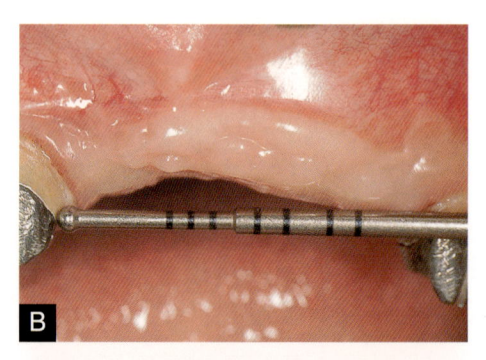

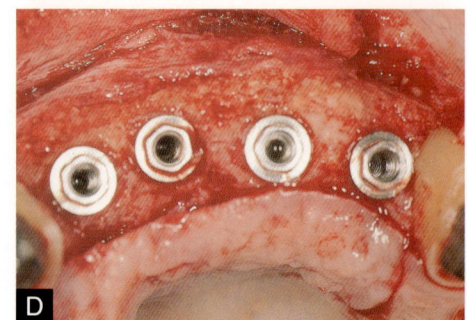

10　2次外科手術後の結合組織移植

インプラントの2次外科手術後2ヵ月．2|の唇側の軽度の陥凹を改善し，適切な厚さの軟組織形態にするため，ヒーリング・アバットメントの唇側に結合組織移植片を置き(A)，吸収性の縫合糸で受容床に縫合・固定(B)．

移植片を覆ってフラップを縫合(C)．

術後3週．2|の唇側形態が凸状に改善している(D)．

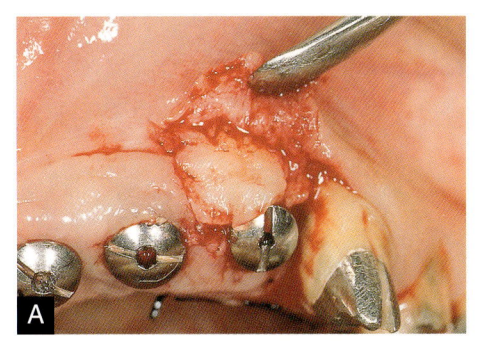

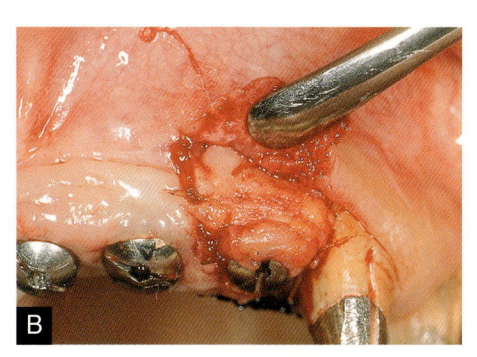

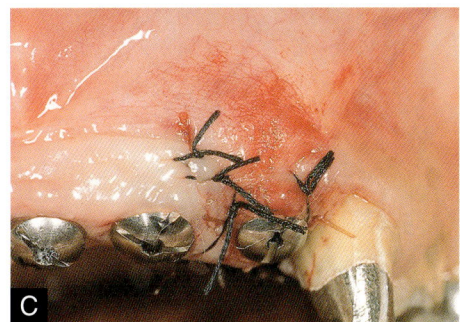

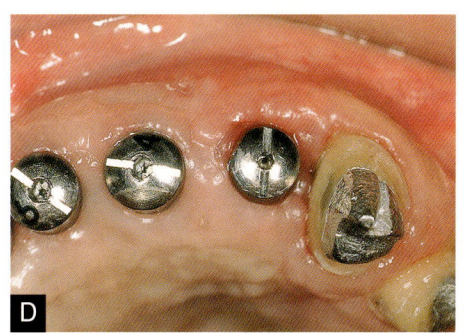

11　semilunar flap による結合組織移植

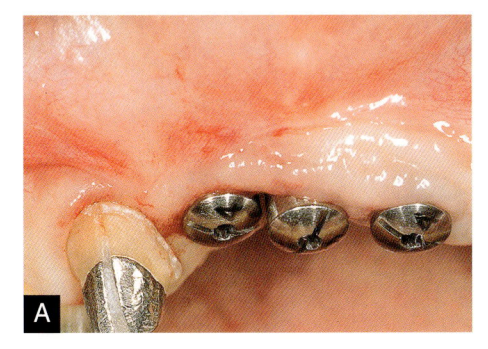

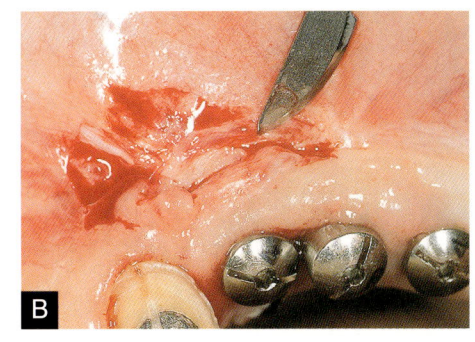

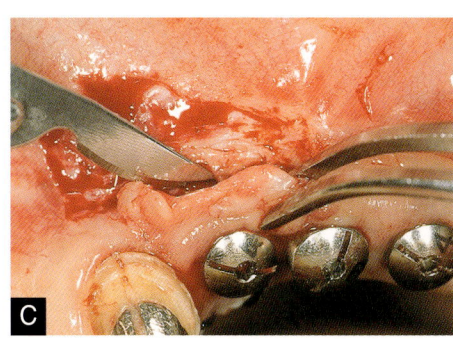

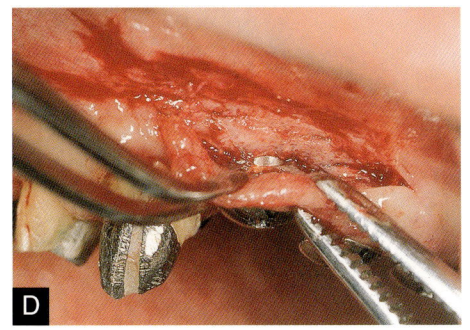

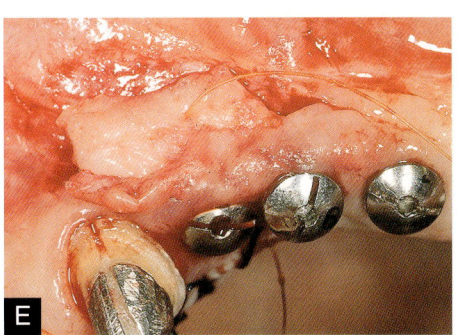

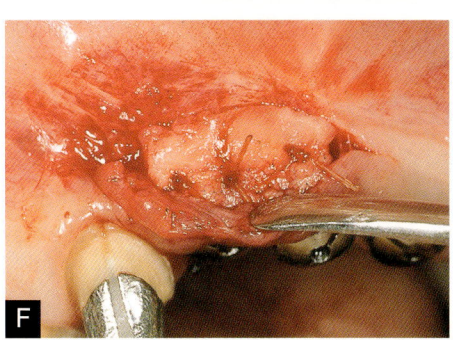

インプラントの2次外科手術後3ヵ月(A)．2|部の唇側の陥凹と角化粘膜の幅が狭いので，その改善とともに同部の軟組織の垂直的な増大を図る．

1|部のテンポラリー・ヒーリング・アバットメントの唇側中央から3|の頬側近心隅角付近の歯肉―歯槽粘膜境より根尖側にpartial-thicknessのsemilunar incisionを形成する(B)．

semilunar incision側からメスの刃を歯冠方向に向け，フラップの辺縁をティッシュプライヤーで把持し，持ち上げながらpartial-thicknessの切開を行い，semilunar flapを完全に剥離し，歯冠側に移動できるようにする(C)．

フラップの剥離は結合組織移植片の一部が後で挿入できるように，1|―2|の歯間部，2|―3|の歯間部の一部を含めた範囲まで行う．口蓋粘膜は剥離せず，移植片を縫合する固定源とする(C，D)．結合組織移植片を受け入れるpartial-thicknessの受容床をもったパウチが形成された．

口蓋から採取した結合組織移植片をフラップの内面に挿入し，根尖側から歯冠側に向かって移植片を押し上げながら，semilunar flap全体を歯冠側に持ち上げる(E)．内面に押し込んだ結合組織移植片を所定の位置に引き込み固定するために，吸収性の縫合糸で，パラタル・フラップと1|―1|の間，1|―2|の間，2|―3|の間の3ヵ所を，垂直マットレス縫合とし，同時に縫合糸を口蓋側に引っ張って，移植片の一部が1|―2|，2|―3|の歯間部にトンネル状に入るように(F)，移植片を縫合・固定する(G)．

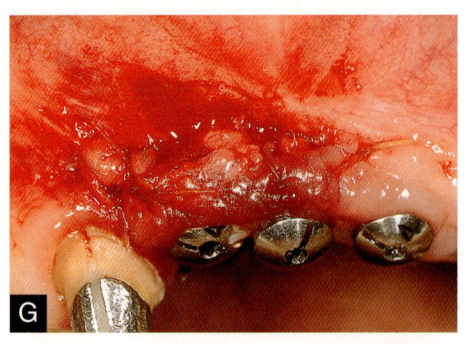

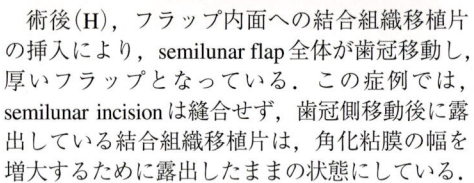

5 歯槽堤の保存・増大と骨質の改良

術後(H)．フラップ内面への結合組織移植片の挿入により，semilunar flap 全体が歯冠移動し，厚いフラップとなっている．この症例では，semilunar incision は縫合せず，歯冠側移動後に露出している結合組織移植片は，角化粘膜の幅を増大するために露出したままの状態にしている．

5|4|3 口蓋を結合組織の供給側とした（図 4-7 参照）が，供給側の閉鎖創と結合組織移植片と垂直マットレス縫合を行った吸収性の縫合糸が 3|—2|，2|—1|，1|—|1 間に確認できる(I)．

術後 2 週(J)．移植片を露出させた部分の治癒は遅れている．

術後 1 ヵ月(K)．術後の軟組織の収縮によりヒーリング・アバットメントの露出量は増加している．供給側での治癒はほぼ完了している．

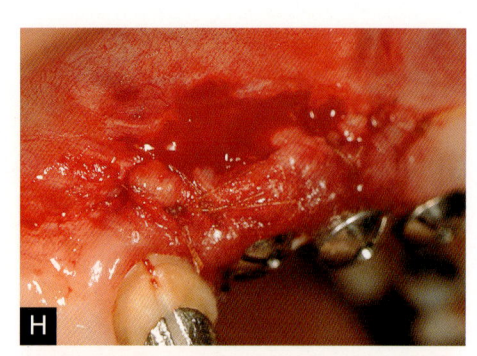

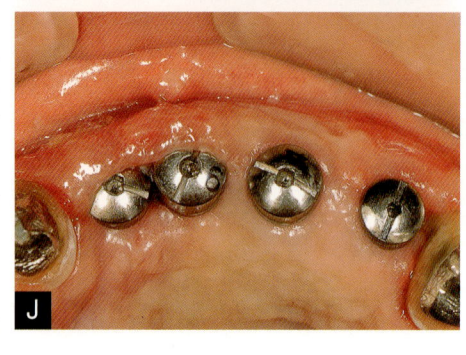

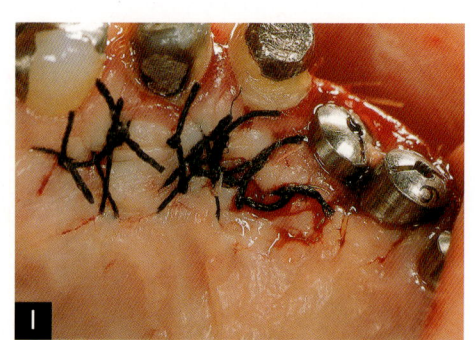

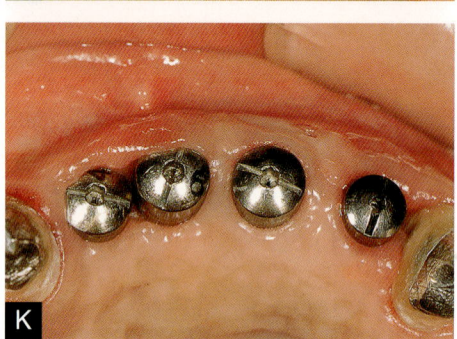

12 プロビジョナル・レストレーション

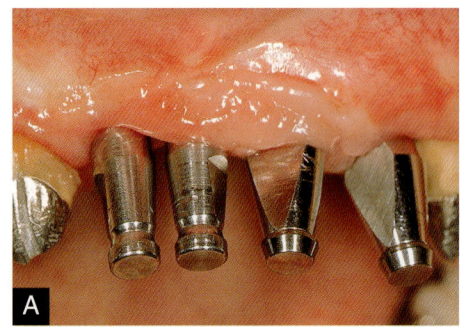

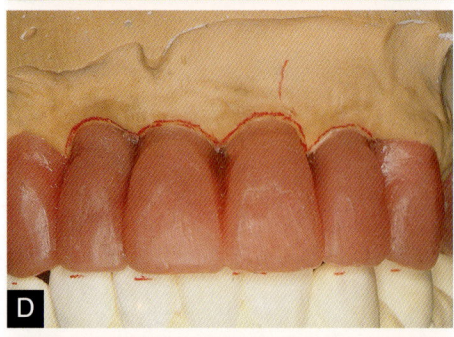

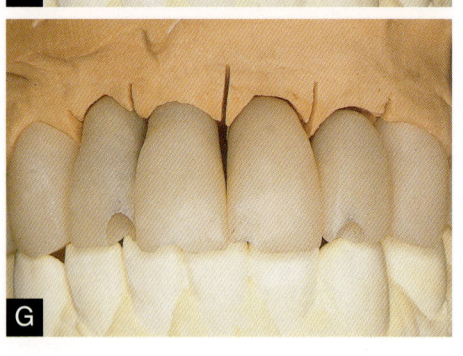

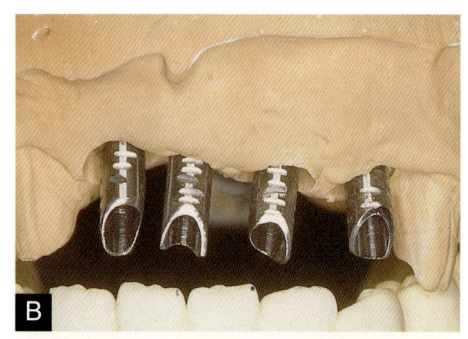

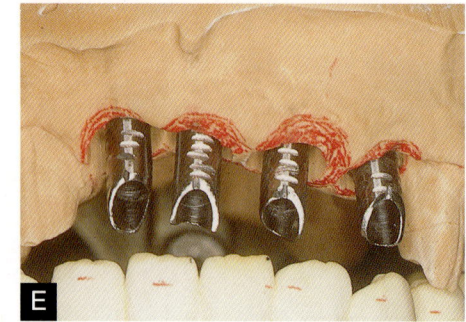

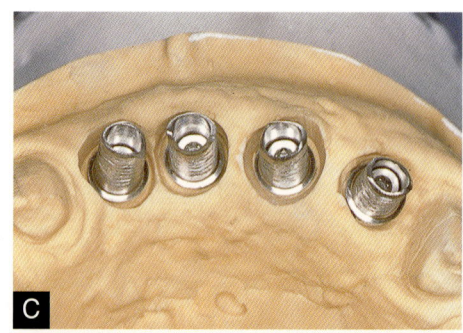

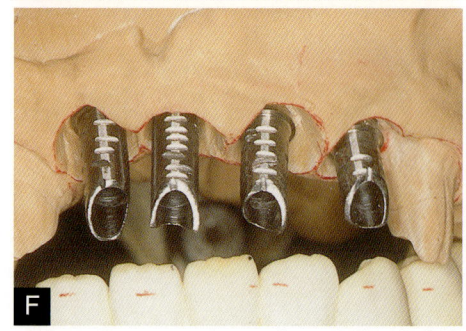

術後 2 ヵ月(A)．fixture level の印象を行うためにインプレッションコーピング装着．作業模型のインプラント・アナログにプロビジョナル・レストレーション製作用のチタン UCLA アバットメント（ImplaMed 社）を装着する(B)．チタン UCLA タイプアバットメントの模型上でのプレパレーション(C)．機能的・審美的に解剖学的歯冠形態を再現する(D)．

ワックスアップされた歯冠形態に対応する歯肉縁下の形態をつくるため，ワックスの歯頸部周囲にマーキングし(E)，そこからインプラントショルダーまでの石膏を削除する(F)．この模型の歯肉縁下の外形が，フィクスチャー・ヘッドと修復物の歯冠の差をエマージェンス・プロファイルとして補正することになる．

削除・修正された模型上でのワックス・アップによりフィクスチャー・レベルからの立ち上がりをもったプロビジョナル・レストレーションを製作する(G)．このプロビジョナル・レストレーションの形態がより適切なインプラント周囲の軟組織形態を誘導していく．

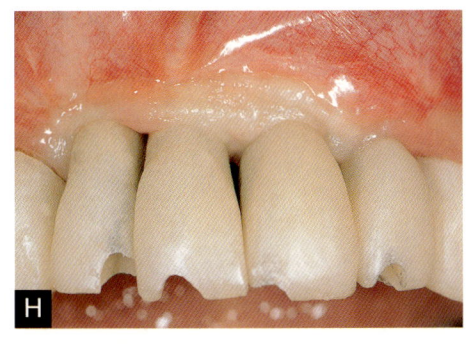

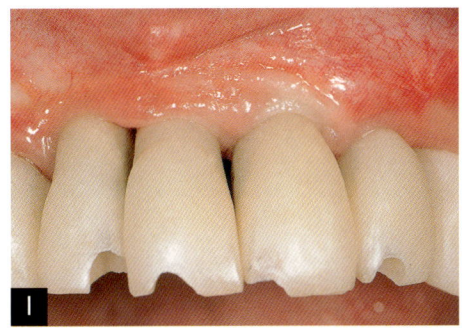

Case 8

プロビジョナル・レストレーション装着直後(H). 軟組織は圧排されて，白い貧血色を示しているが，約30分後(I)，貧血色がほぼ消失してきた．
　唇側に開放しているアクセス・ホールに即時重合レジンを充填し，単冠形態のプロビジョナル・レストレーションとした(J, K).
　プロビジョナル・レストレーション装着後約5ヵ月半. soft tissue sculpting により軟組織形態が改善されている(L).

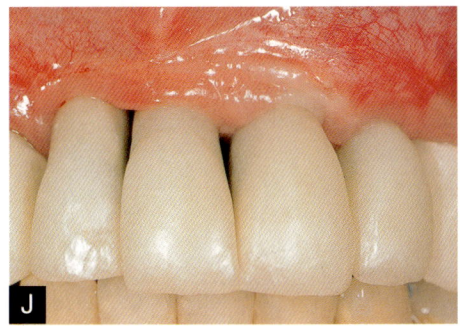

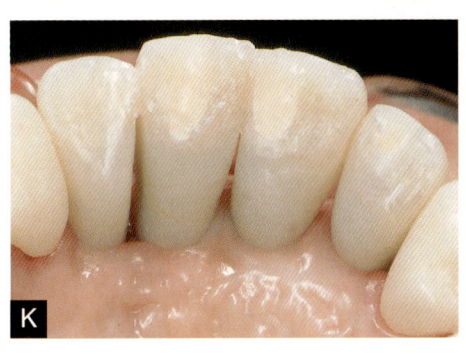

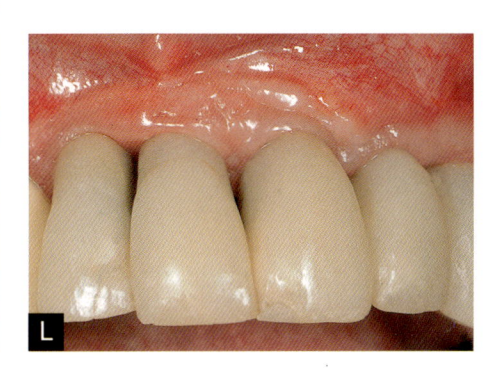

13　X線による経過観察

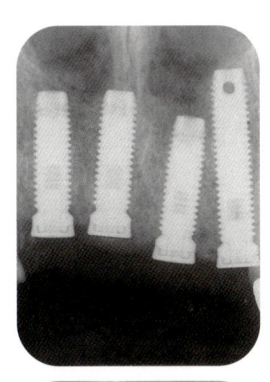

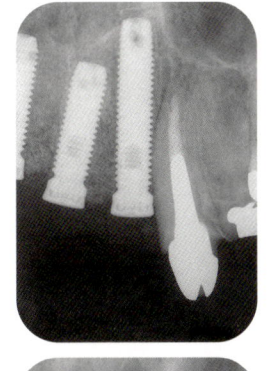

初診より約2年．フィクスチャー埋入後5ヵ月．

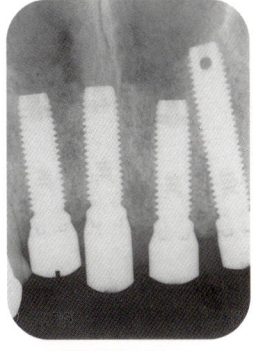

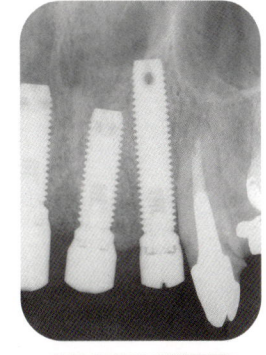

フィクスチャー埋入後約7.5ヵ月．

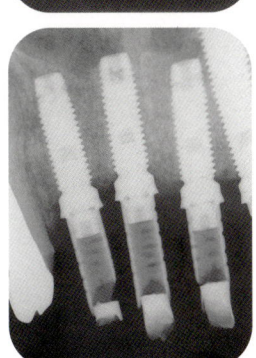

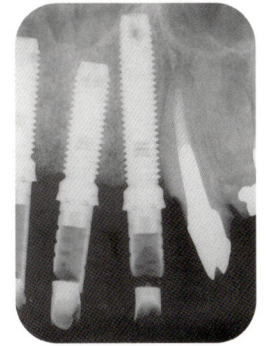

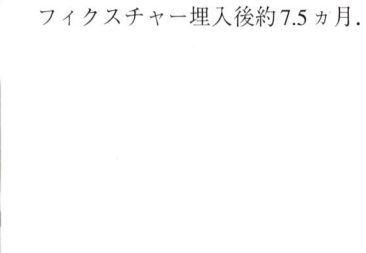

フィクスチャー埋入後約1年．

161

5 歯槽堤の保存・増大と骨質の改良

14 最終補綴物装着

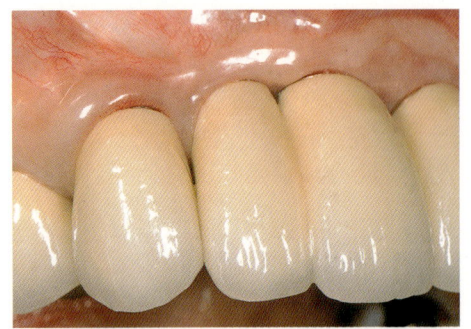

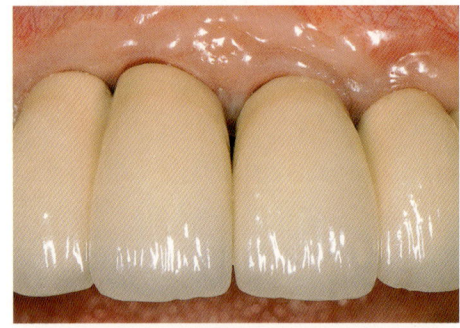

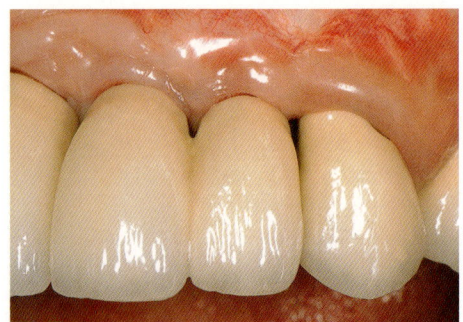

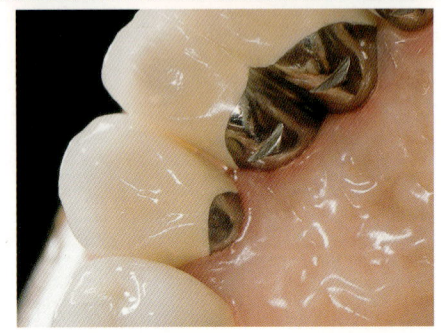

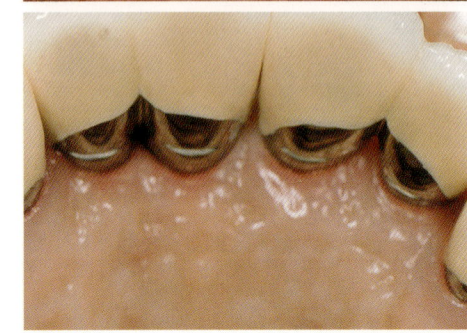

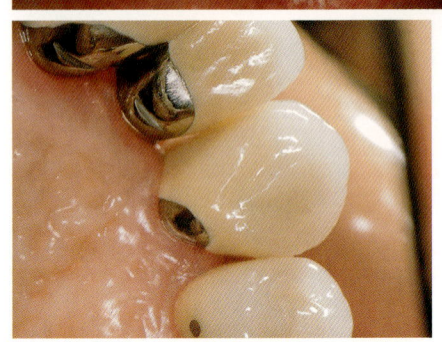

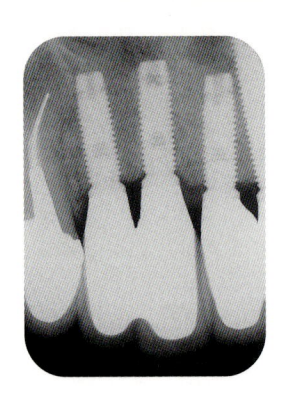

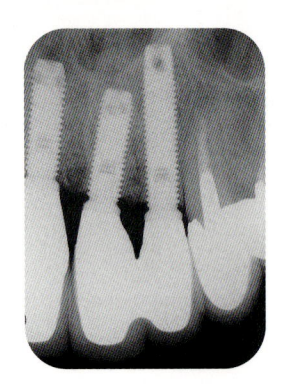

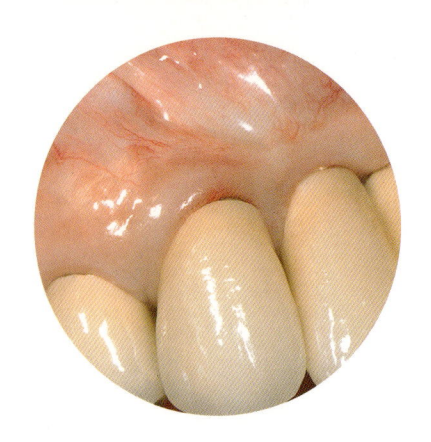

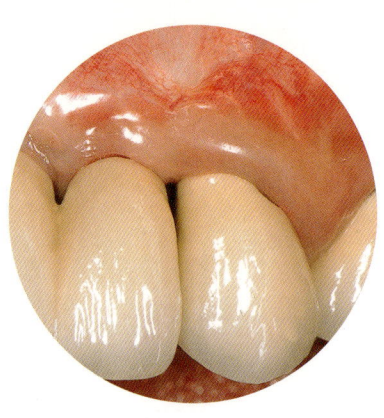

最終補綴物着カスタムアバットメント装着後約6ヵ月.
　天然歯とインプラント間および連続するインプラント間の隣接間距離の狭い1|−2|，|2−|3の歯間部では2|−3|，1|−|1，|1−|2よりフラットな軟組織形態になっている.
　天然歯とインプラント間の歯間乳頭の形成は，連続するインプラント間の歯間乳頭様組織の形成よりも予知性が高い．2|−3|間の軟組織の高さを見るとおりである．また，同じ天然歯−インプラント間では，その空隙の広さに影響を受ける．隣接歯との埋入間隔が約2mm確保できた2|−3|の歯間部骨頂の高さと，隣接歯と近接してフィクスチャーを埋入した|2−|3の歯間部骨頂とを比較されたい．ちなみに|2−|3の歯間部では歯間乳頭様組織は認められない．このように，フィクスチャー−フィクスチャーの間隔およびフィクスチャー−隣接歯の埋入間隔は，歯間部骨頂の高さを維持し，歯間乳頭様組織のボリューム(高さと幅)を決定する大きな要因となる．
　また432|を観察すると2|(天然歯)−|3(インプラント)間の歯間乳頭様組織の形成よりも|3−|4の天然歯間の歯間乳頭の維持または形成の方がはるかに予知性が高く，審美性の回復という観点から，天然歯に比較してインプラントによる審美補綴が難しいことが明らかである．

Implant site development

5-3. 歯槽堤の垂直的水平的増大

5-3-1 Coronally positioned palatal sliding flap

再生療法で予知性の高い結果を得るためには，創面の閉鎖が緊張のないフラップによって確実に行えることが重要である．フラップの歯冠側への移動を自由にするために，頬側フラップの基底部にpartial-thicknessの骨膜減張切開を加えることがある．これに対して口蓋は咀嚼粘膜であり，弾性線維や疎性結合組織がない非可動性の組織である．このため，形成したパラタル・フラップを移動することができない．Tinti & Parma-Benfenati(1995)は，口蓋に2層のpartial-thickness flapを形成し，アコーディオン状にフラップを伸ばしてパラタル・フラップを歯冠側に移動できるcoronally positioned palatal sliding flapという方法を紹介した(図5-4)．

Coronally positioned palatal aliding flap

利 点
① 口蓋組織を十分に移動させることができ，フラップの適合・密着が確実に行える．
② 創面を閉鎖するための頬側フラップの歯冠側への移動量を少なくできるため，頬側フラップの歯冠側への移動後に生ずる歯肉―歯槽粘膜の問題を避けることができる．
③ 口蓋軟組織はすべて角化組織により被覆されているため，歯冠側移動後の角化粘膜の幅を考慮する必要がない．
④ 広範囲のbarrier membraneや骨移植の被覆が容易になる．

欠 点
① 約4mmの厚さのパラタル・フラップを形成できる口蓋軟組織が必要．
② 技術的な熟練が必要．
③ フラップを移動させた後に開放創が残る．
④ フラップを薄く形成しすぎた場合に，壊死を生ずる危険性がある．

図5-4 Coronally positioned palatal sliding flap

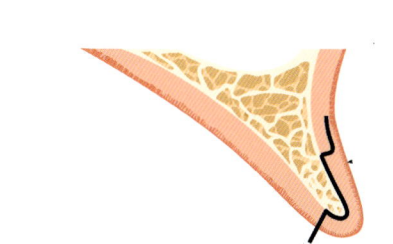

a フラップのデザイン

b 頬側フラップの基底部で歯肉―歯槽粘膜境より根尖側でpartial-thicknessの切開

c パラタル・フラップをpartial-thicknessの切開で2層に分ける

d 先に形成したフラップに平行に，根尖側の水平切開より歯冠側方向に深い位置にpartial-thickness切開を行う

e アコーデオン状に歯冠側移動が可能になった3層に切開したパラタル・フラップ

f より歯冠側の位置での頬側フラップとパラタル・フラップの創面の閉鎖が容易になる

5 歯槽堤の保存・増大と骨質の改良

図5-5　フィクスチャー埋入時のGSTA

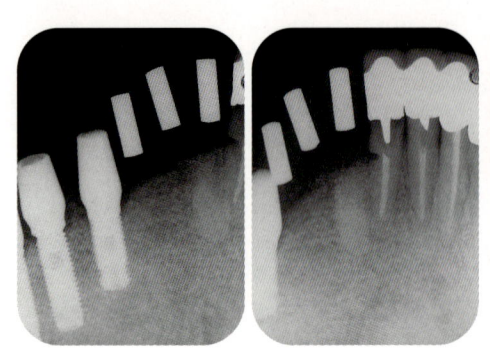

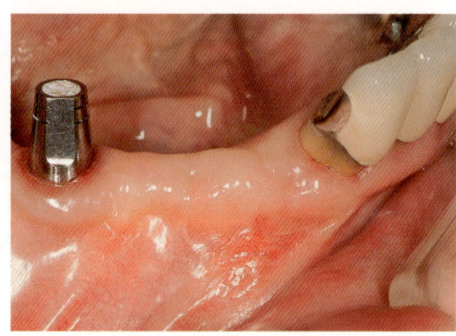

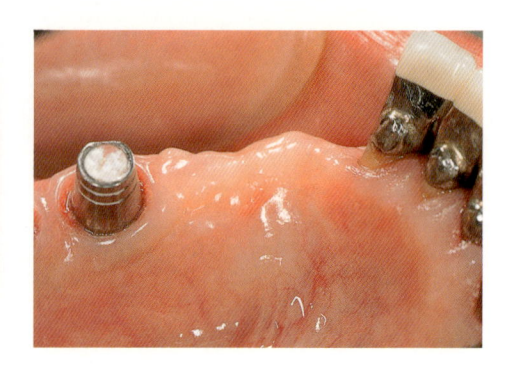

1　患者は53歳，女性

$\overline{1|}$抜歯時（約1年前）にridge preservation procedureを行っている．また$\overline{7\,6\,5|}$にはインプラントが植立されていて，preparation post（ImplaMed社）がプロビジョナル・アバットメントとして装着されている．$\overline{|4\,3\,2}$の欠損部にインプラント補綴を計画したが，$\overline{|4}$舌側には陥凹が認められ歯槽堤の幅は約3mmと狭い（右はミラー像）．

GBRによる歯槽堤の水平的増大とGSTAによる垂直的増大

2　フラップのデザイン

歯槽堤の角化粘膜の幅は十分あるので，非可動性角化粘膜に歯槽頂切開（midcrestal incision）を加える（A）．

台形状フラップの形成

水平切開の近遠心の頬・舌側に$\overline{|1}$遠心，$\overline{5|}$の近心の歯間乳頭を保存した歯肉—歯槽粘膜境を超える2本の縦切開（減張切開）を加え台形状フラップを形成する（B，C，D；ミラー像）．

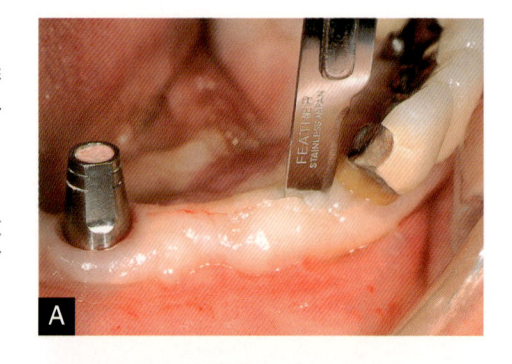

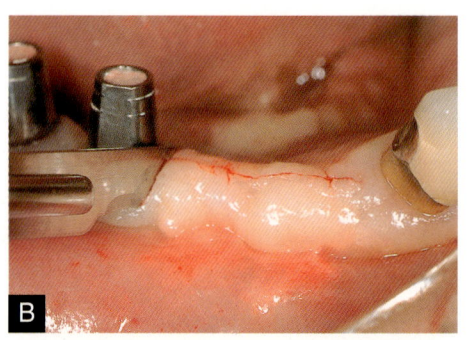

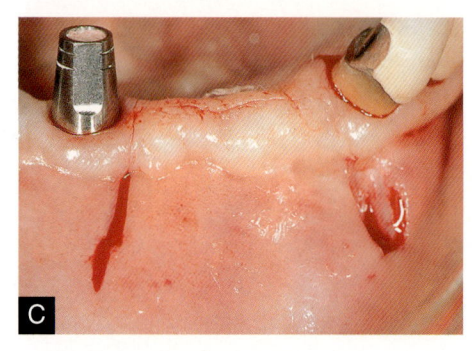

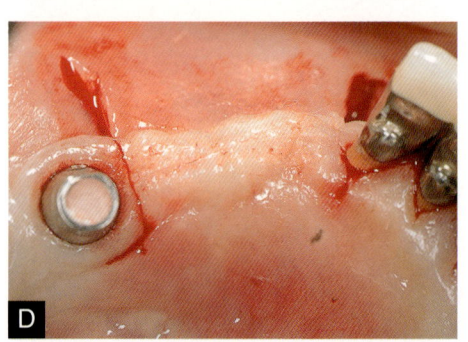

3　full-partial thickness flapの形成

小さな骨膜剥離子で，頬・舌側のfull-thickness flapを剥離し，骨面を露出させる（A）．舌側フラップの可動性を向上させ，歯冠側移動を容易にするため，歯槽頂から2mm位フラップを剥離したところで，フラップの辺縁をティッシュプライヤーで引っぱりながら，No.15替刃メスでpartial-thicknessの骨膜減張水平切開を加える（B）．

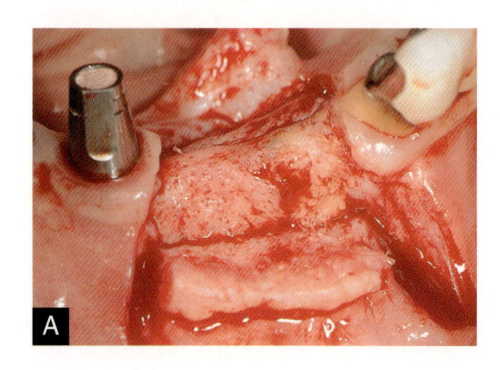

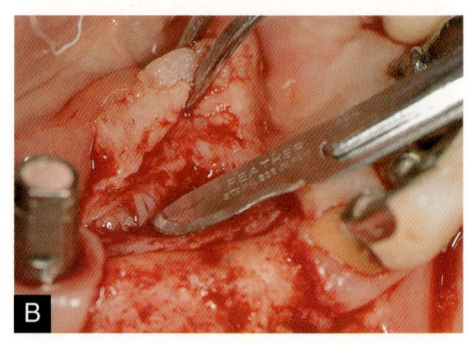

164

Implant site development

　この切開は舌側に走行している神経や動脈を保護するため，骨膜および骨膜層直下の表層にのみ実施する．4̄3̄部のフィクスチャー埋入部の歯槽頂部の幅は狭く約2〜2.5mmで，頬側に骨の陥凹を認める（C）．

　形成され剥離したfull-partial thicknessの舌側フラップでは，フラップの十分な可動性が得られている（D；ミラー像）．

　頬側についてもフラップの歯冠側移動を容易にするため，フラップの基底部に骨膜減張切開を加える．

① 歯肉─歯槽粘膜境を超えた2〜3mm根尖側の部分から骨膜減張切開によるpartial-thickness flapを形成する．
② 新しい替刃メスに変換し，メスの先端2〜3mmの部分を切開に使用する（E）．
③ フラップの歯冠側辺縁をティッシュプライヤーで持ち上げフラップを緊張させながら切開する．
④ 常にメスの側面を骨膜─結合組織に密着させて使用する．
⑤ メスの刃先を根尖方向に向けて，遠心側の縦切開の根尖側より開始し，少しずつ近心・根尖方向にpartial-thicknessの切開を行い，フラップを徐々に剥離していく（F）．
⑥ 頬・舌側フラップの辺縁をティッシュプライヤーで把持し，隣接歯の切縁の位置まで，緊張なく自由に歯冠側移動が可能となるまで加える（G）．
⑦ フラップへの血液供給を阻害しないようにフラップの基底部に十分な厚さを確保することが大切である．
⑧ フラップが2層のmultilayerに形成された（H）．

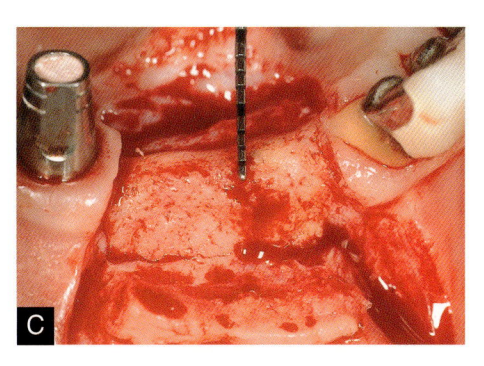

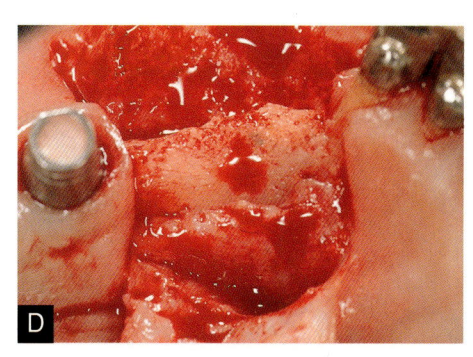

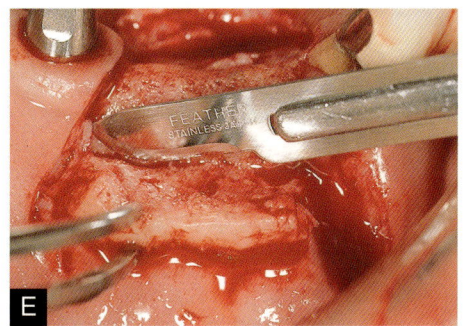

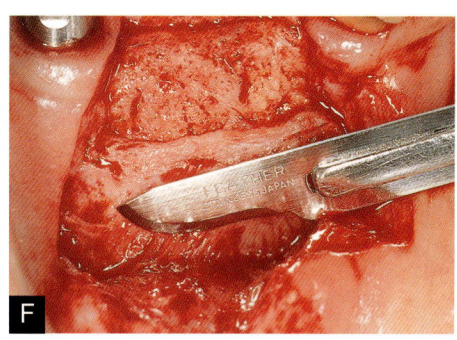

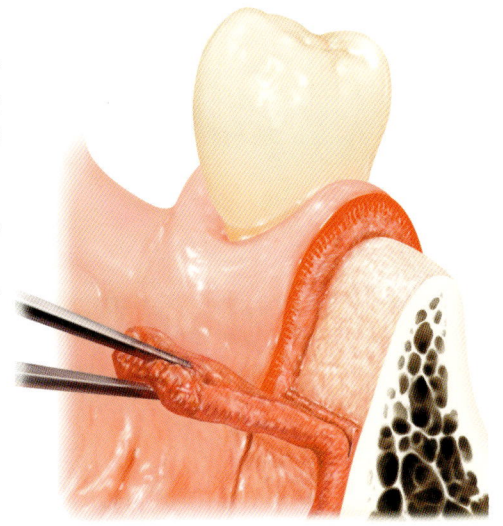

頬側のpartial-thickness flapの形成

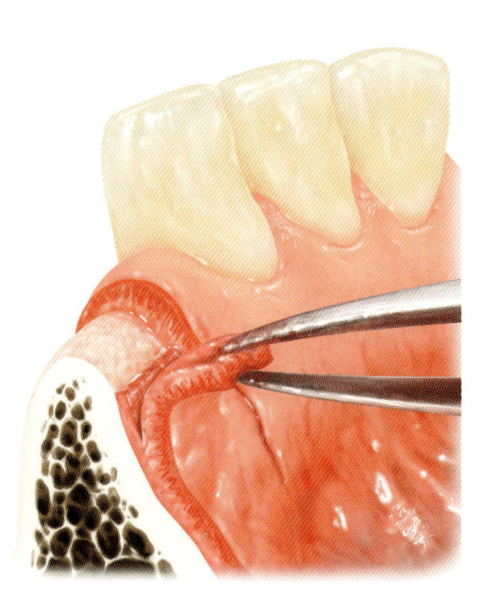

舌側におけるpartial-thickness flapの形成

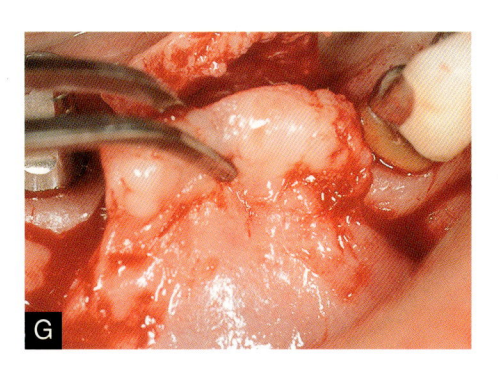

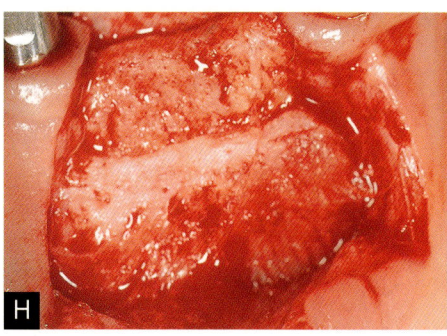

5 歯槽堤の保存・増大と骨質の改良

4 フィクスチャーの埋入窩の形成

フィクスチャーの埋入時の障害にならないように、形成した内層のpartial-thickness flapを剝離し、骨面を大きく露出させる（A）。

サージカルステントを用いてガイドドリル（ラウンドバー）により埋入位置の皮質骨を貫通する（B）。

Gelbディプス・ケージ（3i社）でインプラントの植立方向、深さや平行関係などをチェックした（C）後、ドリルにより埋入窩を形成し、埋入窩骨頂部に深いカウンターシンクを形成する（D）。

頬側がスキャロップ状の骨形態になっているが、歯槽堤の幅が狭いので、頬側と舌側で約5mmの差が生じている。

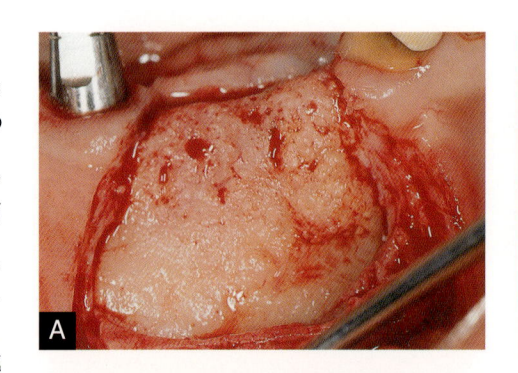

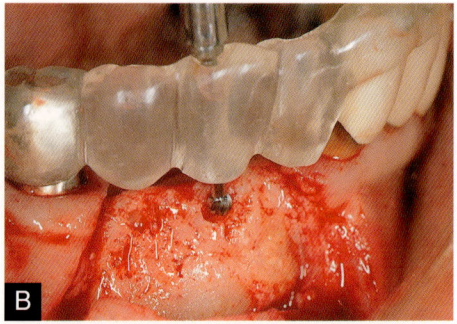

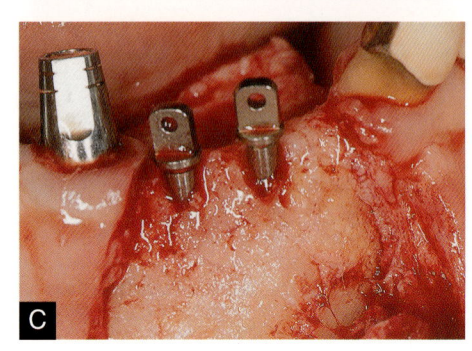

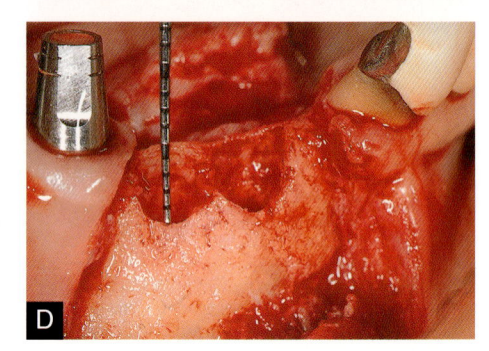

5 GBR＋GSTA

GBRによる頬側の水平的な骨増大を図るために、ラウンドバーで数ヵ所海綿骨まで穿孔し、露出させ、骨表面への出血を促す（A）。

$\overline{3|}$に13mm×径3.75mmのself-tapping screw implant、$\overline{|4}$に13mm×径3.75mmのstandard screw implant（ImplaMed社）を埋入した（B）。

$\overline{4|3}$の頬側骨壁が薄いため、GBRによる水平的な骨の増大が必要である。

フラップを垂直的に支持し、歯肉縁下に軟組織が増大するためのスペースを確保するため、$\overline{3|}$に径5mm×高さ3mm、$\overline{|4}$に径4mm×高さ4mmのテンポラリー・ヒーリング・アバットメントを装着する。テンポラリー・ヒーリング・アバットメントの高さは、① 隣接歯の歯間乳頭の高さのレベルまで垂直的にフラップを支持することが可能であることを基準に、② 手術部位のフラップの角化組織の幅と厚さなどを考慮して選ぶ。

トレフィンバーを用いて$\overline{|2}$の根尖部から自家骨を採取する（C）。

骨採取後の供給側（D）にテルプラーグ®（テルモ社）を充塡する（E）。

採取した自家骨を$\overline{4|3}$の頬側に充塡する（F）。

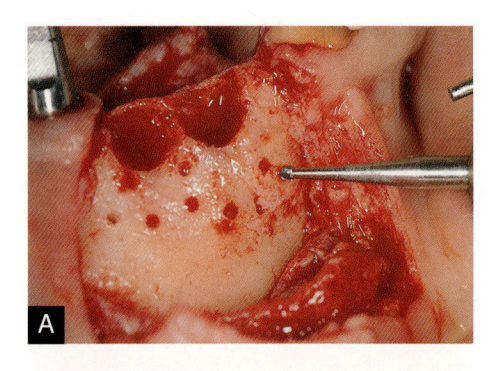

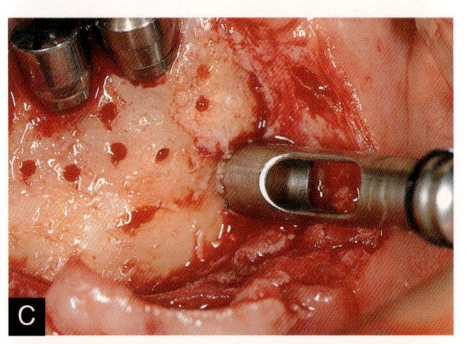

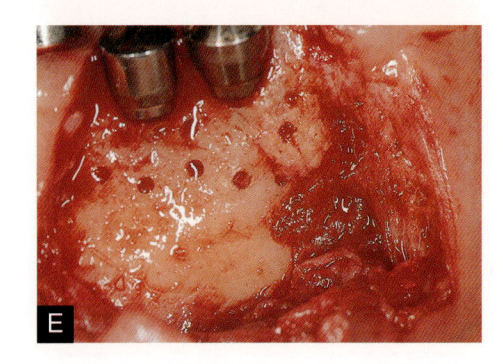

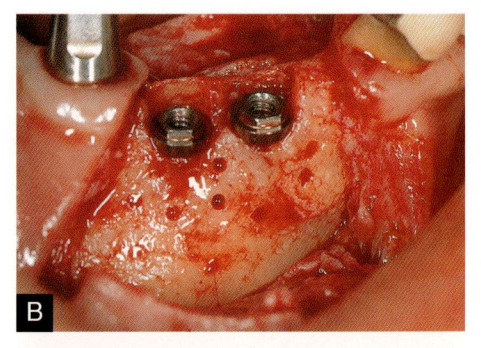

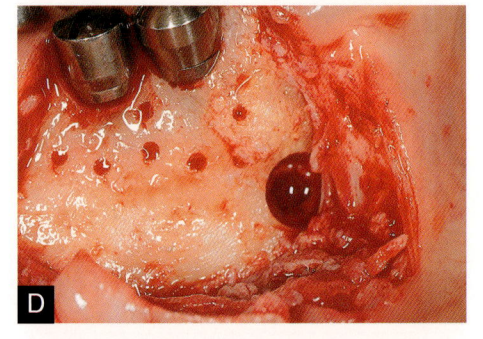

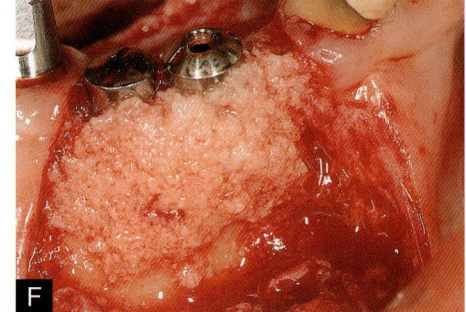

Implant site development

　滅菌ペーパーを骨欠損部に試適し, 型紙を作り, この型紙に沿って吸収性membraneをトリミングする.
　自家骨移植片の吸収量を考慮し, さらに大きなスペースを得るために自家骨移植片の上に骨移植材を盛り上げ, 吸収性membraneで被覆した(G).
　フィクスチャー埋入手術完了時のX線写真(H).
　歯槽堤の近遠心距離が十分でなかったため, 咬合関係やフィクスチャー埋入後の4321の歯冠修復の形態や大きさなど補綴学的観点を考慮して製作したサージカルステントをガイドにフィクスチャーの埋入を行うと, 3と4のフィクスチャーの埋入間隔が約1.5mmと近接した. 下顎前歯部欠損が関連する部分欠損症例では, 下顎2切歯の近遠心的な幅径が狭く, 清掃性や審美性の点から妥協しなければならないことが多い.
　テフロン縫合糸(W. L. GORE社)で1本の水平マットレス縫合を歯槽頂切開部の中央に行う. その後断続縫合により創面を初期閉鎖する. 頰側と舌側フラップの両者の十分な骨膜減張切開により, テンションフリーの状態で, フラップが歯冠側に移動され増大部位を被覆することができた(I, J；ミラー像).

6 術後経過

　術後8日(A；右はミラー像).
　歯槽頂切開部中央の水平マットレス縫合だけを残し, 他の縫合糸をすべて抜糸する.
　術後15日(B；右はミラー像).
　術後5週(C；右はミラー像).
　術後3週ぐらいから軟組織の収縮が生じるが, membraneの露出もなく, 治癒は順調. GBRとGSTAにより歯槽堤の垂直・水平的増大が得られた.

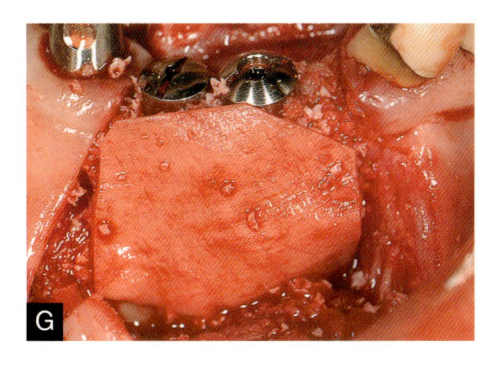

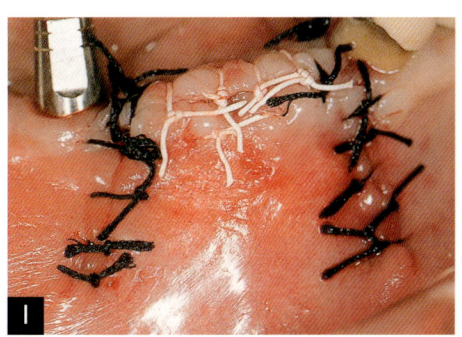

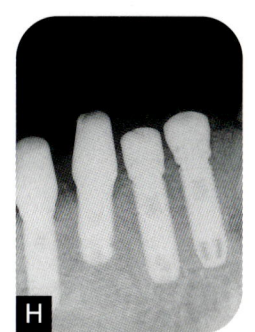

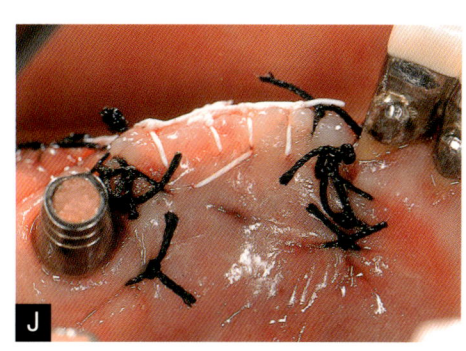

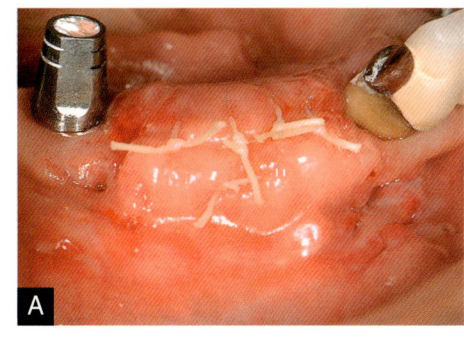

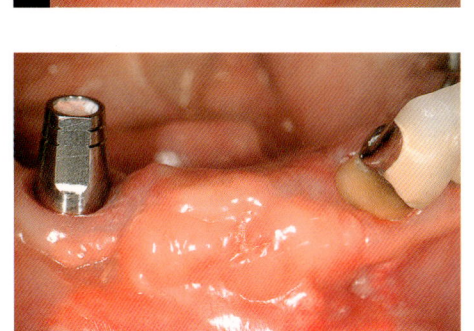

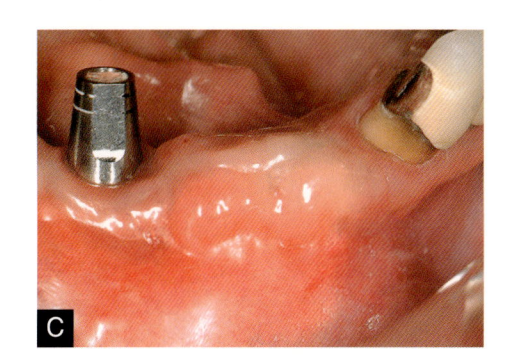

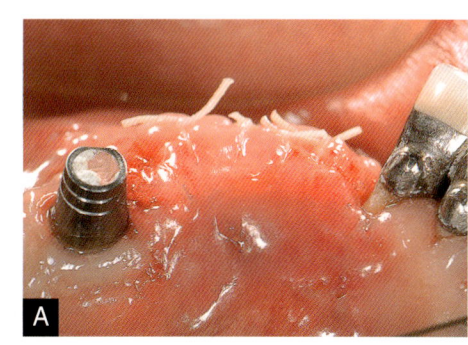

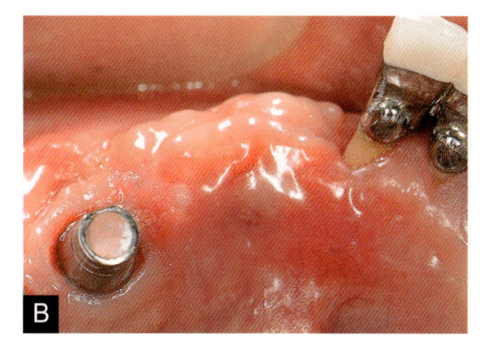

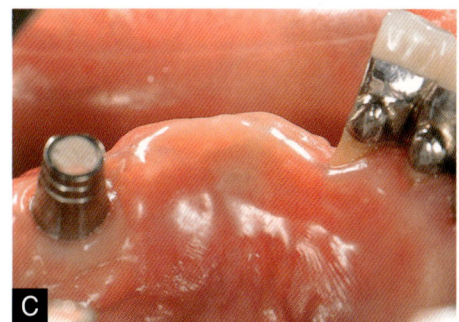

Case 9 大臼歯部連続インプラント補綴における歯槽堤軟組織の垂直的増大
Vertical soft tissue volume augmentation at adjacent molar implants

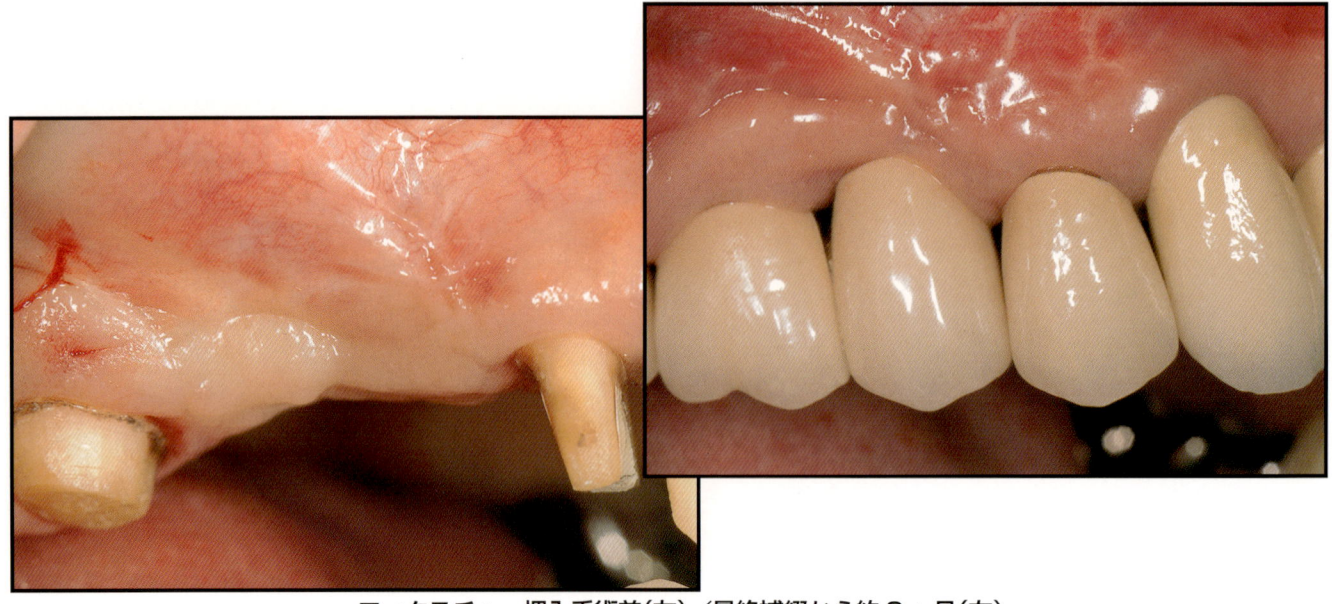

フィクスチャー埋入手術前(左)／最終補綴から約3ヵ月(右)

この症例では，フィクスチャーを埋入するために必要な歯槽堤の骨の増大をGBRによって得た．しかし，適切な歯冠形態をもったインプラント補綴を行うためには，歯槽堤の軟組織の幅と高さを増大する必要があった．

1 インプラント1次外科手術時のGSTA

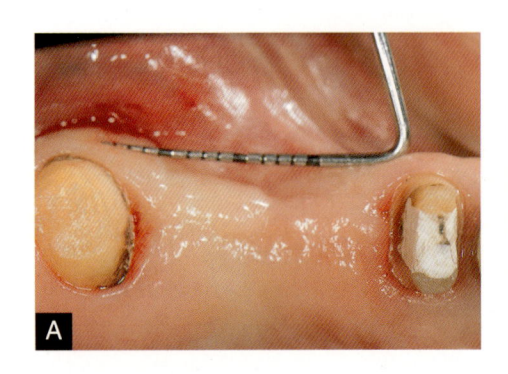

患者は44歳の女性(A).
6 5|に骨移植材と吸収性membrane(GC社)を併用したGBR処置の後10.6ヵ月後のフィクスチャー埋入手術直前の状態．歯槽堤の垂直的・水平的な欠損を認め，適正なエマージェンス・プロファイルをもった審美的なインプラント修復を行うためには，軟組織の増大を図る必要がある．

フィクスチャー埋入時に軟組織の増大を図るため，歯槽頂から約3〜4mm口蓋側から歯槽頂に向かうpartial-thicknessの水平切開を加える(B).

頰側では水平切開を 4|の歯肉溝内切開に連結して1歯分延長し，4|の頰側近心隅角(C)と口蓋側遠心隅角，7|の頰側と口蓋側近心隅角に縦切開を入れたフラップを形成する．

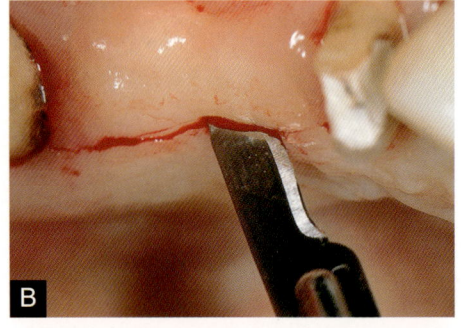

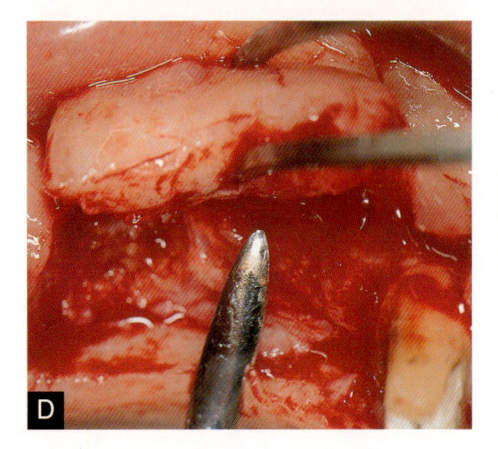

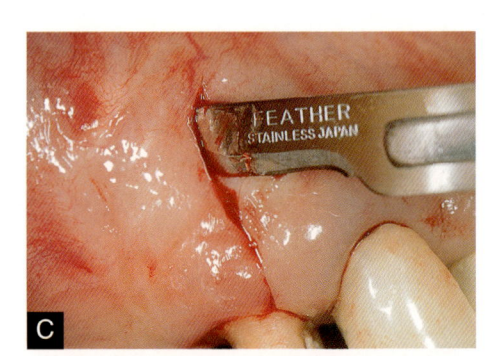

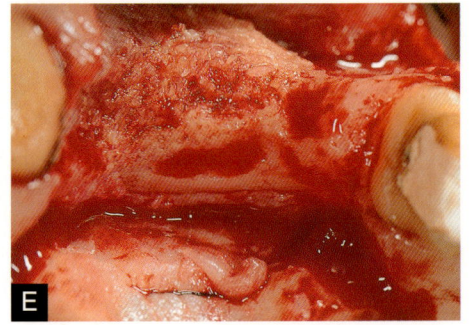

Case 9

　Orban歯間部ナイフを水平切開部に挿入し，少しずつ切開しpartial-thickness flapとfull-thickness flapからなるフラップを頰側方向に剥離していく(D)．
　歯槽堤の幅は5|で5.5〜6mm，6|で7mmでGBRによりフィクスチャーを埋入するのに十分な歯槽堤が得られている(E)．
　しかし，歯槽頂部の垂直的な骨レベルの低下を認める．
　径1.6mmのドリルコントラによりガイドホールを形成し，インプラント埋入窩を形成する(F)．
　POI3ピースタイプインプラント（FINA-FIX；京セラ社）を埋入．5|；12mm×径3.7mm，6|；9mm×径3.7mm，フィクスチャーの頰側に1mm以上の骨壁が存在する(G)．
　軟組織が増大するためのスペースを確保するために5|に高さ3mm，6|に高さ4mmのヒーリング・アバットメント（京セラ社）を装着する(H)．
　ヒーリング・アバットメントは骨頂より歯冠側になっている．
　フラップを歯冠側に移動し，ヒーリング・アバットメントを完全に被覆して閉鎖する(I)．

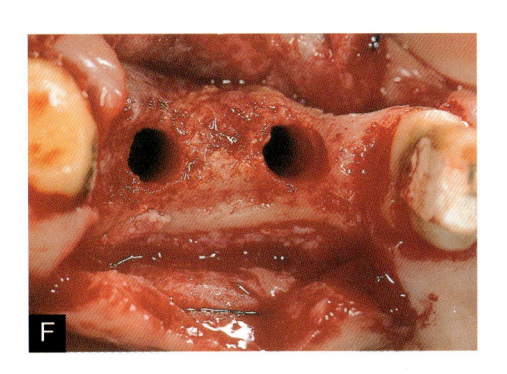

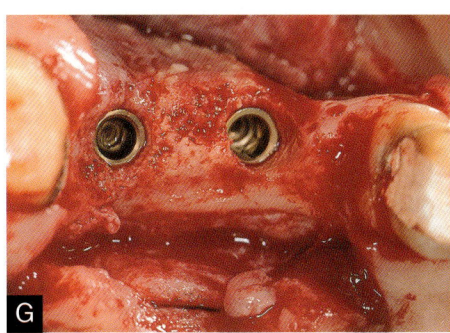

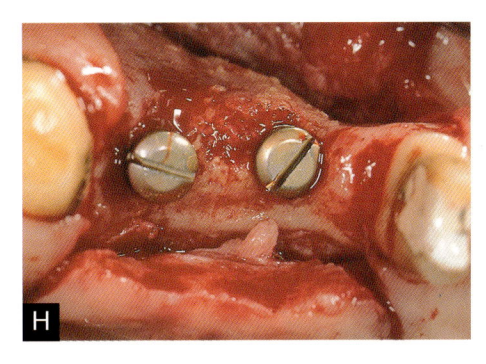

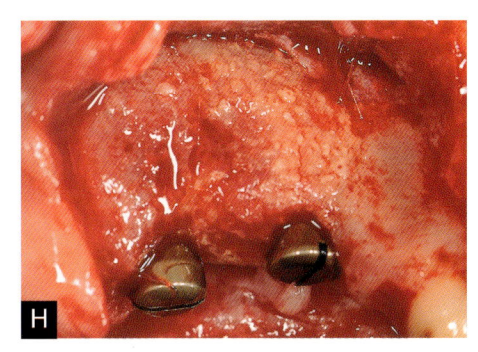

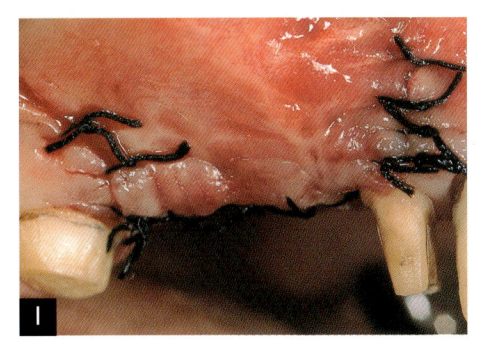

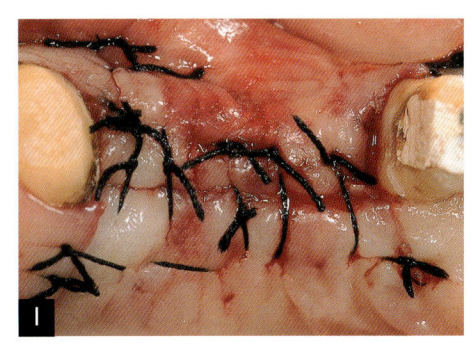

インプラント2次外科手術時の軟組織の増大

　インプラント埋入後7ヵ月．1次外科手術時によるGSTAによって歯槽堤の高さは増大した．適切な修復処置を行うためには，さらに歯槽堤の高さと幅を増大する必要がある．

2　頰側フラップの形成

　ポンティックの基底部から欠損部歯槽堤までの垂直的距離は約4mmである．またその部のポンティック咬合面から歯槽堤までの距離は約9mmであった(A)．
　また5|の頰側には約3mmの水平的欠損を認める(B)．

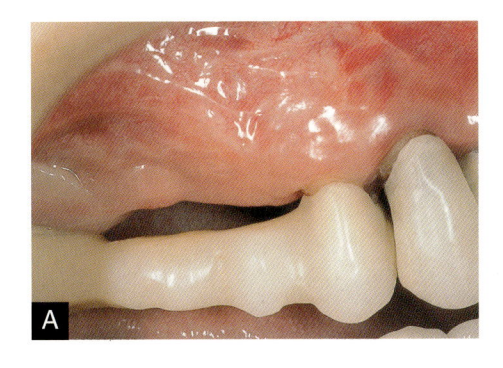

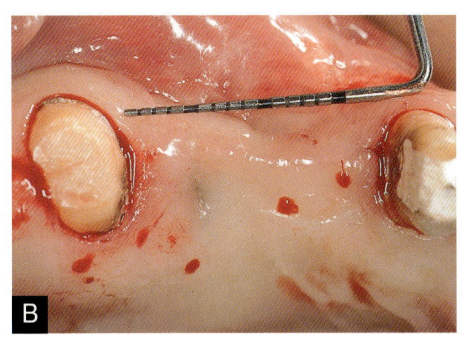

169

5　歯槽堤の保存・増大と骨質の改良

　歯槽頂より約4mm口蓋側寄りにNo.15の替刃メスで，口蓋軟組織表面に対して直角のfull-thicknessの水平切開を加える(C)．

　できるだけ厚いフラップの辺縁が得られるように刃先を確実に骨面に接触させて切開を行う．

　水平切開の両端に 7| の近心, 4| の遠心の歯間乳頭を保存した，歯槽粘膜に達する末広がりの2本の縦切開を加えた台形状フラップを形成する(D)．

　Orban歯間部ナイフを水平切開部に挿入し，少しずつ切開し，full-thicknessで骨面から確実に剥離する(E)．

　骨面から完全に分離された頬側フラップ(F)．

　小さな剥離子で歯肉―歯槽粘膜境を2〜3mm超えたところまでfull-thicknessで頬側フラップを剥離する(G)．

　フラップを歯冠側に自由に移動できるようにフラップの底部に骨膜減張切開を入れる(H)．ヒーリング・アバットメントの除去(I)．

　スタンダード・アバットメント(京セラ社)の装着(J)．5| ；高さ3mm，6| ；高さ2mm．

　軟組織を増大するために，フラップを垂直的に支持し，スペースを確保するために5| ；高さ2mm，6| ；高さ3mmのカバー・キャップ（京セラ社）をアバットメントに装着する(K)．

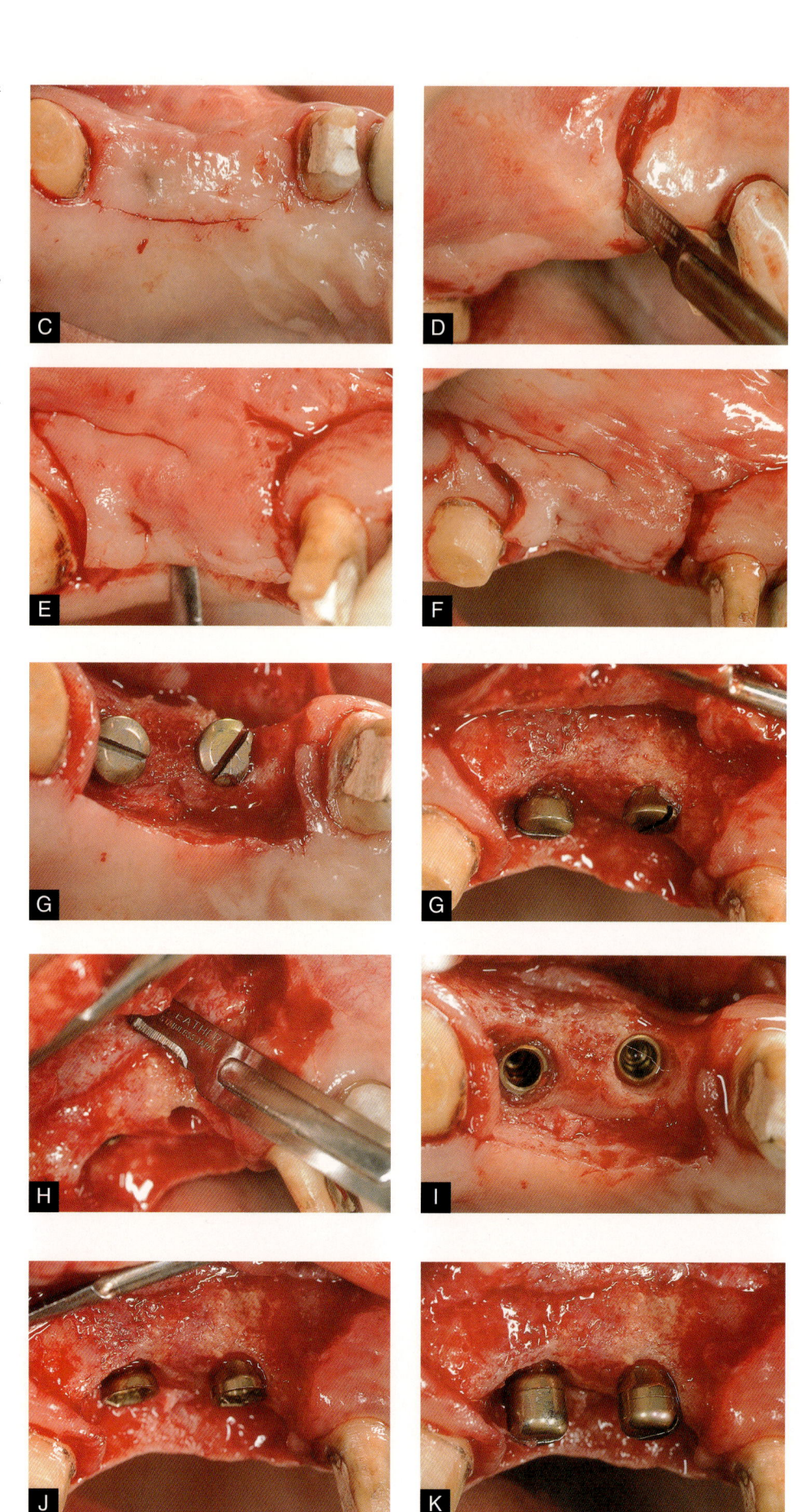

170

Case 9

③ Coronally positioned palatal sliding flap（Tinti & Parma-Benfenati；1995）の形成

　Coronally positioned palatal sliding flapを形成するには，最低4mmの厚さのパラタル・フラップが形成できる口蓋軟組織であることが前提条件となる．

① 水平切開の近心と遠心の口蓋側に2本の縦切開を加える．縦切開の長さは，フラップを歯冠側に移動したい距離よりも2～3mm長くしておく（A）．

② パラタル・フラップを2層に分割するために，フラップの辺縁をティッシュプライヤーで把持し，フラップを穿孔しないように注意しながらNo.15替刃メスを軟組織に添わせるように扱って，口蓋中央に向かって，partial-thicknessの水平切開を加える．厚さ約2mm程度の外層のpartial-thickness flapが形成される（B）．
　この水平切開は，2本の縦切開の根尖側端から約2mm歯冠側寄りで止める．

③ 薄くしたフラップを戻し，2本の縦切開の根尖側を結ぶようにNo.12の替刃メスを用いて，歯冠方向に向かって3～4mmの深さまで外斜切開を入れる（C）．
　この外斜切開は，先に形成してあるpartial-thickness flapの切開面とは異なった深い位置からのpartial-thicknessの切開となる．そして縦切開の根尖側から形成された外層のフラップに平行になるように加える．

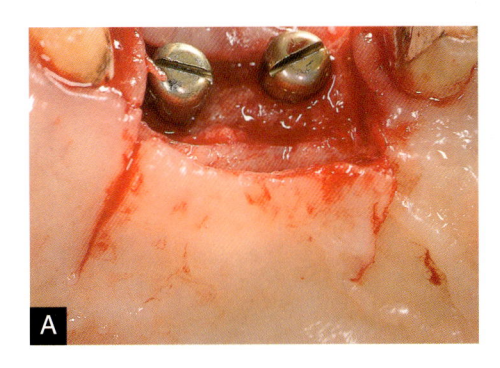

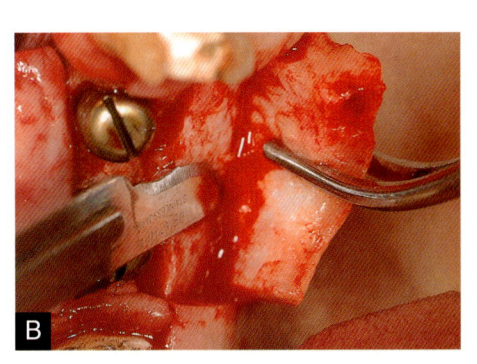

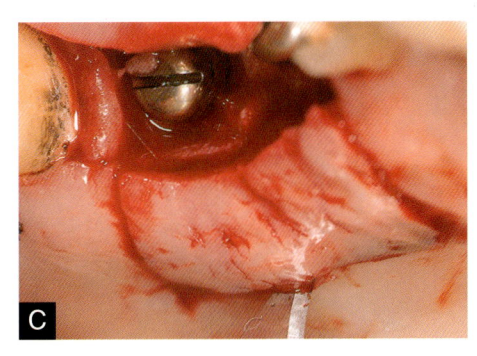

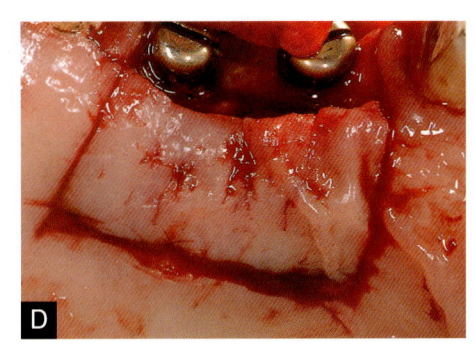

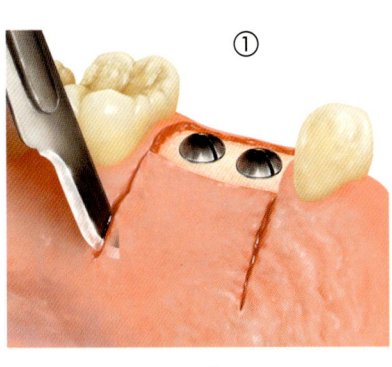

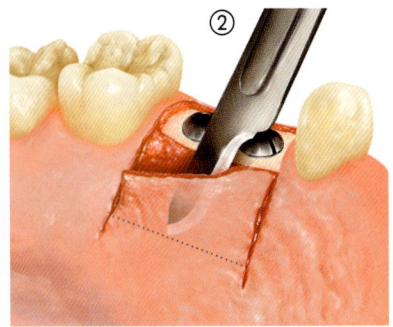

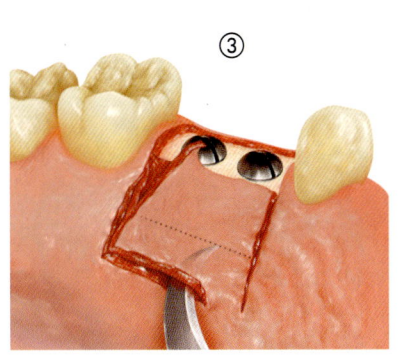

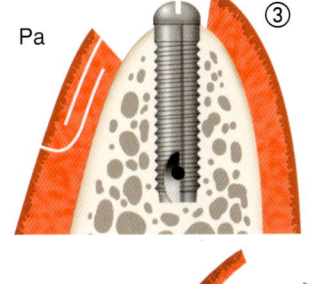

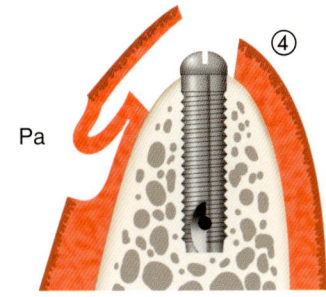

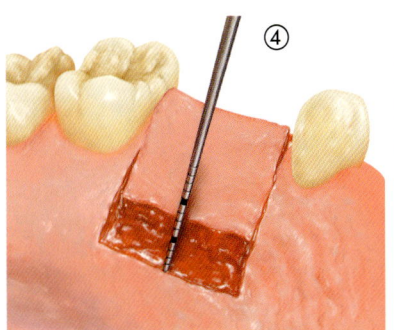

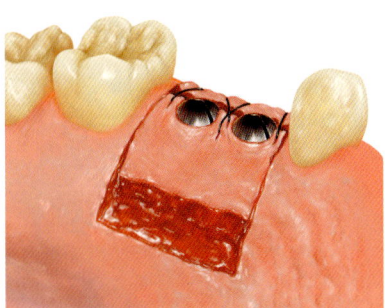

④ 外斜切開によるpartial-thicknessの切開を歯冠方向に進める．これらの切開によって形成された三つの異なった切開面をもつフラップは蛇腹になり，あたかもアコーディオンを伸ばすようにパラタル・フラップの歯冠側への移動を可能にする（D）．

フラップの縫合

171

5 歯槽堤の保存・増大と骨質の改良

4 結合組織移植片の採取

7┘の遠心部に歯冠延長手術が必要で，この部分の軟組織の厚さが厚かったのでwedge部への2本の平行な内側切開（四角形切開法）（A）を入れ，wedge組織を一塊として除去し，結合組織移植片とすることとした．

wedge部のフラップを縫合（B）．

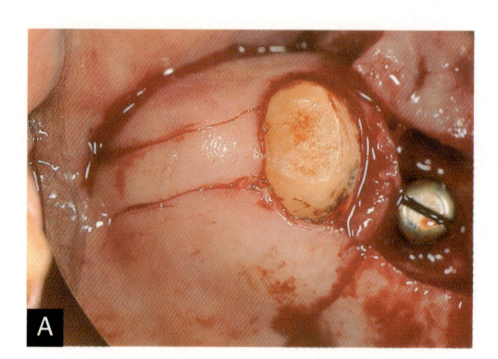

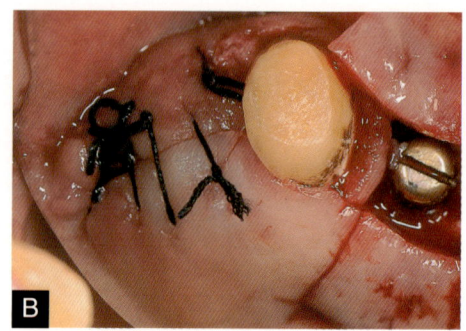

5 吸収性membraneによる軟組織の水平的増大

頬側フラップの基底部に可及的に多く結合組織を残存させた内層フラップ（A）．

membrane下に軟組織が再生するためのスペースを確保するために骨移植材を充填する（B）．

この症例では軟組織の再生を目的としたguided soft tissue regenerationであるため，骨表面への穿孔は行わない．

吸収性membrane（GC社）を骨移植材を被覆するように調整して設置する（C）．

吸収性membraneの底部を内層フラップの内面と骨との間に挿入させてmembraneを固定させた．

7┘の遠心から採取した移植片の上皮を除去し，結合組織移植片として5┘と6┘のアバットメントの間にinlay graftsする．連続するインプラントの間に歯間乳頭様組織を獲得することは容易ではないので，十分な厚い軟組織を形成しておく必要がある．頬側には吸収性membraneがみえる（D）．

頬側フラップとパラタル・フラップの両者の歯冠側移動により，水平切開部での1ヵ所の水平マットレス縫合と断続縫合を加えて創面を閉鎖した（E）．

口蓋にはパラタル・フラップの移動後に開放創が残っている．露出量は約3.5～5mmで，口蓋組織を3～5mm歯冠側へ移動させたことになる．

口蓋の開放創はテルダーミスメッシュ補強タイプ®（テルモ社）を縫合する（F）．

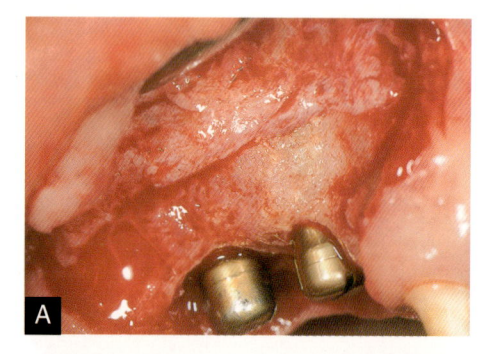

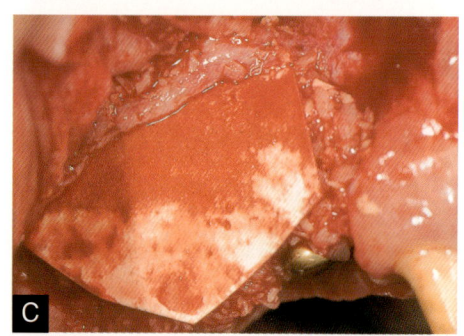

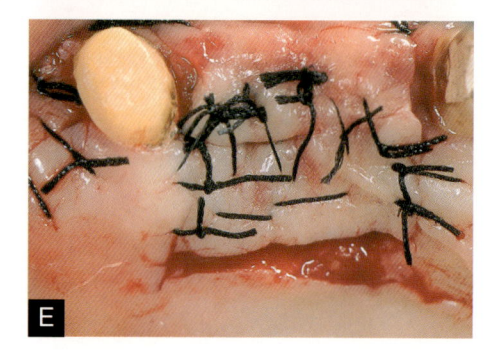

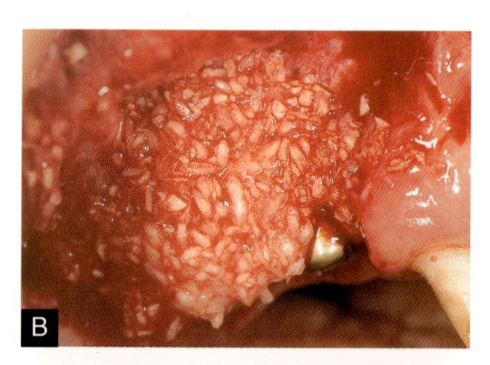

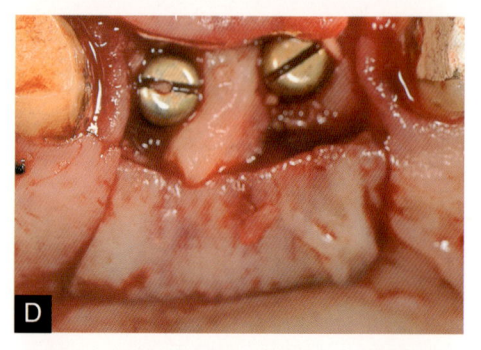

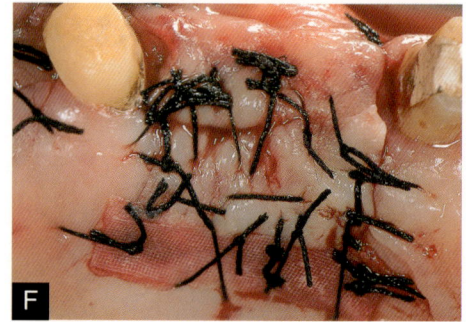

6 術後経過

縫合時(A)．
歯槽堤は水平的，垂直的に増大されている．5|と|6のポンティック隣接部での基底部から歯槽堤粘膜までの垂直的距離は約1mm(B)．
2次外科処置前(C)．

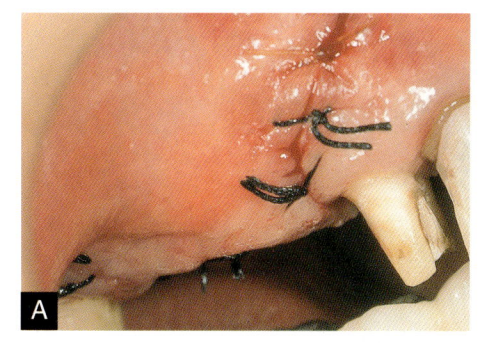

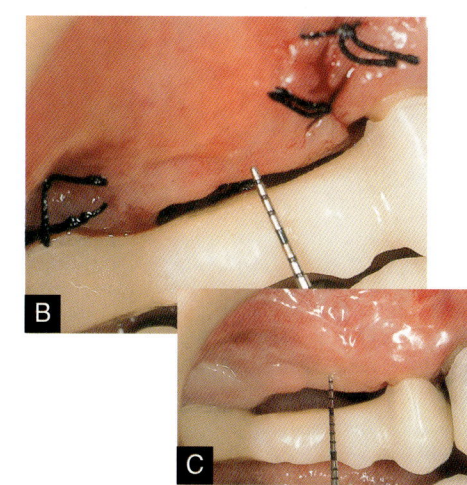

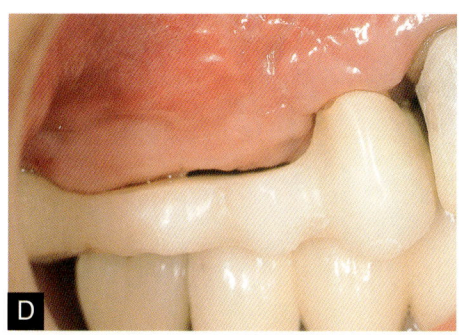

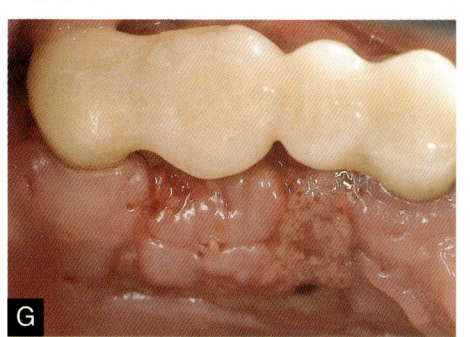

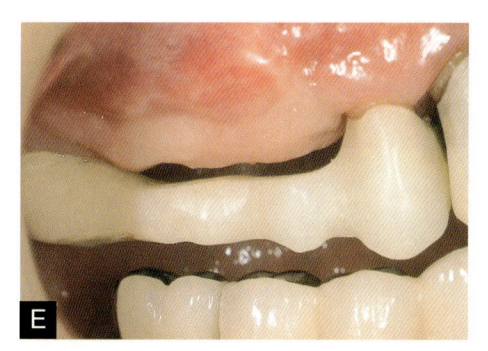

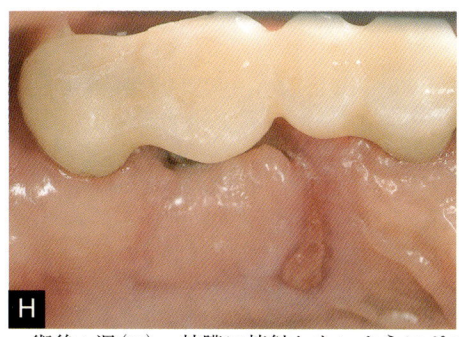

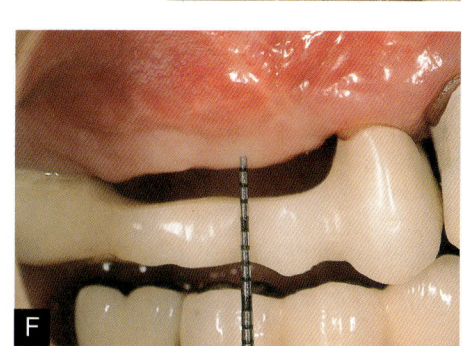

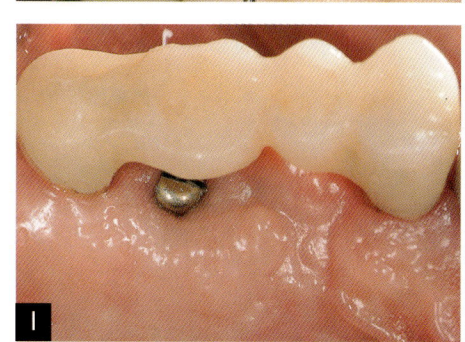

術後1週(D)．粘膜に接触しないようにポンティックの基底部を約1.5〜2mm短く削合している．
術後2週(E)．
術後5週(F)．
術後1週．5|部の口蓋の治癒が遅い(G)．
|6のカバー・キャップが露出してきた(H)．
術後5週．治癒がほぼ完了している(I)．

7 プロビジョナル・レストレーションの装着

術後44日(A)．
5|と|6のポンティック隣接部の咬合面から歯槽堤までの距離は約6.5mmで術前(6-C)と比較して約2.5mmの軟組織の垂直的増大が得られている．
また水平的な増大も術前(2-B)と比較すると著明である(B)．

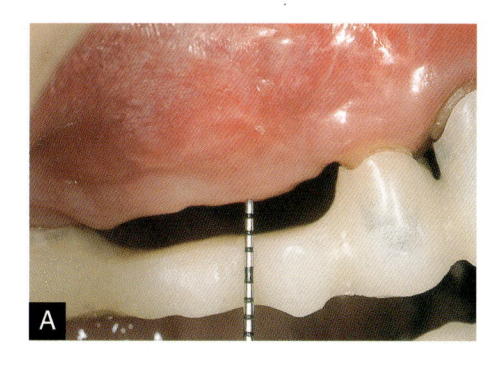

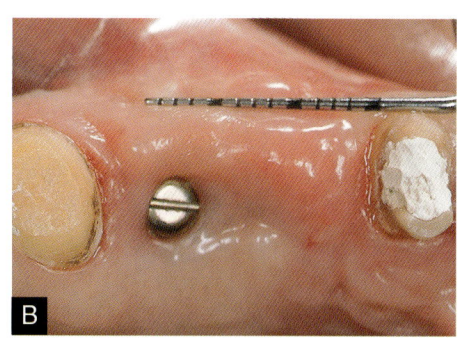

5 歯槽堤の保存・増大と骨質の改良

術後2.4ヵ月(C).
術後2.6ヵ月(D).
⑤ に小さなフラップを形成してカバー・キャップの頭を露出させ，高さ4mmのカバー・キャップと交換する．カバー・キャップの交換後約6日(E)．ダメージの小さい切開のため治癒が早い．
インプレッションポストで印象採得をした後，2次外科手術後約4.4ヵ月のアングル・ポスト装着前時(F).
カバー・キャップの周囲に十分な量の軟組織が形成された．
アングル・ポストの装着(G).
アングル・ポストにより圧排され，インプラント周囲の軟組織が貧血状に白くなっている．
アングル・ポスト装着から約8分(H)．貧血色がなくなった．
プロビジョナル・レストレーション．約2週後(I).

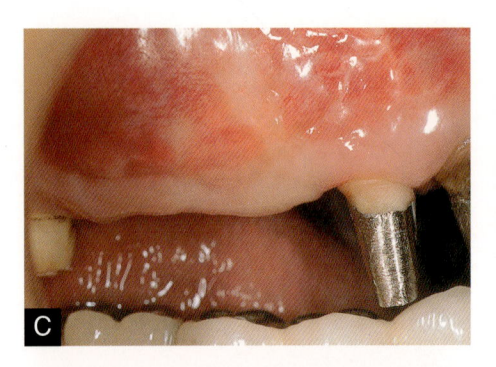

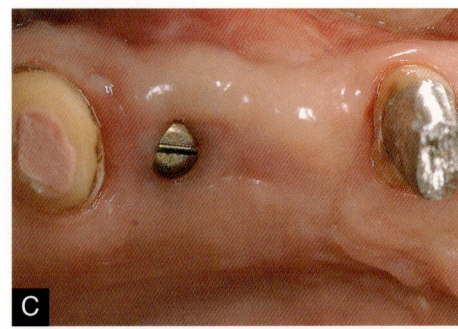

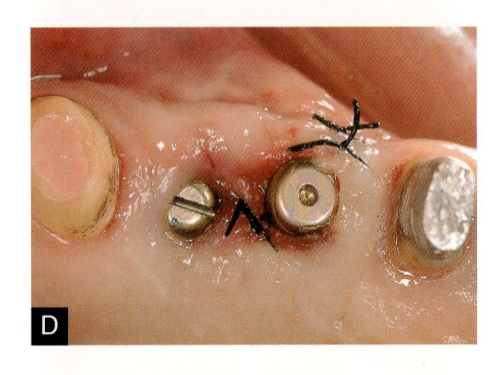

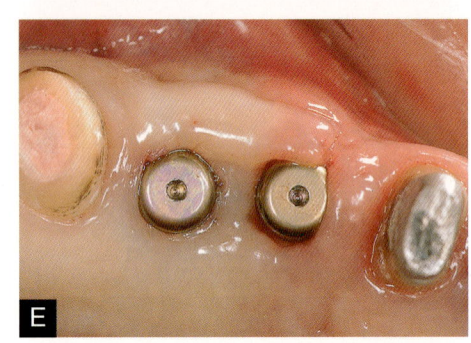

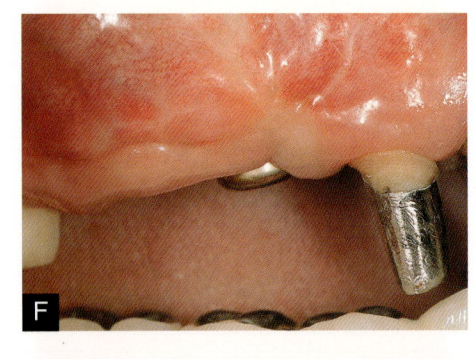

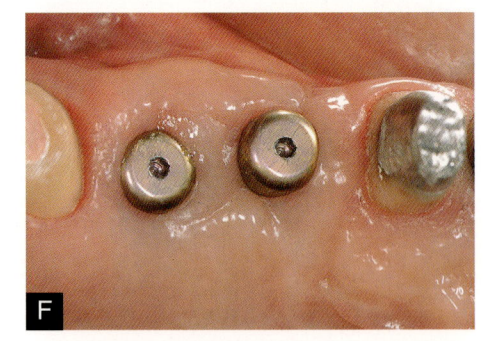

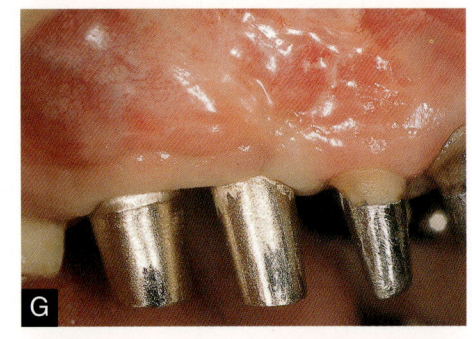

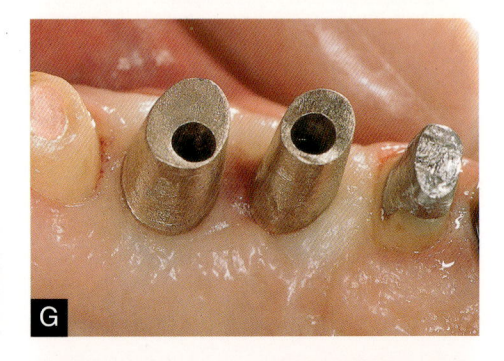

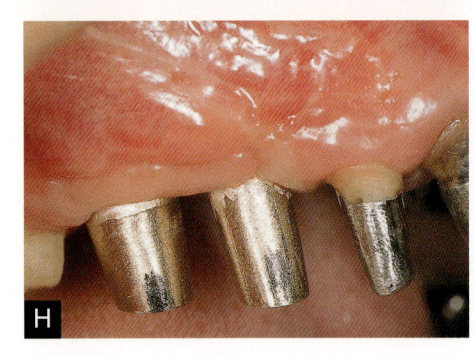

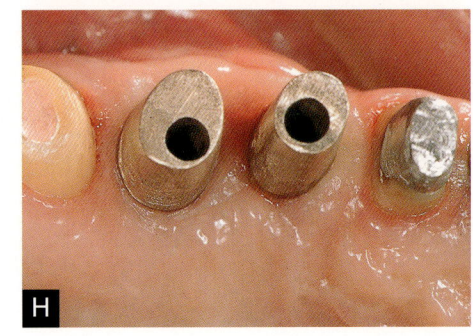

174

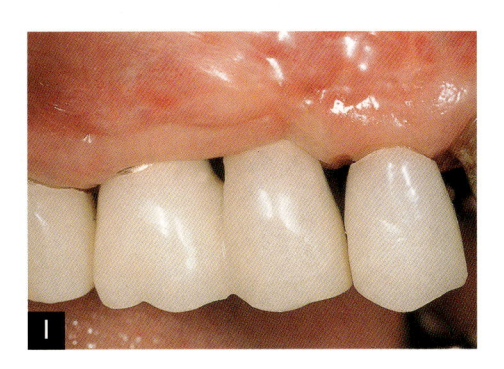

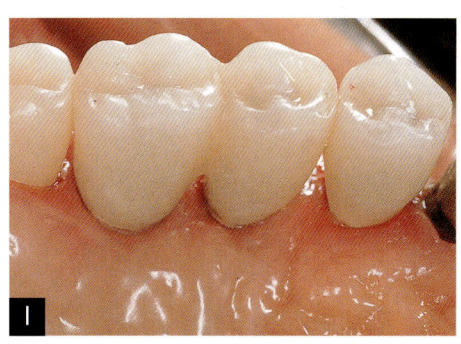

8 最終補綴物装着

アングル・ポスト装着後約10ヵ月(A).

最終補綴物装着．軟組織が補綴物により圧迫されて白い貧血色を呈している(B).

最終補綴物装着後8日目．軟組織が補綴物の周囲に密着し、貧血色も消失している(C).

最終補綴物装着後約3ヵ月(D)，インプラント周囲軟組織がよりスキャロップ状の形態となり歯間空隙量が減少し、ブラックトライアングルの少ない周囲組織と調和した自然な形態に改善されてきた．

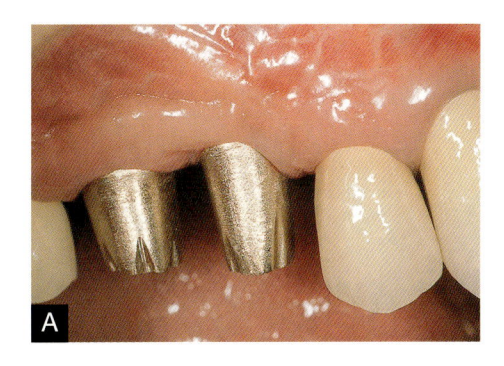

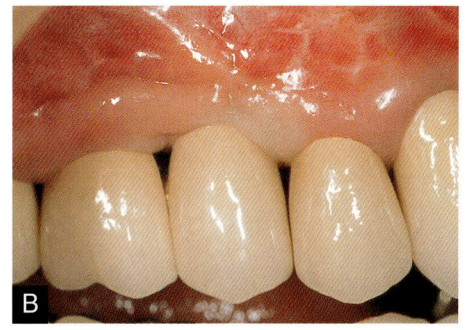

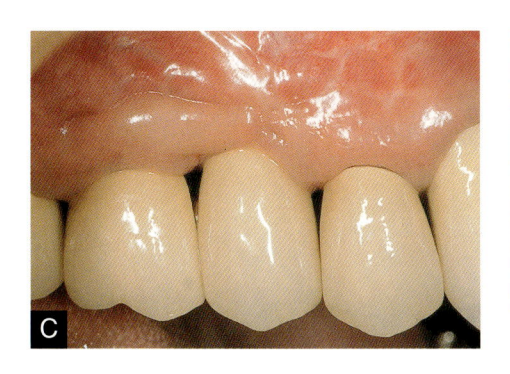

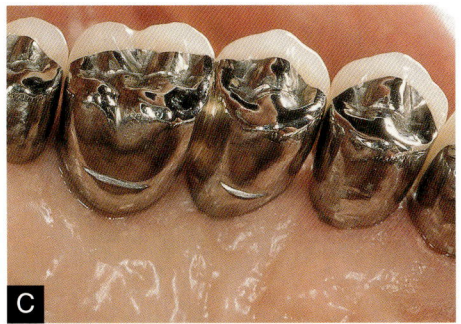

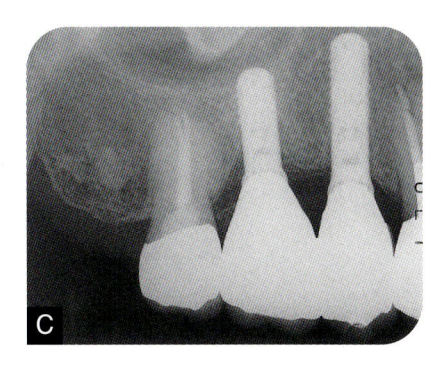

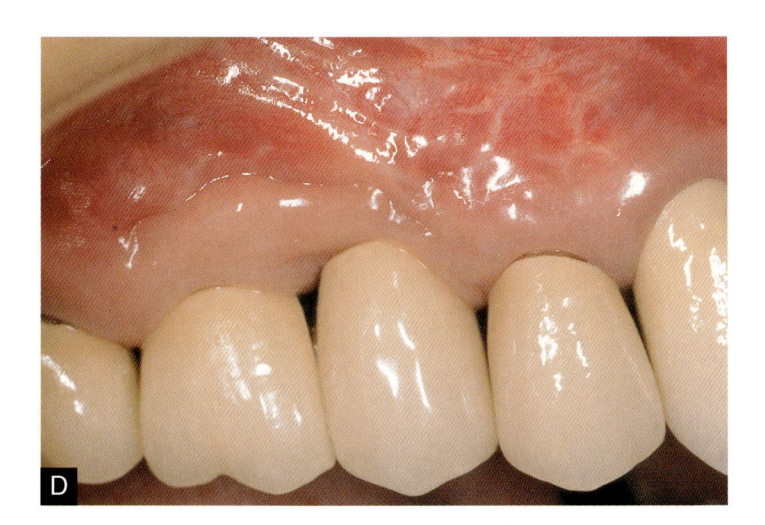

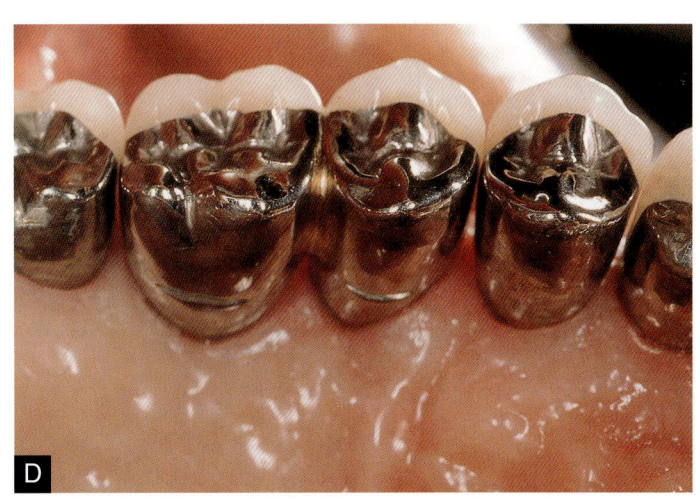

Case 10 フィクスチャー埋入時，治癒期間中，2次手術時における歯槽堤の増大
Ridge augmentation during the fixture placement, the healing phase and the abutment connection surgery

1 歯槽堤増大の経過

48歳の女性．|2—4 欠損部歯槽堤に水平的，垂直的欠損(A)．

フィクスチャー埋入時にオステオトームとGBRを併用し，術後6.6ヵ月(B)．

さらにヒーリング・アバットメント連結時に結合組織移植とGSTAにより軟組織を垂直的に増大した術後11週(C)．

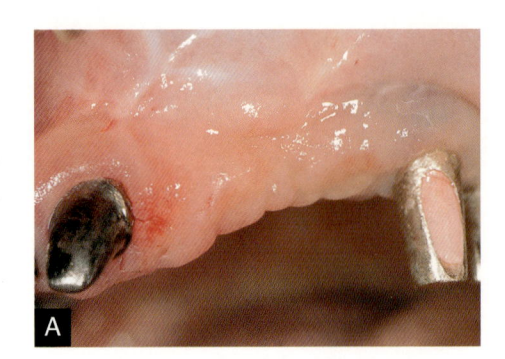

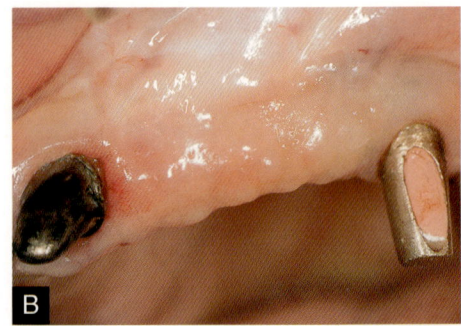

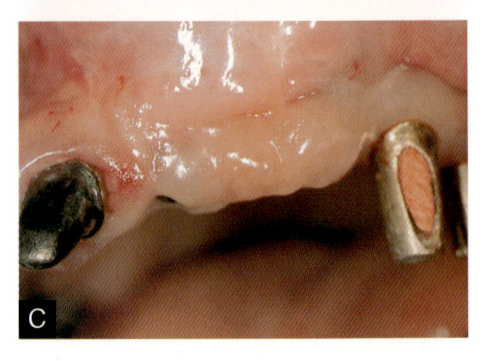

2 オステオトームによる ridge expansion osteotomy (REO)

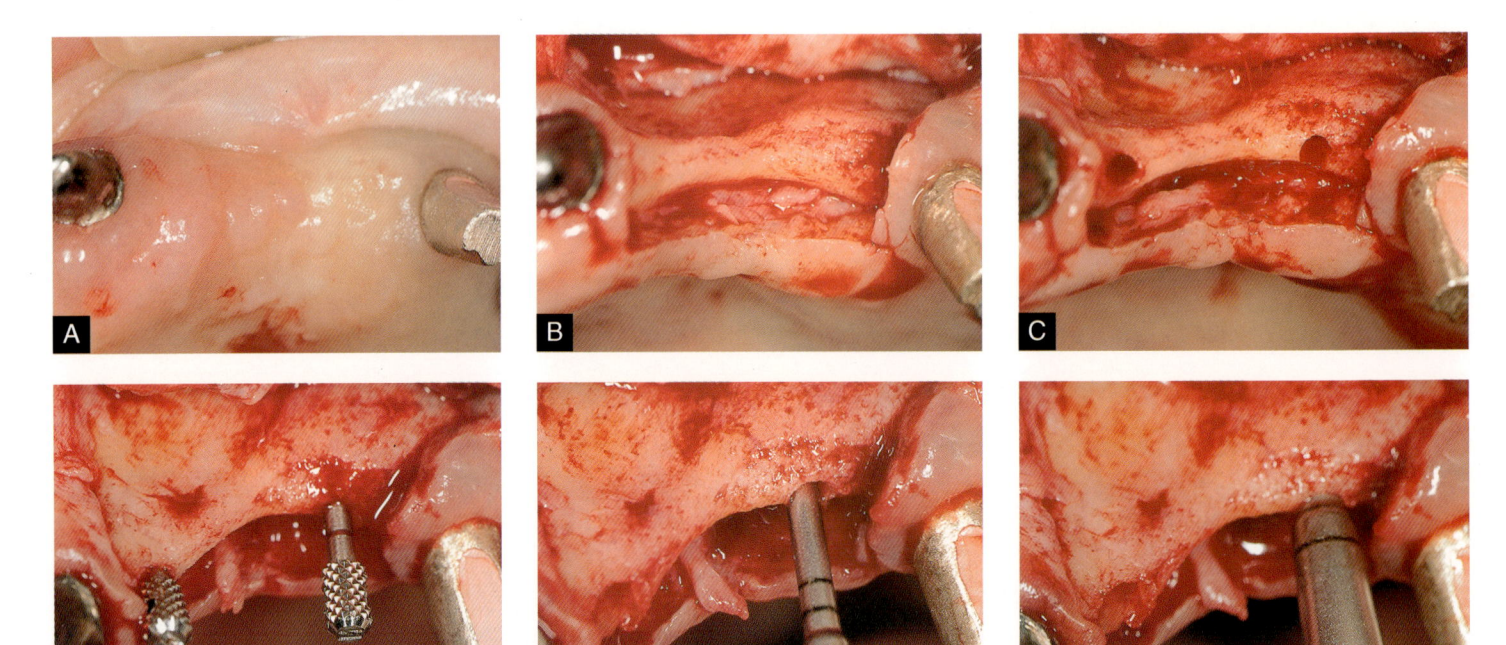

フラップ剥離後，|23 部の頬側に著しい骨の陥凹を認める．歯槽堤の幅は狭く，歯槽堤頂部の頬—口蓋側の幅は，|2 部で約3mm，|3 部で約1.5〜2mm，|4 部で約4mm．サージカル・ステントを用いて，ドリルコントラ#16(京セラ社)でガイド・ホールを形成(C)．

トライアルピンを用い，ガイド・ホールの方向と深さをX線的にも確認する．|2 16mm，|4 14mmの長さにガイド・ホールが形成され，歯槽堤の幅は非常に狭いが，垂直的骨量はフィクスチャーを埋入するのに十分(D)．

ドリルコントラ#16とチップの大きさが同じ1.6mm径のSummersのオステオトームNo.1(3i社)をガイド・ホールに挿入する(E)．

ガイド・ホールの方向に一致させて，手圧または軽くオステオトームのハンドルの末端をタッピングして，真っ直ぐに挿入し，オステオトームNo.1のマーク13mmの深さまで形成した．海綿骨の特性である柔軟性を利用して，骨を側方に押しやりながら，オステオトームを湿らせてゆっくりと挿入して使用する．

オステオトームNo.1の深さ10mmのマークのところで2.4mm径と広がり，埋入窩の開口部により大きなオッセオトームNo.2のチップが挿入できるようになる．次々とより大きなオステオトームを挿入しながら狭窄した歯槽堤幅を拡大しながらインプラント埋入窩の形成をしてゆく(F)．

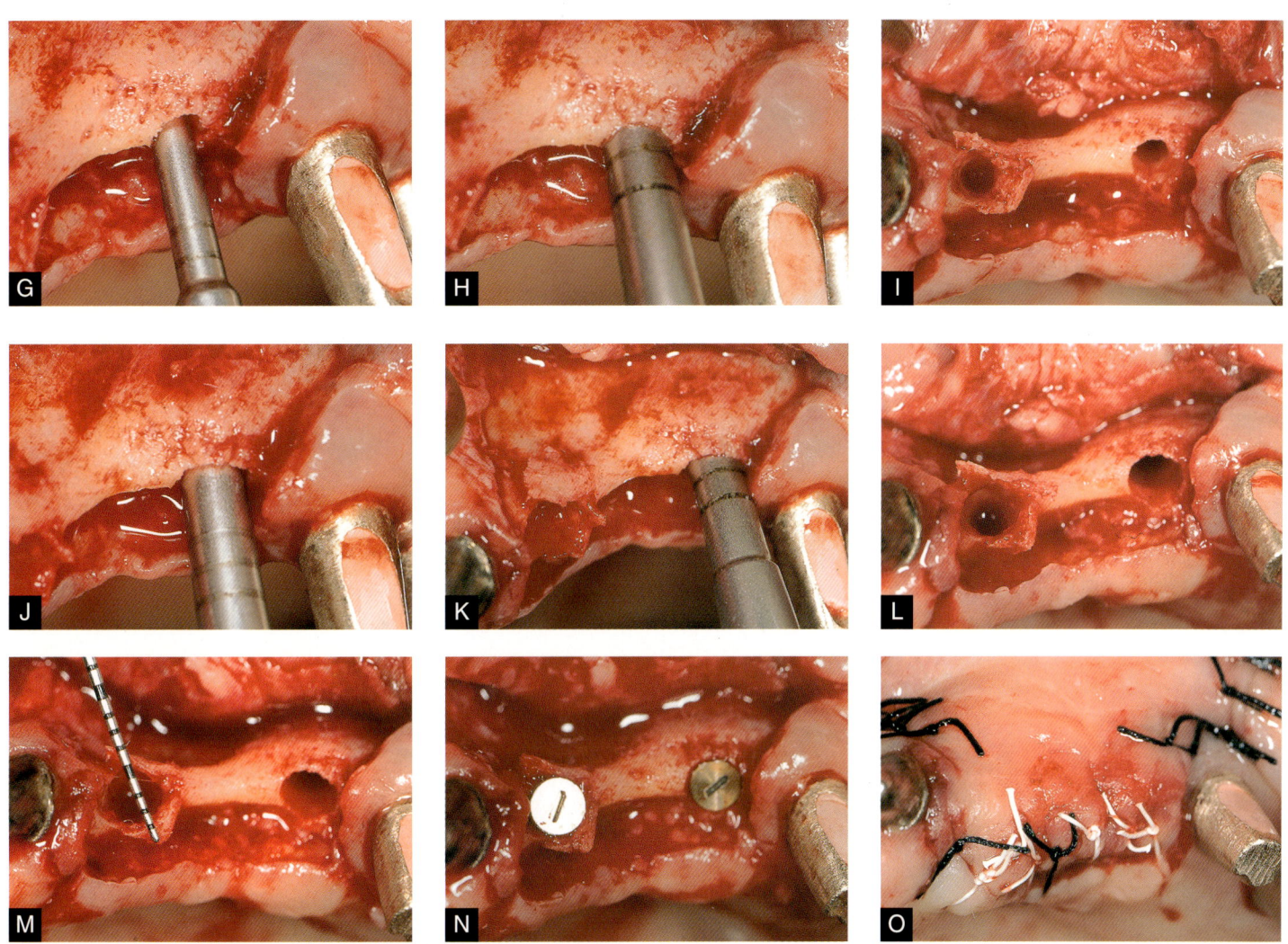

オステオトーム No. 2 のチップ 1.9mm 径を挿入（G）．

挿入角度を一定に保ちながらオステオトーム No. 2 を用い深さ 13mm のマークまでインプラント埋入窩を形成・拡大した（H）．

一般に，オステオトーム No. 2 を挿入していくと歯槽堤の頰─口蓋側幅が拡がり始めるので，操作中手指の感触を利用してオステオトーム周囲の骨の屈曲や拡がりを感じとりながら，ゆっくり時間をかけて少しずつ深く挿入していく．埋入部がタイプⅣの場合にはオステオトームを手圧で，タイプⅢの骨質の場合には軽くタッピングして形成する．また，オステオトームによる埋入窩の形成中に強い抵抗を感じた場合，その位置で 30〜60 秒間位作業を中止し，オステオトームで骨を拡張したままの状態に保つ．このように骨の拡張の操作と待機を繰り返しながら，埋入窩を形成していく．

オステオトーム No. 2 使用後，歯槽堤幅の拡大が明らかである．|2 部の骨縁が拡大し若木骨折が生じている（I）．歯槽堤幅の狭い|2 部での拡大が著明で，歯槽堤幅は|2 部で約 4mm，|4 部で約 5mm にまで拡大した．

オステオトーム No. 3 を使用前に，3mm ツイストドリルで骨密度の高い硬い骨の部分の骨の切削を行った．ドリルを使用すると骨量が減少するので，薄い歯槽堤での使用は，形成窩の骨壁の破壊を防ぐため最小限に押さえることが重要である．オステオトーム No. 3 のチップ 2.9mm 径の挿入時（J）．オステオトーム No. 3 を約 12mm の深さまで形成する（K）．

オステオトーム No. 3 使用後，歯槽堤はさらに拡大している．|2 の骨縁の若木骨折の程度はさらに進行している（L）．

3.3mm ツイストドリルで最終的にインプラント埋入窩全体の拡大を行い，フィクスチャー埋入時にオステオトームにより拡大されて薄くなっていたり，また若木骨折している骨壁がインプラント埋入により破折しないようにした．

REO の完了時．オステオトームによる歯槽堤幅の拡大を伴うインプラント埋入窩の形成により，骨の裂開状や開窓状骨欠損を生じることなく埋入窩が形成された．|2，|4 部とも歯槽堤は約 5.5〜6mm に拡大された．その結果|2 では約 2.5〜3mm，|4 では約 1.5〜2mm，歯槽堤幅が拡大した（M）．

フィクスチャー埋入による埋入窩の辺縁骨組織への外傷を最小限に抑え保存するためにカウンターシンク形成の不必要なインターナル・ヘックスでセルフタップの POI 3 ピースタイプインプラント（FINAFIX；京セラ社）を埋入（いずれも径 3.7mm）．インプラント埋入後に|2 の骨縁部に若木骨折による亀裂線を認めるが，フィクスチャーの露出もなく，初期固定は良好である（N）．

歯槽堤の水平的増大を図るため，骨移植材と吸収性 membrane を用いて縫合した（O）．

5 歯槽堤の保存・増大と骨質の改良

3 2次外科手術前のティッシュ・マネージメント

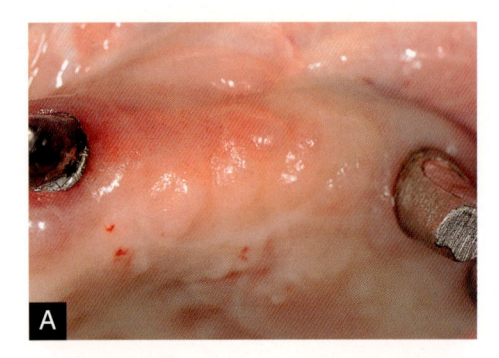

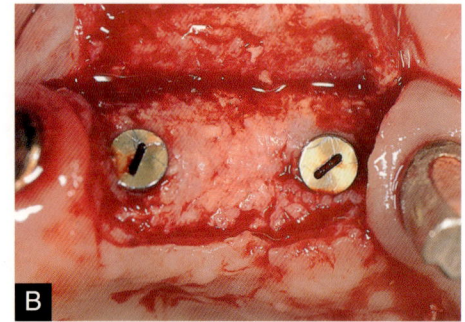

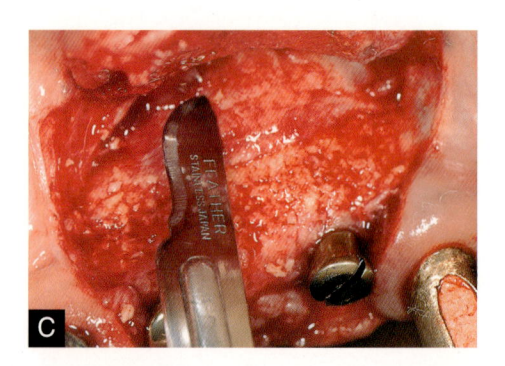

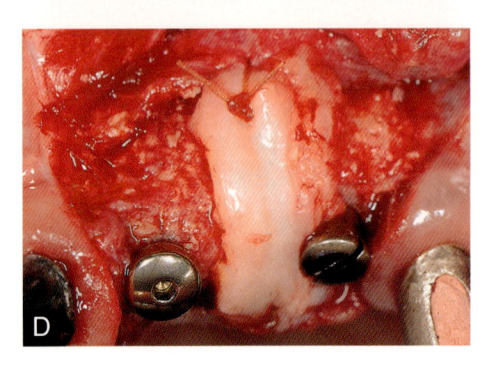

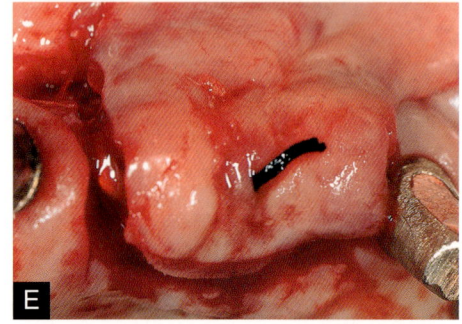

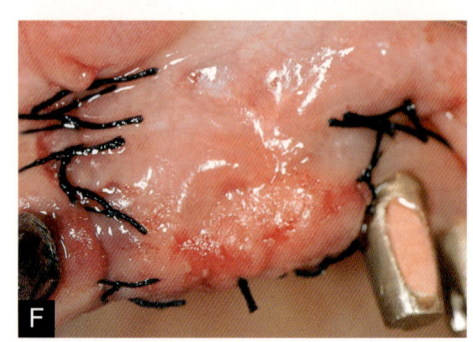

　ridge expansion osteotomyとGBR後6.6カ月，歯槽堤の増大は著明である(A，B)．2次外科手術時の複雑な処置を避けるために結合組織移植とGSTAを併用し軟組織を垂直的に増大する．
　|2と|4に高径3mmのヒーリング・アバットメント(京セラ社)を装着し，頰側フラップの基底部に骨膜減張切開を加えた(C)．
　口蓋から搾取した結合組織移植片を歯槽堤をまたぐように置き，吸収性縫合糸で頰側フラップの基底部に形成した内層フラップ（骨膜減張切開による）とパラタル・フラップとの断続縫合にて固定する(D)．
　水平切開部の中央へのマットレス縫合(E)と近心および遠心に各1本の断絶縫合を加え，縦切開部を断続縫合して創面を閉鎖した(F)．

4 アバットメント連結時の結合組織移植

　スタンダード・アバットメントを装着するために，|4には口蓋側への1本の短い水平切開，|2には|1遠心の歯間乳頭を保存した台形状切開を入れ，フラップを剥離して，ヒーリング・アバットメントを露出させた(A，B)．
　歯肉—歯槽粘膜境を超えてフラップを剥離する．|2の頰側部の陥凹をなくし，隣接歯周囲の軟組織形態と調和の取れたインプラント周囲の軟組織カントゥアとなるように結合組織移植を行う(C，D)．
　ヒーリング・アバットメントを除去し(E)，高さ2mmのスタンダード・アバットメントを装着(F)．

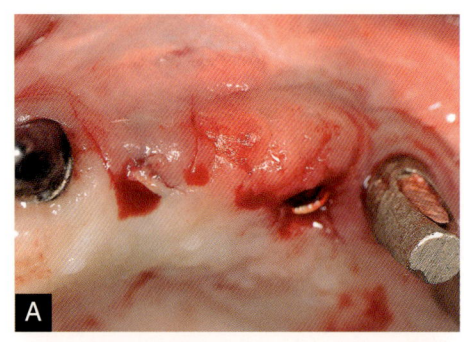

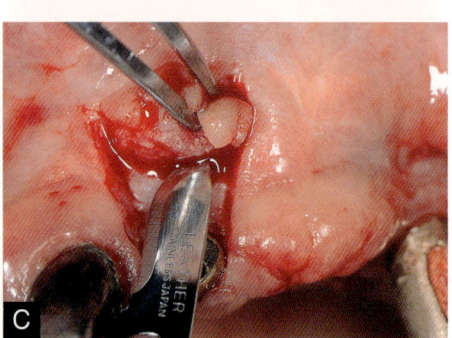

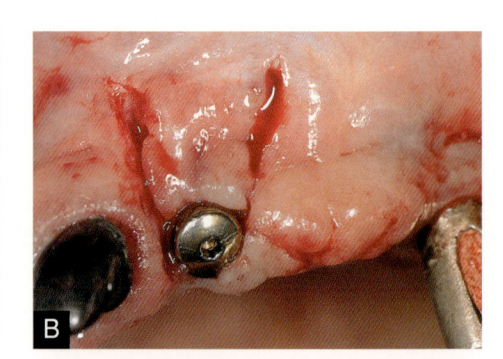

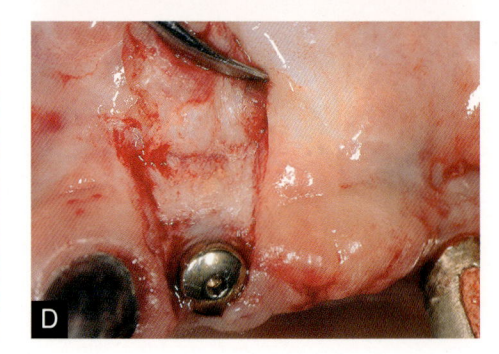

Case 10

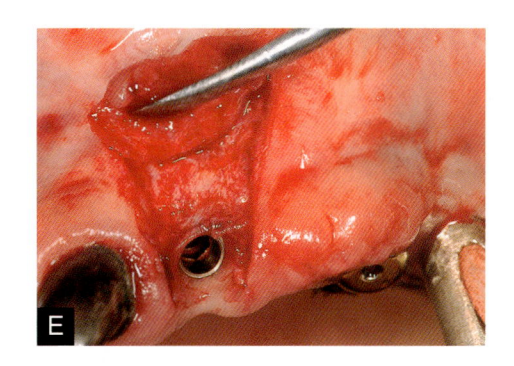

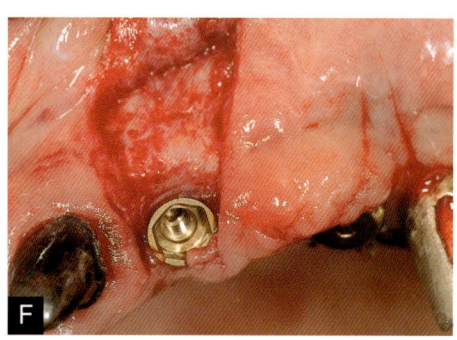

さらに高さ3mmのカバー・キャップを装着(G).
|2のカバー・キャップの頰側に結合組織移植片を置いて縫合する(H).
フラップの縫合(I, J)

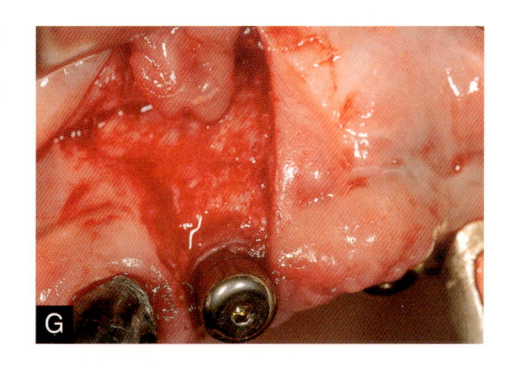

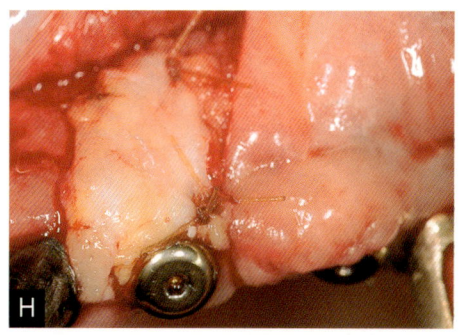

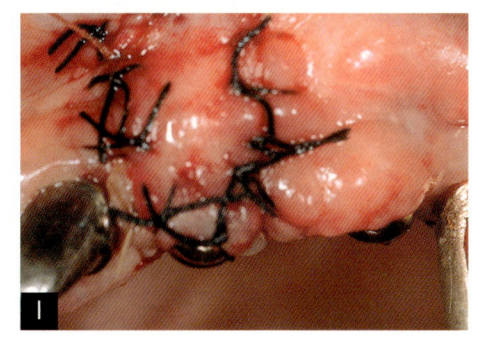

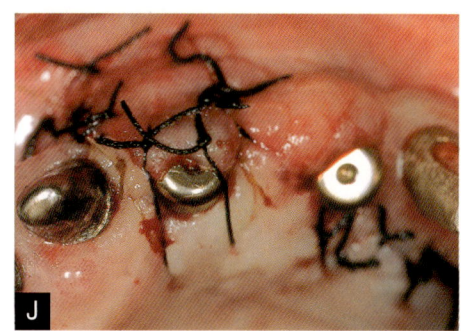

⑤ Single incision technique による結合組織移植片の採取

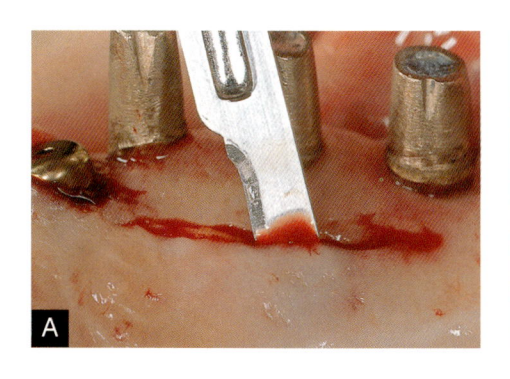

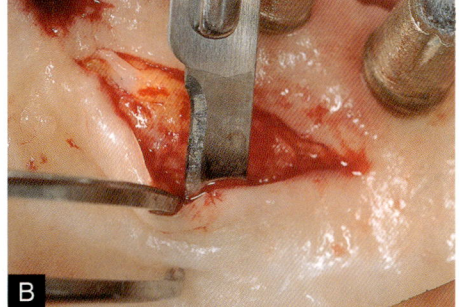

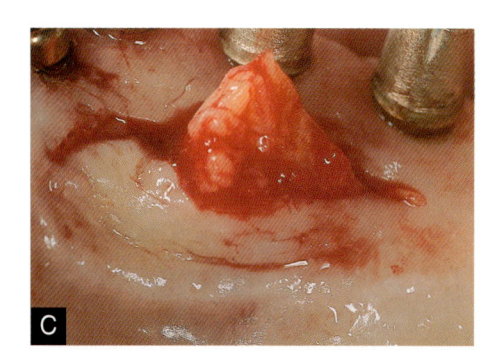

口蓋の歯肉辺縁より約3〜4mmの位置に1本の水平切開を入れる(A).
口蓋中央方向にフラップの辺縁をティッシュプライヤーで把持しながら,厚さ約1.5mmのpartial-thickness flapを形成して,下部の結合組織を露出させる(B).内側切開は,必要な移植片の大きさになるまで拡大する.
骨面からfull-thicknessにて結合組織移植片を剝離して採取する(C).移植片採取後の供給側(D).長さ約17mm,幅約9mm,移植片の中央部で厚さ約5mmの結合組織移植片が得られた(E).

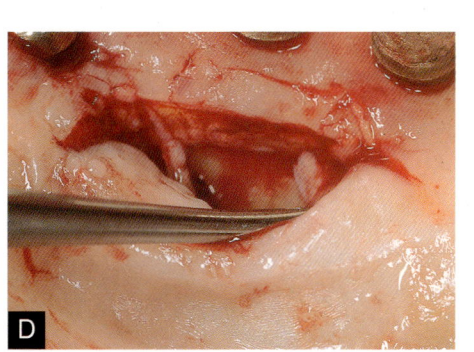

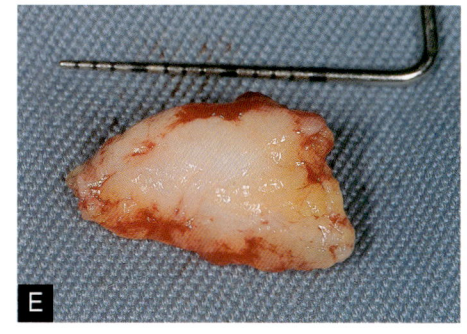

5 歯槽堤の保存・増大と骨質の改良

6 術後経過

テンポラリーの基底部を削合・調整する（A）.
　術後1週（B）.
　術後16日（C）.
　術後4週（D）.
　術後4.9カ月（E）. |2 と 4| にアングル・ポスト装着.
　術後約6.6カ月（F）. プロビジョナル・レストレーションを装着.

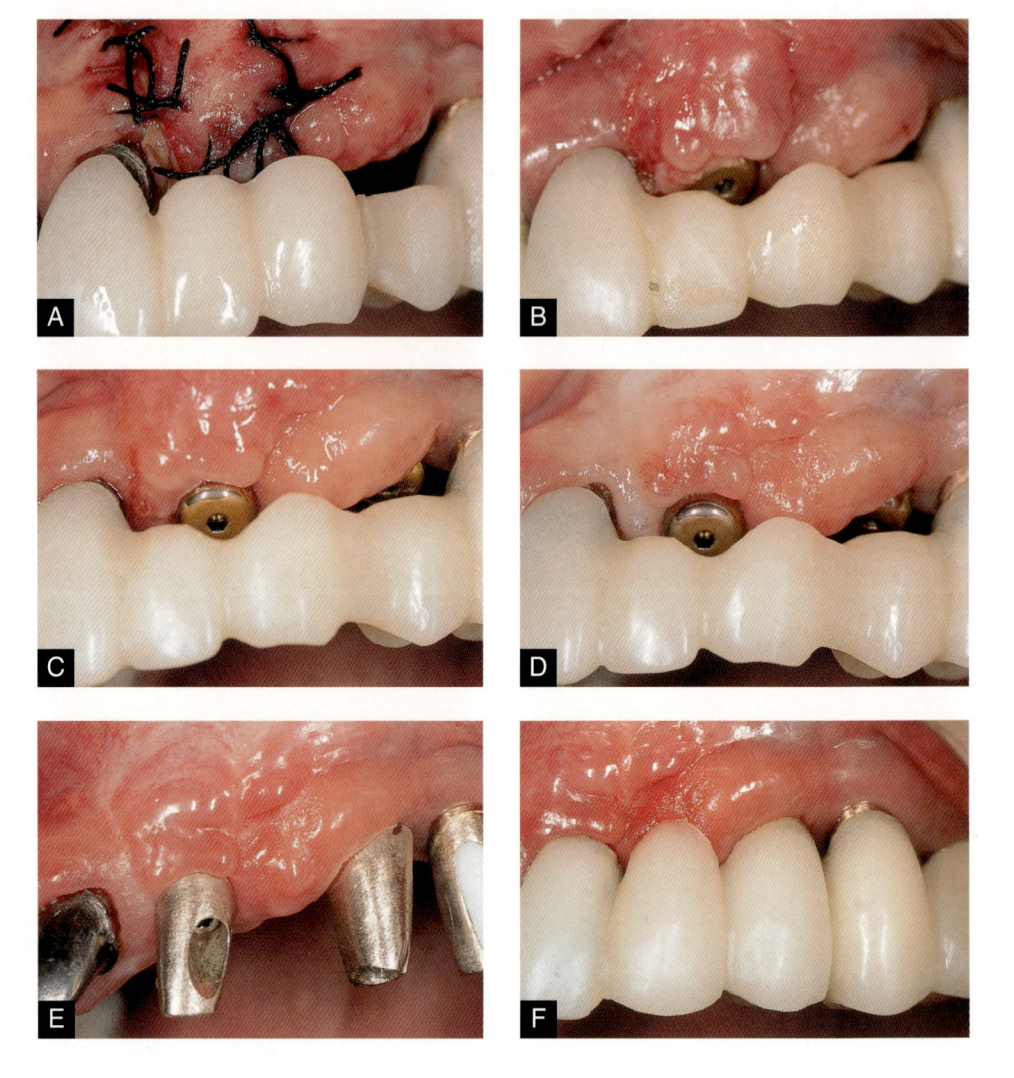

180

Implant site development

5-4. 埋入部位の骨質の改良

5-4-1 オステオトーム・テクニック(Osteotome technique)

Summers(1994, 1995)は,骨密度の低い柔らかい上顎骨に,ドリリングの代わりにオステオトーム(osteotome)という器具を用いてインプラント埋入窩を形成するテクニックを紹介した.インプラント埋入窩を形成する一般的な方法であるドリリングは,骨を削除し,骨量を減少するだけで形成と同時に隣接する周囲の骨質を改善することはない.しかし,オステオトーム・テクニックは,柔らかい海綿状の骨の特性である柔軟性を利用して,徐々に骨壁を側方に押し広げ,骨を圧縮し,インプラント埋入にとって有利な骨質に改善しながらインプラント埋入窩の形成を行う方法である(図5-6).

5-4-2 海綿骨質の改善

良好なオッセオインテグレーションを達成するための重要な因子の一つは,インプラント埋入部位の骨質である.Brånemarkら(1985)は,骨質を4型に分類した(図5-5).ドリリングによるインプラント埋入術式は,十分な骨量と良好な骨質(タイプI,タイプII)部位では,的確な埋入窩の形成が可能で,強固な初期固定が得られる(Brånemarkら;1985, Jaffin & Berman;1991).しかし,骨密度の低い海綿骨を薄い一層の皮質骨が取り囲むタイプIVの骨質の部位に処置したドリリングによるインプラント埋入の長期結果の成功率は,他のタイプの骨質に比べて低かった(Fribergら;1991, Jafin & Berman;1991).

下顎骨ではタイプI,IIの骨質が多いが,上顎大臼歯部ではタイプIII,IVの柔らかな海綿状の骨で,機械的強度に劣るため,ドリリングによる正確なインプラント埋入窩の形成が難しく,インプラント埋入時の初期固定を得るのには好ましくない.そのため,インプラント埋入部の骨質に適したティッシュ・マネージメントを考慮しなければならない.

オステオトーム・テクニックを用いると埋入窩周囲が緻密化し,より太く長いインプラントの埋入が可能となり,埋入したインプラントの初期固定を強固にする.

図5-6 オステオトームによる海綿骨の緻密化

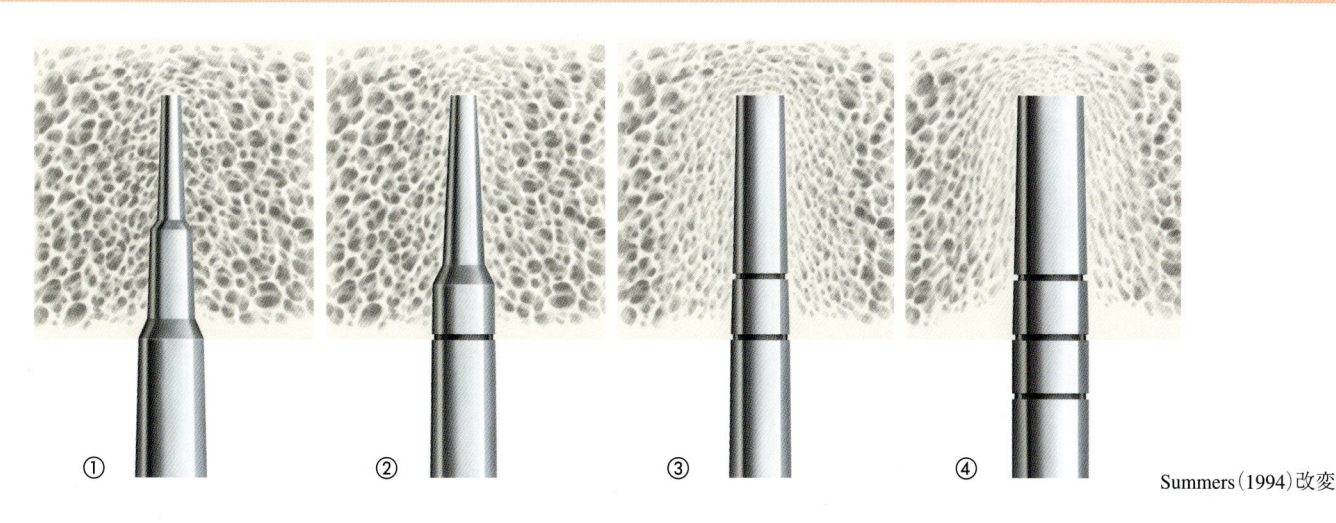

① ② ③ ④

Summers(1994)改変

図5-7　骨質による分類　Brånemark ら（1985）

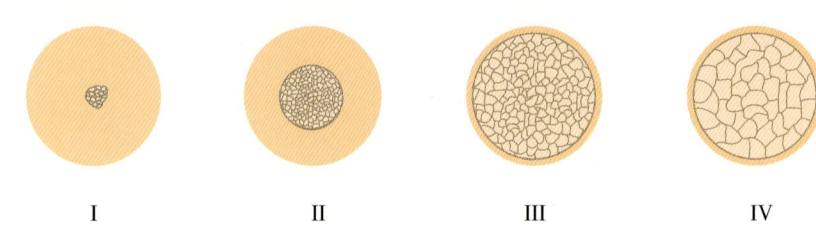

I. 顎骨の大部分が皮質骨により占められている．
II. 中心の密度の高い海綿骨を厚い皮質骨が包囲している．
III. 十分な強度を備えた，密度の低い海綿骨を薄い皮質骨が包囲している．
IV. 密度の低い海綿骨を薄い皮質骨が包囲している．

このテクニックは，Brånemark ら（1985）の骨質の分類で，タイプIII, IVの骨質に適している．

オステオトーム・テクニックの適応

1. 骨密度の低い柔かくスポンジ状の骨質（タイプIII, タイプIV）部でのインプラント埋入窩の形成
2. 歯槽堤幅の拡大（Ridge expansion osteotomy：REO）
3. 上顎洞底の挙上（Sinus floor elevation）

5-4-3　オステオトームによる上顎洞底挙上術

オステオトーム・テクニックは，従来の切削の代わりに，海綿骨を圧縮し押し拡げてインプラント埋入窩を形成する方法であるが，この方法は上顎洞底の挙上にも応用することができる．

オステオトーム・テクニック（Osteotome technique）
（Summer；1994, 1995, Saadoun & LeGall；1996, Glauser ら：1998）

目的	適応症
1. Simple osteotomy	TypeIII, TypeIVの骨質
2. REO（Ridge expansion osteotomy）	頬口蓋幅3〜4mm以上の狭窄した歯槽堤
3. BAOSFE（Bone added osteotome sinus floor elevation）	上顎洞底下の骨の高さが少なくとも5〜6mm以上
4. FSD（Fixture site development）	・上顎洞底下の骨の高さ5mm以下 ・フィクスチャーの初期固定が得られない場合

Implant site development

図5-8　オステオトームによる上顎洞底挙上の原理

オステオトームによる上顎洞方向への骨の圧縮により，骨が突き上げられ，上方に押しやられた骨塊が上顎洞底を挙上する．

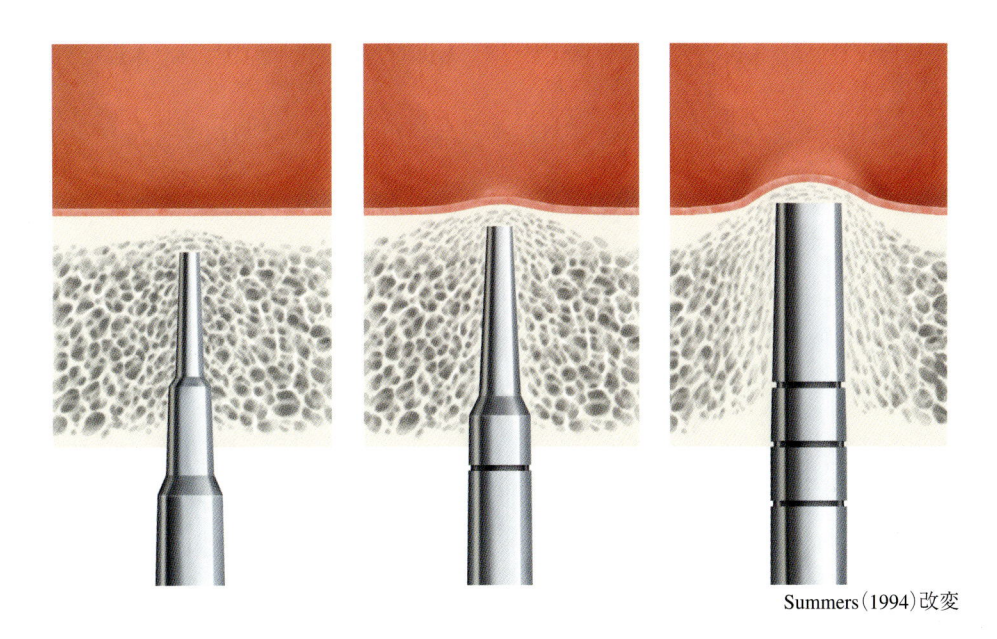

Summers（1994）改変

図5-9　Bone added osteotome sinus floor elevation

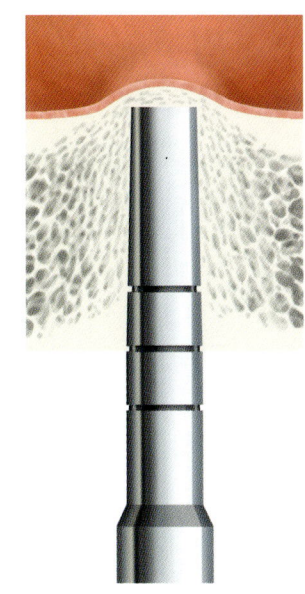

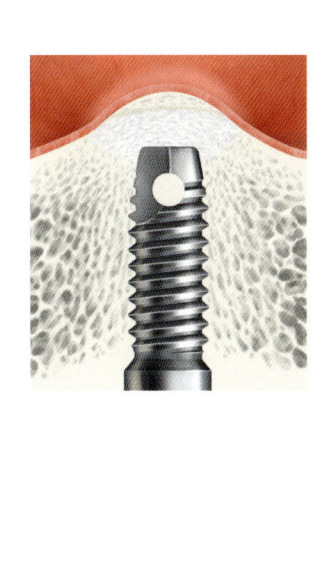

Jensen（1999）改変

オステオトームが骨を突き上げ，上顎洞底を挙上

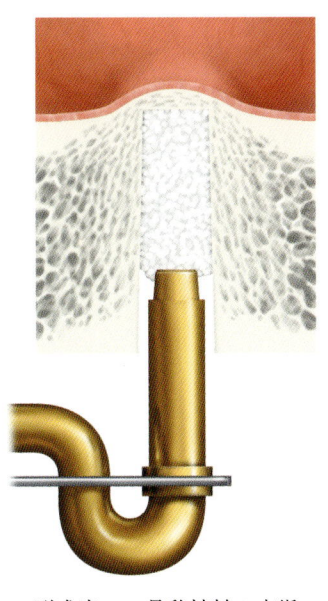

形成窩への骨移植材の充塡

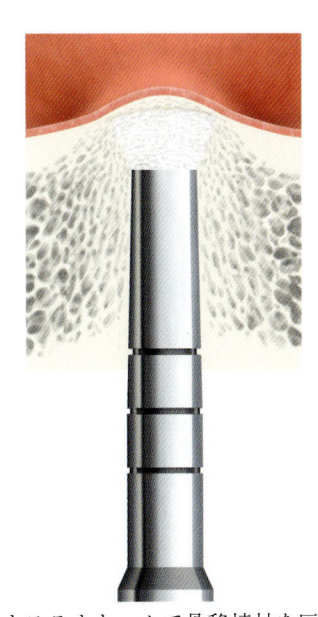

オステオトームで骨移植材を圧接し，上顎洞底を押し上げる

フィクスチャーの埋入

BAOSFE（Bone added osteotome sinus floor elevation）

上顎洞底部の骨を骨移植材とともにオステオトームで槌打して移動させ，上顎洞底を挙上し，同時にインプラントを埋入するSimultaneous approachの方法である（図5-9）．埋入時にインプラントを初期固定するために上顎洞底下の骨の高さが少なくとも5〜6mm存在している必要がある（Zitzmannら；1998, Rosenら；1999）．

FSD（Fixture site development）

上顎洞底下の残存骨が5mm以内でインプラントを埋入するには十分な骨量が

5 歯歯槽堤の保存・増大と骨質の改良

図 5-10 Future site development

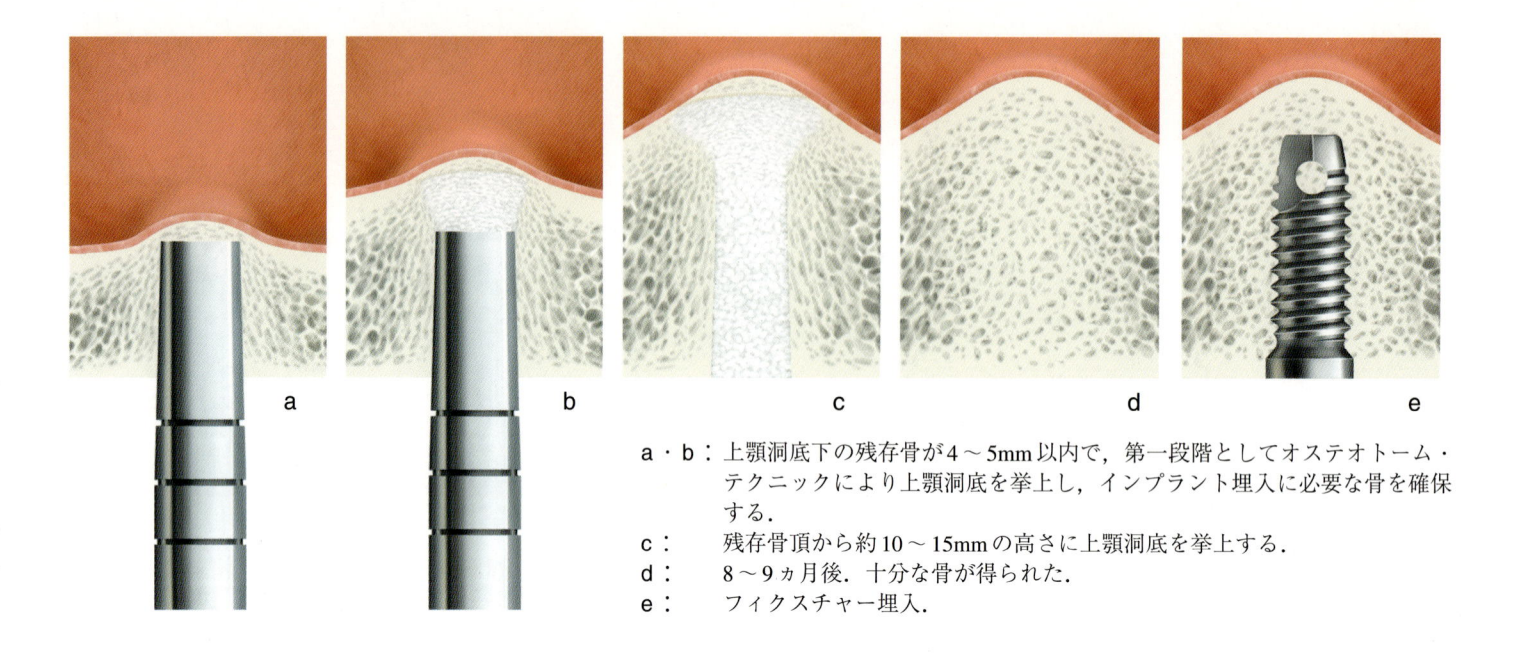

a・b： 上顎洞底下の残存骨が4〜5mm以内で，第一段階としてオステオトーム・テクニックにより上顎洞底を挙上し，インプラント埋入に必要な骨を確保する．
c： 残存骨頂から約10〜15mmの高さに上顎洞底を挙上する．
d： 8〜9ヵ月後．十分な骨が得られた．
e： フィクスチャー埋入．

存在しない場合，あるいはインプラントの初期固定が得られない場合，まず最初にオステオトームによる上顎洞底挙上術を行い，インプラント埋入に必要な骨を確保し，その後インプラントを埋入するStaged approachを行うことができる．このFSDの利点としては，インプラントを埋入窩の骨内にしっかりと埋入できるためフィクスチャー表面を確実に骨に接触させることができ，さらにFSD後骨の増大が必要な場合，インプラント埋入時にBAOSFE法を行い上顎洞底を挙上し，より長いインプラントを埋入することができる．Summers(1998)はFSD後7〜8ヵ月でインプラント埋入することが可能であると述べている．

Rosenら(1999)は，多施設のオステオトームによる上顎洞底挙上術(BAOSFE)を評価し，インプラントの生存率にもっとも大きく影響する因子が，上顎洞底と骨頂間の処置前の残存骨の高さであったと結論づけている(次ページ参照)．残存骨量が4mm以下ではBAOSFE法の予知性は低下するので，残存骨量が少ないときにはFSDによる段階的アプローチを選択する必要がある．

しかしながら，上顎骨の側壁を開窓し，上顎洞粘膜を挙上させる一般的な上顎洞底挙上術と比較して，上顎洞粘膜が直視できないため，操作中に穿孔する可能性が高くなる．また埋入したインプラント先端部と上顎洞底の位置関係が直視できないなどの欠点もある．そのため，上顎洞底の挙上とインプラント埋入を同時に行うBAOSFE法では，インプラント先端部と上顎洞底との位置関係およびオッセオインテグレーションの程度などをX線診査から間接的に判断せざるを得ない．そのため筆者は，上顎洞底下の残存骨の高さが約8mm存在し，オステオトーム・テクニックによる挙上範囲が4〜5mm以内を目標とする比較的条件のよいケースを選んでBAOSFE法を行っている．この条件に合致しない場合，第1段階としてオステオトーム・テクニックにより上顎洞底を持ち上げ，骨を増大させた上で，第2段階としてインプラント埋入を行うFSDを採用する(Case 11)．

Implant site development

治療前の骨の高さによるインプラントの生存率

治療前の高さ	インプラント植立数	生存数	生存率
4mm 以下	14	12	85.7
5〜6mm	50	48	96.0
7mm 以上	110	106	96.4

8施設9名の施術者による101名，174本のインプラント．補綴物の機能負荷期間は6〜66ヵ月（平均20.2ヵ月） （Rosenら；1999）

オステオトーム・テクニックの利点

① 骨質の悪い部位でインプラント埋入窩が形成できる．
② 埋入窩周囲の骨質を改善し，フィクスチャーとの接触面に密度の高い骨を形成する（図5-6）．
③ 狭窄した歯槽堤幅が拡大できる（Case 7-8，Case 10-2）．
④ 上顎洞底挙上術として応用できる（Case 11，図5-11）．
⑤ 埋入窩形成時に発熱がない．
⑥ 手指感覚を利用し，骨密度の変化を読みとりながら埋入窩を形成できる（骨のプロービング）．
⑦ 骨の裂開，開窓や骨頂部での破折などを少なくできる．
⑧ ドリリングと併用し，フィクスチャーの露出量を減少できる．
⑨ 視野をさえぎる減速コントラや注水の必要性がないので，操作中のアクセスが確保しやすい．
⑩ 埋入をより適切な方向に変更できる．オステオトームとドリリングとのコンビネーションで約10〜15度角度の修正が可能．
⑪ 外科的侵襲が少ない．

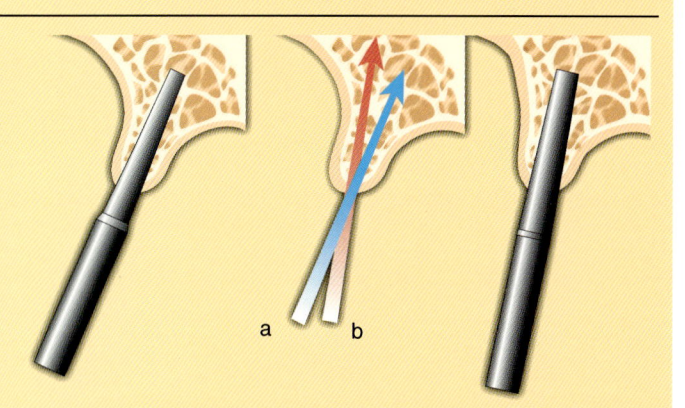

インプラントの埋入窩は歯槽堤形態に従って形成される（a；青）．しかし，オステオトームを用いることにより，頬側皮質板の基底部を膨らませアンダーカットの少ない埋入部に改善させることにより，埋入窩の形成を修正（b；赤）できるので，適切な方向への埋入が可能になる．Summers（1994）改変．

Case 11 FSD 法による Implant Site Development
Implants site development using FSD method

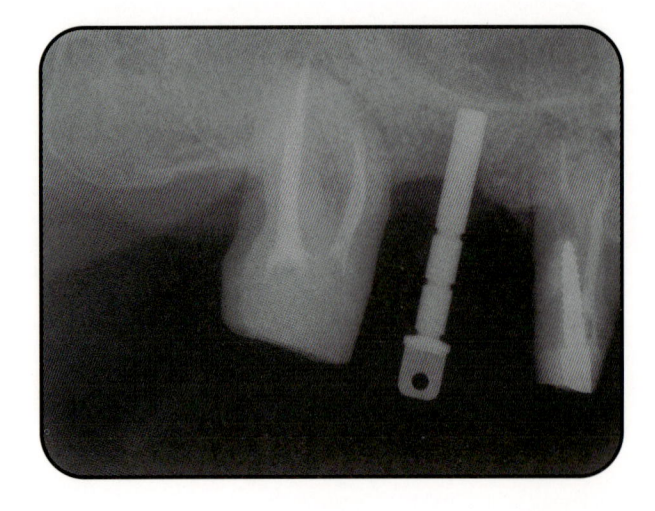

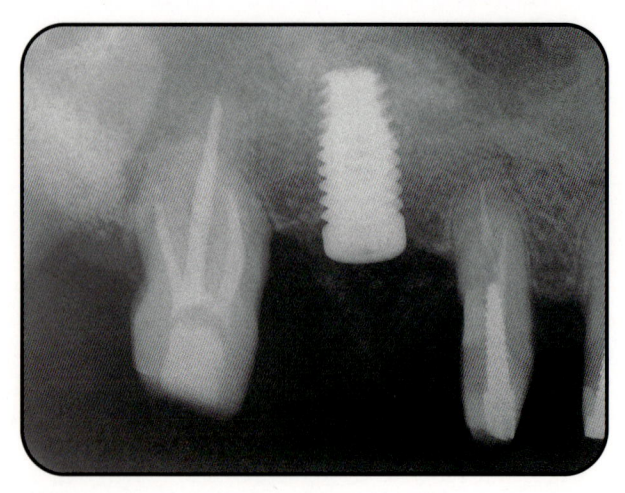

6| 抜歯から 70 日．上顎洞底までの残存骨の高さは 5mm 以内（左）／
オステオトームによる上顎洞底挙上術の後 1 年後．約 12mm 上顎洞底が挙上された部位にフィクスチャーを埋入した（右）．

1 術前の骨喪失

患者は 48 歳，男性．根尖にまで達する重度の骨喪失のため 6| を抜歯．
6| の抜歯時の X 線写真（A）．
抜歯後 70 日．6| の上顎洞底下の残存骨の高さは 5mm 未満（B）．
抜歯窩は軟組織で完全に閉鎖されているが頬側に著しい陥凹を認める（C, D）．

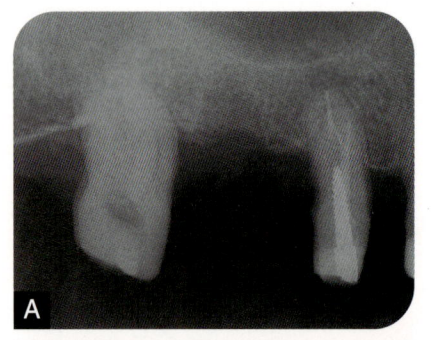

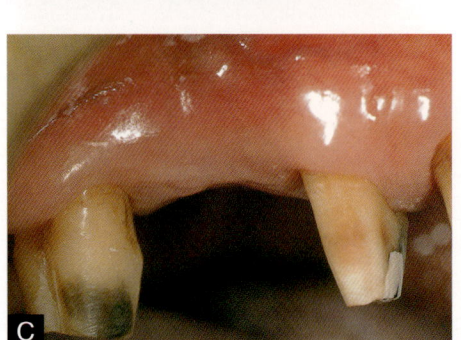

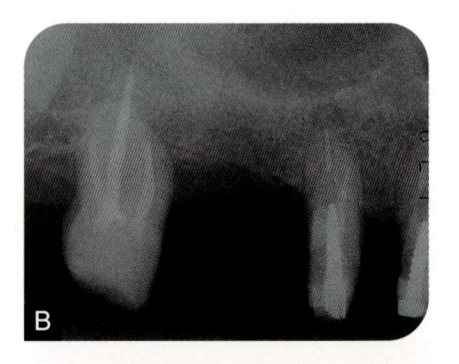

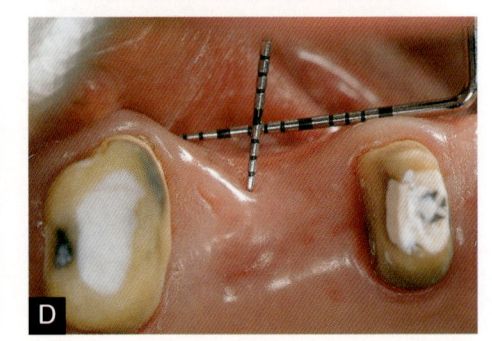

Case 11

2 オステオトーム・テクニックのプレパレーション

5̲|の遠心口蓋隅角部と|7̲の近心口蓋隅角部を結ぶ水平切開を|7̲の近心，頬側，5̲|の遠心，頬側の歯肉溝切開に連結し，5̲|の頬側近心隅角部には1本の縦切開を加える．水平切開部から頬側方向にフラップを剥離していく（A）．

フラップ剥離後，頬側の骨の陥凹が著明で約5〜6mmの水平的骨欠損を認め，歯槽堤頂部の頬口蓋幅は約3mmと狭い（B）．

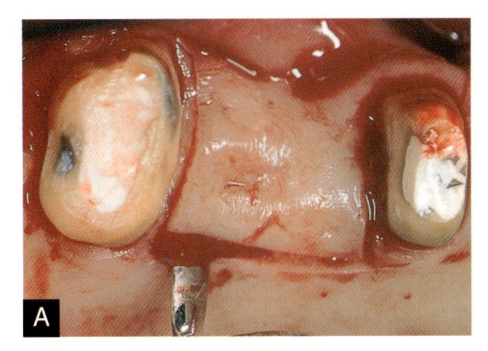

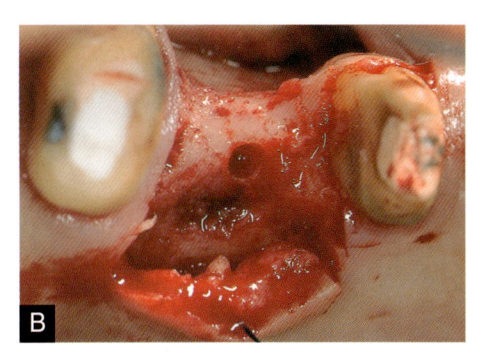

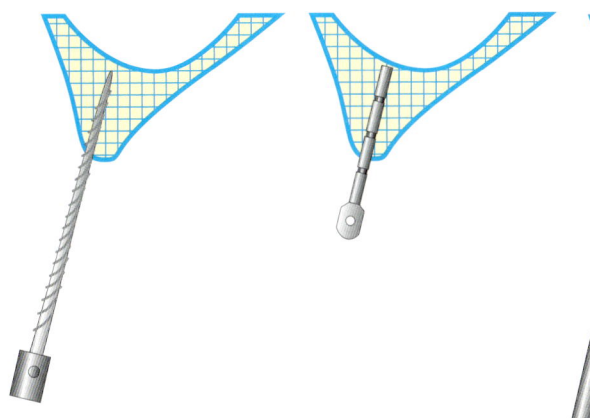

上顎洞底直下までのドリリング　　ディプス・ゲージにより距離の再確認　　段階的に大きなサイズのオステオトームにより上顎洞底の手前までの形成窩を形成

① 2mmのツイストドリルで上顎洞底までドリリング後，Gelbのディプス・ゲージ（3i社）を挿入し，X線写真で，上顎洞底部までの距離を再確認する（C，D）．

② 3mmのツイストドリルでドリリング後SummersのオステオトームNo.3（E），No.4，No.5（F）と段階的に大きなサイズを使用し，上顎洞底の手前まで形成・拡大する．これにより歯槽堤幅は6mm以上（とくに口蓋側）に拡大した．上顎洞底挙上の準備の完了した形成窩（G）．

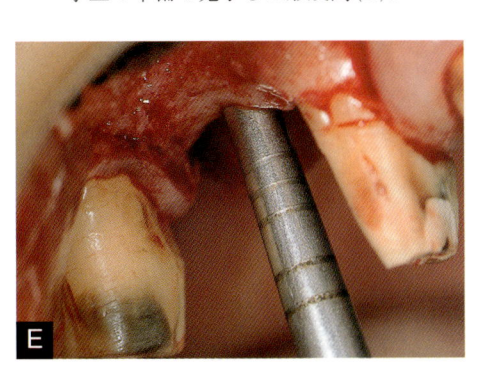

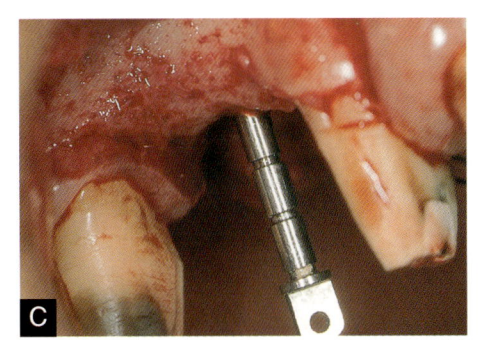

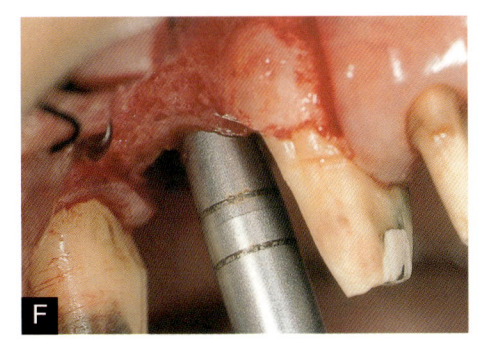

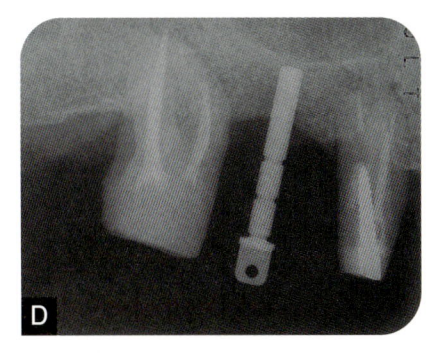

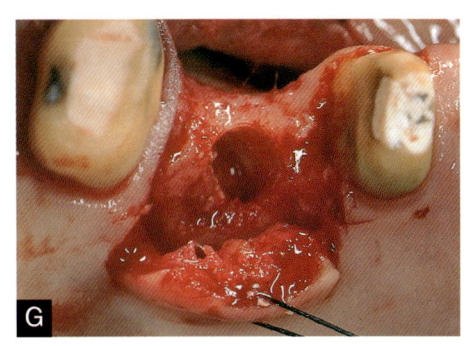

187

5 歯槽堤の保存・増大と骨質の改良

③ 自家骨の採取

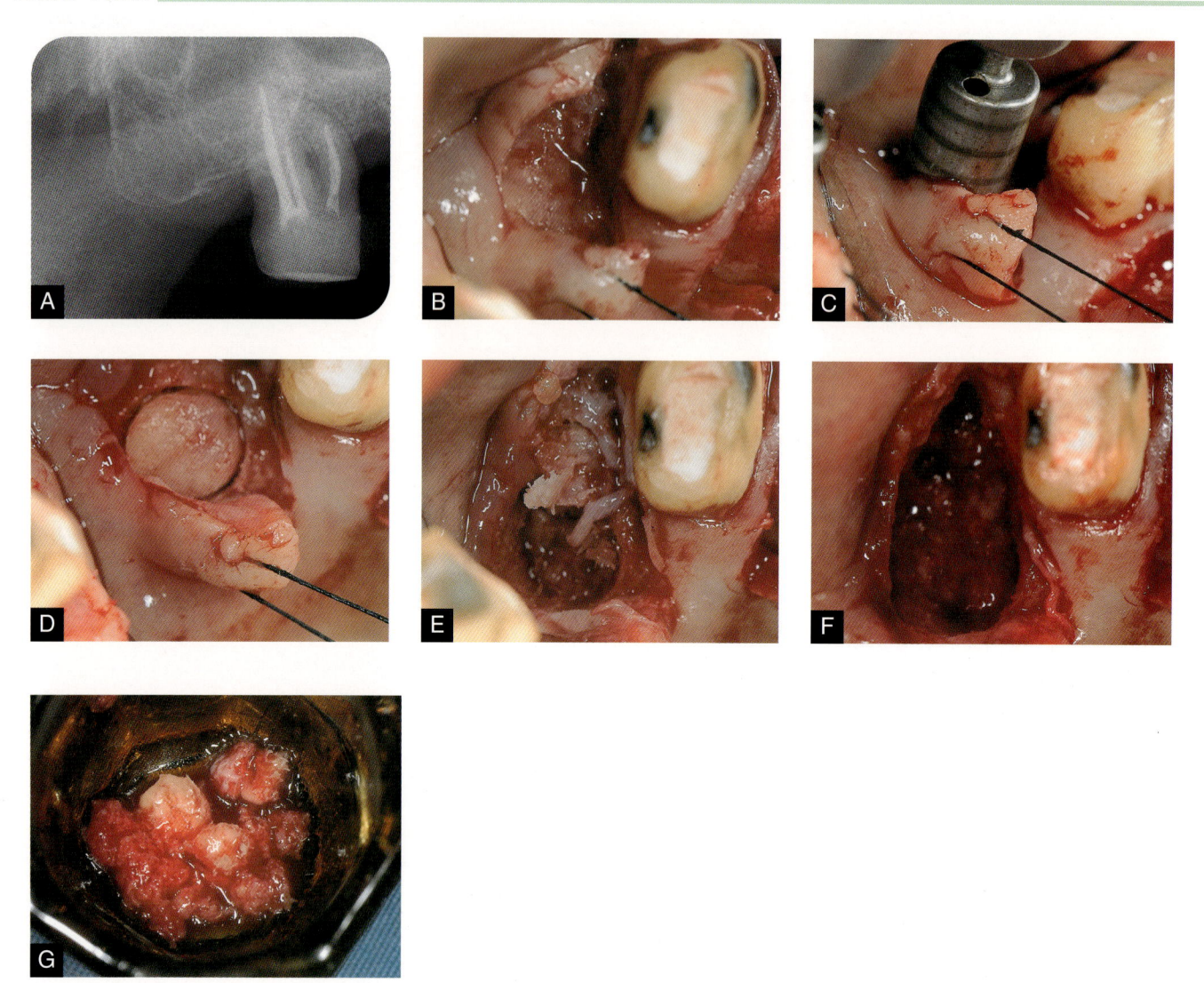

7⏋の遠心の上顎歯槽結節部(A)に採取できる骨の高さが存在するので供給側として選択する．
　フラップを形成し，骨を露出させる(B)．
　直径6mmのトレフィンバーを用いて自家骨を採取する(C)．
　トレフィンバーで形成されたbone core(D)．
　自家骨採取後上顎歯槽結節部が消失しないように，また採取後に骨再生が起こりやすいように上顎歯槽結節部のすべての骨壁を保存するようにトレフィンバーを用いることが大切である．
　トレフィンバーで形成した多数のbone coreを大き目のbone curetteで採取していく(E)．
　自家骨採取後の供給側―周囲に骨壁が存在するように移植骨の採取を行っているのに注意(F)．
　採取された自家骨(G)．rongeurを用いてbone coreを骨小片に粉砕する．

Case 11

4 オステオトームによる上顎洞底の挙上（A〜Cは別症例）

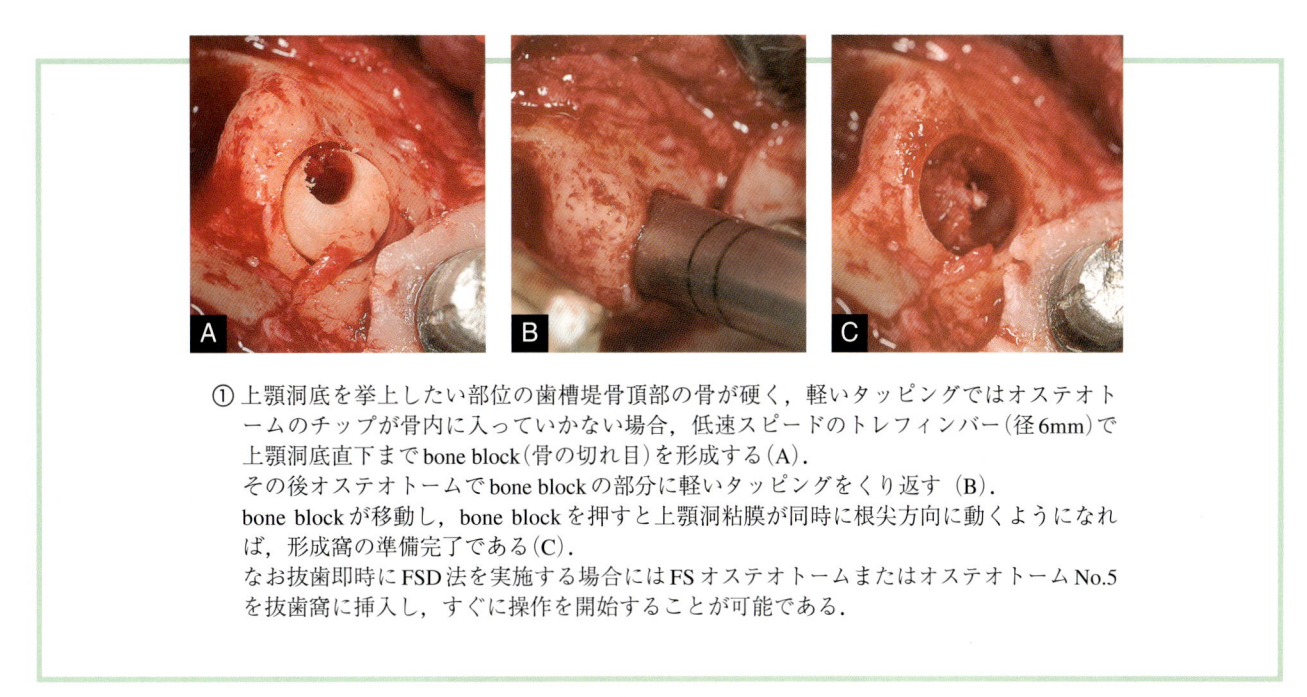

① 上顎洞底を挙上したい部位の歯槽堤骨頂部の骨が硬く，軽いタッピングではオステオトームのチップが骨内に入っていかない場合，低速スピードのトレフィンバー（径6mm）で上顎洞底直下までbone block（骨の切れ目）を形成する（A）．
その後オステオトームでbone blockの部分に軽いタッピングをくり返す（B）．
bone blockが移動し，bone blockを押すと上顎洞粘膜が同時に根尖方向に動くようになれば，形成窩の準備完了である（C）．
なお抜歯即時にFSD法を実施する場合にはFSオステオトームまたはオステオトームNo.5を抜歯窩に挿入し，すぐに操作を開始することが可能である．

② bone carrierで骨移植材を形成窩内に塡入する（D）．
この埋入窩内への骨移植材への充塡は厚さ3mm以上にならないようにする（E）．

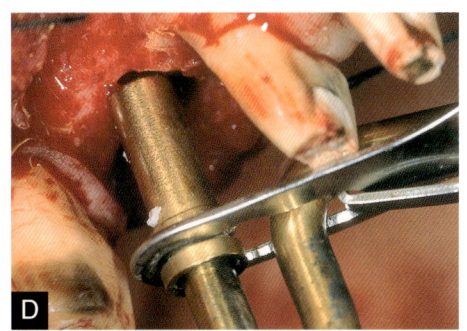

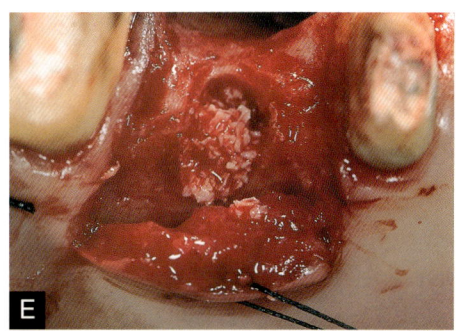

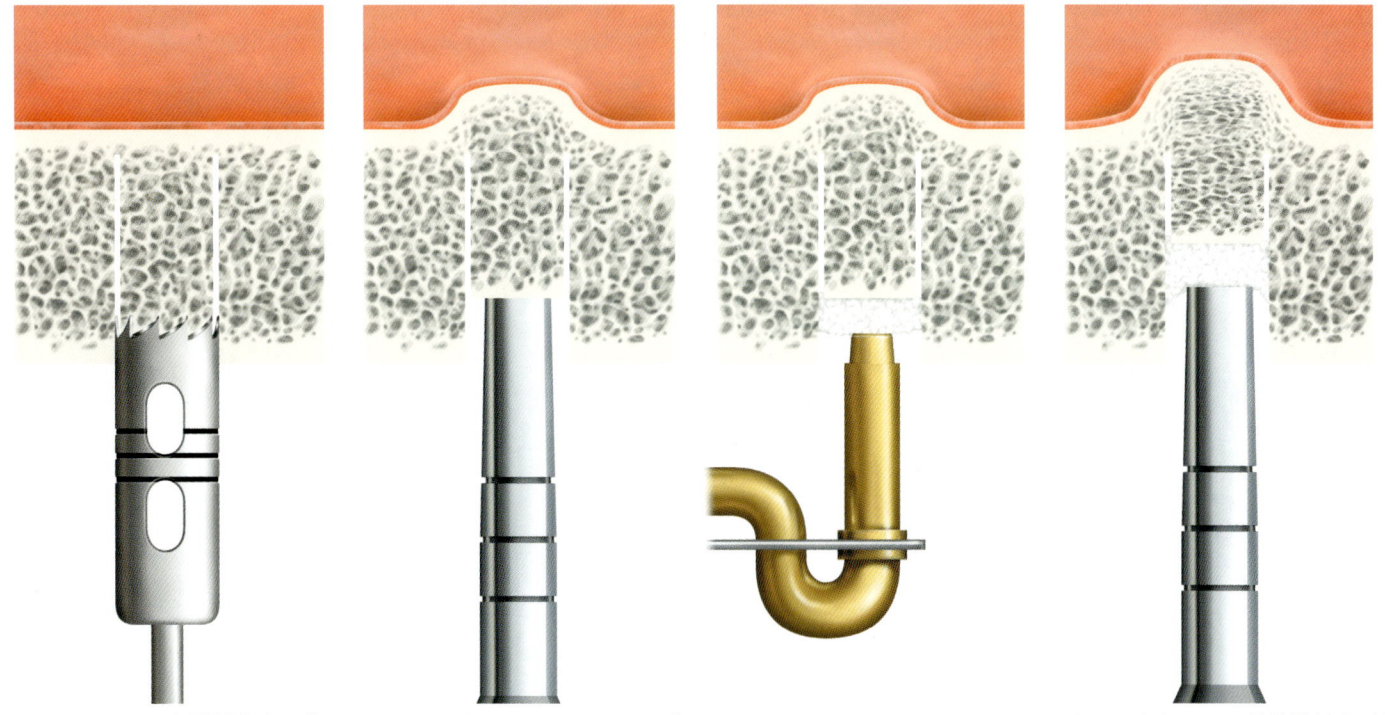

トレフィンバーで上顎洞底直下まで骨の切り込み（bone block）を入れる

オステオトームでbone blockを加圧する

形成窩への骨移植材の充塡

オステオトームで骨移植材を圧接して上顎洞底を挙上

189

5 歯槽堤の保存・増大と骨質の改良

③ オステオトーム No.5 を形成窩に挿入し，マレットで軽くタッピングし，オステオトームの先端で塡入した骨移植材を加圧・圧接する(F)．

④ オステオトームで加圧をくり返すと，上顎洞底が骨移植材とともにシュナイダー膜を破損することなく押し上げられる．オステオトームによる圧力が，骨移植材と内部に溜まった浸出液を介して，上顎洞粘膜に均等な圧力を及ぼし，シュナイダー膜を押し上げ上顎洞底を挙上する．X線写真で上顎洞底が骨移植材により挙上されているのが認められる(G)．

⑤ オステオトームは，深度目盛りを確認しながら，症例ごとに設定した一定の深さまでタッピングする．オステオトームでタッピングする度にシュナイダー膜は約 1〜1.5mm 挙上される．

⑥ 上顎洞挙上後の移植骨の収縮による挙上量の減少を考慮して，骨頂から挙上された上顎洞粘膜まで少なくとも 12〜15mm の高さになるまで骨移植材を塡入しオステオトームによる加圧操作をくり返す．この症例では，約 16〜17mm の高さまで挙上された(H)．

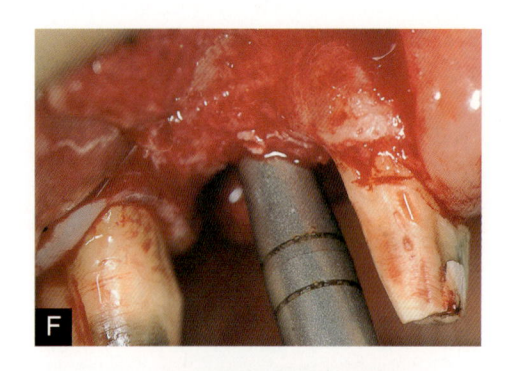

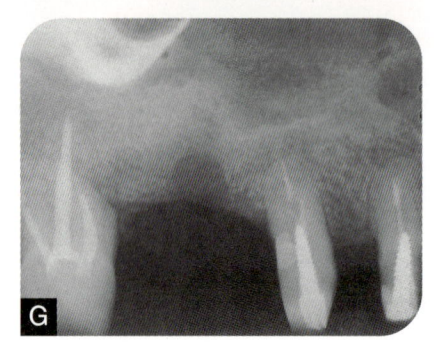

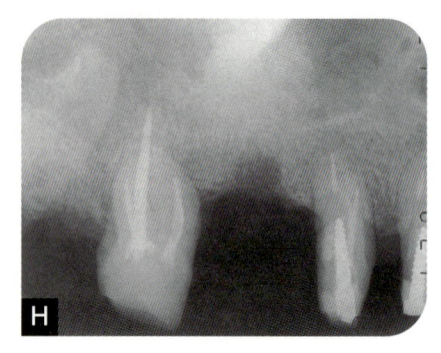

5 吸収性 membrane による GBR

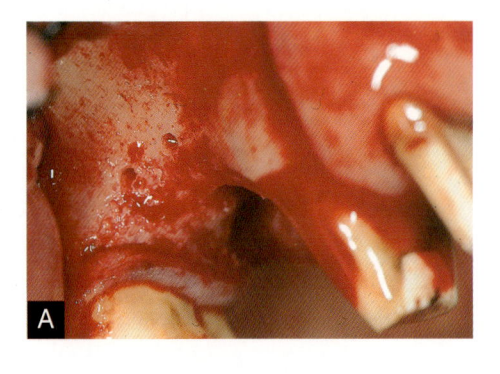

骨表面に出血を促すために小さなラウンドバーで骨髄内まで穿孔する(A)．

骨欠損部へ，骨移植材を塡塞する(B)．

骨欠損部の大きさにトリミングした型紙を参考に吸収性 membrane をトリミングし，移植骨とその周囲の骨を被覆し，Frios® の membrane nail (FRIADENT社)を用いて固定した(C)．

フラップの縫合(D，E)．

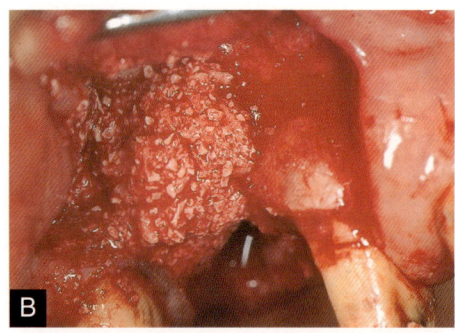

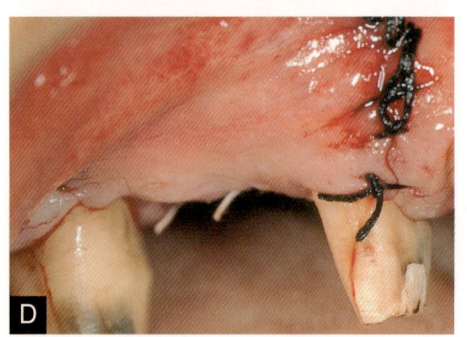

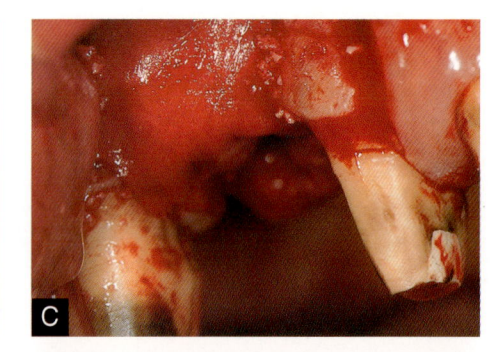

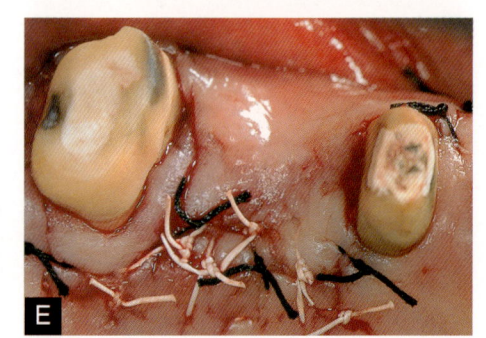

6 X線写真による術後経過

上顎洞の挙上とGBR処置完了時(A).
術後94日―移植骨の収縮がみられる(B).
術後125日(C).
術後197日(D).
術後267日(E).
術後374日(F).

6|の移植骨の収縮は術後3ヵ月まで著しく起こり(B),それ以降約12〜13mmの移植骨の高さを維持しており,移植骨の収縮は安定化傾向にある.

オステオトームによる上顎洞挙上完了時(A)には,骨頂から上顎洞粘膜までは約16〜17mmの高さで,上顎洞は約11〜12mm挙上された.

術後374日(F).

骨頂から上顎洞底までは約12〜13mmの高さで,術後の収縮は約4mm生じている(約25％の収縮).結果として上顎洞底が約7〜8mm挙上された.

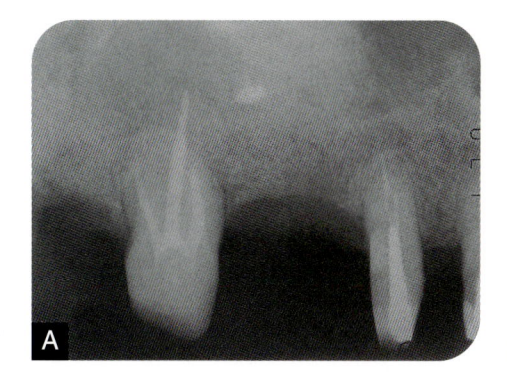

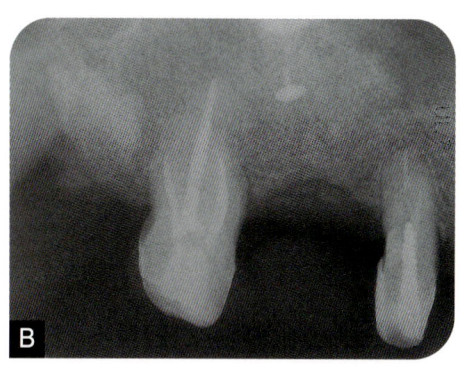

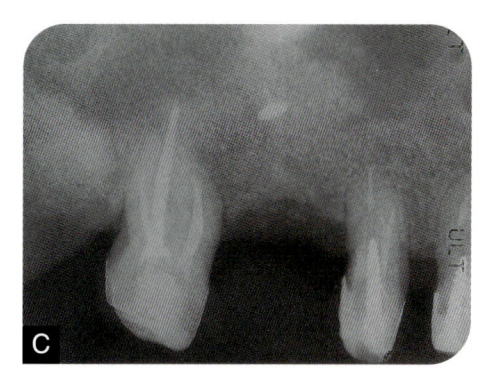

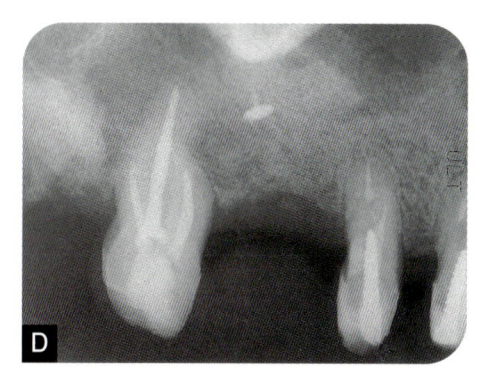

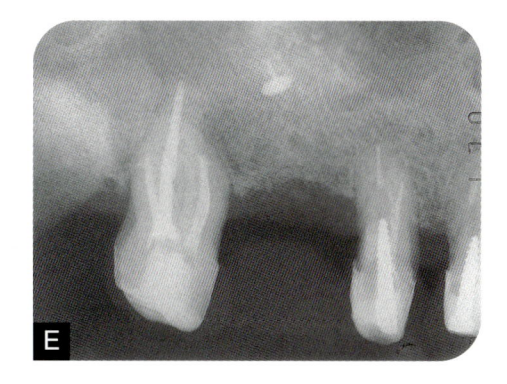

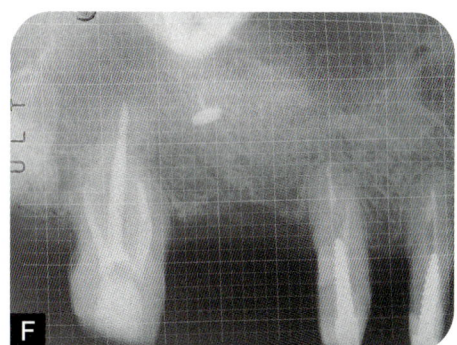

7 フィクスチャーの埋入

上顎洞底挙上とGBRから374日．6|の頬側に陥凹を認める．フィクスチャーの埋入のための垂直的な骨量が得られたが，治癒期間中の吸収性membraneの露出により骨再生が阻害され，6|の頬側に骨の陥凹が残存することとなった（A，B）．

歯槽堤頂部の頬—口蓋幅は約5mmで約2mmの水平的な骨再生が得られ歯槽堤の形態は改善している．しかし，フィクスチャーを埋入するには歯槽堤の幅は十分でないので，埋入窩の形成はオステオトームを併用したREO（Ridge expansion osteotomy）により行うことにした．

埋入窩の形成

2mmツイストドリル→3mmツイストドリル（C）→オステオトームNo.3→オステオトームNo.4→オステオトームNo.5（D）の順に歯槽堤の幅を拡大しながらインプラント埋入窩を形成した．

11.5mm×径5.0mmオッセオタイトインプラント（3i社）を埋入（E）．

骨縁は拡大されて若木骨折がみられるが，REOによりフィクスチャーは露出することなく，ワイドダイアメーターのインプラントが骨内にしっかりと埋入できた．

フィクスチャー埋入時のX線写真（F）．

フィクスチャー埋入後6ヵ月　側部の角化粘膜の幅が狭く陥凹を認める（G）．

2次外科手術後2週（H）．

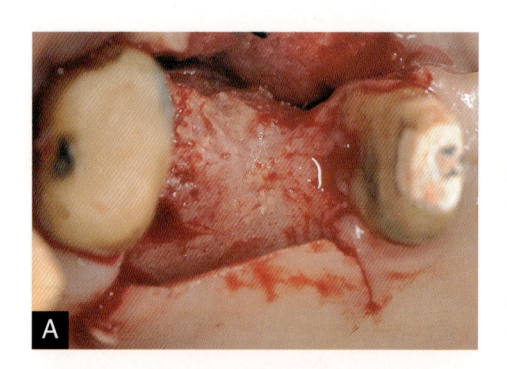

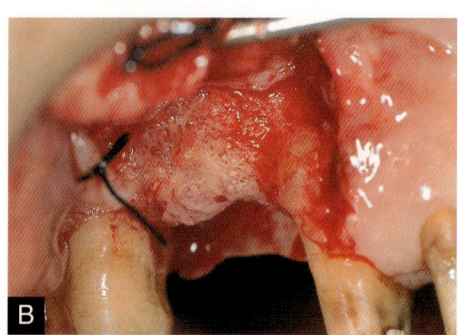

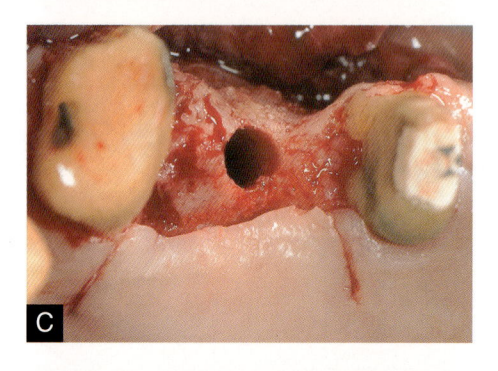

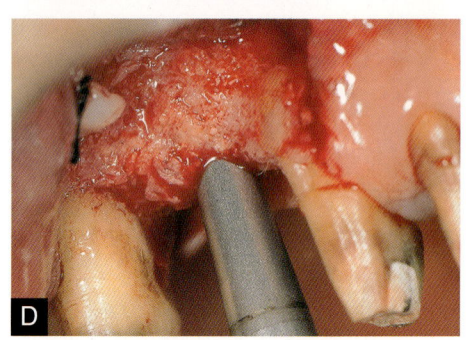

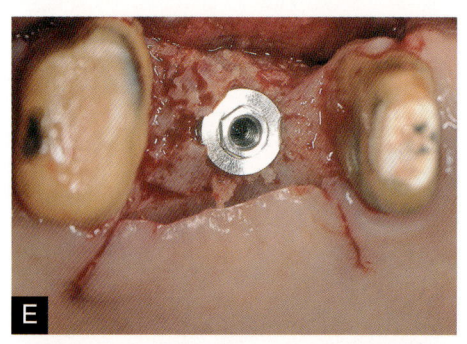

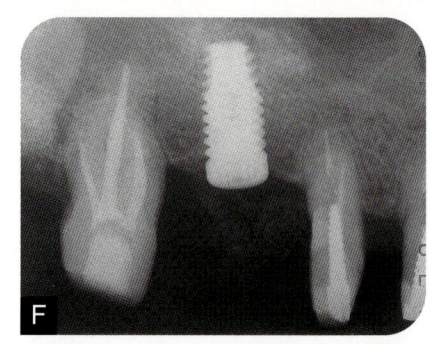

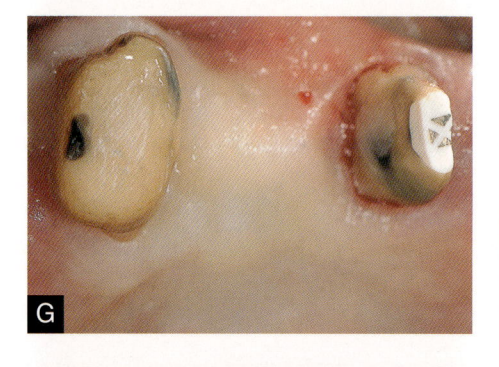

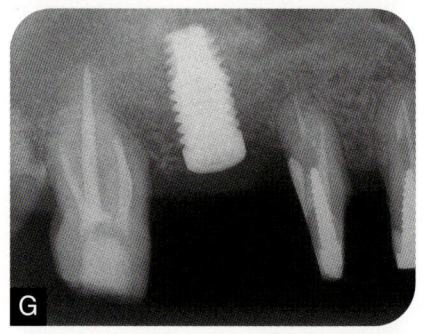

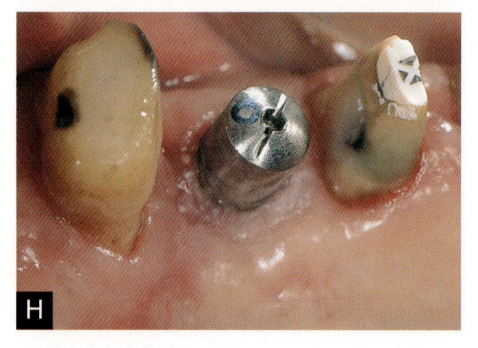

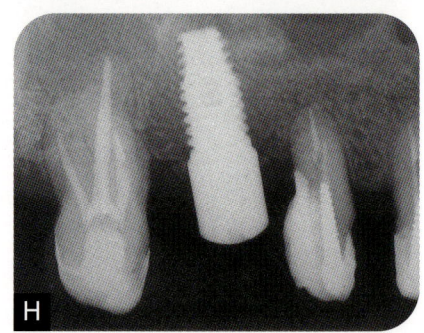

8 最終補綴物の装着

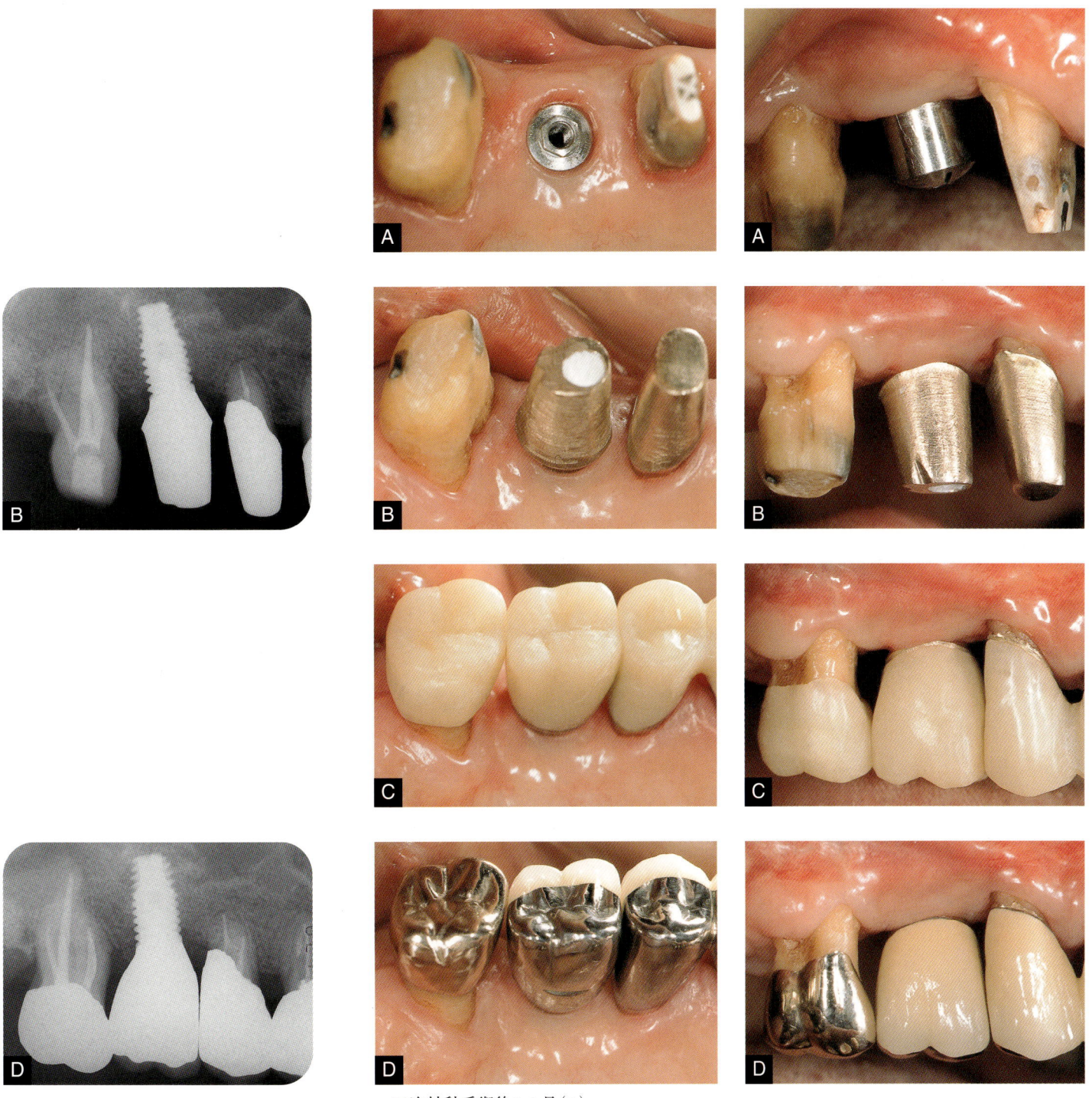

二次外科手術後2ヵ月(A).
カスタム・アバットメント装着時の口腔内とX線写真. 6 5 4| に内冠装着(B).
プロビジョナル・レストレーションの装着(C).
最終補綴物装着, 二次外科手術後4ヵ月(D). 6| は single tooth implant supported restoration になっている.

5 歯槽堤の保存・増大と骨質の改良

図5-11 オステオトームによる上顎洞底の挙上

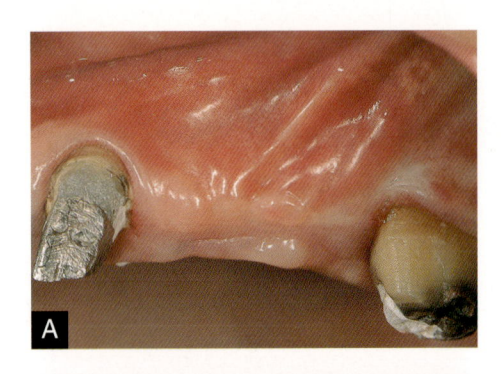

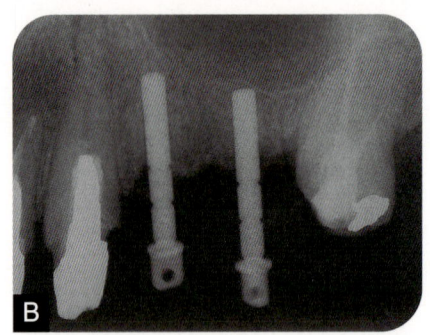

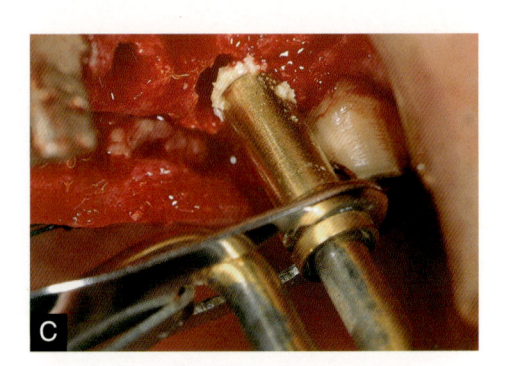

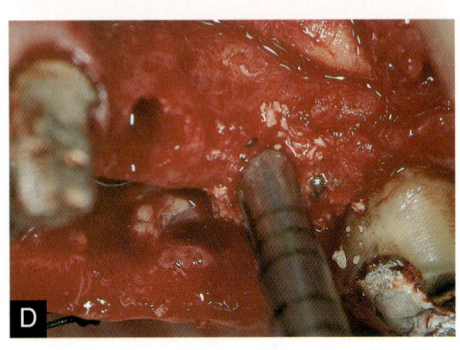

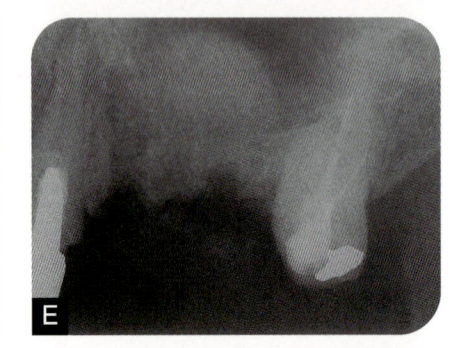

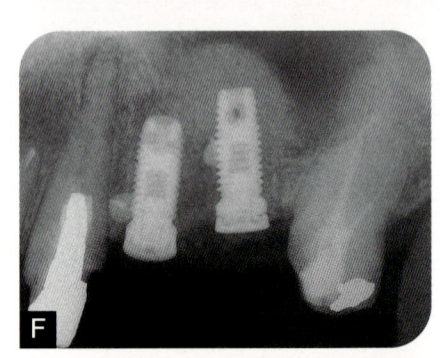

|45 の欠損部歯槽堤は頬側が陥凹し，|5 部の垂直的骨量は約7〜8mm(A).

ディプスゲージで確認したところ(B).

オステオトームで埋入窩を形成し，bone carrierで骨移植材を填入(C).

オステオトームを静かにタッピングしながら上顎洞底直下にまで挿入し，骨移植材をクッションに上顎洞粘膜を挙上する(D).

十分に上顎洞底が挙上されている(E).

10mm×3.75mm standard screw implant (ImplaMed社)を埋入，フィクスチャーによりさらに上顎洞底は押し上げられている(F).

術後1年10ヵ月(G).

術後2年6ヵ月(H).

最終補綴物装着(I, J).

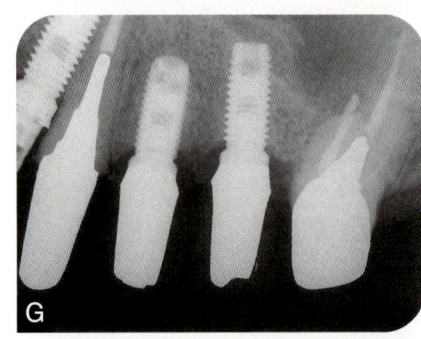

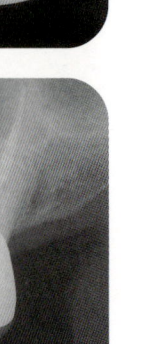

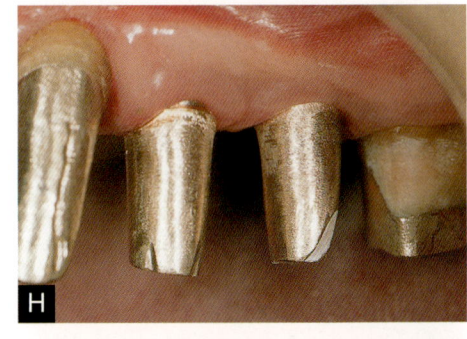

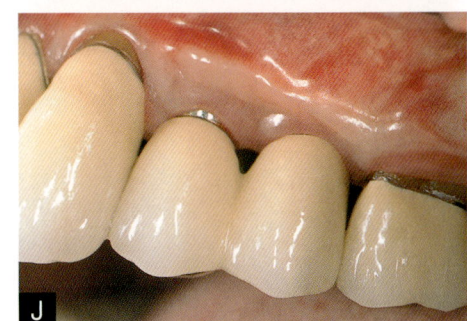

参考文献

Boyne P, James R: Grafting of the maxillary sinus floor with autogenous marrow and bone. *J Oral Surg* 38: 613-616, 1980.

Brånemark P-I, Zarb GA, Albrektsson T(eds): Tissue-integrated Prosthesis: Osseointegration in Clinical Dentistry. Chicago, Quintessence, 1985.

Buser D, Dula K, Belser UC, et al. : Localized ridge augmentation using guided bone regeneration. I. Surgical procedure in the maxilla. *Int J Periodontics Restorative Dent* 13(1): 29-45, 1993.

Buser D, Dula K, Hirt H-P, Berthold H: Localized ridge augmentation using guided bone regeneration. In: Buser D, Dahlin C, Schenk RK(eds). Guided Bone Regeneration in Implant Dentistry. Chicago, Quintessence: 189-233, 1994.

Buser D, Dula K, Hirt H-P, Schenk RK: Lateral ridge augmentation using autografts and barrier membranes: A clinical study with 40 partially edentulous patients. *J Oral Maxillofac Surg* 54: 420-432, 1996.

Ellegaard B, Kolsen-Petersen J, Baelum V: Implant therapy involving maxillary sinus lift in periodontally compromised patients. *Clin Oral Impl Res* 8: 305-315, 1997.

Esposito M, Ekestubbe A, Gröndahl K: Radiological evaluation of marginal bone loss at tooth surfaces facing single Brånemark implants. *Clin Oral Impl Res* 4(3): 151-157, 1993.

Friberg B, Jemt T, Lekholm U: Early failures in 4641 consecutively placed Brånemark implants: a study from stage 1 surgery to the connection of completed prostheses. *Int J Oral Maxillofac Implants* 6: 142-146, 1991.

Garber DA, Rosenberg ES: The edentulous ridge in fixed prosthodontics. *Compend Contin Educ Dent* 2: 212-223, 1981.

Glauser R, Naef R, Schärer P: Die Osteotomietechnik-Eine Alternative Aufbereitungsmethode des Implantatlagers in der Posterioren Maxila. *Implantologie* 2: 103-120, 1998.

Horowitz R: The use of osteotomes for sinus augmentation at the time of implant placement. *Compend Contin Educ Dent* 18: 441-447, 1997.

Hürzeler MB, Kirsch A, Ackermann KL, Quiñones CR: Reconstruction of the severely resorbed maxilla with dental implants in the augmented maxillary sinus: a 5-year clinical investigation. *Int J Oral Maxillofac Implants* 11: 466-475, 1996.

Hürzeler MB, Weng D: A single-incision technique to harvest subepithelial connective tissue grafts from the plate. *Int J Periodontics Restorative Dent* 19, 279-287, 1999.

Hunt D, Javanovic S: Autogenous bone harvesting: A chin graft technique for particulate and moncortical bone blocks. *Int J Periodontics Restorative Dent* 19: 165-173, 1999.

Ioannidou E, Dean III JW: Osteotome sinus floor elevation and simultaneous, non-submerged implant placement: Case report and literature review. *J Periodontol* 71: 1613-1619, 2000.

Jaffin RA, Berman CL: The excessive loss of Brånemark fixtures in type IV bone: a 5-year analysis. *J Periodontol* 62: 2-4, 1991.

Jensen OT, Shulman LB, Block MS, Iacono VJ: Report of the sinus consensus conference of 1996. *Int J Oral Maxillofac Implants* 13(Suppl.): 11-32, 1998.

Jensen OT: Treatment planning for sinus grafts. In: Jensen OT(eds). The sinus bone graft. Chicago, Quintessence: 49-68, 1999.

Jovanovic SA, Nevins M: Bone formation utilizing titanium-reinforced barrier membranes. *Int J Periodontics Restorative Dent* 15(1): 57-69, 1995.

Jovanovic SA, Paul SJ, Nishimura RD: Anterior implant-supported reconstructions: A surgical challenge. *Pract Periodont Aesthet Dent* 11(5): 551-558, 1999.

Jovanovic SA, Schenk RK, Orsini M, Kenney EB: Supracrestal bone formation around dental implants: an experimental dog study. *Int J Oral Maxillofac Implants* 10: 23-31, 1995.

Landsberg CJ, Bichacho N: A modified surgical/prosthetic approach for optimal implant supported crowns. Part 1-The socket seal surgery. *Pract Periodontics Aesthet Dent* 6(2): 11-17, 1994.

Langer B, Calagna L: The subepithelial connective tissue graft. *J Prosthet Dent* 44: 363-367, 1980.

Lazzara R: The sinus elevation procedure in endosseous implant therapy. Curr Opin *Periodontol* 3: 178-183, 1996.

Lorenzana ER, Allen EP: The single-incision palatal harvest technique: A strategy for esthetics and patient comfort. *Int J Periodontics Restorative Dent* 20: 297-305, 2000.

Nevins M, Mellonig JT: Enhancement of the damaged edentulous ridge to receive dental implants: A combination of allograft and the Gore-Tex membrane. *Int J Periodontics Restorative Dent* 12(2): 97-111, 1992.

Nevins M, Mellonig JT: The advantages of localized ridge augmentation prior to implant placement: A stage event. *Int J Periodontics Restorative Dent* 14(2): 97-111, 1994.

O'Brien TP, Hinrichs JE, Schaffer EM: The prevention of localized ridge deformities using guided tissue regeneration. *J Periodontol* 65(1): 17-24, 1994.

Palacci P, Ericsson P, Engstrand P, Rangert B: Optimal Implant Positioning and Soft Management for the Brånemark System. Chicago, Quintessence, 1994.

Palacci P: Amenagement des tissus peri-implantaires intéret de la regeneration des papilles. *Realites Cliniques* 3: 381-387, 1992.

Rosen PS, Summers R, Mellado JR, Salkin LM, Shanaman RH, Marks MH, Fugazzotto PA: The bone-added osteotome sinus floor elevation technique: Multicenter retrospective report of consecutively treated patients. *Int J Oral Maffillofac Implants* 14: 853-858, 1999.

Saadoun AP, LeGall MG: Implant site preparation with osteotomes: Principles and clinical application. *Pract Periodont Aesthet Dent* 8(5): 453-463, 1996.

Saadoun AP: The key to peri-implant esthetics: Hard-and-soft tissue management. *Dent Implantol Update* 8(6): 41-46, 1997.

Salama H, Salama MA, Li T-F, et al. : Treatment planning 2000: An esthetically oriented revision of the original implant protocol. *J Esthet Dent* 9(2): 55-67, 1997.

Salama H, Salama M, Garber D, Adar P: Developing optimal peri-implant papillae within the esthetic zone: Guided soft tissue augmentation. *J Esthet Dent* 7: 125-129, 1995.

Sato N: Periodontal surgery. A clinical atlas. Chicago, Quintessence, 2000.

Seibert J, Lindhe J: Esthetics and periodontal therapy. In: Lindhe J, ED. Textbook of clinical periodontology. 2nd edn. Copenhagen, Munksgaard: 477-514, 1989.

Seibert J: Reconstruction of deformed, partially edentulous ridges, using full-thickness onlay grafts. I. *Compendium Cont Educ Dent* 4: 437-454, 1983.

Simion M, Baldoni M, Rossi P, Zaffe D: Comparative study of effectiveness of GTAM membranes with and without early exposure during the healing period. *Int J Periodontics Restorative Dent* 14(2): 167-180, 1994.

Simion M, Baldoni M, Zaffe D: Jawbone enlargement using immediate implant placement associated with a split-crest technique and guided tissue regeneration. *Int J Periodontics Restorative Dent* 12: 463-473, 1992.

Simion M, Jovanovic SA, Trisi P, Scarano A, Piattelli A: Vertical ridge augmentation around dental implants using a membrane technique and autogenous bone or allografts in humans. *Int J Periodontics Restorative Dent* 18: 9-23, 1998.

Simion M, Trisi P, Piattelli A: Vertical ridge augmentation using a membrane technique associated with osseointegrated implants. *Int J Periodontics Restorative Dent* 14(6) :497-511, 1994.

Spear FM, Maintenance of the interdental papilla following anterior tooth removal. *Pract Periodont Aesthet Dent* 11(1): 21-28, 1999.

Summer RB: Sinus floor elevation with osteotome. *J Esthet Dent* 10(3): 164-171, 1998.

Summers RB: A new concept in maxillary implant surgery: The osteotome technique. *Compend Contin Educ Dent* 15: 152-162, 1994.

Summers RB: The osteotome technique: Part 2. The ridge expansion osteotomy(REO) procedure. *Compend Contin Educ Dent* 15: 422-436, 1994.

Summers RB: The osteotome technique: Part 3. Less invasive methods of elevating the sinus floor. *Compend Contin Educ Dent* 15: 698-706, 1994.

Summers RB: The osteotome technique: Part 4. Future site development. *Compend Contin Educ Dent* 16: 1090-1099, 1995.

Tal H: Relationship between the interproximal distance of roots and the prevalence of intrabony pockets. *J Periodontol* 55: 604-607, 1983.

Tatum HJR: Maxillary and sinus implants reconstructions. *Dent Clin North Am* 30: 207-229, 1986.

Tinti C, Parma-Benfenati S, Manfrini F: Space-making metal structures for nonresorbable membranes in guided bone regeneration around implants: case reports. *Int J Periodontics Restorative Dent* 17: 53-61, 1997.

Tinti C, Parma-Benfenati S, Polizzi G: Vertical ridge augmentation: What is the limit ? *Int J Periodontics Restorative Dent* 16: 221-229, 1996.

Tinti C, Parma-Benfenati S: Coronally positioned palatal sliding flap. *Int J Periodontics Restorative Dent* 15: 298-310, 1995.

Tinti C, Parma-Benfenati S: Vertical ridge augmentation: Surgical protocol and retrospective evaluation of 48 consecutively inserted implants. *Int J Periodontics Restorative Dent* 18: 435-443, 1998.

Triplett RG, Schow SR: Autologous bone grafts and endosseous implants: complementary techniques. *J Oral Maxillofac Surg* 54: 486-494, 1996.

Worhle PS: Single-tooth replacement in the aesthetic zone with immediate provisonalization: Fourteen consecutive case reports. *Pract Periodont Aesthet Dent* 10(9): 1107-1114, 1998.

Zitzmann NU, Naef R, Schärer P: Resorbable versus nonresorbable membranes in combination with Bio-Oss for guided bone regeneration. *Int J Oral Maxillofac Implants* 12: 844-852, 1997.

Zitzmann NU, Schärer P: Sinus elevation procedures in the resorbed posterior maxilla. Comparison of the crestal and lateral approaches. *Oral Surg Oral Med Oral Pathol Oral Radiol Endod* 85: 8-17, 1998.

佐藤直志: 歯周外科の臨床とテクニック. 東京, クインテッセンス出版, 1997.

児玉利郎: 新ＭＧＳ法-テルダーミスを応用した歯周手術の実際. 東京, 医学情報社, 1998.

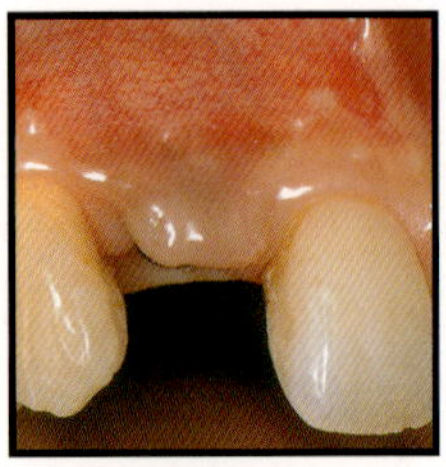
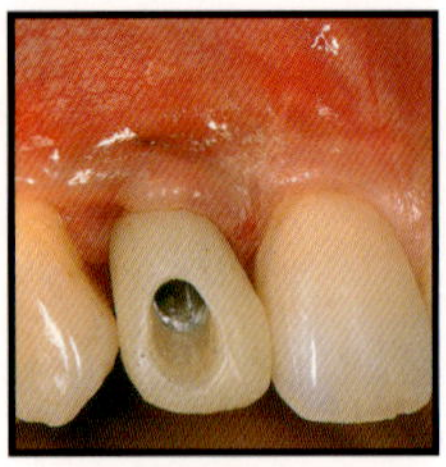
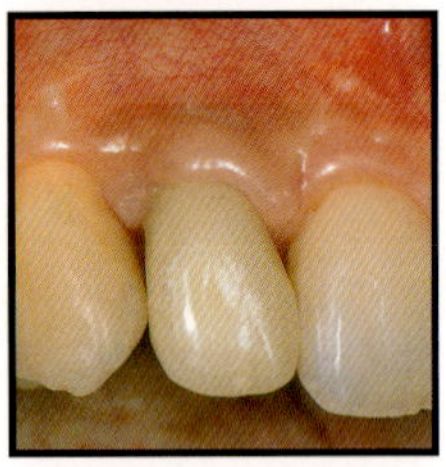
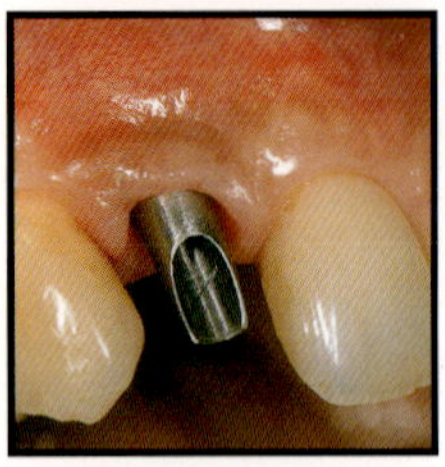
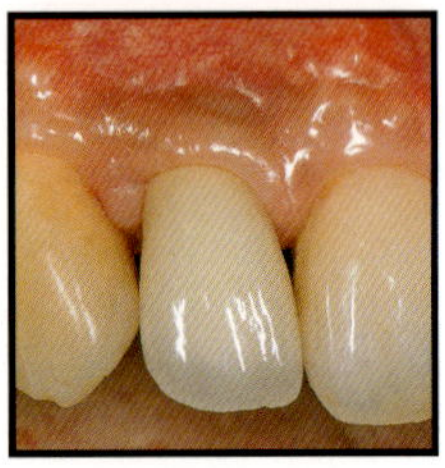
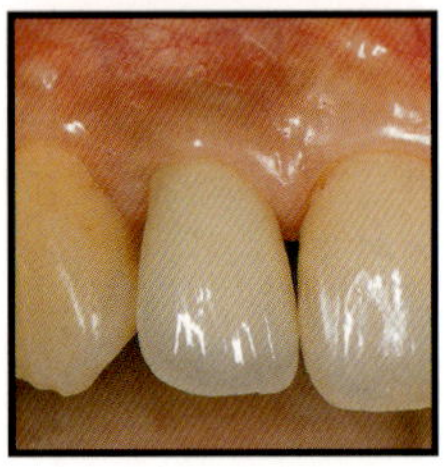

6 補綴物を利用した非外科的な軟組織の形成
Non surgical guided soft tissue healing using implant restorations

6-1. 2次手術におけるインプラント周囲組織の形成

6-1-1　Guided soft tissue augmentation（GSTA）

　Salamaら（1995）は，インプラント周囲の軟組織を増大させるためにGTRの原理を応用したguided soft tissue augmentation（GSTA）と称するテクニックを紹介した（図6-1）．すなわちインプラントの1次外科手術のフィクスチャー埋入時または2次外科手術時にインプラントの周囲の軟組織の厚さとカントゥアを改善するために必要な高さのテンポラリー・ヒーリング・アバットメントを装着する．テンポラリー・ヒーリング・アバットメントは，フラップを垂直的に支持し，治癒期間中の血餅を保護する．このテンポラリー・ヒーリング・アバットメントのテント状の機械的な支持（mechanical support）を利用してフラップと骨組織の間に軟組織が増大するためのスペースを確保し，ヒーリング・アバットメントを完全に被覆し，閉鎖する．バリアー・メンブレンを使用しないため，この意図的に形成した死腔には，結合組織だけが再生してくる．こうして，アバットメント周囲の軟組織の増大を図ろうとするものである．このテクニックは，とくにインプラント周囲の軟組織の垂直的な増大が可能となる点が特長である（図6-2）．

GSTAの利点
① 歯槽堤の軟組織の垂直的な増大ができる．
② 外科処置部が1ヵ所で，供給組織を必要としない．
③ 結合組織移植や骨移植の併用により，より多くの垂直的，水平的な増大が可能となる．
④ 多数歯の連続した軟組織欠損に適応できる．
⑤ 増大した軟組織は周囲組織とよく適合し，審美的である．
⑥ インプラントの1次外科手術と2次外科手術時の二回にわたってこのテクニックを用いて，軟組織を増大することが可能である．

GSTAの欠点
① フラップの歯冠側移動のため，術後に歯肉―歯槽粘膜の問題を生じやすい．
② 骨膜減張切開の範囲が大きくなるため術後の腫脹が強く出ることが多い．

図6-1　Guided soft tissue augmentation（Salamaら；1995）

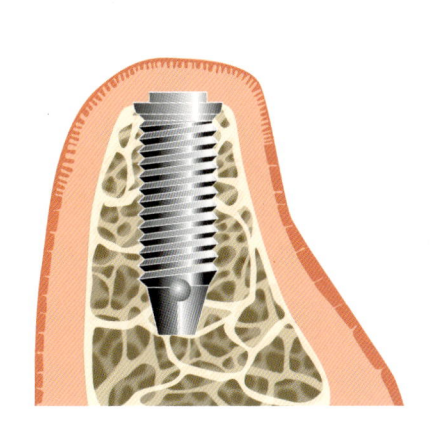

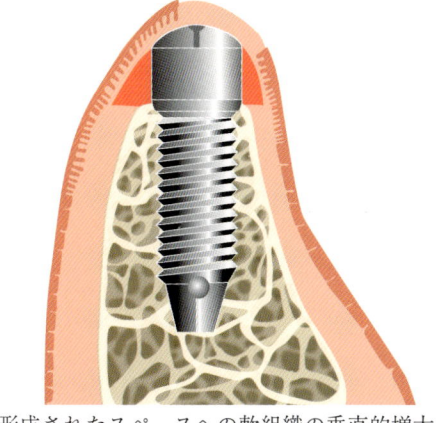

形成されたスペースへの軟組織の垂直的増大

6 補綴物を利用した非外科的な軟組織の形成

しかし，GSTAはテンポラリー・ヒーリング・アバットメントを被覆するためにフラップを歯冠側へ移動するため，歯肉—歯槽粘膜の問題を生じやすいという大きな欠点をもつ．とくに移動量が大きいと歯肉—歯槽粘膜境の位置が歯冠側に移動し，新たな歯肉—歯槽粘膜の問題を生じ，角化粘膜の幅を増大するための2次的なMGSの処置を必要とすることがある．GSTAでは，角化粘膜の厚さは増加することができるが，幅はむしろ減少する可能性がある．このため角化粘膜の幅が狭かったり小帯が高位に付着している症例では，GSTAの前処置として角化粘膜の幅の増大や小帯切除を行っておく必要がある．

また，多数歯にわたるGSTAを行った場合，フラップ基底部での骨膜減張切開の範囲が大きくなるため，結合組織移植などの軟組織増大手術と比較して，腫脹が強く生じることが多い．多数歯にわたる処置や高さの高いテンポラリー・ヒーリング・アバットメントを使用した場合にはフラップの裂開が生じやすく，軟組織の垂直的な増大が得られなくなることがある．大きな水平的な軟組織欠損を増大する場合には，フラップの下に結合組織移植を併用すべきであろう．以上のようにテンポラリー・ヒーリング・アバットメントをフラップで被覆するこの処置は，技術的な熟練が必要である．GSTAは，インプラントの2次外科手術時にも行うことができるが，手術回数を減らしたり，治療期間の短縮を考えると1次外科手術時に行いたい．その後，必要であれば2次外科手術に追加的に処置する．しかし，インプラント埋入と同時にGBRを行う症例（審美性を強く求められる部位）では，GSTAを併用するとフラップの扱いが難しくなるので，GSTAは2次外科手術時に行う．

図6-2 2次外科手術におけるフラップの歯冠側移動術（2次外科手術時のGSTA）

カバー・スクリュー除去後にアバットメントをフィクスチャーと正確に連結するために，ボーン・プロファイラー（3i社）を用いてフィクスチャー上部の周囲の骨を削除する．ガイドピンをフィクスチャーに装着（A；ミラー像）．

その後，径6mmのボーン・プロファイラーをガイドピンに装着し，静かに回転させて，フィクスチャー上の余剰な骨を削除する．

径6mmのボーン・プロファイラーによって適切なサイズのアバットメントが連結できる骨形態に整えられた．

径6mm×高さ4mmのテンポラリー・ヒーリング・アバットメント（3i社）を装着（B；ミラー像）．

フラップの歯冠側移動を容易にするためNo.12d替刃メスで頰側フラップの基底部に骨膜減張切開を加える（C）．

口蓋から採取した結合組織移植片をヒーリング・アバットメントの頰側に置く（D）．

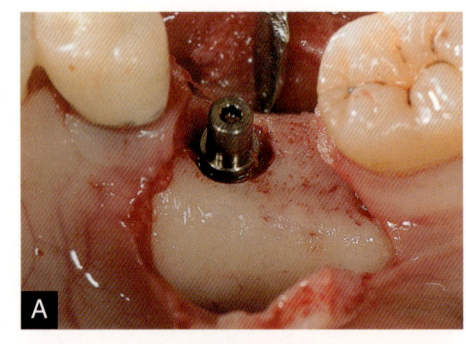

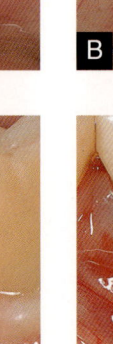

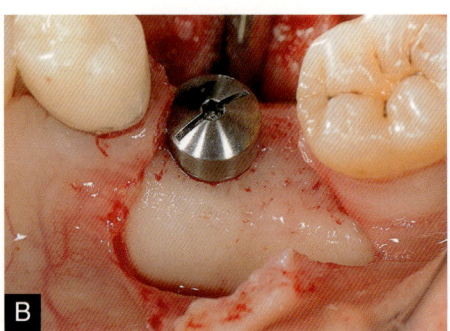

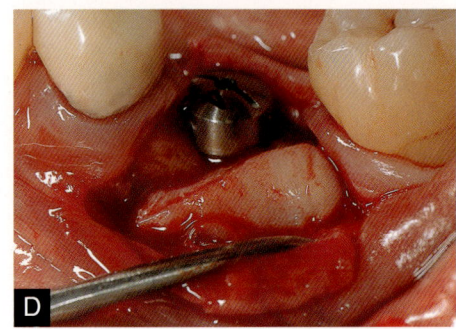

Implant site development

頬・舌側フラップの辺縁をヒーリング・アバットメントの上に半埋伏（semi-submarged）に戻し，modified matress suture（E；ミラー像）で，頬側と舌側のフラップの歯間乳頭部をきっちりと合わせて縫合する（F；右はミラー像）．

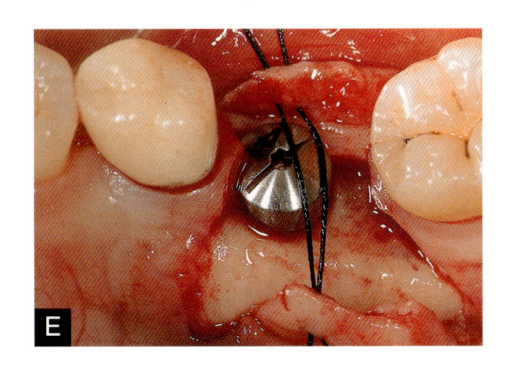

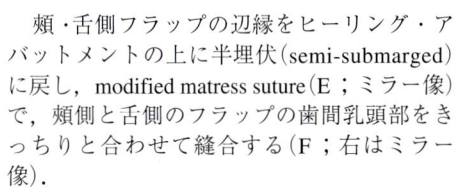

術後1週（G；右はミラー像）．

術後3.2ヵ月（H；右はミラー像）．結合組織移植により，適切な軟組織形態が得られた．ヒーリング・アバットメント除去後の円形状の歯肉溝様の形態．

技工室で形態修正したカラー幅3mm，ポスト幅7mmのナチュラル・プロファイル・アバットメント（ImplaMed社）を装着（I；右はミラー像）．

歯間乳頭のみられるスキャロップ状の形態を呈している．アバットメントの適合状態をX線写真で確認する．

最終補綴物のための適正な軟組織形態を得るためのプロビジョナル・レストレーション．周囲軟組織は圧排されてやや貧血色を呈している．また，プロビジョナル・レストレーション装着時に $\overline{6}$ の近心の歯間乳頭は歯間空隙をほぼ満たす軟組織形態になっている（J）．

最終補綴物の装着（K）．

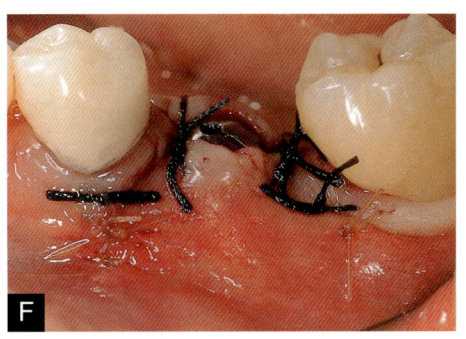

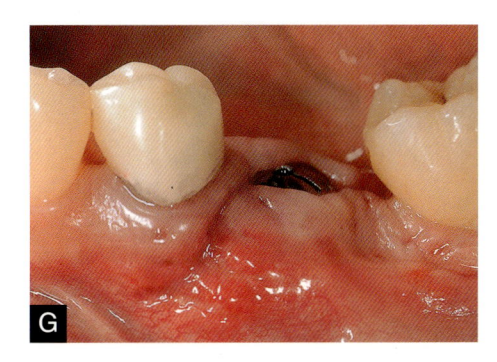

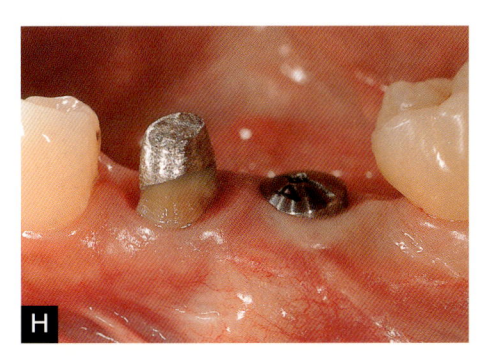

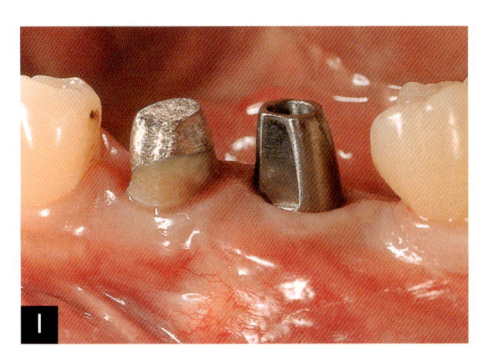

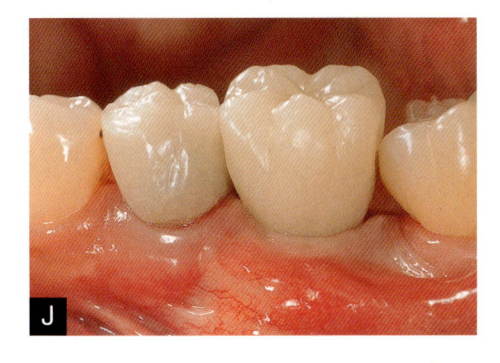

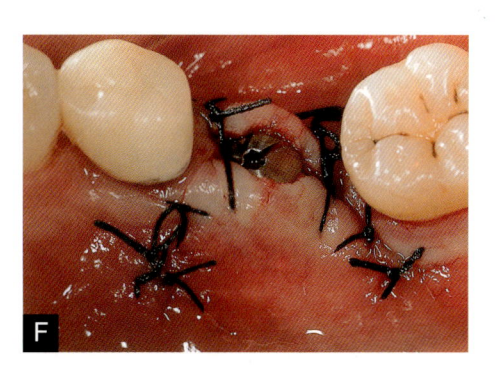

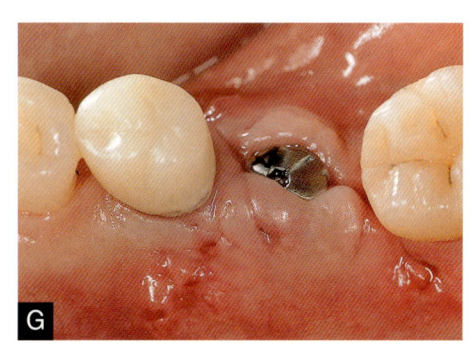

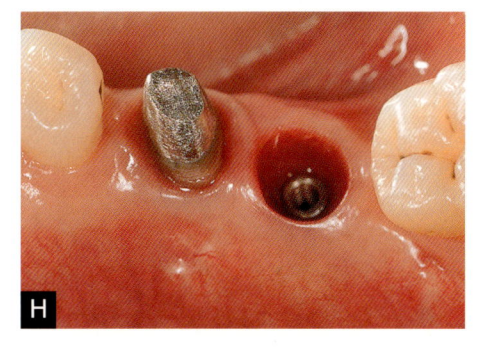

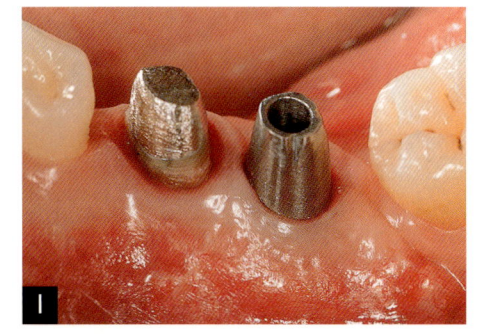

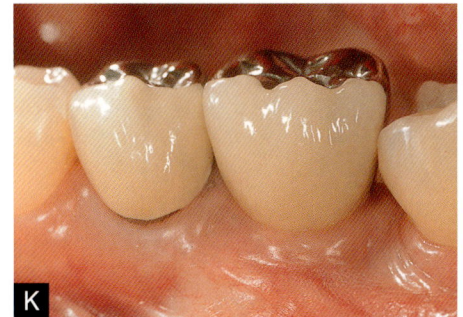

201

6-1-2　歯間乳頭様組織の形成

インプラント補綴に高い審美性が求められるのに応じて，インプラント周囲組織に天然歯周囲と類似した歯間乳頭様組織をもつスキャロップ状の審美的軟組織形態を再現する形成外科的手法が二次外科手術時に試みられている．Palacci (1992, 1995)は，インプラントの二次外科手術に際してsemilunar pedicle flapを利用して歯間乳頭様の形態を形成するpapilla regeneration techniqueを報告した．

Grunder(1997)は，連続するインプラント間に歯間乳頭様組織を形成するために，inlay graftsを用いたテクニックを紹介した(図6-3)．通常，2次外科手術は，フィクスチャーより口蓋側に水平切開を加え，フィクスチャーを露出し，ヒーリング・アバットメントを装着した後，頬側フラップを根尖側に移動(apically positioned buccal flap)し，ヒーリング・アバットメントを利用してフラップを頬側に位置させ，パラタル・フラップと縫合する．このテクニックにより，頬側の角化粘膜の幅と頬側部での軟組織のボリュームを増やすことができる．しかし，天然歯—インプラント間または連続したインプラント間では，頬側フラップとパラタル・フラップの歯間乳頭部を緊密に適合させ歯間部をフラップで被覆することが難しい．フラップの不足したスペースは術後肉芽組織によって治癒するが，歯間部にクレーター状の軟組織欠損が残ることが多い．

インプラント周囲に歯間乳頭様組織を期待する場合，2次外科手術の際に軟組織欠損をつくらないようにすると同時に連続するインプラント間に十分な厚い軟組織を形成しておく必要がある(図6-3)．

このような目的から，Palacci(1992)はsemilunar pedicle flapを形成し，90°回転させてアバットメントの歯間部に移動させる方法を考案した(図6-4)．またGrunder(1997)は，歯間部での創面の閉鎖が完全に達成できるように結合組織移植を利用した．

Palacci(1992)のpapilla regeneration techniqueは唇頬側のpedicle flapを供給側とする有茎歯肉移植の変法であるため，インプラント埋入部位の唇頬側には，厚く幅の広い非可動性の角化粘膜を必要とする．Grunder(1997)のapically positioned buccal flap with inlay graftsのテクニックは供給組織を必要とするため，外科処置部が2ヵ所になる欠点をもっている．そのため，どちらのテクニックを選択するかは，インプラント埋入部位に存在する角化粘膜の幅による．

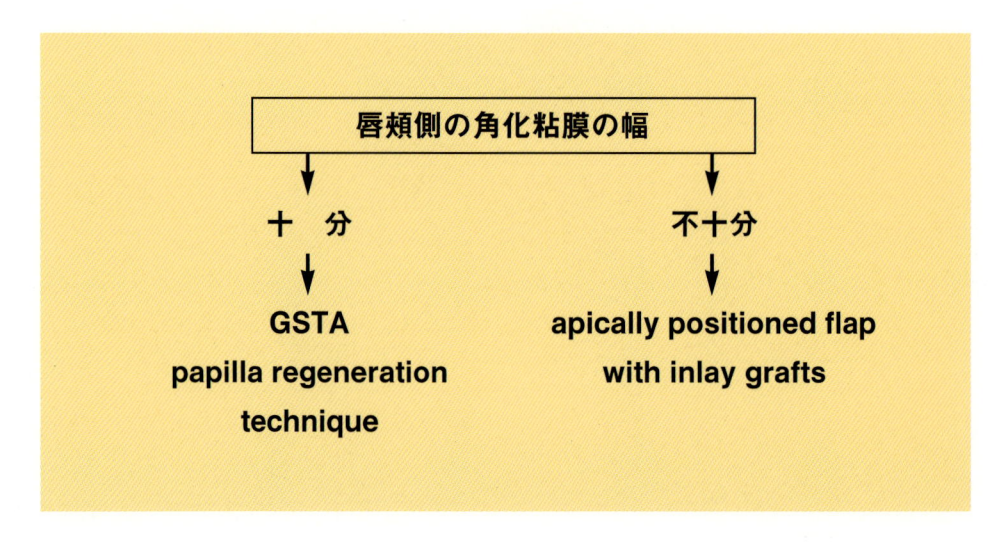

```
            唇頬側の角化粘膜の幅
           ↙              ↘
         十 分            不十分
           ↓                ↓
         GSTA      apically positioned flap
   papilla regeneration     with inlay grafts
        technique
```

Implant site development

図6-3　インレーグラフトによる歯間乳頭様組織の獲得（Grunder；1997）

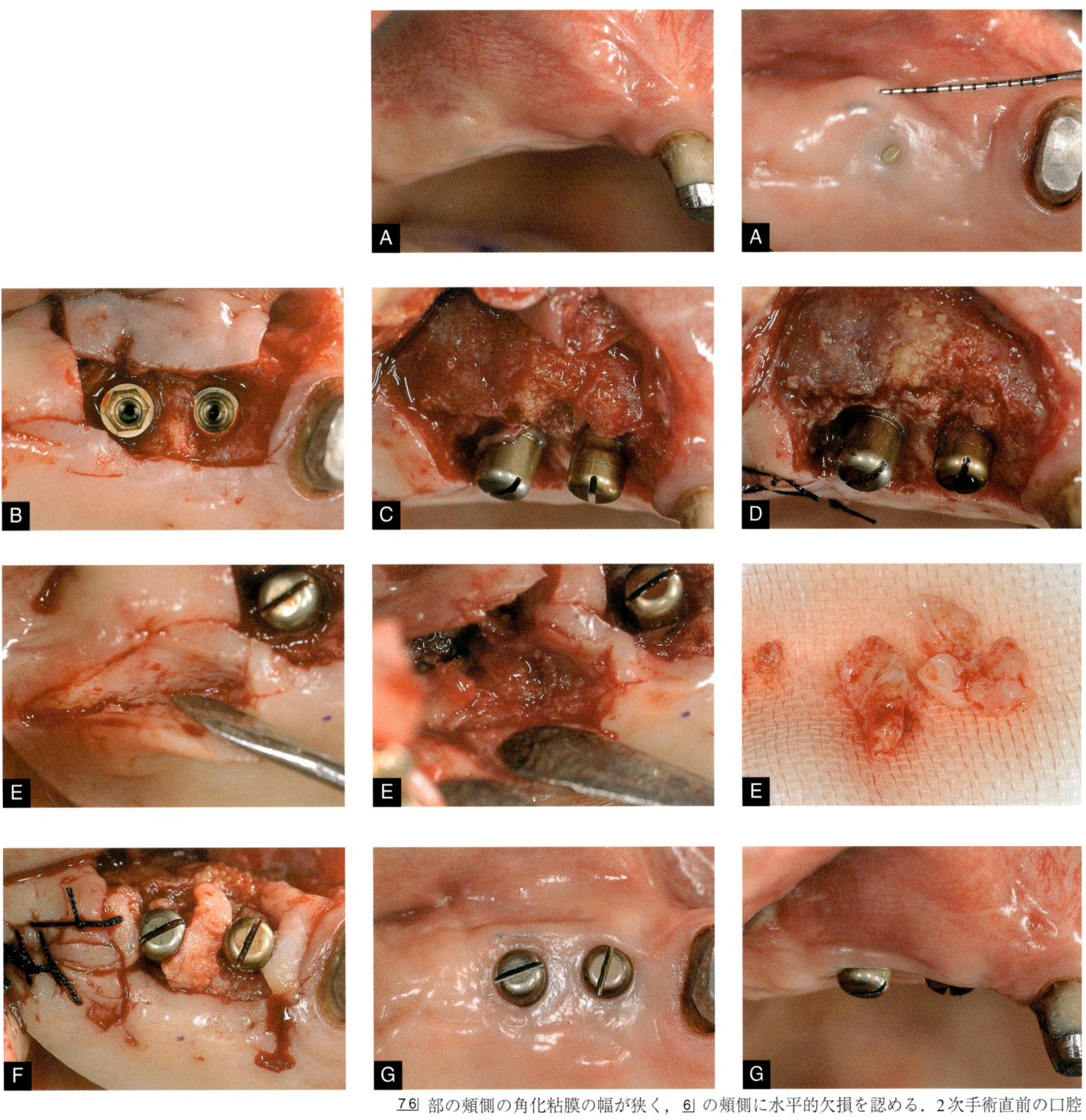

7⏌部の頬側の角化粘膜の幅が狭く，6⏌の頬側に水平的欠損を認める．2次手術直前の口腔内の状態（A）．

口蓋寄りの1本の水平切開と，2本の縦切開（5⏌遠心の歯間乳頭を保存）からなる台形状フラップを形成してフィクスチャーを露出する（B）．水平切開は結合組織移植片を採取するため上顎歯槽結節部遠心まで延長している．

6⏌に高さ2mmのスタンダード・アバットメント（京セラ社）を装着の後，7⏌のインプラントに高さ2mmのカバーキャップ（京セラ社）を装着．7⏌のフィクスチャー周囲に骨欠損を認める（C）．

フィクスチャー周囲の残存骨欠損部に自家骨片を移植する（D）．

上顎歯槽結節部から3枚の結合組織移植片を採取する（E）．

結合組織移植片を5⏌－6⏌－7⏌のカバー・キャップの間および7⏌の遠心歯間部に移植（inlay

6 補綴物を利用した非外科的な軟組織の形成

grafts)する.移植片への血液供給を確保するために頰側フラップとパラタル・フラップとinlay graftsの緊密な適合を得ることが大切である(F).

術後62日(G),歯間部に軟組織欠損がなく,頰側部で角化粘膜の幅が増大している.

アングル・ポストの装着(H).

プロビジョナル・レストレーションの装着(I).

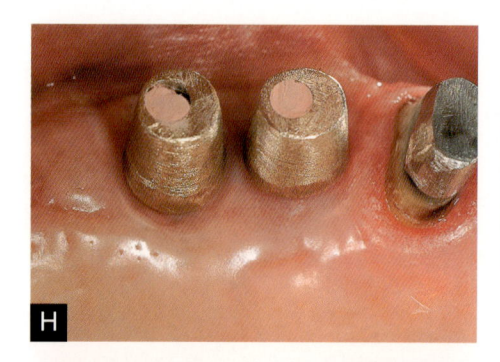

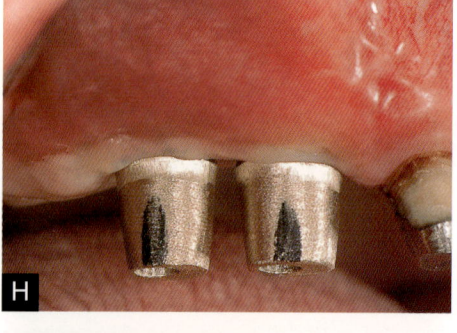

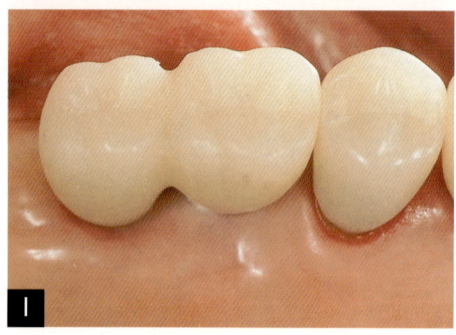

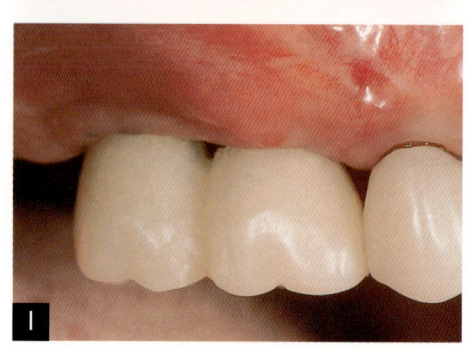

図6-4　Papilla regeneration techinque(Case 11-[6])(Palacc;1992)

フィクスチャーの口蓋寄りの水平切開と歯間乳頭を避けた2本の縦切開からなるfull-thicknessの台形状フラップを形成し,フラップを頰側方向に剝離し,カバー・スクリューを露出した(A).

pedicle flapを支持するのに十分な長さのテンポラリー・ヒーリング・アバットメントを選択し,フィクスチャーに連結する(B).

頰側フラップの根尖側移動によりフィクスチャーの頰側面での軟組織の増大が明らかである(C).

No.15替刃メスで頰側フラップの遠心から近心に切開し,semilunar pedicle flapを形成する(D).

pedicle flapは緊張のない状態で回転移動できるように十分な長さにする.

semilunar pedicle flapをテンポラリー・ヒーリング・アバットメントの近心歯間部に回転させて移動する(E).

歯間部は,移動したpedicle flapにより占められ軟組織の高さが増している.

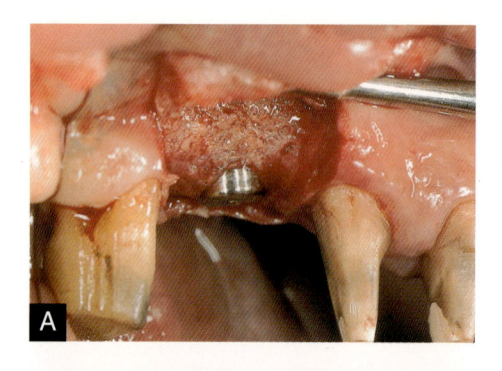

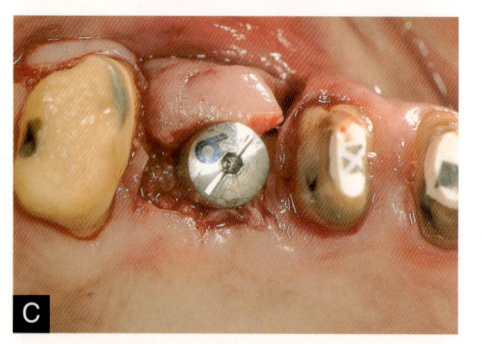

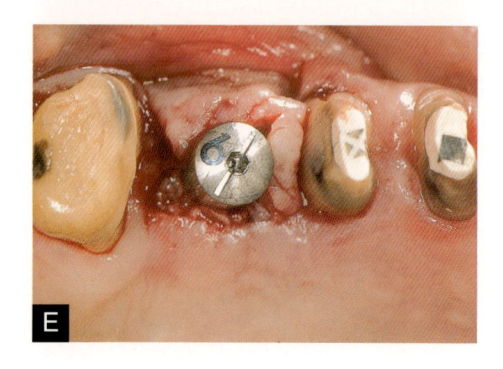

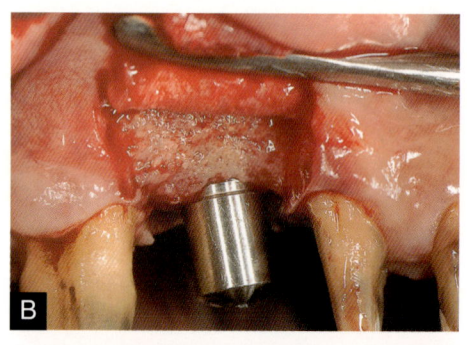

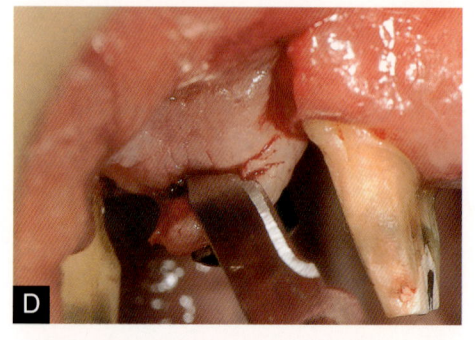

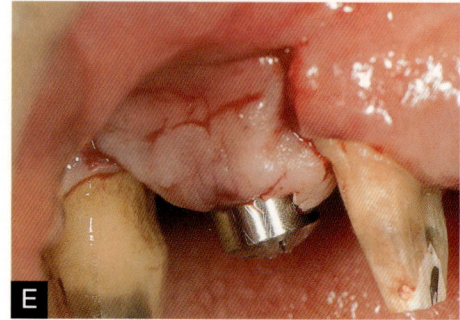

Implant site development

semilunar pedicle flap の縫合・固定

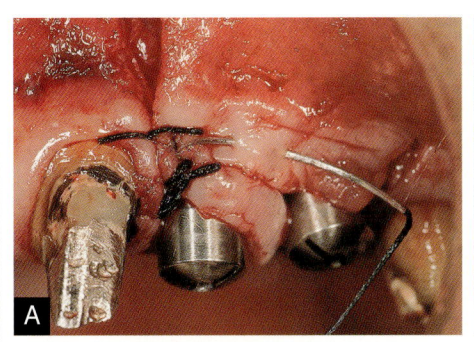

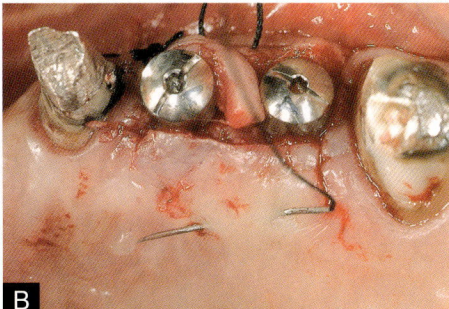

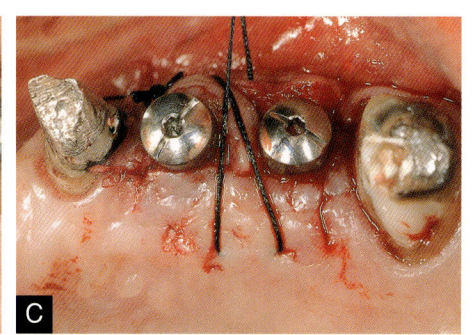

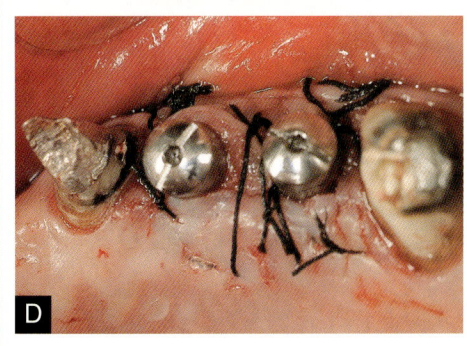

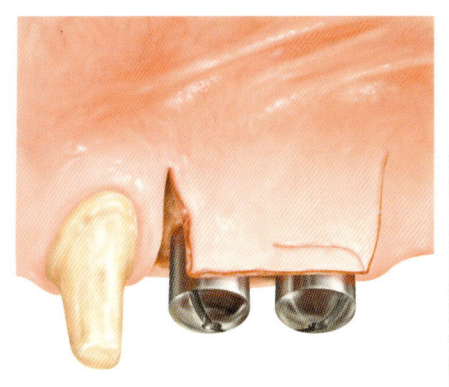

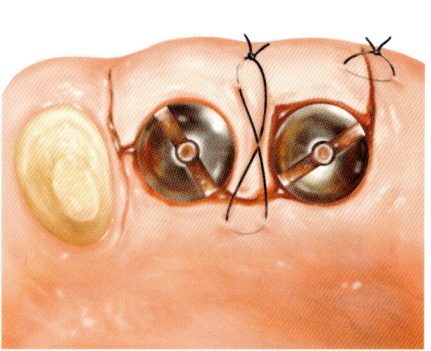

小さなsemilunar pedicle flapの壊死を避けるため，pedicle flapへの縫合針の直接的な刺入は行わない．
① semilunar pedicle flapの先端から約6〜7mm根尖側の角化組織部に水平マットレス縫合（A）
② パラタル・フラップの先端から約6mm根尖側に水平マットレス（B）
③ 縫合糸を交叉させ頰側に戻す（C）．
　交叉水平マットレス縫合により歯間部のpedicle flapを縫合糸で上から押さえつけて安定させ，下部の骨組織に適合させる（D）．

　頰側の垂直マットレスと口蓋側の水平マットレスによる交叉マットレス縫合により，semilunar pedicle flapを固定した（F）．
　頰側の陥凹が改善し，軟組織のボリュームが増加している．
　術後6日（G）．
　術後2週（H）．

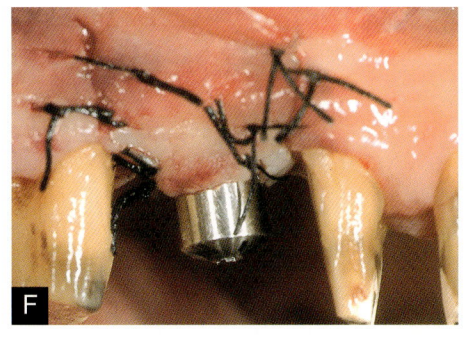

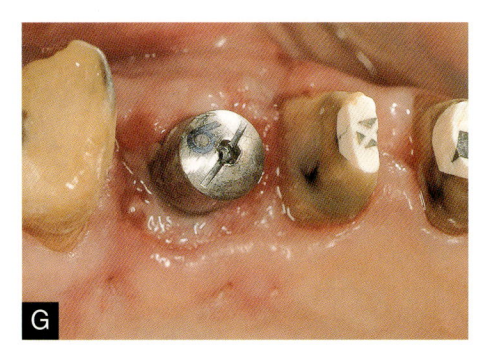

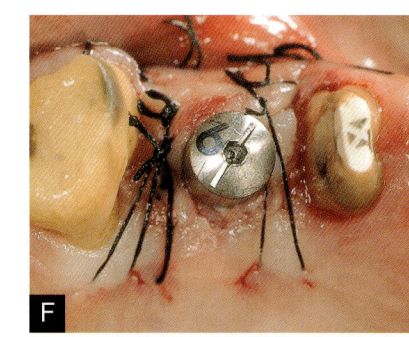

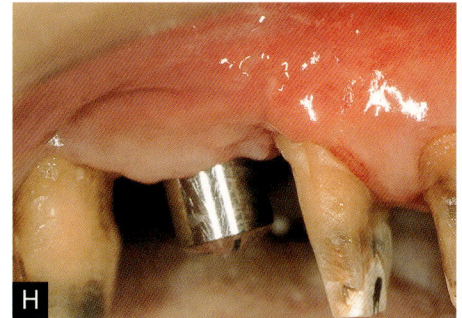

205

6 補綴物を利用した非外科的な軟組織の形成

6-2. プロビジョナル・レストレーションの応用

6-2-1 非外科的な軟組織の形成

ヒーリング・アバットメントの限界

2次外科手術時にヒーリング・アバットメントを装着してsoft tissue sculptingを行うが，ヒーリング・アバットメントは，天然歯の歯頸部付近の近遠心幅径の平均値をもとにデザインされた真円形であるため，修復すべき歯牙の解剖学的形態を再現できない．

天然歯の歯頸部付近の断面形状は，前歯部では三角形，臼歯部は卵円形である．また，ヒーリング・アバットメントを用いると，インプラントが最終補綴物の中心に埋入されていなければ，soft tissue sculptingの効果が出ない．このため，審美性を考慮する部位では，ヒーリング・アバットメントはほとんど用いられなくなった．

プロビジョナル・レストレーションの利用

プロビジョナル・レストレーションを利用すると，インプラントの埋入位置から比較的自由に歯冠の位置と形態をつくることができるが，同時に各々の歯冠形態に即した軟組織を自然な形態に誘導することができる．プロビジョナル・レストレーションによってsoft tissue sculptingと，適切なエマージェンス・プロファイルを確立する（図6-5）．隣接面においては，歯肉縁下のカントゥアをオーバーにすると，歯間部軟組織は歯冠方向に移動する．こうして歯間乳頭様組織が十分に形成されブラック・トライアングルの量が減少する（図6-6）．

プロビジョナル・レストレーションによるsoft tissue sculptingを行う場合には，唇-頬側部のエマージェンス・プロファイルはできるだけフラットにし，唇-頬側部の軟組織が退縮しないように配慮する必要がある．そして望ましい結果が得られるまで，プロビジョナル・レストレーションの調整（除去・レジンの追加によ

図6-5 エマージェンス・プロファイルを確立

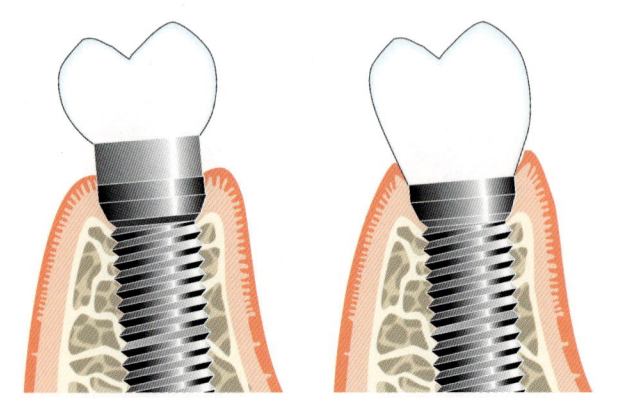

Brånemarkコンセプトにおいては，修復物のマージンが歯肉縁上に位置する．また，"Ridge lab"コンセプトでは前装面が軟組織と鞍状に接するため，清掃性に著しい制限が生じる．しかし，修復物が盃状に軟組織を貫通（Emergence profile）すると，軟組織が修復物を密に，襟状に囲み，審美的で清掃性に優れた修復物が可能になる．

図6-6 歯間乳頭様組織の形成

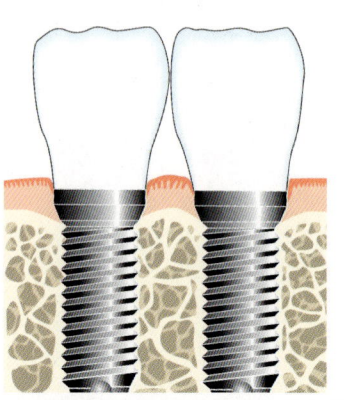

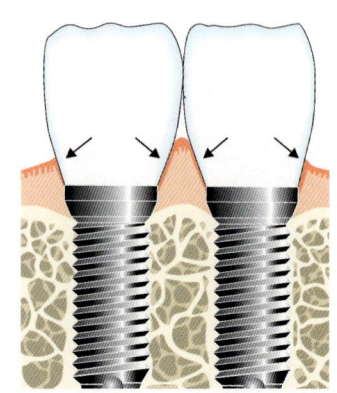

隣接面で歯肉縁下のカントゥアをオーバーにすると，歯間部軟組織が歯冠方向に圧迫され，歯間乳頭様組織ができる．

Implant site development

図6-7 補綴的なティッシュ・マネージメントの方法と時期

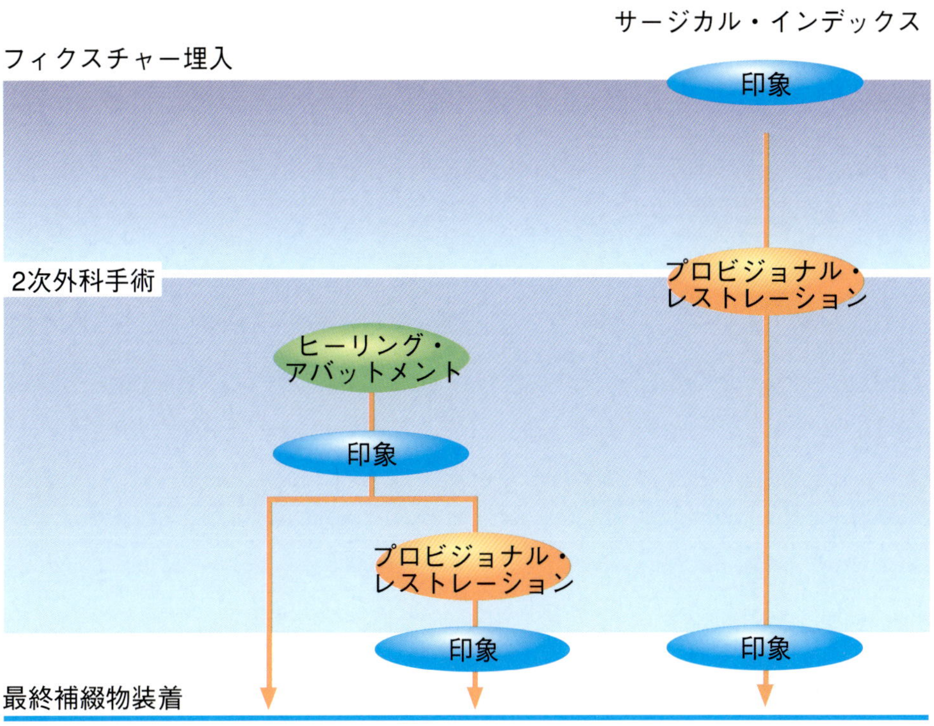

フィクスチャー埋入　　　　　　　　　　　　　サージカル・インデックス
　　　　　　　　　　　　　　　　　　　　　　　　印象

2次外科手術　　　　　　　　　　　　　　　プロビジョナル・レストレーション

　　　　　　　　　　ヒーリング・アバットメント

　　　　　　　　　　印象

　　　　　　　　　　　　プロビジョナル・レストレーション

　　　　　　　　　　　　　印象　　　　　　　　印象

最終補綴物装着

る形態修正，装着）を繰り返す．

　望ましい形態を得るためには，しばしば極端なオーバーカントゥアが必要になるが，軟組織への圧接のストレスを避けるために，プロビジョナル・レストレーションの装着当初は歯頸部のカントゥアは約30％ほど控え目にする．約2週間後，辺縁組織が順応してきたら，隣接歯と調和のとれたプロビジョナル・レストレーションのカントゥアを与える（Paul & Jovanovic；1999）．

　プロビジョナル・レストレーションによる方法は他の方法よりステップが多く，2次外科手術から最終補綴までの期間も長くなるが，与えられた口腔内の状況に応じて最も適切な軟組織形態を得ることができる．このため，臨床での応用範囲は広い．一般的には，2次外科手術時に，その部位に適したヒーリング・アバットメントを装着し，その後，軟組織の治癒を待って，印象採得し，模型上でプロビジョナル・レストレーションを製作し，口腔内で調整し装着する．とくにカスタム・アバットメントを使用したプロビジョナル・レストレーションの方法はセメント合着の症例やインプラントの植立方向に問題のある症例に用いると効果的である（図6-7）．

6-2-2　インプラント修復物の歯肉縁下のデザインとサージカル・インデックス法

　1次外科手術またはインプラント埋入後の治癒期中の軟組織増大手術やGBR後の非吸収性膜の除去の際にインプレッション・コーピングとトランスファー・スプリントを使用して，口腔内のインプラントの埋入位置を採得する．このサージカル・インデックスにより，インプラントの位置を模型上に正確にトランスファーすることができる．手術時のインプラントの埋入位置が再現された模型上で，審美性の点でも清掃性の点でも理想的な形態をもったプロビジョナル・レストレ

207

6 補綴物を利用した非外科的な軟組織の形成

図6-8 サージカル・インデックス法

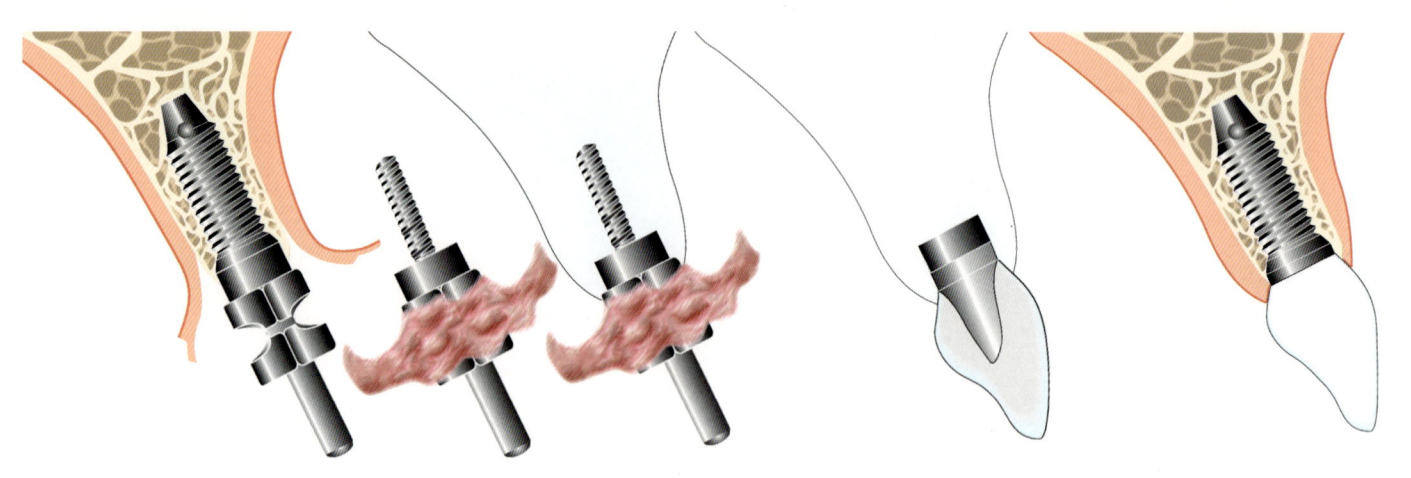

インプレッション・コーピングとトランスファー・スプリントを用いてインプラント埋入位置を正確に維持し，このサージカル・インデックスによりインプラントの位置を模型上にトランスファーする．模型上でプロビジョナルの辺縁からインプラントのショルダーに至る石膏をトリミングし，歯肉縁下の形態を制作する．2次手術時に粘膜貫通型のプロビジョナルを装着する．

ーションが製作できる．そして2次外科手術のインプラントの露出と同時にプロビジョナル・レストレーションを装着し，インプラント周囲の軟組織を審美的な形態に組織誘導していく（図6-8）．

サージカル・インデックス法の利点

① 1次手術からプロビジョナル・レストレーション（または最終補綴物）装着までの治療期間と来院回数が短縮される．
② 2次外科手術時のプロビジョナル・レストレーションの装着により，速やかに soft tissue sculpting による組織の誘導が開始できる．
③ フラップが剝離されているため，プロビジョナル・レストレーション（または最終補綴物）の装着が簡単で適合状態の確認が直視下で行える．
④ オッセオインテグレーションが確立する間に，プロビジョナル・レストレーション（または最終補綴物）を製作できる．

サージカル・インデックス法の欠点

① インプラント埋入時に印象を行っているため，2次外科手術後の軟組織の収縮量を予測することが困難である．このため，最終的な軟組織辺縁の位置を正確に把握できない．そのため十分な骨と角化粘膜の幅が存在し，軟組織の厚さの厚いインプラント周囲組織の環境が良好なケースが適応となる（Lazzara；1998）．
② 手術中にプロビジョナル・レストレーションを装着するため，複数歯インプラントの症例では処置が複雑になるので，適用が困難である．
③ プロビジョナル・レストレーションの装着により，2次手術時の唇・頬側フラップと舌・口蓋側フラップの扱い方がより難しい．
④ インプラント埋入手術にサージカル・インデックスの採得が必要なため，手術時間が長くかかる．

Implant site development

図6-9 サージカル・インデックス法による埋入位置のトランスファー

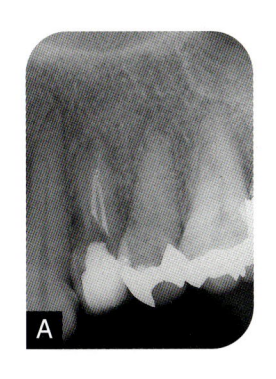

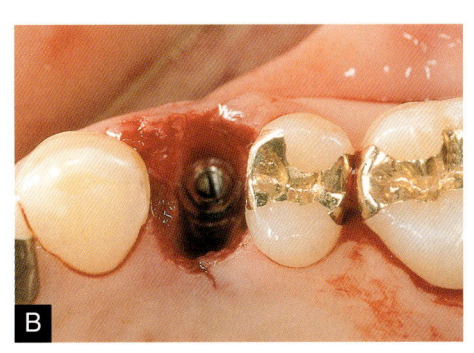

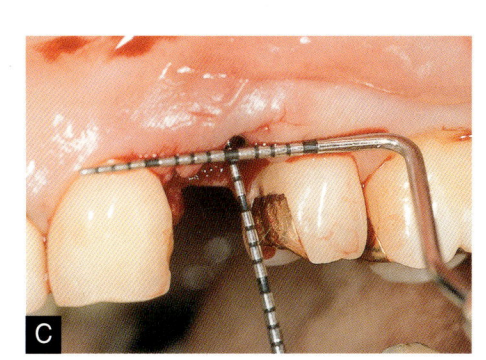

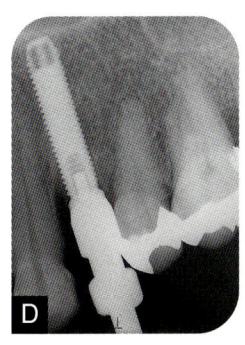

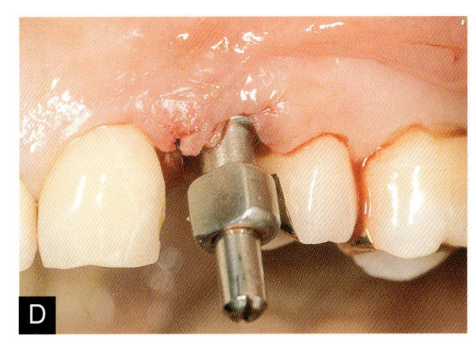

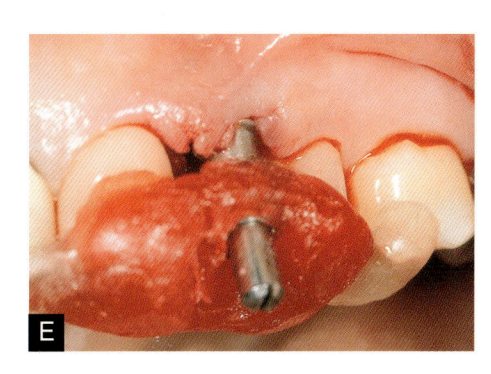

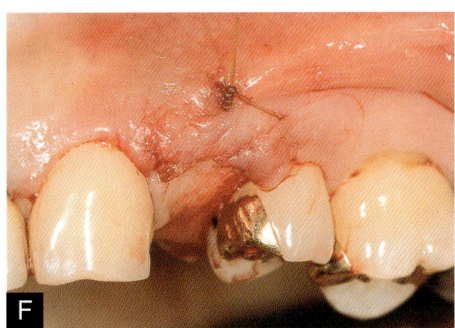

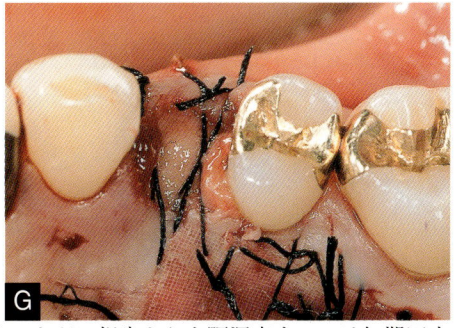

歯肉縁下深くに穿孔を認めたため抜歯適応となったが，根尖から上顎洞底までには初期固定に必要な十分な骨があり，抜歯後即時埋入インプラントを行うことになったもの(A)だが，抜歯窩周囲は4壁性に骨壁が保存され，頰側歯槽骨頂から約2mm根尖側にフィクスチャーを埋入した(B)．フィクスチャーは隣在歯のCEJを結んだ線よりも約3mm根尖側に位置する(C)．

インプレッション・コーピングをフィクスチャーに連結し，X線写真で適合性を確認する(D)．

パタンレジンを使用し，インプレッション・コーピングをトランスファー・スプリントに固定し，口腔内のインプラントの埋入位置を採得する(E)．

抜歯窩は口蓋から採取した結合組織片を頰側およびパラタル・フラップの内面に挿入し(F)，フラップを縫合．

抜歯後即時埋入インプラントの大きな問題である創面の閉鎖は，結合組織移植の利用により解決されている(G)．

6 補綴物を利用した非外科的な軟組織の形成

アナログをインプレッション・コーピングに連結後，模型を削除し，トランスファー・スプリントをガイドにアナログを再装着した後石膏を流し，インプラントの埋入位置を模型に移す（H，I）．

チタンUCLAタイプ・アバットメント（ImplaMed社）を装着し，形態修正する（J）．

UCLAタイプ・アバットメント上にワックスアップし，その形態を主に製作されたフィクスチャー・レベルからのプロビジョナル・レストレーション（K）．

フィクスチャー埋入後46日（L）．

歯槽頂切開を加える（M）．

フラップを剥離して，プロビジョナル・レストレーションを装着（N）．

頬側のアクセスホールの開口部を即重レジンで充塡後，頬・口蓋側のフラップをプロビジョナル・レストレーションに密着させて縫合する（O）．

プロビジョナル・レストレーション装着時のX線写真（P）．

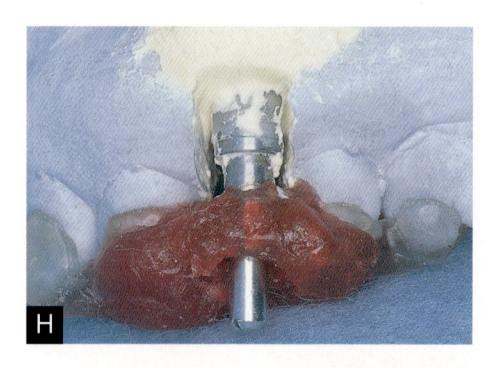

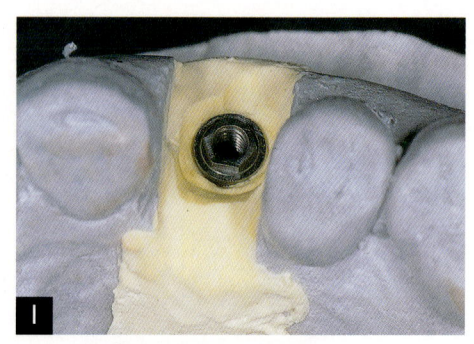

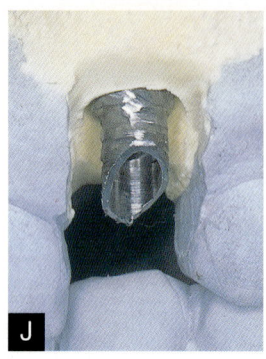

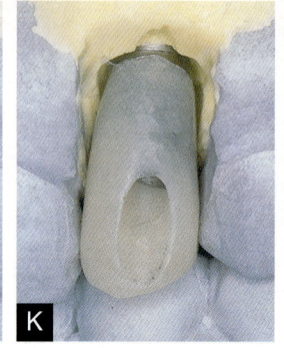

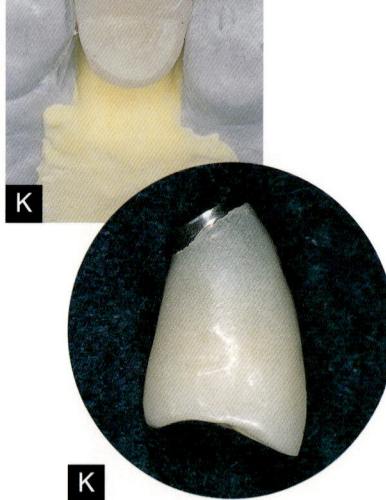

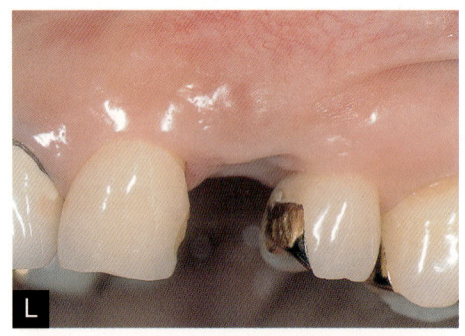

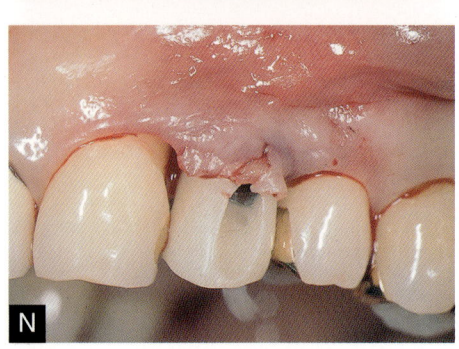

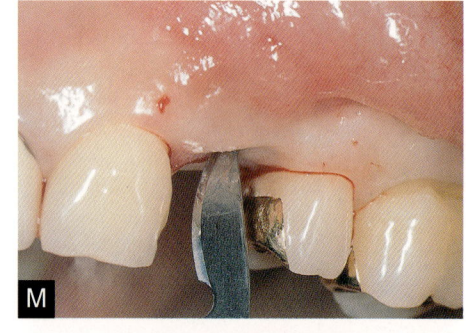

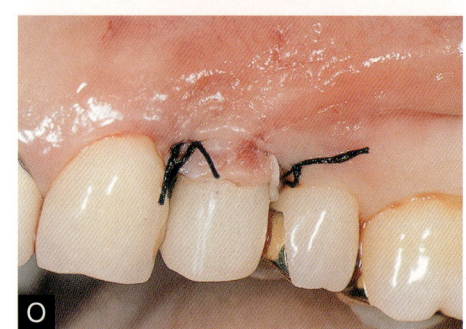

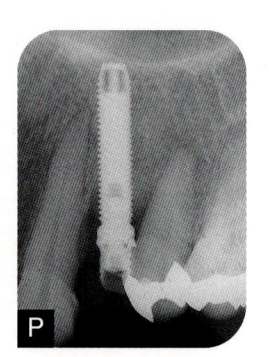

210

Implant site development

図6-10　サージカル・インデックス法を用いたプロビジョナル・レストレーション

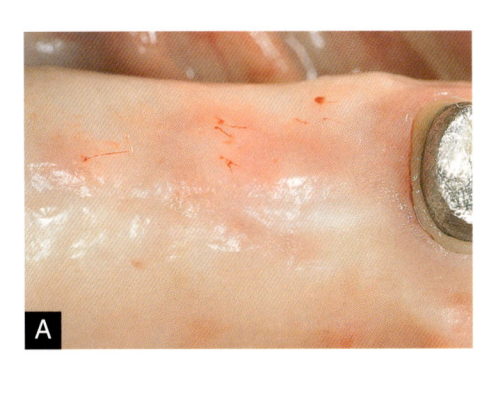

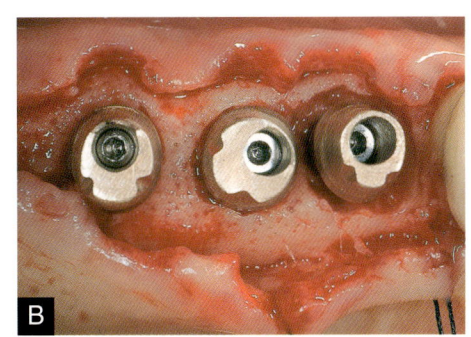

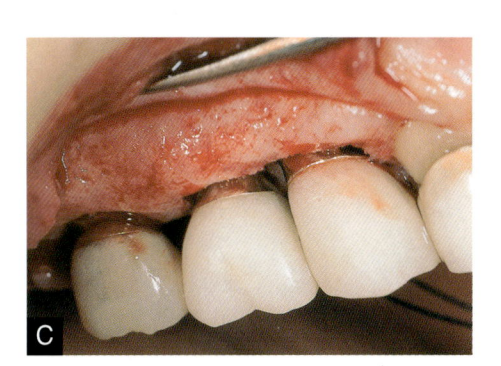

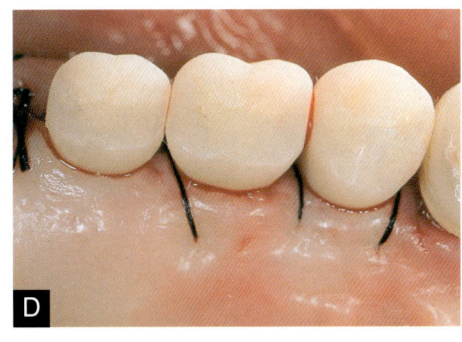

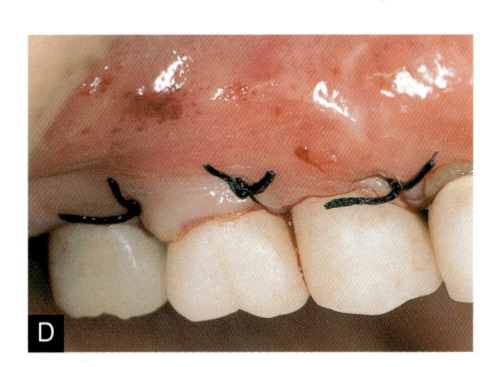

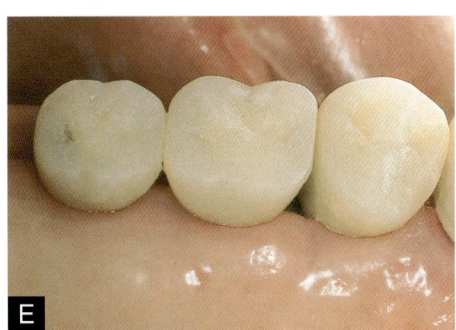

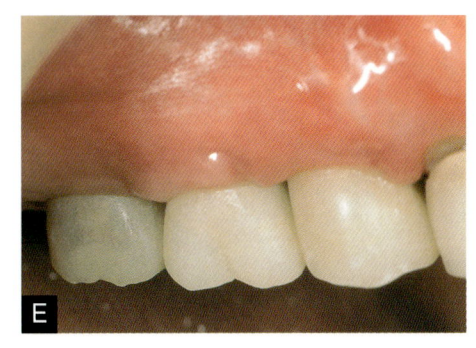

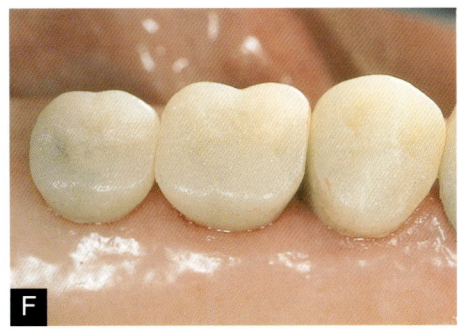

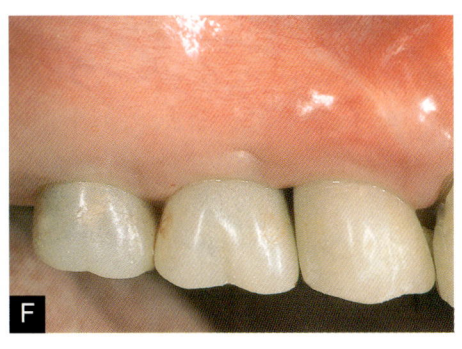

7̲6̲5̲|にインプラントが埋入されている(A).
2次外科手術時にフィクスチャー上部と周囲の骨をラウンドバーおよびボーン・プロファイラー(3i社)を用いて削除し，サージカル・インディクス法で製作したカスタム・アバットメントを装着する(B).
カスタム・アバットメント上のプロビジョナル・レストレーション(C).
フラップをプロビジョナル・レストレーションに適合させて縫合(D).
術後16日(E). 2次外科手術時にテンポラリー・ヒーリング・アバットメントを装着した場合よりインプラント周囲の軟組織の形態改善は迅速である.
術後約3.5ヵ月(F). インプラントの露出と同時にプロビジョナル・レストレーションを装着したことにより，軟組織はスキャロップ状に誘導された. 5̲|と6̲|の口蓋側の歯間部の軟組織クレーターは改善している.

6 補綴物を利用した非外科的な軟組織の形成

図6-11 プロビジョナルレストレーションの製作とsoft tissue sculpting（Case 7-321|1）

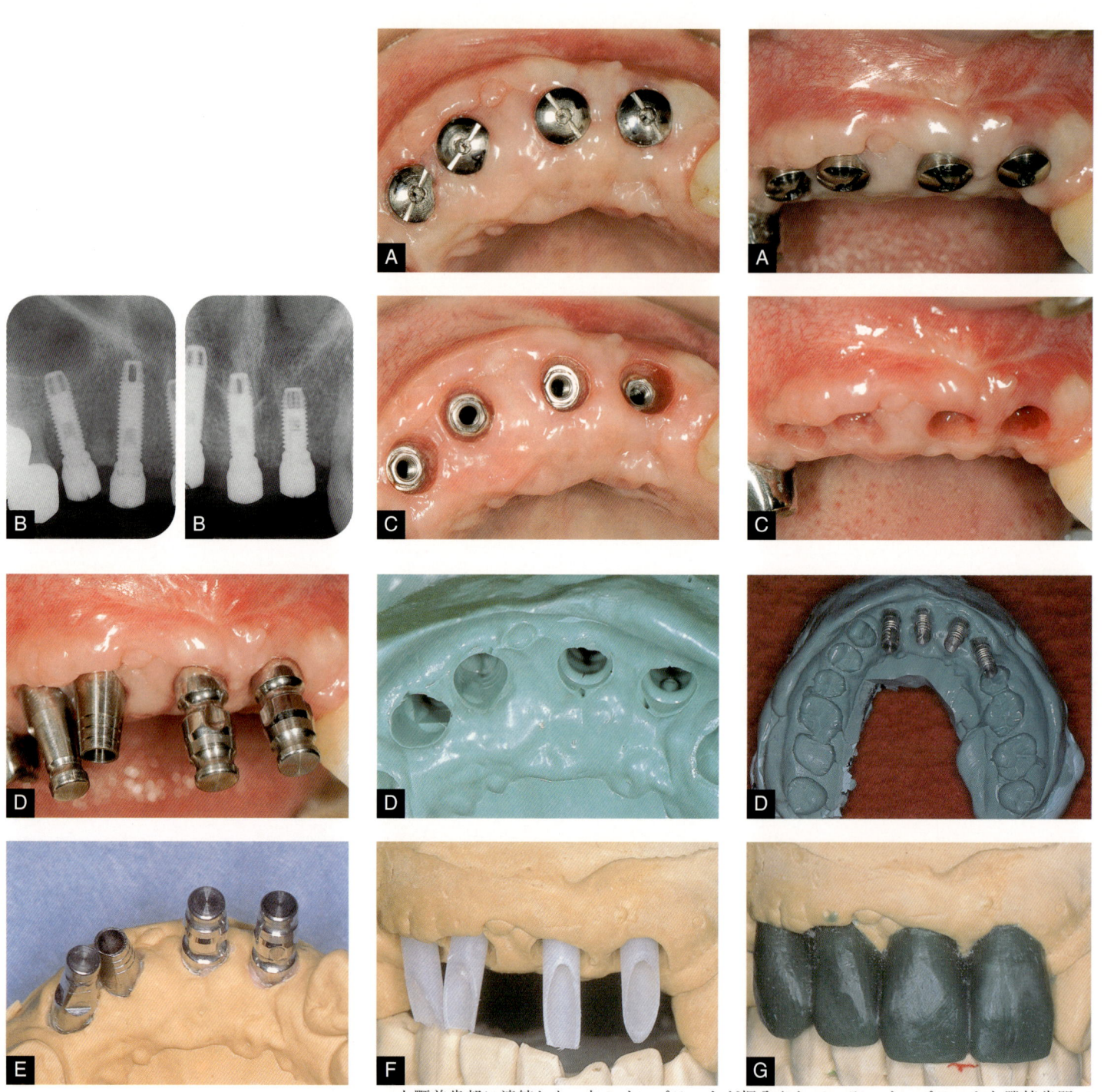

上顎前歯部に連続した4本のインプラントが埋入されている．インプラントと隣接歯間で2mm以上，インプラントとインプラント間で4mm以上の埋入間隔が確保された．インプラント周囲軟組織のボリュームもティッシュ・マネージメントにより得られた（A, B）．

テンポラリー・ヒーリングアバットメント除去時の歯肉溝形態は円形になっており，天然歯の歯頸部断面形態とは異なる（C）．

インプレッション・コーピングを装着し，シリコン系印象材で印象採取，インプレッション・コーピングにアナログを嵌合させ固定し，印象の中へ戻し，石膏を注入する（D）．

完成した作業模型（E）．

プラスティックUCLAタイプアバットメント（ImplaMed社）を模型上で修正（F），ワックスで機能的・審美的に解剖学的歯冠形態を再現する（G）．

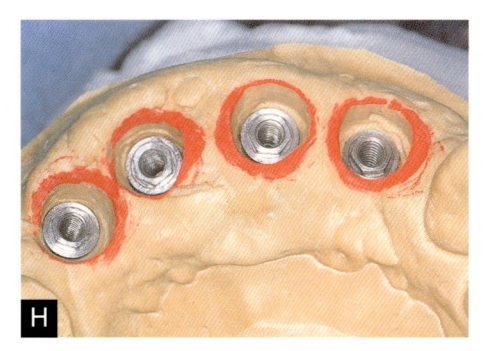

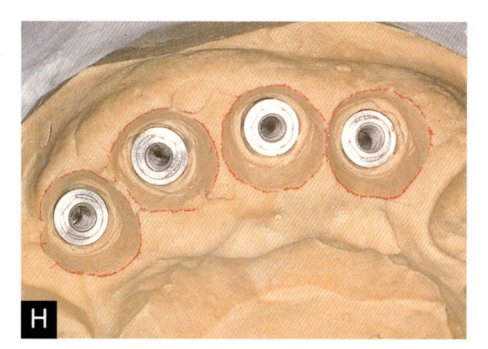

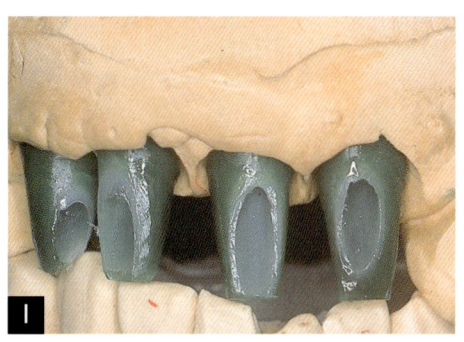

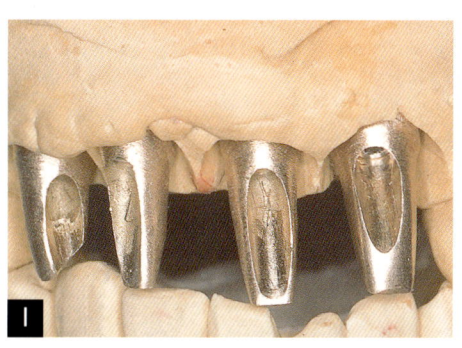

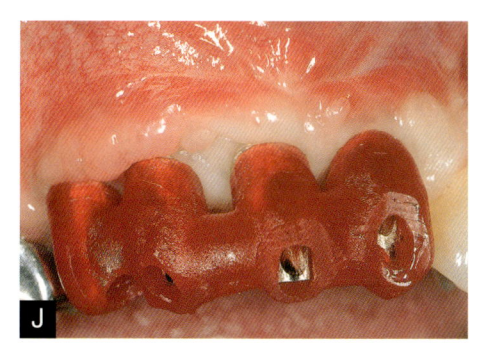

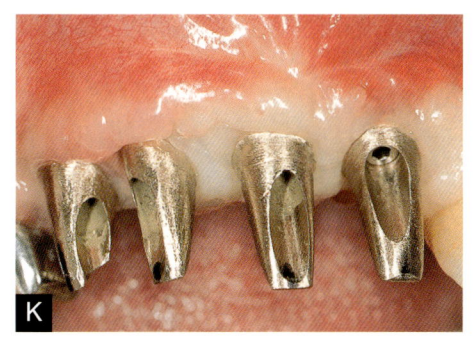

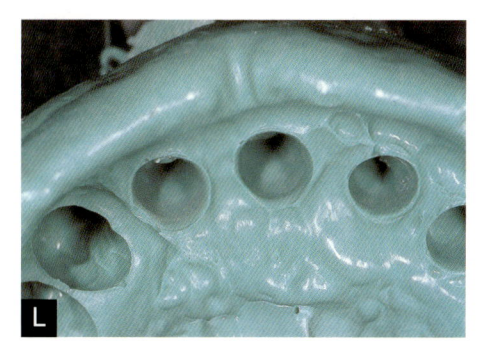

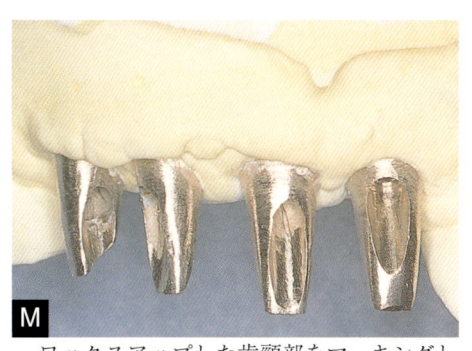

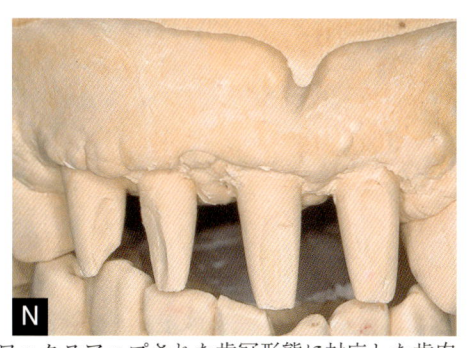

Implant site development

　ワックスアップした歯頸部をマーキングし，ワックスアップされた歯冠形態に対応した歯肉縁下の形態をつくるためマーキングに沿って，インプラントショルダーまでの石膏を削除する(H).

　削除・修正された模型上でフィクスチャーレベルから製作したカスタム・アバットメントのワックスアップと完成したカスタム・アバットメント(I).

　オリエンテーションガイドを用いてカスタム・アバットメントを模型と同じ位置にセットする(J)．カスタム・アバットメントをフィクスチャーに装着．アバットメント周囲の軟組織が圧迫されて貧血色を示している(K).

　カスタム・アバットメントを装着した軟組織とカスタム・アバットメントのマージンとの位置関係をより正確に伝えるために，カスタム・アバットメント装着時の印象を採得する(L).

　口腔内に装着されたカスタム・アバットメントのマージンと軟組織の関係を示している模型(M)．この模型でカスタムアバットメントのマージンの最終的な決定やカスタムアバットメント間の歯間空隙の関係などを必要に応じて修正する．

　重合レジンによるプロビジョナル・レストレーションの製作時にカスタム・アバットメントのマージンが傷つけられないように，カスタム・アバットメントを装着した状態を印象採得し，この石膏模型上でプロビジョナル・レストレーションを製作する(N).

213

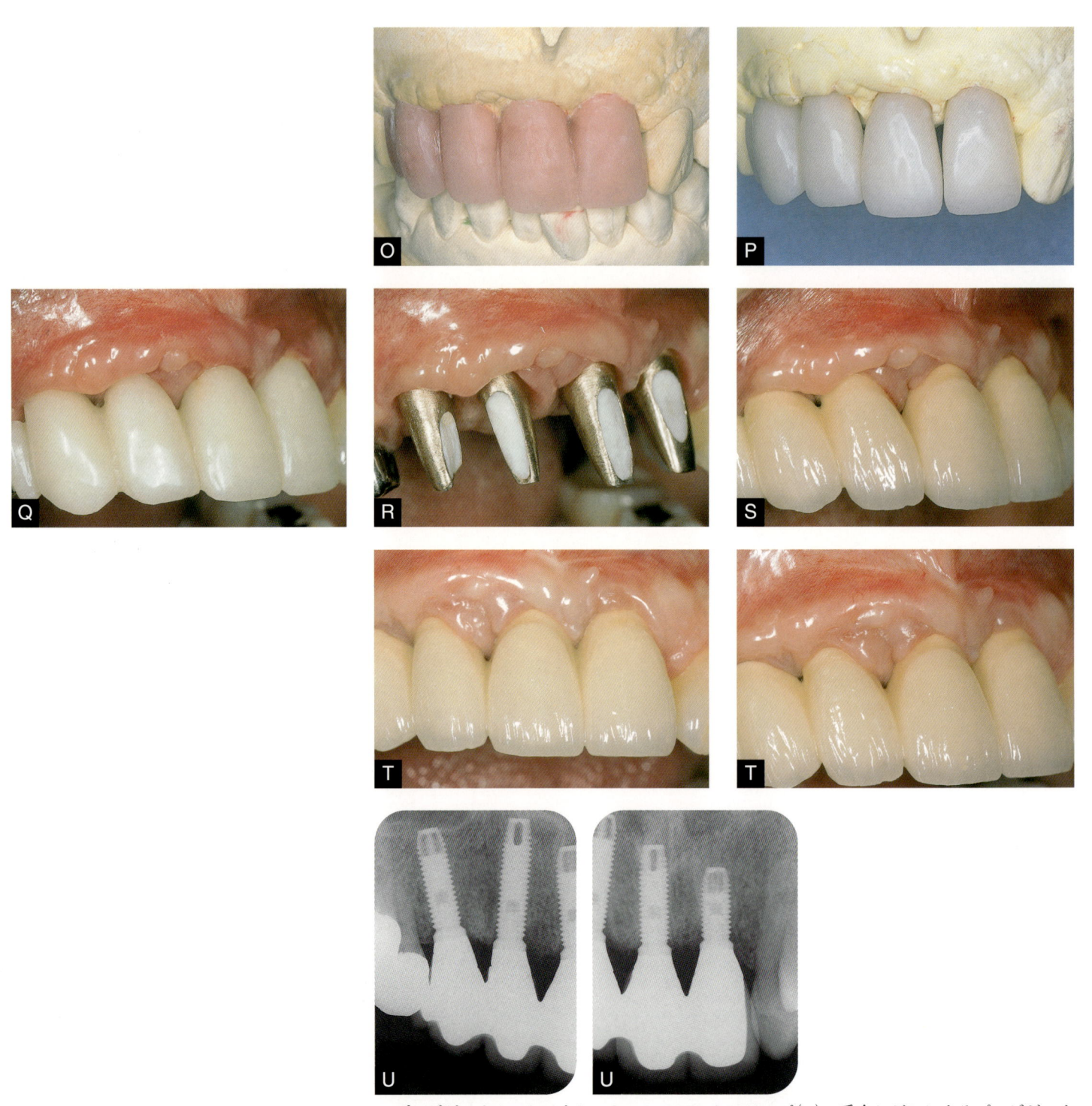

6 補綴物を利用した非外科的な軟組織の形成

　　プロビジョナル・レストレーションのワックスアップ(O).重合レジンによるプロビジョナル・レストレーションをカスタム・アバットメントに装着し，即重レジンで歯肉縁下の形態を仕上げて，プロビジョナル・レストレーションを完成する(P).
　　プロビジョナル・レストレーションの装着(Q).
　　カスタム・アバットメント装着後45日．soft tissue sculptingにより軟組織形態が改善し，2|と3|，1|と|1では歯間乳頭様組織が増大している(R).
　　最終補綴物装着(S)，歯間空隙は2|—3|以外，ほぼ歯間乳頭様組織で満たされ，ブラック・トライアングルのほとんどみられないインプラント補綴物となっている．このことはGBRと結合組織移植を併用した増大手術によりインプラント周囲に十分なボリュームを確保し，プロビジョナル・レストレーションによる非外科的な軟組織を形成したことによる(Grunder；2000).
　　最終補綴物装着から約6ヵ月，2|—3|の軟組織の整形後約3ヵ月(T).歯間乳頭部の軟組織の高さが増大し(とくに2|—3|間)，歯間空隙は完全に歯間乳頭(perfect papilla)で満たされている．最終補綴物装着後3ヵ月のX線写真(U).

Implant site development

図6-12 カスタム・アバットメントの製作と歯肉縁下のデザイン(Case 12-76)

ゴールドUCLAタイプのアバットメント(ImplaMed社)をアナログに装着し，パターンレジンを築盛する(A)．

機能的および審美的観点から残存歯と調和するようにゴールドUCLAアバットメント上にワックスアップして歯冠形態を再現する．その後，歯頸線を石膏模型上に印記する(B)．

次に印記されたラインの輪郭に沿って石膏模型をインプラントのショルダーに至るまで深くトリミングし，アバットメント貫通部の縁下形態を形成する(C)．

インプラントのショルダーから軟組織辺縁に至る適切なエマージェンス・プロファイルを再現した模型ができるわけである．

トリミングされた模型上でフィクスチャーレベルからの縁下の歯根形態を付与したワックスアップ(D)．

この形態がカスタム・アバットメントやプロビジョナル・レストレーションを製作するための出発点となる．

ワックスアップした歯冠形態を基準として完了したカスタム・アバットメントのワックスアップ(E)．

ゴールドUCLAタイプアバットメントを用いて鋳接により製作したカスタム・アバットメント(F)．

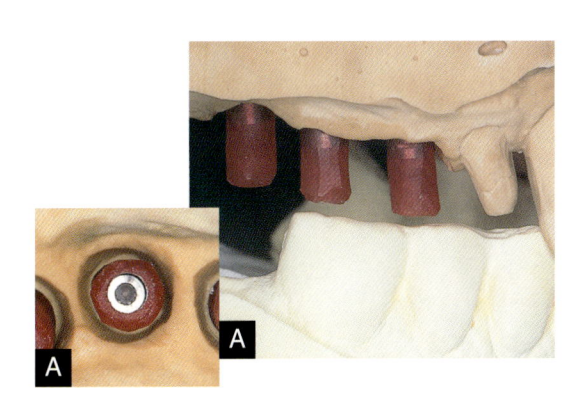

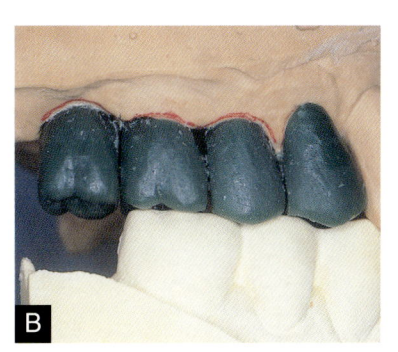

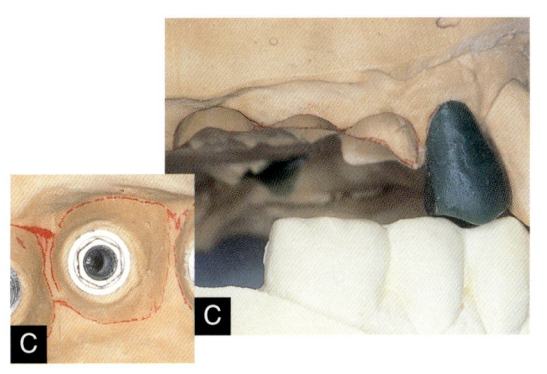

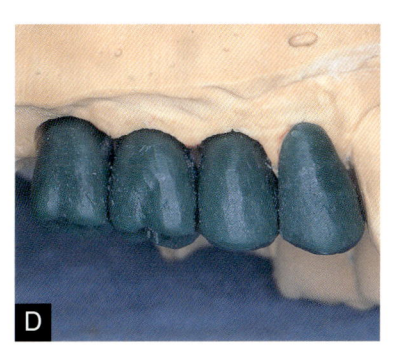

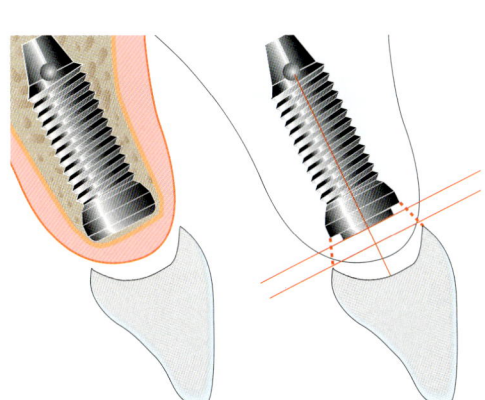

インプラントの適切な位置への埋入

審美的なインプラント修復は，埋入されたインプラントが最終補綴物の中心に位置し，インプラントの頂部が最終修復物のマージンから約2〜3mm根尖側に位置していることが理想的である．

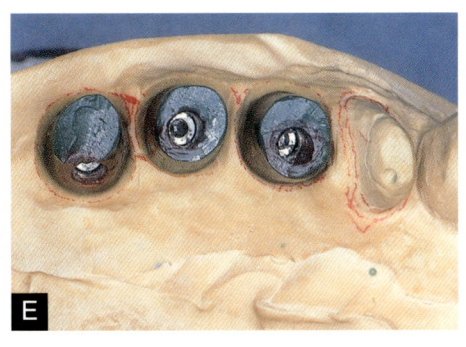

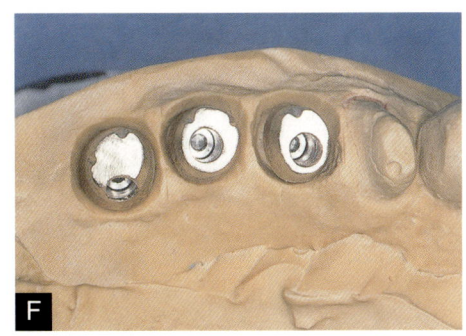

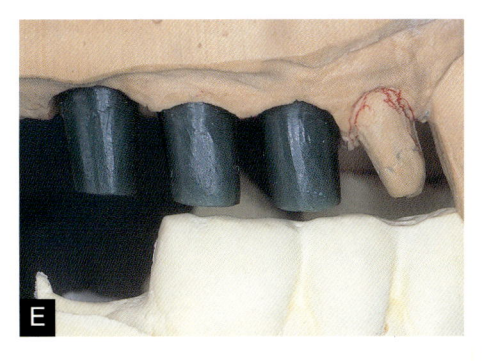

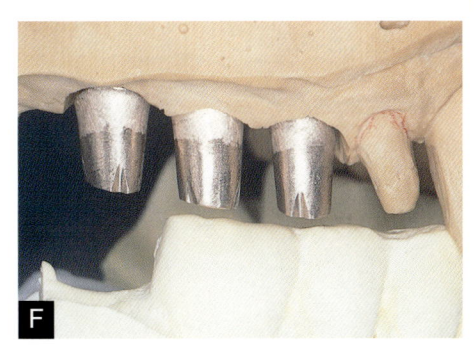

6 補綴物を利用した非外科的な軟組織の形成

図6-13 ガム模型を用いたアングル・ポストの製作（Case 9-65）

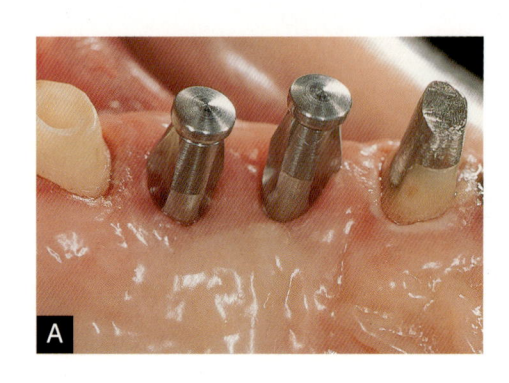

インプレッションポストSTD（京セラ社）の装着（A）．

シリコン系印象材による印象採得．口腔内よりインプレッションポストを取り出し，アナログを装着し印象面に戻す（B）．

石膏を注入し模型を制作する（C）．

模型上のアナログにプラスチックコネクターST（京セラ社）を技工用コロナルスクリューで連結固定する．咬合関係を考慮してプラスチックコネクターSTの頭部が切断され，また軟組織部をガム模型により再現している（D）．

歯冠の解剖形態をワックスアップにより再現する（E）．

歯冠形態に対応した歯肉縁下の形態をつくるため，ワックスの歯頸部周囲をマークし，マークされたラインに沿ってガム模型材をインプラントの頭部まで削除する（F）．

修正した模型でフィクスチャーレベルから歯肉縁下の形態を付与し，その後，縁上のワックスの表面を削り除してアングル・ポストの形態にした（G）．完成したアングル・ポスト（H）．

作業模型上とまったく同じ位置づけにするためにオリエンテーション・ガイドを製作する（I）．

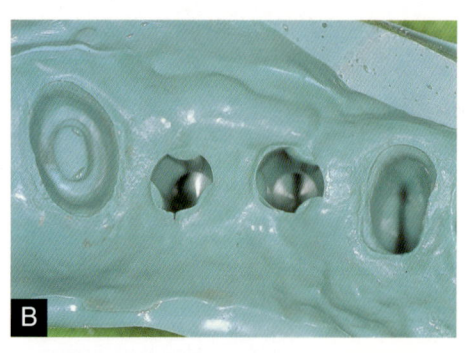

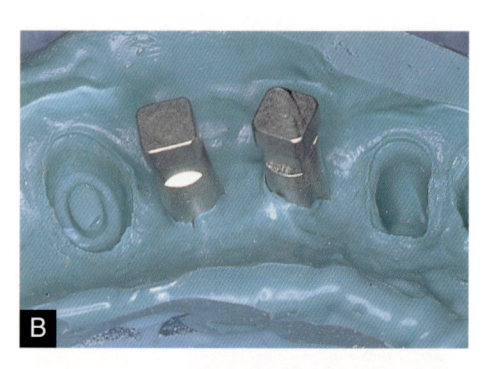

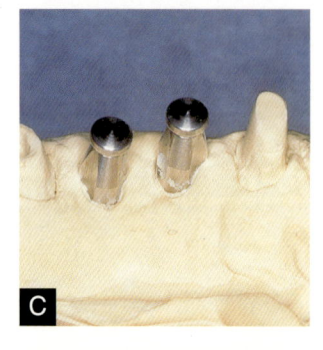

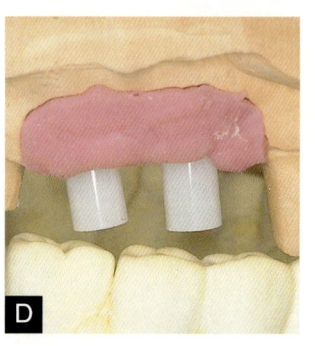

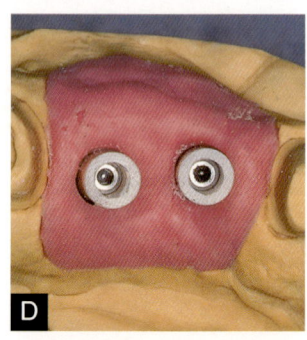

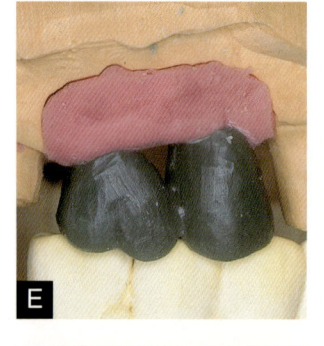

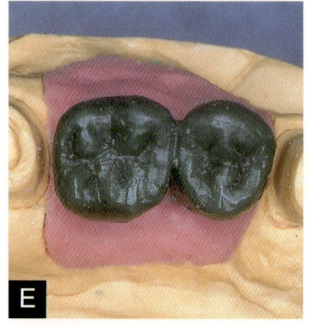

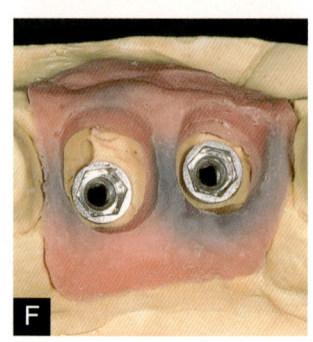

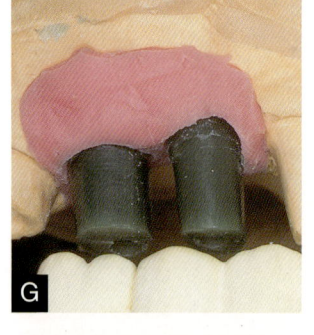

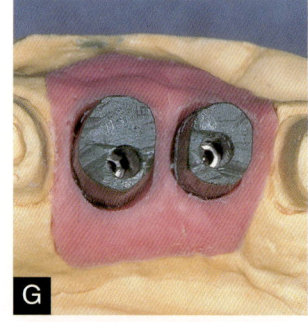

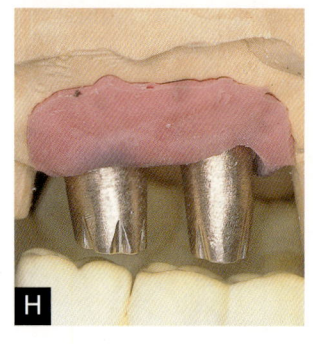

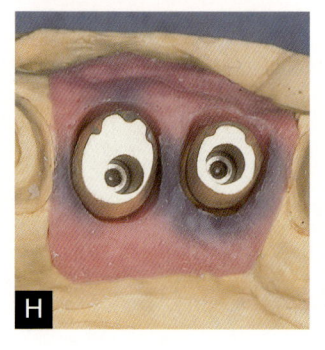

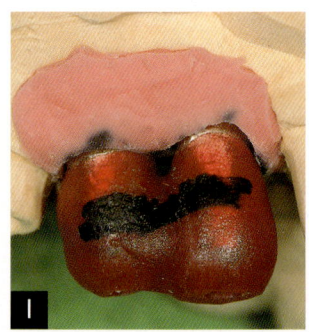

Implant site development

アングル・ポスト装着前の口腔内(**J**).

オリエンテーション・ガイドにより作業模型上と同じ位置関係でアングル・ポストをインプラントに連結する(**K**).

アングル・ポスト装着時,インプラント周囲の軟組織が白く貧血状になっている(**L**).

プロビジョナル・レストレーションの装着(**M**).

プロビジョナル・レストレーション装着後約10ヵ月のアングル・ポスト(**N**).

最終補綴物装着によって軟組織が圧迫され,貧血色を示している(**O**).

最終補綴物装着後3ヵ月.soft tissue sculpting により歯間乳頭部の軟組織のボリュームが増加して,補綴物周囲に歯間乳頭様組織が形成された.インプラント間の歯間乳頭様組織の高さは,インプラント―天然歯間の組織の高さより低い位置にあり,フラットな形態を呈していることに注意(**P**).

最終補綴物装着後9ヵ月(**Q**).

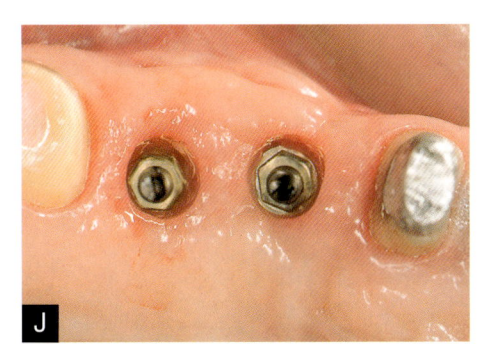

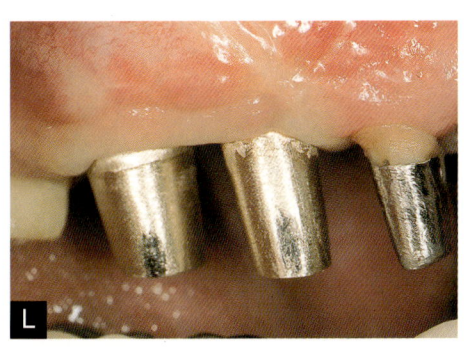

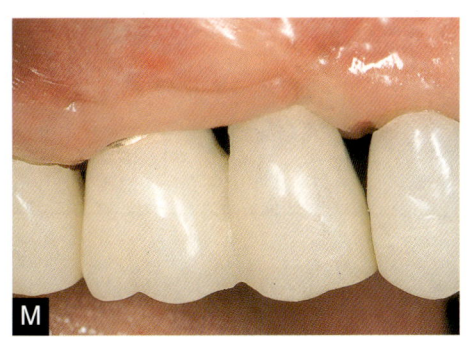

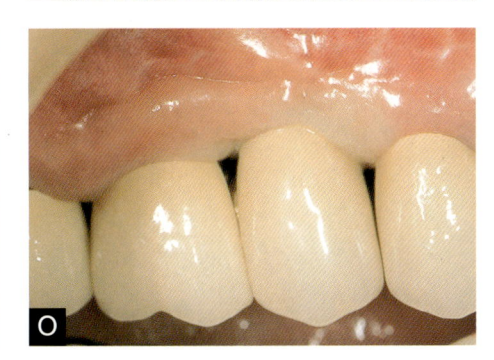

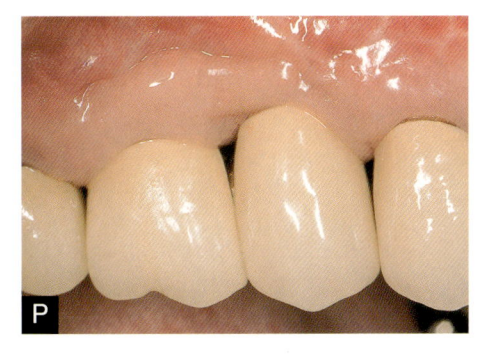

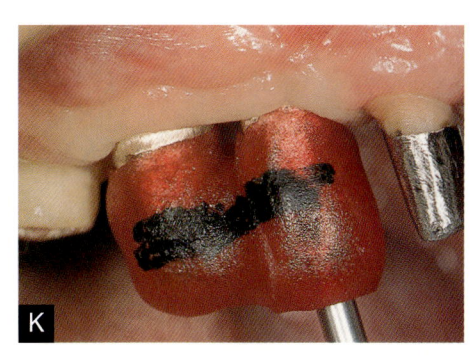

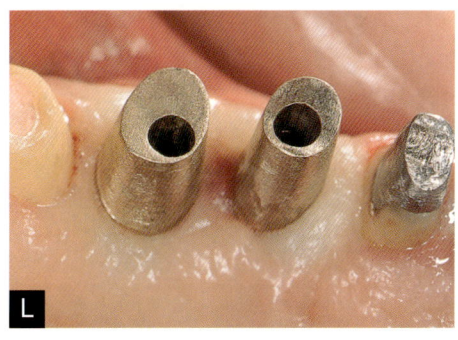

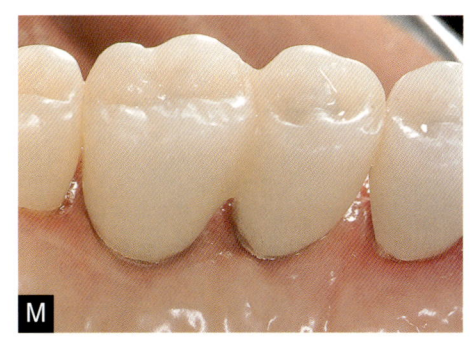

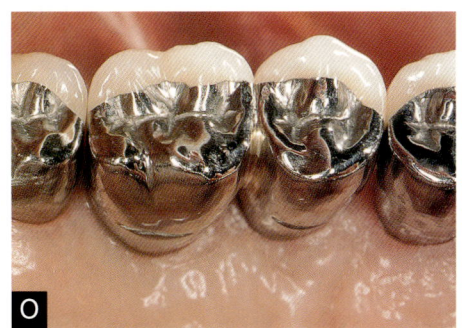

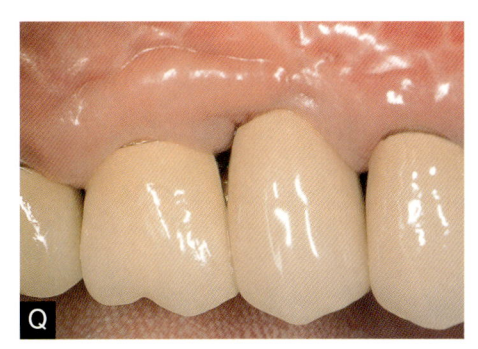

6-2-3 補綴物装着後の軟組織の退縮と増加

補綴物装着後の軟組織の退縮

このプロビジョナル・レストレーションによる非外科的な軟組織の形成の後，すなわち補綴物装着後にインプラント周囲軟組織は収縮または退縮しないのであろうか．

インプラント補綴物装着後の軟組織の退縮は以前に報告されている(Adellら；1986，Apseら；1991，Jemtら；1994，Bengaziら；1996)．インプラントの適応症が無歯顎から部分欠損症例へと発展し，より天然歯に類似した審美的な形態が求められる部位では，補綴物装着後のインプラント周囲軟組織(peri-implant soft tissue margin)の退縮によるアバットメントやメタルカラーの露出は，臨床上の大きな問題となる．また，軟組織の退縮による歯肉—歯槽粘膜の問題や清掃を困難にするフィクスチャーの露出の問題へと波及する可能性をもっている．

Bengaziら(1996)は，41人の患者に163本のスタンダード・ブローネマルク・インプラントを植立し，固定性補綴物を装着したケースの補綴物装着時と装着後2年間のインプラント周囲軟組織のマージンの位置の変化について評価を行った．なお，この研究では，歯槽堤増大手術は行われていない．その結果，マージンの退縮は補綴物装着後の最初の6ヵ月間に主に観察された．部位別では下顎の舌側部で最も著しい軟組織の退縮を認めた．上顎のインプラントの頬側部での軟組織マージンの退縮は，補綴物装着後6ヵ月で0.4mm，24ヵ月後に0.7mmであった．また，軟組織の退縮量は，上顎より下顎で，頬側部より舌側部でより多かった．筆者も臨床経験上，このような印象をもっている(図6-14)．

Grunder(2000)は，上顎前歯部にGBRによる骨増大手術と結合組織移植による軟組織増大手術を行い，10本の単独植立インプラントの補綴物装着時と装着後1年後のインプラント周囲粘膜の安定性を評価した．すべてのケースは，非吸収性のGore-Tex membrane(W. L. GORE社)とBio-Oss(Osteohealth社)を併用したGBRと結合組織移植を含み，同じプロトコルに基づいて処置が行われた．

その結果，補綴物装着1年後に唇側部で平均0.6mmの収縮，歯間乳頭部で平均0.375mmの軟組織のボリュームの増加を認めた．クラウン装着時に歯間空隙は歯間乳頭により完全に閉鎖されており，1年後に歯間乳頭様軟組織のボリュームを喪失するケースは認められなかった．骨・軟組織増大手術によるティッシュ・マネージメントの結果，最終補綴物装着後に歯間乳頭様軟組織が獲得され，好ましい軟組織形態が得られた．Grunderのプロトコルでは，結合組織移植による軟組織増大手術は，GBRを併用したフィクスチャー埋入6ヵ月後のmembrane除去時に行い，フィクスチャーヘッド上の頬側に結合組織移植片を置き，フラップを縫合している．4週間後，アバットメントを連結するために，カバー・スクリュー上の軟組織を除去し，テンポラリー・ヒーリング・アバットメントを装着した．このとき軟組織の切除を最小限にする努力をしている．すなわち，2次外科手術前に軟組織増大手術を完了させ，2次外科手術時の軟組織処置を最小限にし，2次外科手術の術後の軟組織の収縮を少なくするよう配慮していることが好成績につながったと思われる．

インプラント側部でのコンタクトポイントから骨頂までの距離は，平均9mm(最大10.5mm)であった．Grunder(2000)の報告によると，コンタクトポイントと

Implant site development

図6-14 インプラントの埋入間隔と軟組織の退縮量

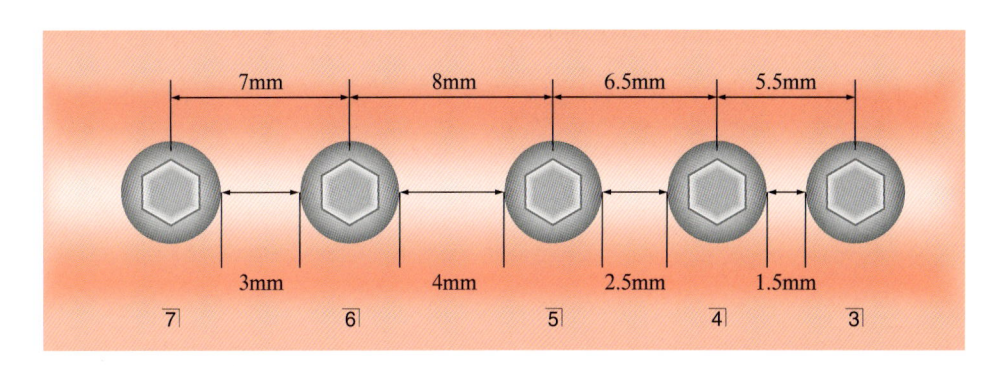

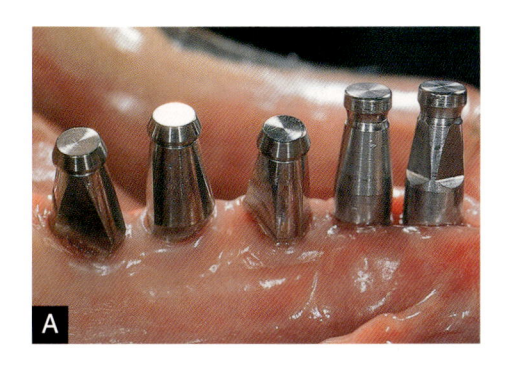

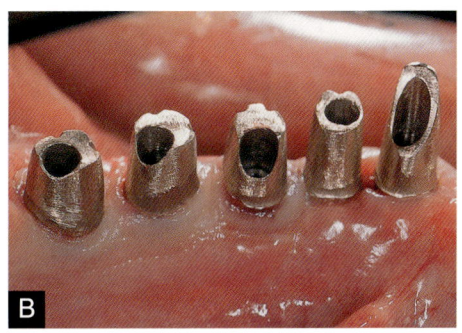

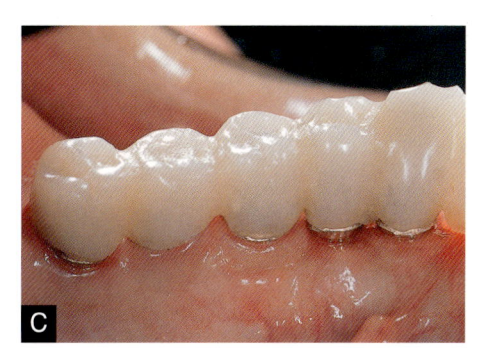

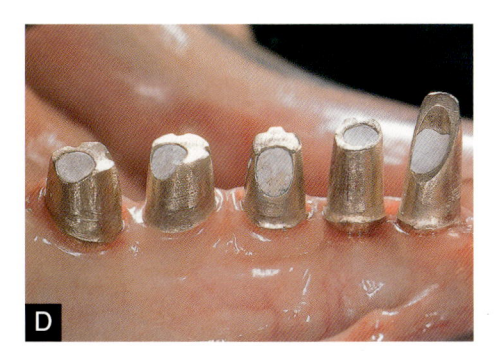

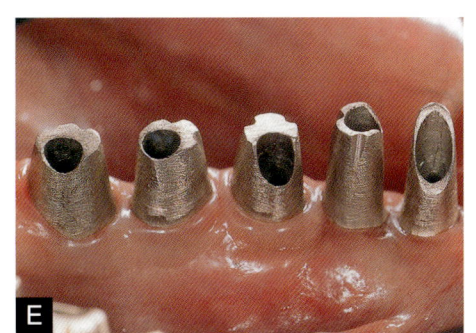

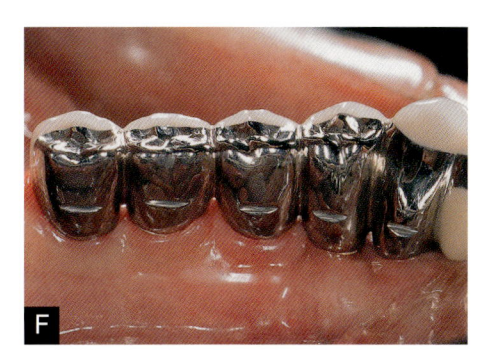

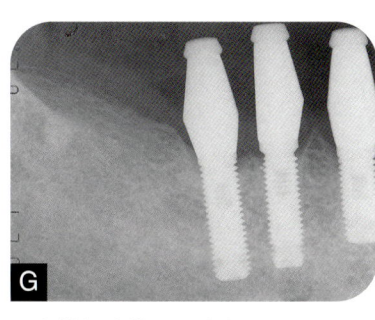

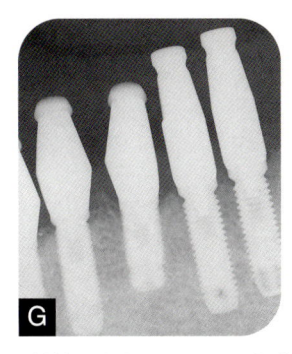

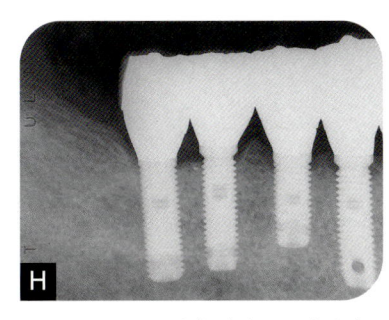

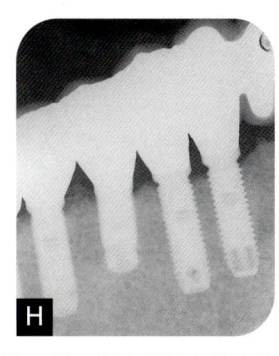

欠損部歯槽堤の近遠心的なスペースに制約があり，7̄6̄5̄4̄3̄ 部位に5本のフィクスチャーを埋入するにあたり，3̄—4̄ の埋入間隔を狭くせざるを得なかった．5本の埋入間隔は次のとおり．

4̄3̄ の2次外科手術後35日．カスタムアバットメントの製作に着手．インプレッション・コーピングを装着（A）．歯肉縁下の上部構造は審美性を考慮したエマージェンス・プロファイルを与えた．ただし，3̄—4̄ 間の近接のため，プロビジョナル・レストレーション装着後の清掃性を考慮して，3̄遠心，4̄近心のカスタム・アバットメントは歯肉縁下の浅い位置に設定した（B）．プロビジョナル・レストレーション装着後3ヵ月．軟組織の形態は改善しているが，4̄3̄ 部に退縮を認める（C）．プロビジョナル・レストレーションを除去したところ，非外科的な軟組織形成により，退縮を生じたことが明らかである（D）．プロビジョナル・レストレーションから1年1ヵ月．インプラント周囲の軟組織の安定が得られたので，最終的なカスタム・アバットメントを製作（E）．最終補綴物の装着（F）．インプレッション・コーピング装着時と，最終補綴物装着時のX線像を比較すると，5̄—6̄ フィクスチャー間ではインプラント特有の骨縁下欠損様の形態を認め，このフィクスチャー頭部より歯間部骨頂が歯冠側に位置する垂直的な骨の高さは，最終補綴物装着時（右）にも維持されている．フィクスチャー間が1.5mmと狭い 3̄—4̄ フィクスチャー間では，骨はフラットになっている．

219

骨頂間の距離は，インプラント側部の骨レベルではなく，隣接歯側の骨レベルが決定因子となるとされる．Grunderの10本のすべてのケースにおいて，隣接歯側の骨レベルとコンタクトポイントの距離は5mm以内であった．

軟組織マージンの退縮に関しては，Grunder(2000)も，組織増大術を行わなかったBengaziら(1996)の報告も，よく似た結果である．

術後軟組織収縮への対応

2次外科手術後の軟組織収縮を防止するために，いくつかの配慮すべき点があるが，すべての軟組織増大手術は，2次外科手術前に完了させておき，2次外科手術時の手術侵襲を最小限にする必要がある．インプラント2次外科手術前に軟組織増大手術を行っている症例では，2次外科時にその増大した軟組織を保存するように配慮する．たとえば，大きなフラップを形成すると収縮しやすい．また，高さの短いスタンダード・ヒーリング・アバットメントを装着し，フラップをヒーリング・アバットメント周囲にきっちり密着またはsemi-submargedの状態に縫合することは収縮を防止することに役立つだろう．

プロビジョナル・レストレーションによる軟組織への圧力は徐々に加えるべきものだが，辺縁組織がプロビジョナル・レストレーションの圧迫に順応してから，最終的に付与したい歯頸部カントゥアの形態に修正し軟組織の誘導を継続する(Paul & Jovanovic；1999)．その圧力は歯間部軟組織への側方加圧とし，決して歯軸方向に力を加えない．また頰側のエマージェンス・プロファイルはできる限りフラットにする．プロビジョナル・レストレーションやカスタム・アバットメントの装着により，軟組織は圧排されて明るい貧血色を示すが数分後には血液が完全に還流し，元の軟組織色に戻る．

しかし，術後にはマージンの一定の収縮が避けられないので，軟組織の収縮を考慮に入れて，装着時のクラウンの歯冠長を約0.5〜0.7mm短目にしておく．そのため，補綴物装着前に，必要に応じて，軟組織増大手術により，インプラント周囲軟組織に過剰な軟組織のボリュームを確保しておく(Grunder；2000, Mathews；2000)．

審美性を要求される部位では，プロビジョナル・レストレーションを少なくとも6ヵ月以上装着し，インプラント周囲の軟組織マージンの安定を待ってから，最終補綴物の製作を開始するようにする(Bengaziら；1996, Grunder；2000, Small & Tarnow；2000)．

Wise(1985)は，15人の患者の前歯部にinversebevel gingivectomyと根尖側移動術(apically positioned flap surgery)を行い，歯周外科手術後4〜20週にかけて，歯肉辺縁が約1mm根尖側に移動し，その後24週までほとんど変化がなく安定していたという結果を報告した．インプラント周囲の軟組織についても同様の扱いをしていく必要があると考えられる．

退縮しやすい傾向にあるthin-scalloped periodontiumの症例や広範囲への骨・軟組織増大手術を行った場合には，インプラント周囲組織が予想した以上に著しく変化することがあるため，このようなケースでは，最終補綴物の装着時期をさらに延長することが望ましい．

インプラント周囲の角化粘膜が喪失し，歯槽粘膜(lining mucosa)になっていたり，インプラント周囲軟組織が可動性になっている場合には，軟組織移植を行い，

Implant site development

十分な角化組織をもった非可動性の粘膜に改善する．Bengaziら(1996)は，固定性インプラント補綴物装着後の軟組織の退縮は，補綴物装着時の咀嚼粘膜(masticatory mucosa)の不足や，インプラント周囲軟組織の可動性には影響されず，また歯槽粘膜は骨のプロテクターとしての能力は，咀嚼粘膜と同様であると述べている．補綴物装着6ヵ月以降24ヵ月までの観察期間中に歯槽粘膜，可動性および非可動性の部位でも，それ以上の軟組織の退縮量の増加は認められなかったと報告している．しかし，非角化歯槽粘膜部では，補綴物装着6ヵ月後の診査で，咀嚼粘膜部より，より多くの退縮量を示している．さらに，最初の6ヵ月間に，咀嚼粘膜部では38％，非角化粘膜部の57％に1mm以上の軟組織の退縮を認めている．また，インプラント周囲軟組織の可動性を認める部位では，非可動性の部位に比較して補綴物装着6ヵ月の軟組織の多くの退縮量が認められた．可動性の部位の22％に2mm以上の軟組織の退縮が認められたのに対して非可動性の部位では，8％であった．

以上のBengaziら(1996)の研究から，適切なメインテナンスを行い，プラークコントロールを徹底することができれば，インプラント周囲の角化粘膜(咀嚼粘膜)の幅とインプラント周囲軟組織の可動性はインプラント補綴の予後に及ぼす影響は小さいと考えられるが，補綴物装着後の軟組織の退縮量は，非角化粘膜部では咀嚼粘膜部より多いし，可動性の部位では非可動性の部位よりも多い．また，この研究で用いられたインプラント補綴物のデザインは，Brånemarkのコンセプトに従って清掃性を容易にすることに重点をおいたスタンダード・アバットメントを使用し，アバットメントも補綴物のマージンも歯肉縁上に位置した設計になっている．しかし，今日ではアバットメントおよび修復物のマージンを歯肉縁下に設定しているため，軟組織はより退縮しやすい環境になっている．そのためインプラント周囲粘膜が非可動性で十分な幅の厚い角化組織になっていることが，補綴物装着後のインプラント周囲軟組織マージンの退縮を防止するために大切である．

implant site development のまとめ

1) 骨増大手術(Osseous augmentation procedures)
2) 軟組織増大手術(Soft tissue augmentation procedures)
3) プロビジョナル・レストレーションによるCustom guided tissue healing (restoration-generated site development)

包括的な治療計画に基づいて，上記のティッシュ・マネージメントを組み合わせて行うことにより，機能的で審美的なインプラント修復の良好な結果につながる．

審美的インプラント修復

1) 適切な位置へのフィクスチャーの埋入
2) 審美的な軟組織と歯間乳頭の形態
3) エマージェンス・プロファイル，歯頸部のカントゥア

天然歯の形態に類似した審美的なインプラント修復を行う場合，修復物に与えるエマージェンス・プロファイル，すなわち歯肉縁下における上部構造の形態は

6 補綴物を利用した非外科的な軟組織の形成

重要な役割を果たす．そのため，各々の歯の解剖学的条件に対応した審美性の高い適切な形態を得るため，インプラント修復物はフィクスチャーレベルの歯肉縁下から製作される．すなわちアバットメントと修復物のマージンは歯肉縁下に位置することになる．

縁下に設定した最終補綴物のマージンやアバットメントが，クラウン装着後の軟組織の退縮により縁上に露出してくることは，とくにスマイルラインが高く，歯頸部や周囲軟組織が露出しやすい患者では，新たな審美的な問題となる．インプラント周囲組織の健康を維持し，最終補綴物装着後の軟組織の退縮や付着の喪失を防ぎ，長期間，修復物のマージンと歯肉辺縁の位置関係が安定し，処置後，マージンの露出の問題を生じさせないためには，適切なプラークコントロールとともに，十分な幅と厚さの軟組織を形成しておくことが大切である．

インプラント補綴物装着後の軟組織の退縮について，Adellら(1986)はabutment connection surgery後1ヵ月から3年後に1.7mmの軟組織の退縮(1ヵ月から1年までに1.3mmの退縮)，Lekholmら(1986)は3年後に3.2mmの軟組織の退縮，Apseら(1991)は，インプラント補綴物装着から4～9年間の観察により平均1.75mmの軟組織の退縮があったとしている．Bengaziら(1996)はその退縮の大部分は，装着後最初の6ヵ月期間中に起こり，上顎頬側における退縮量は，装着後6ヵ月で0.4mm，2年経過した時点で0.7mmであったとしている．また，軟組織の退縮は，初期のプロービングの深さ(軟組織の高さ)と相関していたと述べている．そこで，新たな審美的な問題を生じさせないために，最終的なアバットメントの選択や最終補綴物の製作は2次外科手術後，インプラント周囲軟組織の安定性が得られてから開始すべきである．では，2次外科手術後，インプラント周囲の軟組織辺縁(soft tissue margin)はどのくらいで安定するのだろうか？

Smallら(2000)は，11人の患者に63本のインプラントを埋入し，インプラント埋入直後(1回法インプラントシステム)，またabutment connection surgery直後(2回法インプラントシステム)から1週，1ヵ月，3ヵ月，6ヵ月，9ヵ月，1年後のインプラント周囲軟組織の退縮量を評価し，次のように報告している(表6-1，2)．

インプラント周囲軟組織の退縮量(Smallら；2000)

① 軟組織の退縮の大部分は最初の3ヵ月以内に生じた
② 頬側部では82％の部位，近心と舌側部では60％の部位，遠心部位の75％に軟組織の退縮を認めた
③ 術後1ヵ月から1年までの間に約0.4mmの軟組織の退縮量を認めた

以上のように2次外科手術の時点から約1mmの軟組織の退縮が起こることが予測される．そのため最終的なアバットメントの選択や最終印象は少なくとも3ヵ月間待機すべきである．また，最終補綴物装着後の補綴物の周囲軟組織の経時的な形態変化についても配慮することが大切である(図6-15)．

軟組織の退縮を最小限にするために，メインテナンス時のアバットメントの着脱の頻度を極力控えるべきだとする指摘がある．Abrahamssonら(1997)は，6ヵ月間でアバットメントを5回着脱した部位と一度も取りはずさなかった部位との比較を行い，アバットメントの着脱を繰り返した部位では，取りはずしをしなかった部位に比較して，有意な軟組織の退縮と骨吸収が起こったことを報告した．

Implant site development

表6-1　Means and Standard Deviations (in mm) of Measurements

Time	Buccal changes	Lingual changes	Mesial changes	Distal changes
1 week	−0.13 ± 0.49	−0.12 ± 0.47	−0.15 ± 0.46	−0.05 ± 0.57
1 month	0.52 ± 0.75	0.25 ± 0.86	0.36 ± 0.70	0.50 ± 0.80
3 months	0.75 ± 0.76	0.47 ± 0.90	0.48 ± 0.80	0.72 ± 0.90
6 months	0.85 ± 0.76	0.45 ± 0.90	0.44 ± 0.80	0.75 ± 1.00
9 months	0.88 ± 0.75	0.45 ± 0.76	0.46 ± 0.80	0.77 ± 0.90
1 year	0.88 ± 0.75	0.53 ± 0.90	0.47 ± 0.80	0.78 ± 0.90

表6-2　Summary of Recession Trends

Location	Mean recession (mm)	Sites showing recession (％)	Sites showing growth (％)	Sites showing no change (％)
Mesial	0.47	60	12	28
Distal	0.78	75	14	11
Buccal	0.88	82	6	12
Lingual	0.52	60	12	28

表6-1, 6-2ともSmallら(2000)による

Abrahamssonらは，アバットメントを除去するとアバットメントと結合していたインプラント周囲の結合組織が露出し，その部位が創傷となる．その創傷の治癒のために接合上皮が根尖側に移動し，次に再度アバットメントを連結後にインプラント周囲粘膜の生物学的幅径を維持しようとして，骨吸収と軟組織の収縮が生じると考察している．

図6-15　軟組織の安定と最終アバットメントの製作（Case 1-2）

審美的な配慮を求められる部位では最終補綴物のマージンが，インプラント周囲軟組織の退縮により縁上に露出し，新たな審美的問題を生じさせないために，プロビジョナル・レストレーション装着後にインプラント周囲軟組織の安定性が得られてから最終的なアバットメントの印象を行う．

2次外科手術から66日目．screw-retainedによるプロビジョナル・レストレーションの装着時（A）．周囲軟組織は圧排されて明るい貧血色を呈している．

プロビジョナル・レストレーションの装着後から98日（B）．軟組織がプロビジョナル・レストレーションの周囲に密着し，soft tissue sculptingが著明．歯間部のボリュームが増し，歯間乳頭の高さが増し，歯間空隙が減少している．

2次外科手術後19週，プロビジョナル・レストレーション装着後，約3ヵ月間待機し，インプラント周囲の軟組織辺縁が安定してきたので，最終的なアバットメントの製作を開始．直径6mm，カラー幅2mmのナチュラル・プロファイル・アバットメント（ImplaMed社）を選択し，これを用いて印象採得する（C）．

ナチュラル・プロファイル・アバットメントにアナログを連結し，印象の中に差し込む（D）．

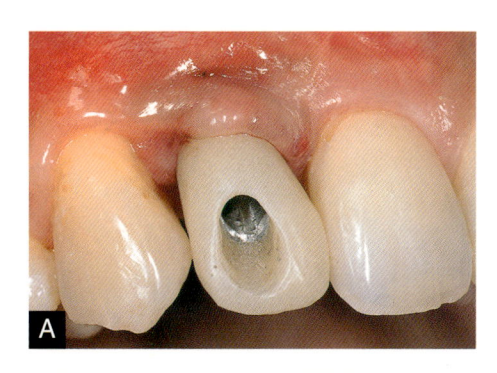

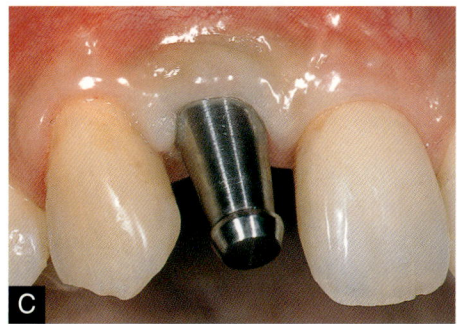

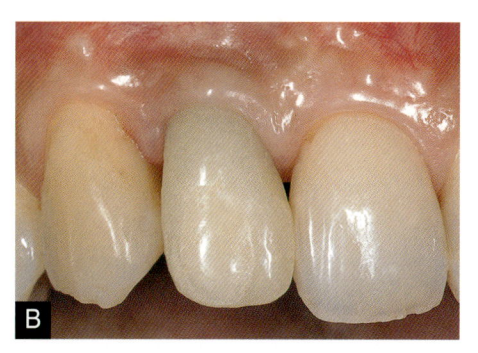

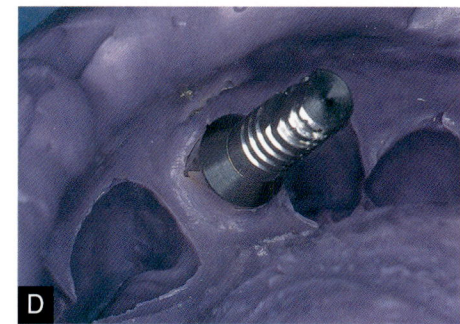

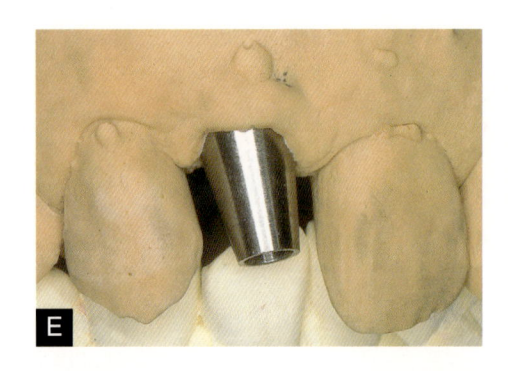

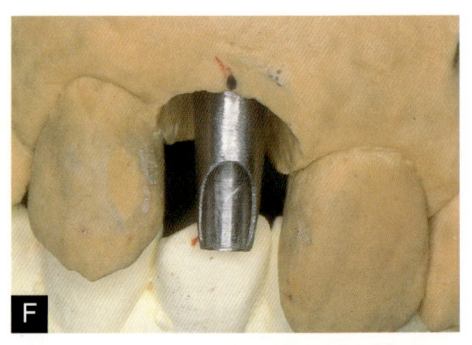

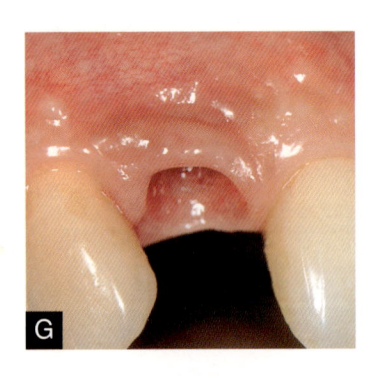

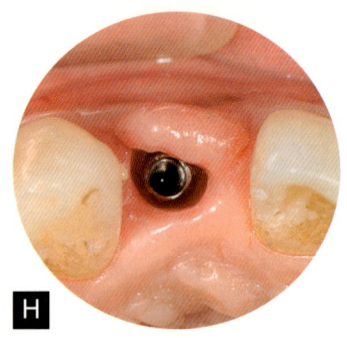

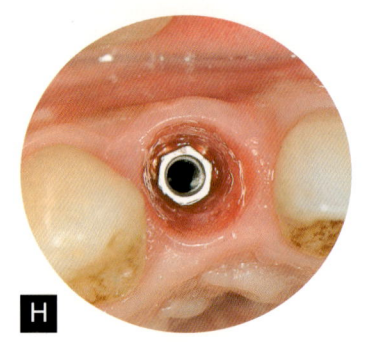

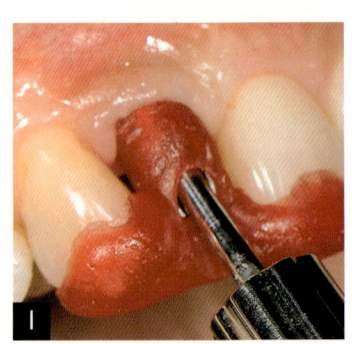

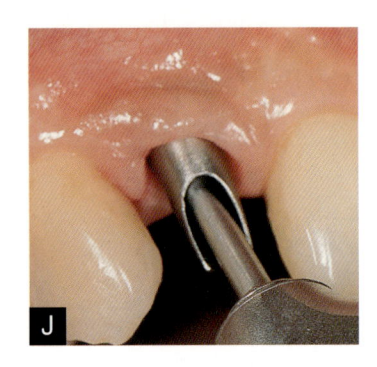

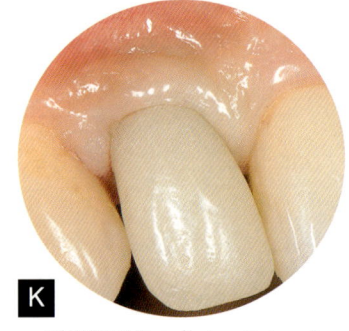

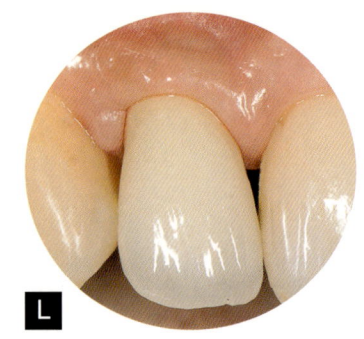

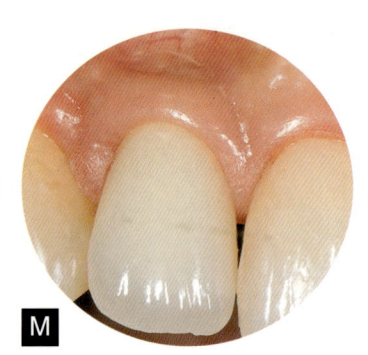

6　補綴物を利用した非外科的な軟組織の形成

　　形態修正前のナチュラル・プロファイルアバットメント(E).
　　上部構造の強度，適合精度，維持力などを考慮して，患者個人にあわせてナチュラル・プロファイル・アバットメントを形態修正した(F).
　　最終的アバットメント装着直前(G).
　　軟組織辺縁と歯肉乳頭の調和のとれたスキュロップ形態に改善された．プロビジョナル・レストレーション装着前(H左)と装着から約3ヵ月(H右)を比較せよ．
　　オリエンテーション・ガイドを使用し模型上と同じ位置にアバットメントを装着(I)．直径6mm，カラー幅2mmの個人化したナチュラル・プロファイル・アバットメントを装着し，決められたトルク設定で最終の締め込みを行う(J).
　　アバットメント上のプロビジョナル・レストレーション．周囲軟組織が圧排され貧血状になっている(K).
　　最終アバットメント装着後4週．最終補綴物を装着した．2次外科手術後約6ヵ月(L).
　　最終補綴物装着後約6ヵ月(M)．補綴物と調和のとれた自然なインプラント周囲の軟組織形態が得られている．歯間乳頭部の軟組織のボリュームが増加して，歯間空隙を満たし，審美性が向上した．

Implant site development

6-3. インプラントの歯間乳頭様組織の形成

6-3-1 インプラントの歯間乳頭様組織の消失と増加

　Grunder(2000)は，GBRと結合組織移植を併用した上顎前歯部の10本の単独直立インプラント周囲における軟組織の退縮量を評価した．補綴物装着1年後，補綴物の頬側における軟組織の退縮量は平均0.6mmで，歯間乳頭部の高径は平均0.375mm増加し，全症例において歯間乳頭の消失は認められなかったと報告した（表6-3）．この結果から，Grunderは，最終補綴物装着後の軟組織の退縮の問題への対応として，退縮量を見越した軟組織増大手術を行い，インプラント周囲（とくに頬側部）に十分な軟組織を確保し，補綴物装着時には隣接歯の歯頸線より約0.5～0.7mm程度短めの歯冠長を持ったクラウンが装着できるような軟組織形態に改善されている必要があると述べている．

表6-3　Changes during 1 year（mm）

Patient	CLT mesial	CLT distal	クラウンの歯冠長	IP mesial	IP distal
1	＋0.5	＋0.5	＋1.5	－0.5	－0.5
2	0.0	0.0	＋0.5	0.0	0.0
3	0.0	0.0	0.0	－0.5	0.0
4	0.0	0.0	＋0.5	－1.0	－0.5
5	0.0	0.0	＋0.5	－0.5	0.0
6	0.0	0.0	＋0.5	－0.5	－0.5
7	0.0	0.0	＋0.5	0.0	0.0
8	＋0.5	0.0	＋1.0	－1.0	－0.5
9	0.0	0.0	＋0.5	－0.5	－0.5
10	0.0	0.0	＋0.5	－0.5	0.0
Mean	＋0.075		＋0.6	＋0.375	

CLT：隣接歯の歯冠長
CLI：クラウンの歯冠長
IP：歯間乳頭の先端から切縁までの距離

（Grunder, 2000）

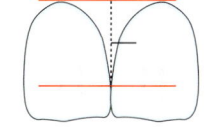

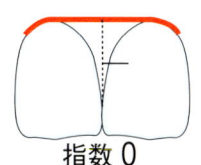

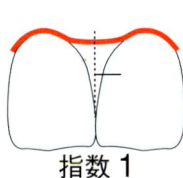

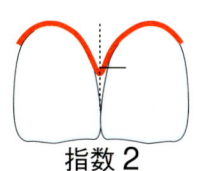

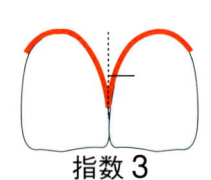

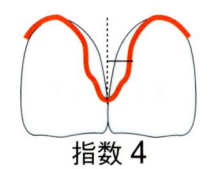

歯間乳頭指数（papilla index, Jemt; 1997）

指数0：　歯間乳頭が存在しない

指数1：　半分以下の高さの歯間乳頭の存在

指数2：　半分以上の高さの歯間乳頭が存在するが，コンタクトポイントまでは達していない

指数3：　歯間乳頭が歯間空隙を完全に満たしている（perfect papilla）

指数4：　歯間乳頭が単独植立インプラント，隣接歯あるいはその両方に対して高位（過形成）である

表6-4　歯間乳頭の指数の分布状況

	歯間乳頭指数				
	0	1	2	3	4
近心歯間乳頭					
装着時	5	7	10	3	0
フォローアップ時	0	3	5	17	0
遠心歯間乳頭					
装着時	1	12	10	2	0
フォローアップ時	1	1	10	12	1

近遠心ともに歯間乳頭の指数は装着時に比較してフォローアップ時に有意（$p<.001$）に増加した．

（Jemt; 1997）

Jemt(1997)は，単独植立インプラントによる補綴物装着後，歯間乳頭部の軟組織のボリュームが自然に増加してきて，補綴物周囲に歯間乳頭が再生してくることを示した．補綴物装着時には90％の症例で歯間空隙に歯間乳頭の高さの喪失がみられたが，平均1.5年の経過観察期間中80％の症例で歯間乳頭部の軟組織のボリュームの増加を認めた．また60％の症例においては，歯間空隙が完全に歯間乳頭(perfect papilla)で満たされたと報告した(表6-4)．この研究結果から補綴物装着後にインプラント周囲軟組織の形態が変わりインプラント施行後1〜3年で，条件が満たされていれば自然に歯間乳頭が再生してくることが予想できる．反面，補綴物装着後のインプラント周囲軟組織の変化については予知性が低いことも明らかになった．

一方，Grunder(2000)の研究では，補綴物装着時点でもうすでに歯間空隙は完全に歯間乳頭(perfect papilla)で満たされ，補綴物周囲にブラック・トライアングルのない完全な歯間乳頭が獲得され，審美的な結果が得られた．さらに，歯間乳頭の高さは1年後平均0.375mm増加し，高さが減少した症例はなかった．このように組織増大手術をまったく行わなかったJemt(1997)の研究と比較して，Grunder(2000)のアプローチの方が審美的なインプラント修復を行う面から，明らかに予知性の高い臨床術式であることがうかがわれる．

Grunder(2000)の研究から補綴物装着以前にGBRと軟組織増大手術によるティッシュ・マネージメントによりインプラント部位に十分なボリュームの骨-軟組織を確保しておくことが，審美的結果を達成するための根本的な事項であることを認識する必要がある．

インプラントによる審美修復のプロトコール(Grunder; 1996, 2000)

1. フラップの剥離のない抜歯
   ➡ オベイトポンティックを適用した可撤性暫間補綴物の装着
2. 2ヵ月後 delayed implant placement
   ➡ 頬側部への骨移植と barrier membrane の併用
3. 6ヵ月後．membrane除去
   ➡ フィクスチャーの頭部から頬側部にかけて結合組織移植
   ➡ フラップの閉鎖
4. 4週後．カバー・スクリュー上部のみの切開
   ➡ ヒーリング・アバットメントの装着
5. さらに4週間後．印象採得
   ➡ アバットメントの選択
   ➡ アバットメントとプロビジョナルレストレーションの装着
6. 6ヵ月後．印象採得
   ➡ 最終補綴物の装着

以上のように補綴物装着後の軟組織の退縮は，予想がつかないので(とくにthin-scallopedの薄いインプラント周囲粘膜の場合)，2次外科手術後，プロビジョナル・レストレーションを装着し，soft tissue sculpting を図り，最低3〜6ヵ月以上待って，安定したインプラント周囲軟組織辺縁(soft tissue margin)が得られてから，最終補綴物のマージンを決定することが，審美的に十分な配慮を求められる部位(esthetic zone)では，とくに臨床上重要である．

図6-16 天然歯─インプラント間の歯間乳頭様組織の形成

フラップを剝離してカバー・スクリューを除去（A）．
口蓋から採取した結合組織移植片をアバットメントの頰側に置き，フラップを縫合（B）．
術後約4ヵ月（C）．
ヒーリング・アバットメント周囲の軟組織は，スキャロップ状を呈する．
プロビジョナル・レストレーション装着から7週（D）．
審美性・清掃性に優れた軟組織形態に改善された．

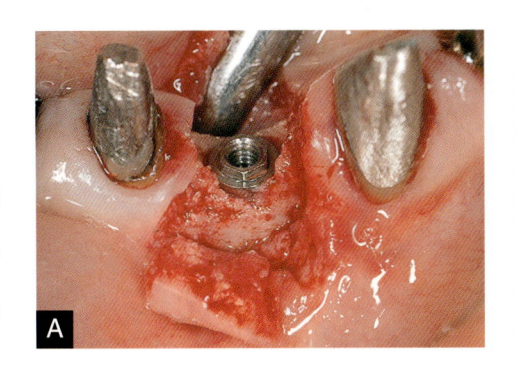

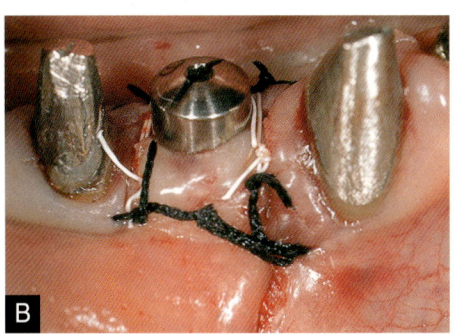

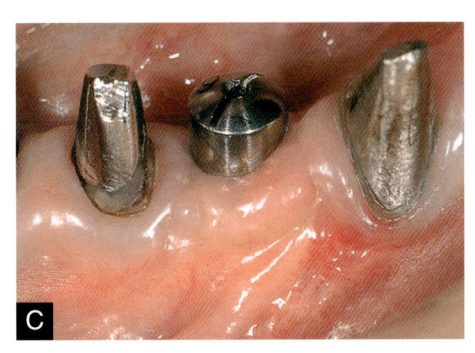

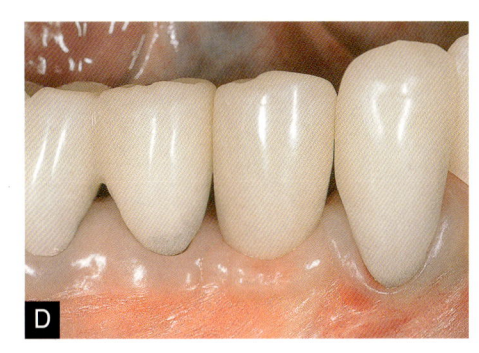

6-3-2 連続するインプラントの歯間乳頭様組織の形成

　天然歯とインプラントの間の歯間乳頭を維持または形成することには，条件次第で一定の予知性がある．では，連続する複数のインプラント間に歯間乳頭様組織をつくるには，どうしたらいいだろうか．天然歯列では，槽間中隔の幅と厚さが骨吸収の程度や形態に影響を与え，一定の骨の高さが維持されれば，骨頂から修復物のコンタクトエリア根尖側の距離次第で，歯間乳頭の再生が期待できる．一般に槽間中隔の幅径が大きい場合，クレーター状の骨欠損や骨縁下欠損を生じやすく，幅径が小さい場合には，骨頂のレベルが垂直的に失われることが多い．Tai（1983）は隣接面間の距離と骨縁下欠損との関係について調べ，槽間中隔の近心および遠心の2ヵ所に骨縁下欠損を認めたのは隣接面間距離が3.1mm以上の場合に限られることを見出した．インプラント周囲の骨形態は，生物学的幅径と審美的に望まれる軟組織形態から必然的に骨縁下欠損様の形態となるので，Taiの観察から推測するならば，フィクスチャー間の間隔が3mm以上ない場合には垂直的な骨の高さが失われ，結果的にブラック・トライアングルを生ずることとなるだろう．

　Espositoら（1993）は，単独植立インプラントの辺縁骨の喪失程度をX線的に評価し，クラウン装着後3年のフォローアップでは，フィクスチャーと隣接歯との間隔が狭ければ狭いほど，辺縁骨の吸収が著しいことを報告した．

　Tarnowら（2000）は2本の連続したインプラント間の骨頂の高さの維持とインプラントの埋入間隔の距離との関連性について評価した．36人の患者のインプラント露出後1～3年間に撮影されたX線写真を評価したこの研究で，インプラント間の骨頂の高さは，インプラントの埋入間隔に関連していることが示唆された（表6-5）．

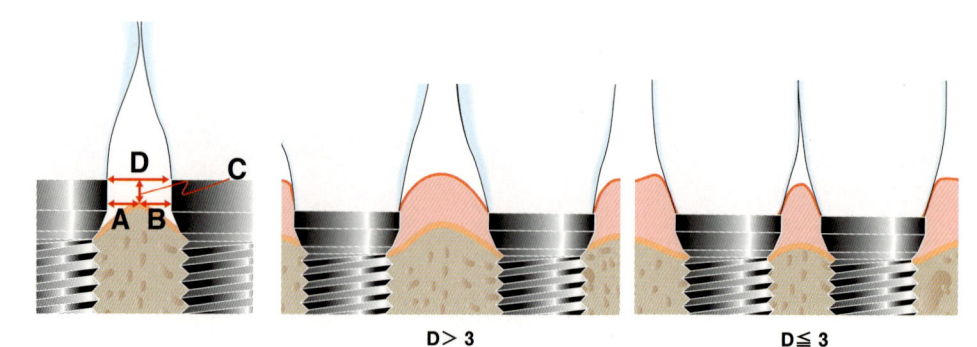

6 補綴物を利用した非外科的な軟組織の形成

表6-5. インプラント間骨頂の高さと埋入間隔

Lateral	Bone Loss（mm）	
	A（n＝36）	B（n＝36）
Mean	1.34	1.40
SD（±）	0.36	0.60

Crestal	Bone Loss（mm）	
	D（インプラント間の間隔）	C（bone lose）
	≦3mm（n＝25）	1.04
	＞3mm（n＝11）	0.45

（Tarnowら；2000）

コンタクトポイントと骨頂間のたった1mmの垂直的距離の違いは、臨床上非常に重要な意味をもつ。すなわち天然歯の場合でも、この距離が5mm以下であれば100％の歯間乳頭の再生、6mmでは55％、7mm以上では25％しか再生されない（Tarnowら；1992）。そのため、審美性を考慮する部位のインプラント修復においては、次のような事項を考慮する必要がある。

> **歯間部骨の高さ（Interproximal height of bone：IHB）の分類**
> **（Salamaら；1998）**
>
> Class 1 IHB ＝ Optimal aesthetic prognosis
> ・天然歯の修復 ………IHBがCEJから2mm
> ・インプラント修復…IHBが修復物のコンタクトポイントの根尖側から4〜5mm
>
> Class 2 IHB ＝ Guard aesthetic prognosis
> ・天然歯の修復 ………CEJから4mm
> ・インプラント修復…修復物のコンタクトポイントの根尖側から6〜7mm
>
> Class 3 IHB ＝ Poor aesthetic prognosis
> ・天然歯の修復 ………CEJから5mm以上
> ・インプラント修復…修復物のコンタクトポイントの根尖側から7mm以上

このようにインプラントの埋入時の近遠心的位置、すなわちフィクスチャーとフィクスチャーの間隔およびフィクスチャーと隣接歯の間隔（隣接面間距離 interproximal distance）は、歯間部骨頂の高さを維持し、歯間乳頭のボリューム（高さと幅）を決定する要因となる（図6-17, 18, 19）。

Implant site development

歯間乳頭様組織のレベルを決定する因子

① 歯間部骨の高さ（Interproximal height of bone）
② 歯周組織のタイプ（Scalloped or Flat）
③ 歯間部骨頂とコンタクトポイントの距離
④ 隣接歯間の歯間空隙の距離
⑤ 歯の形態

審美性が求められる部位（esthetic zone）のインプラント（Tarnowら；2000）.

① 連続するインプラント間の距離を最低3mm以上，インプラントと天然歯間の距離を2mm以上確保する（図6-12）.
② 補綴物装着後の軟組織退縮量の多いワイドダイアメーター・インプラントの使用を控える.
③ 連続するインプラント間の距離を十分に保つために径の小さいインプラントを利用する．径の小さいものは補綴物装着後の軟組織の退縮量も少ない.
④ インプラントとオベイト・ポンティック（ovate pontic）を組み合わせた上部構造物を考慮する．——インプラント間にovate ponticを配した補綴物のデザイン

図6-17　歯間乳頭様組織の再生に必要な埋入位置

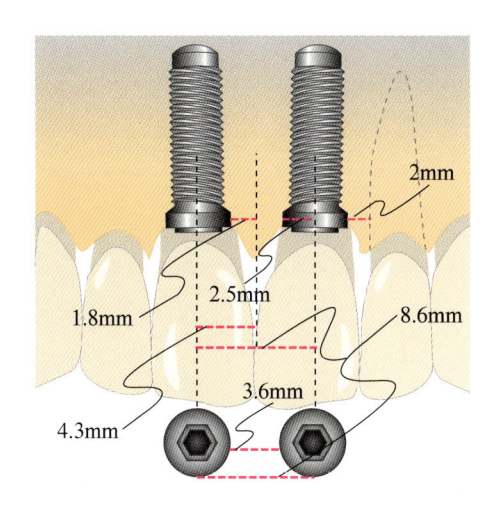

連続したインプラント間で3mm以上.
隣接歯とインプラント間で2mm以上.

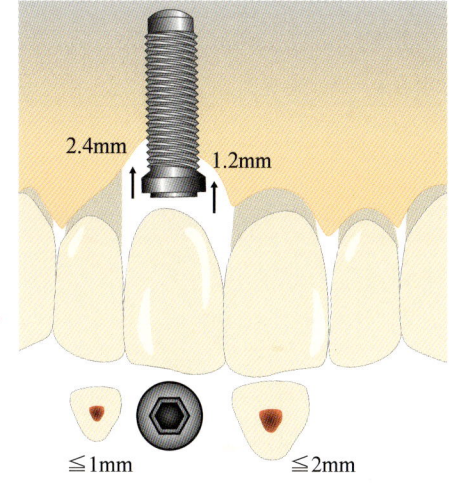

単独植立インプラントで隣接歯とインプラント間が≦1mmと近接しているインプラントでは，骨頂の吸収が増加する.

Saadounら（1999）改変

インプラント審美修復の診断と予後の評価

予知性	高い	低い
歯周組織のタイプ	thick-flat	thin-scalloped
垂直的な骨・軟組織欠損	少ない	著しい
歯間部骨の高さ（IHB）（Interproximal Height of Bone）	Class 1	Class 2 または Class 3
欠損歯列	単独歯欠損	連続した複数歯欠損
歯間空隙のスペース（歯槽堤の近遠心距離）	十分	不十分

（Salamaら；1998）

6 補綴物を利用した非外科的な軟組織の形成

図6-18 フィクスチャー埋入間隔の不足と歯間乳頭様組織の欠如

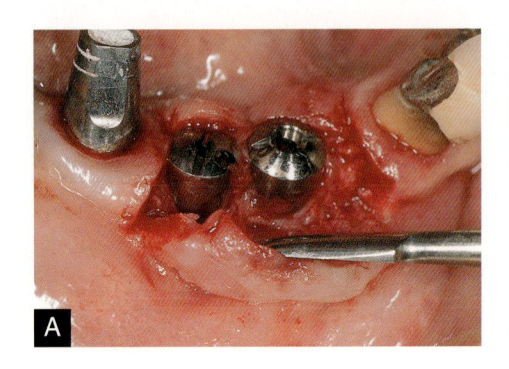

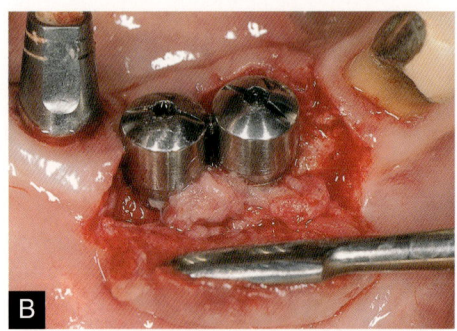

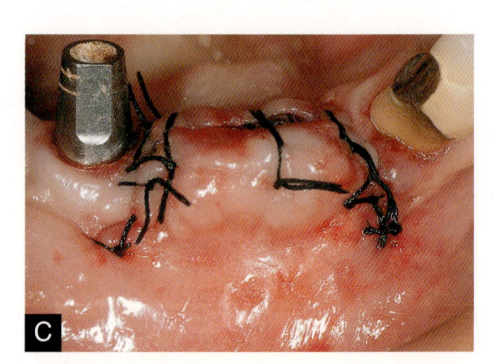

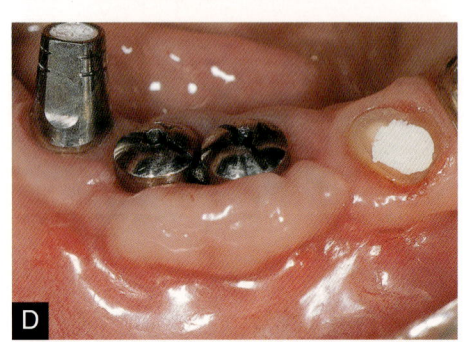

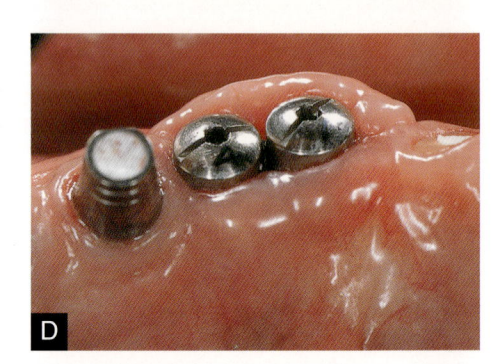

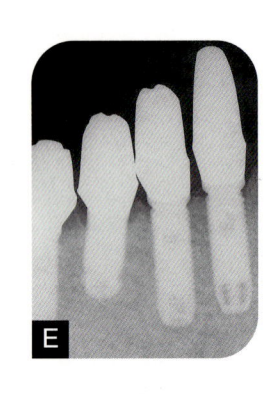

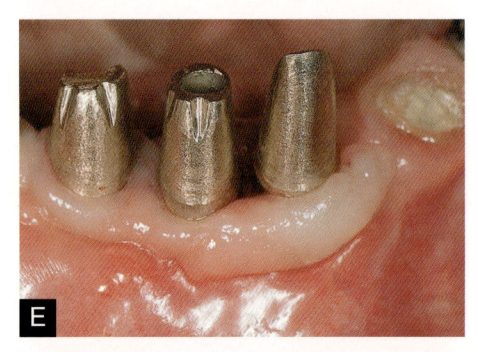

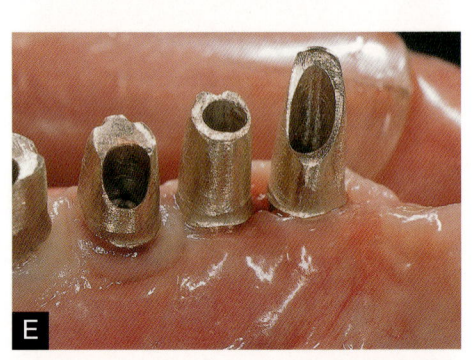

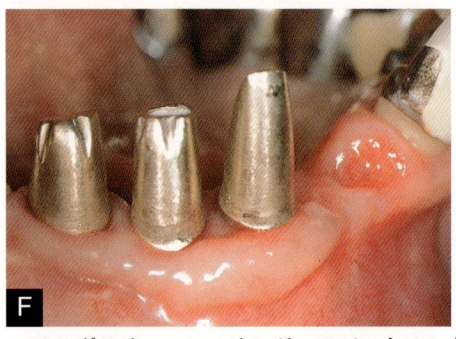

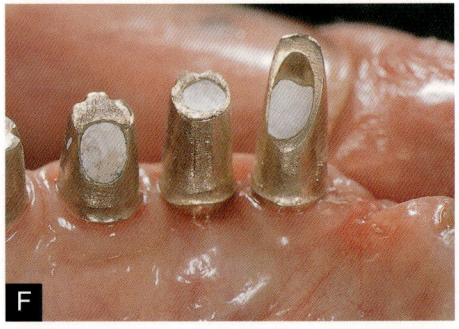

テンポラリー・ヒーリング・アバットメントを露出させる(A). このとき⑤と②の歯間乳頭部を保存した縦切開としていることに注意.
径の大きな(5mm)ヒーリング・アバットメントに交換(B). アバットメントの近接が著しい.
半埋伏の状態にフラップを閉鎖(C).
術後25日(D；右はミラー像).
アバットメントの近接している③-④間の乳頭様組織は形成されていない.
術後2ヵ月(E；右はミラー像).
カスタム・アバットメント(ゴールドUCLAタイプ・アバットメントを使用)を装着.
術後3ヵ月半(F；右はミラー像).
近接したアバットメント間に乳頭様組織は得られていない. ③, ④のカスタム・アバットメント装着後のマージン部の軟組織の退縮を認める(Eと比較).

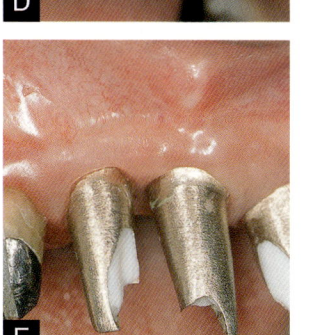

Implant site development

図6-19　連続するインプラントの歯間乳頭様組織の形成（Case 8-２1|12）

テンポラリー・ヒーリング・アバットメント除去時（A）.

アバットメント周囲の形態は円形で歯冠形態を反映していない.

プロビジョナル・レストレーション装着後約6ヵ月半（B）.

soft tissue sculptingにより, 天然歯の歯肉溝形態に類似した形態になっている.

カスタム・アバットメントの口腔内装着時のX線写真（C）.

カスタム・アバットメント上の2回目のプロビジョナル・レストレーション装着時（D）.

装着2.5ヵ月のプロビジョナル・レストレーション除去時のカスタム・アバットメント（E）.

1|と|1, |1と|2のカスタム・アバットメント間, |2のカスタム・アバットメントと|3の天然歯間には乳頭様組織が形成されている. しかし, 隣接間距離が少ない|1と|2, |2と|3の歯間部には, 乳頭様組織の形成はなく, 平坦になっている.

最終補綴物着カスタムアバットメント装着後約6ヵ月.

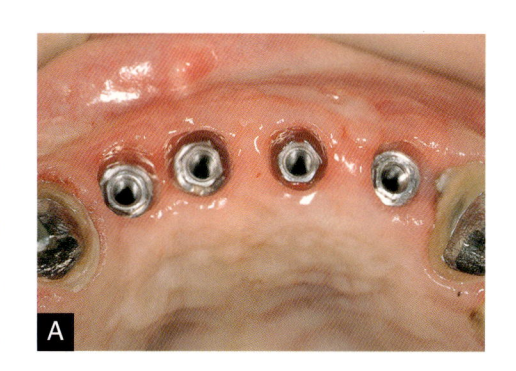

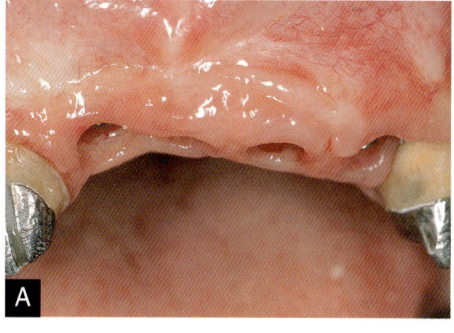

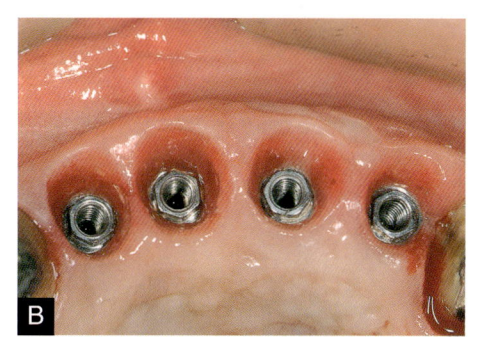

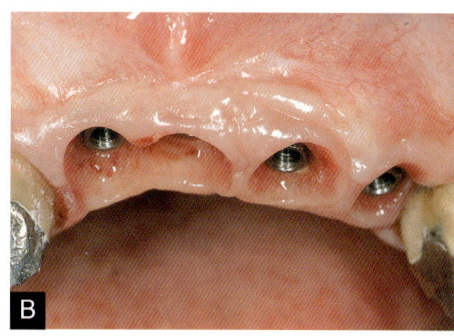

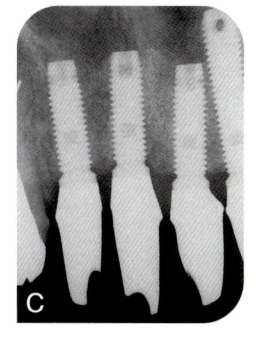

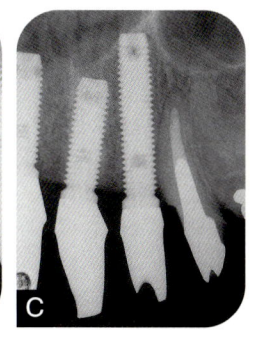

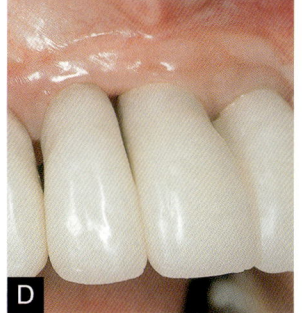

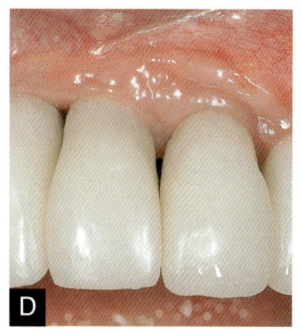

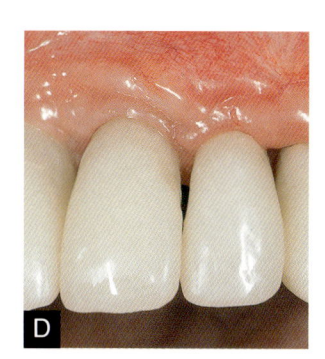

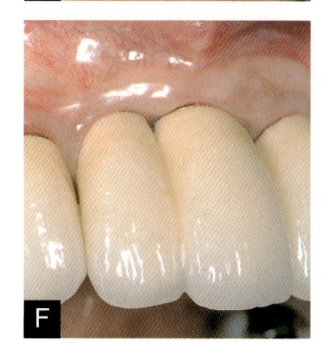

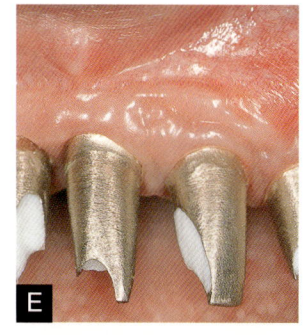

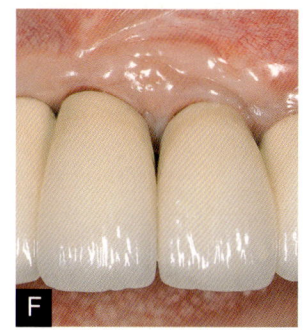

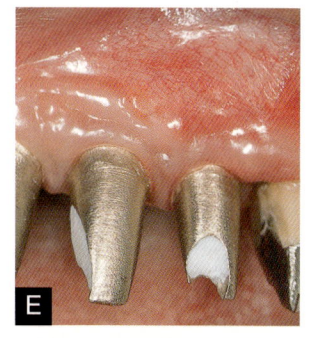

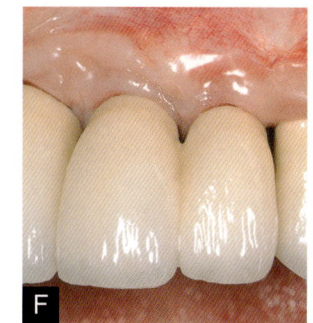

231

Case 12 上顎臼歯部の Implant site development
Implants site development at the upper molar areas

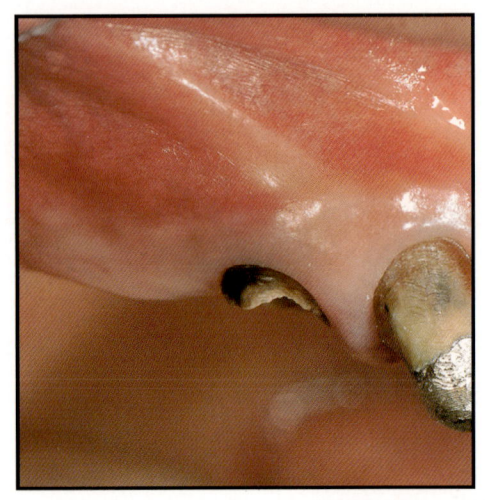

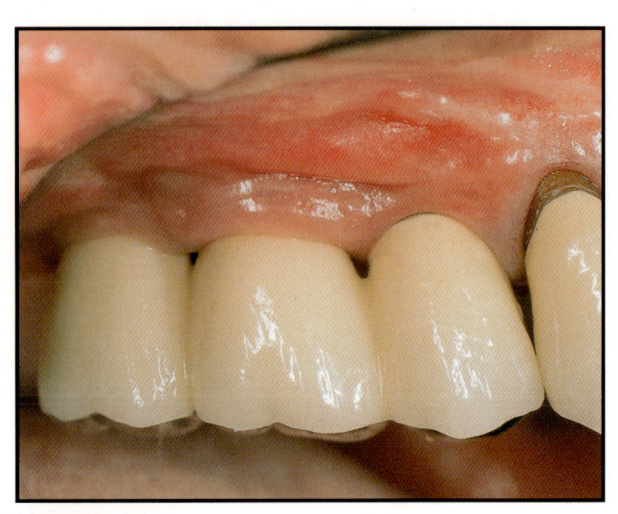

初診時(左)／最終補綴物装着時(右)

1 残根上の歯肉の利用

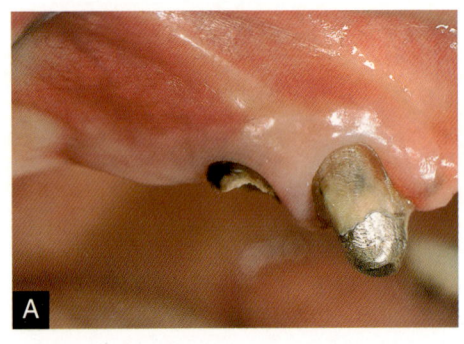

患者は45歳，男性．5̲|の歯肉縁下に及ぶ2次う蝕による歯冠崩壊(A, B)．

残存歯根長が短く，4̲|と歯根近接を認める．上顎洞底下の垂直的骨量は3〜5mmでインプラント埋入のためには上顎洞底挙上術が必要である(C)．

5̲|の抜歯予定歯をバーで歯肉縁下に深く骨縁の高さまで削合する(D, E)．

削合後約2ヵ月(F, G)．残根の大部分は歯肉によって被覆され，十分な歯肉量が得られた．上顎洞内に中隔が存在している(H)．

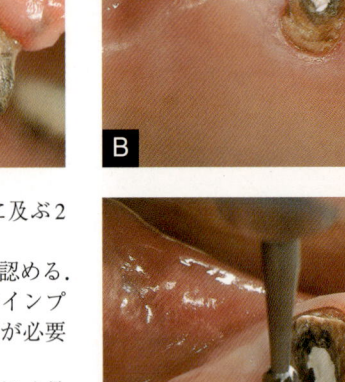

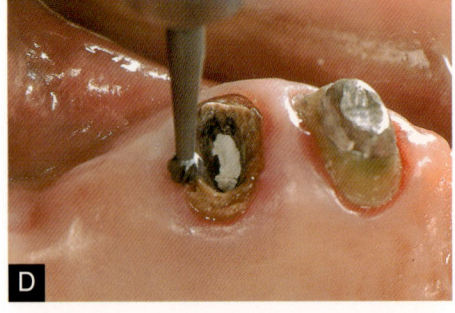

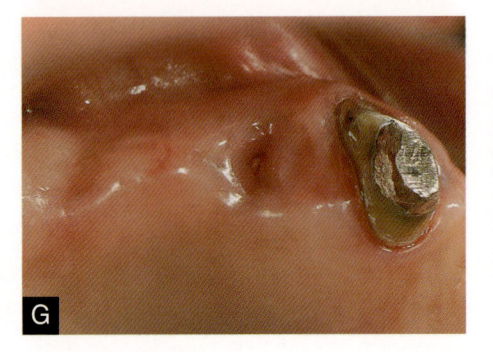

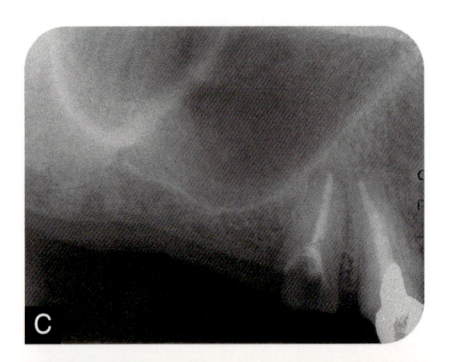

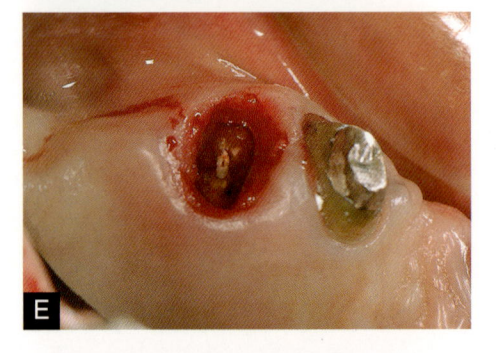

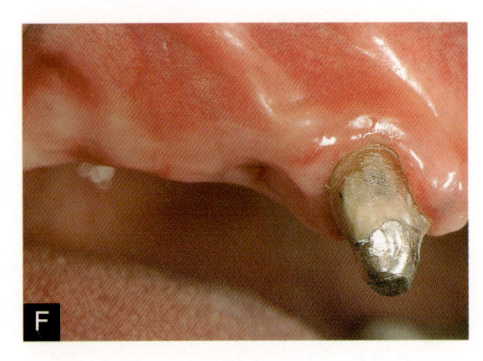

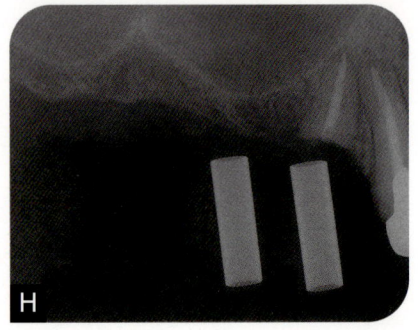

232

2　上顎洞底挙上術と Ridge preservation procedure（Immediate GBR）

歯肉に残る小さな裂開部（5̲｜）を含めた口蓋側寄りの歯槽頂切開を4̲｜の歯肉溝内切開と連結し，4̲｜の頰側近心隅角部に縦切開を加え，フラップを剝離（A，B）．

ラウンドバーで骨壁を切削し，骨扉を形成する（C）．

骨扉を除去し，シュナイダー膜を破らないように慎重に剝離し，挙上する（D）．

自家骨と移植材を混合した骨移植材を上顎洞内と5̲｜の抜歯窩に充塡する（E）．

開窓部と5̲｜の抜歯窩を吸収性 membrane（GC社）で被覆（F）．

マットレス縫合と断続縫合によるフラップの閉鎖（G）．

抜歯前の十分な歯肉組織の増大により，フラップの初期閉鎖が容易である．

上顎洞底挙上術と5̲｜の ridge preservation 完了時（H）．

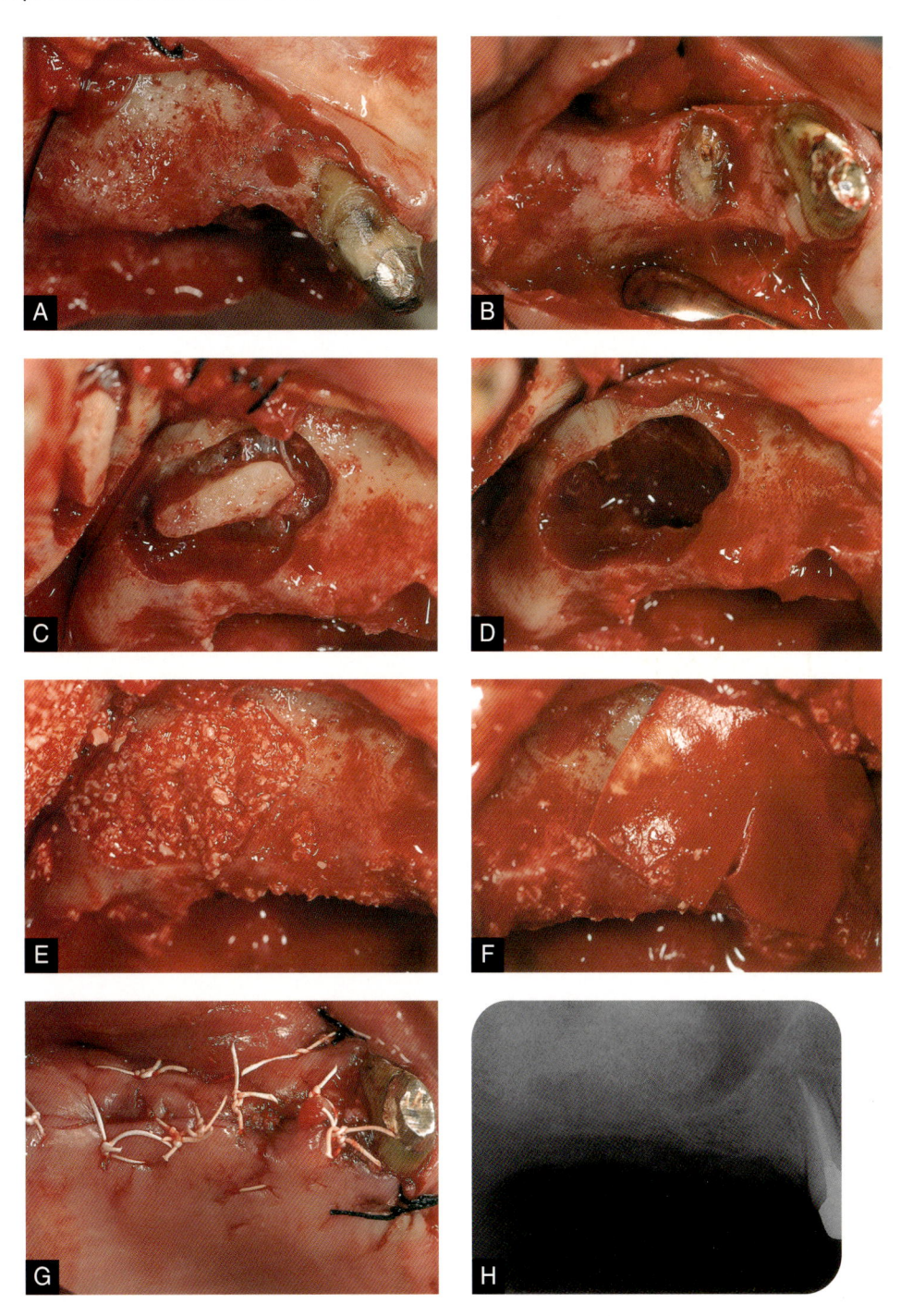

6 補綴物を利用した非外科的な軟組織の形成

③ 術後経過

術後2週(A).
術後3ヵ月(B).
骨移植材の吸収により骨量が減少している.
術後7ヵ月(C).
術後9ヵ月(D).
術後11ヵ月(E).
上顎洞の内圧による圧縮および吸収による骨移植材の容積の減少が安定化している.
術後13ヵ月(F).
フィクスチャー埋入直前のX線写真.上顎洞底は挙上されたが,長さ10mmのフィクスチャーを埋入するためには,フィクスチャーの埋入と同時に上顎洞底の挙上がさらに必要である.

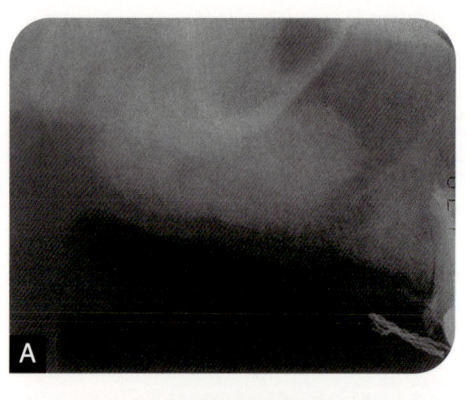

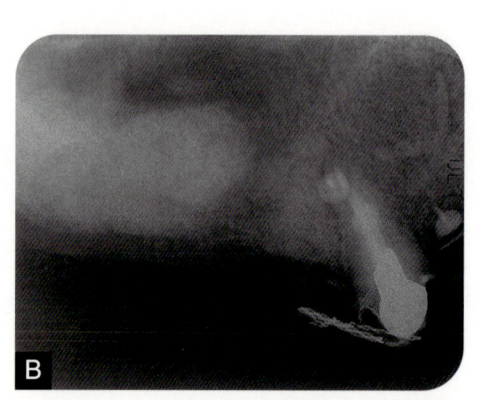

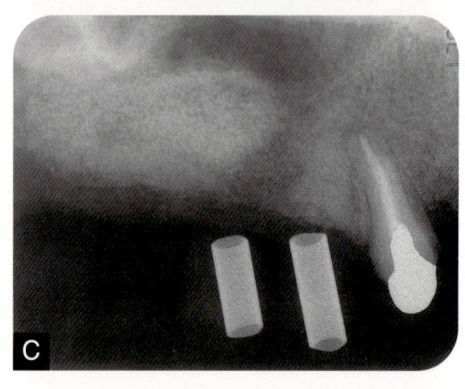

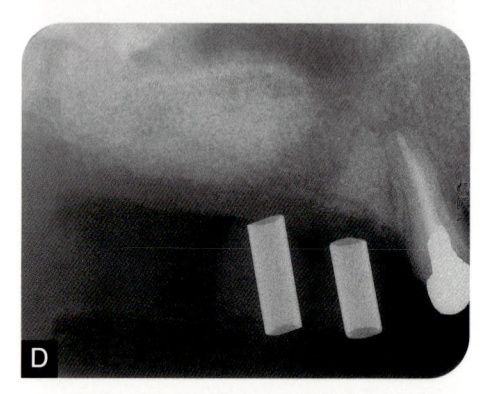

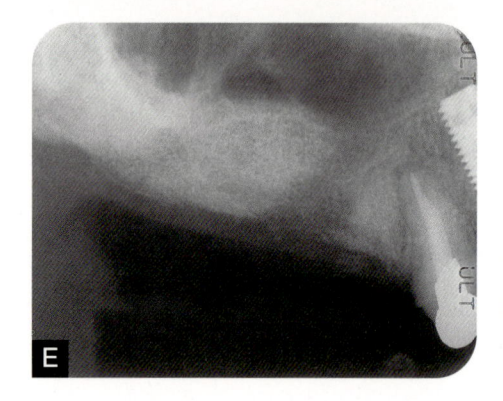

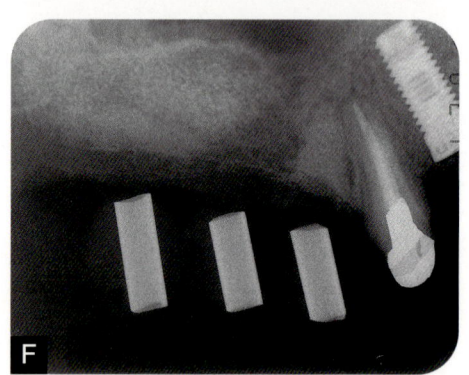

④ BAOSFEによるフィクスチャーの埋入

上顎洞底挙上から13ヵ月(A, B).
フィクスチャー埋入手術直前の頬側および口蓋側面観.

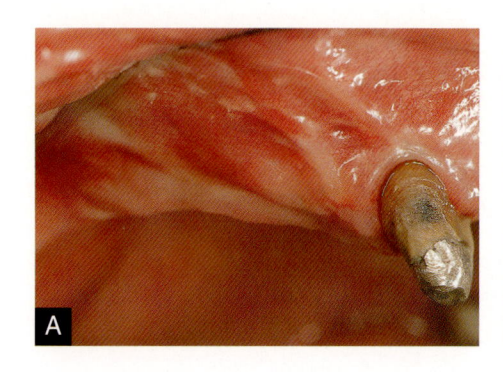

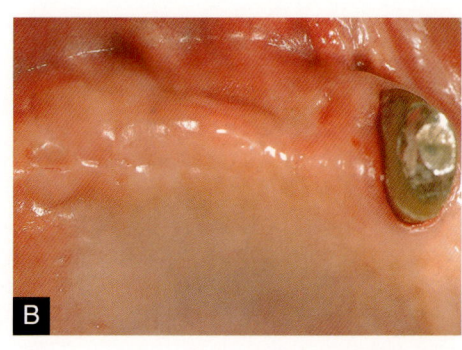

口蓋側寄りのpartial-thicknessの水平切開（laterl incision）と 4| の遠心の歯間乳頭を保存した縦切開によりフラップを剥離した．骨再生を認める（C，D）．

BAOSFEのテクニック

3mmツイストドリルで上顎洞底直下までの形成窩の準備をする（E，F）．

骨移植材をbone carrierで形成窩内に充填する（G）．

オステオトームNo.3（3i社）を形成窩内に挿入し，静かにタッピングしながら上顎洞底の直下まで挿入し，填入した骨移植材を介して上顎洞粘膜を挙上する（H）．

5| の上顎洞粘膜が骨移植材により挙上されていることをステップの途中で必ずX線写真で確認しながら行う（I，J）．

オステオトーム・テクニックによる上顎洞底の挙上と同時にインプラント埋入（K）．

5| 10mm×径4.0mm self-tapping screw implant, 76| 10mm×径4.0mm titanium plasma sprayed screw implant（ImplaMed社）．

水平切開部中央付近の水平マットレス縫合（L）とフラップ辺縁の断続縫合を組み合わせて創面を閉鎖（M）．

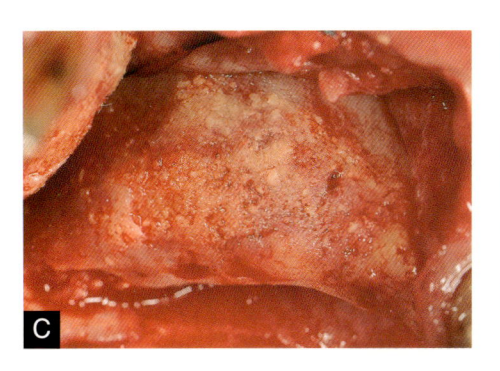

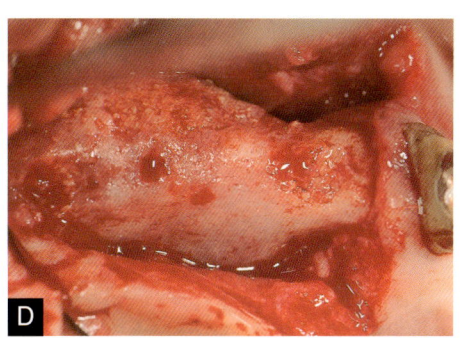

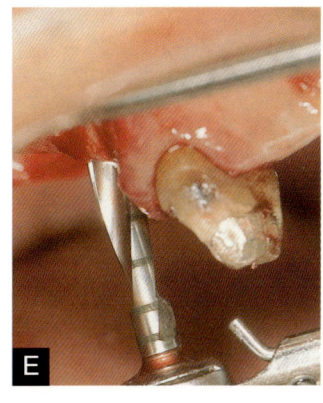

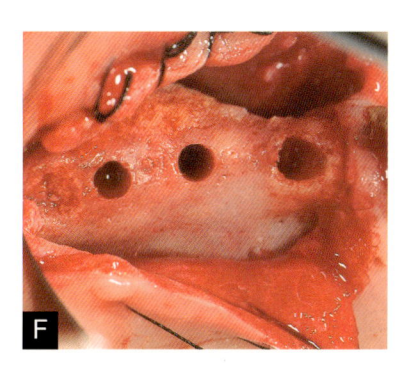

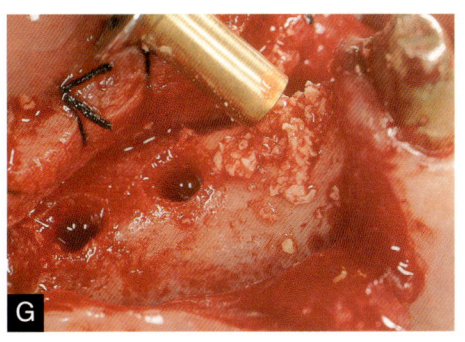

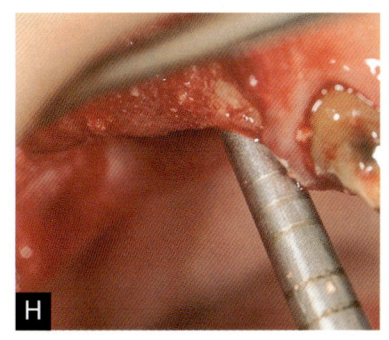

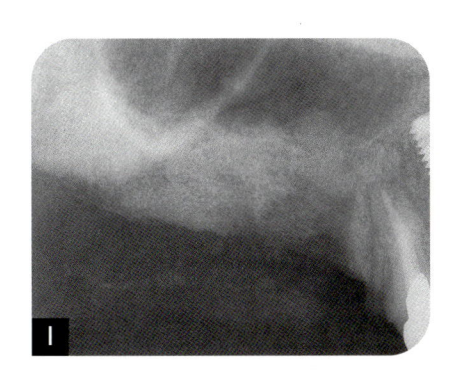

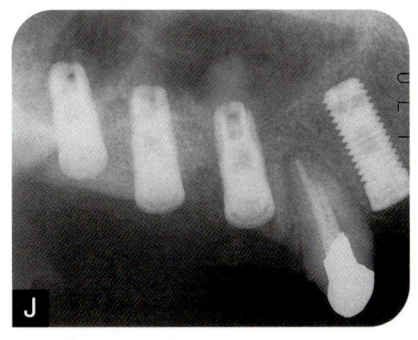

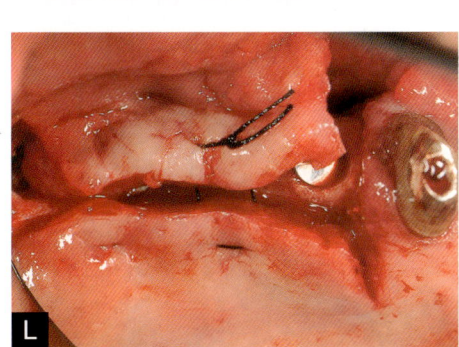

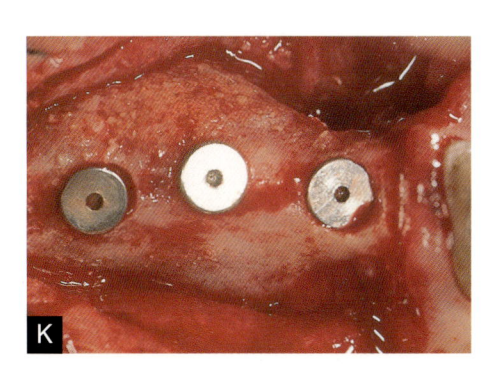

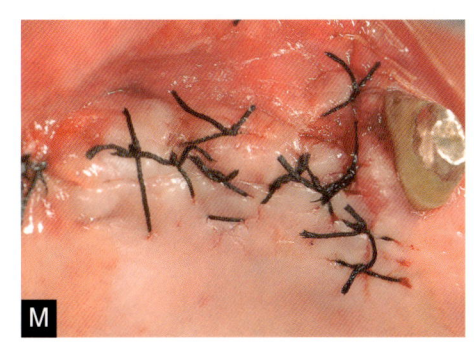

6 補綴物を利用した非外科的な軟組織の形成

5 術後経過

術後1週．テンポラリーの基底部を削除して，フィクスチャーに圧力がかからないように調整している(A)．
術後2週(B)．
術後1ヵ月半(C)．
術後3ヵ月(D)．
術後7ヵ月(E)．

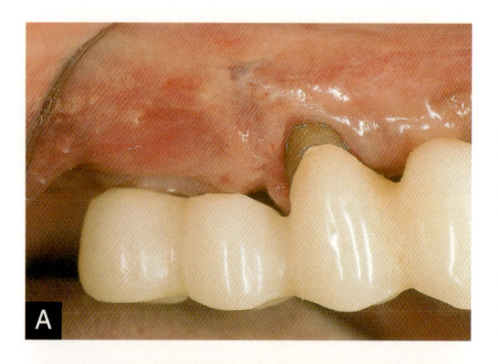

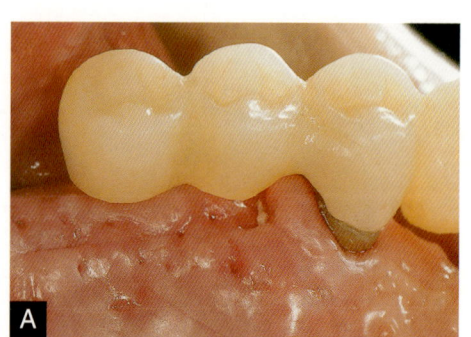

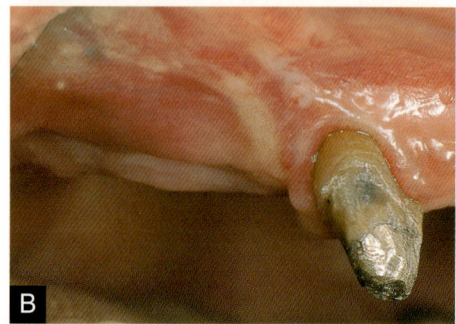

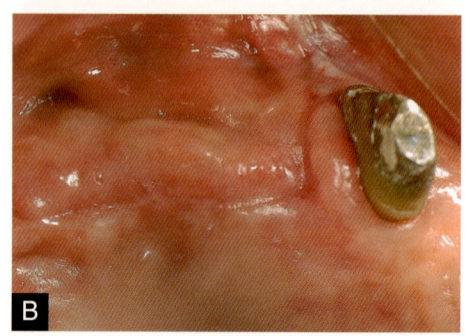

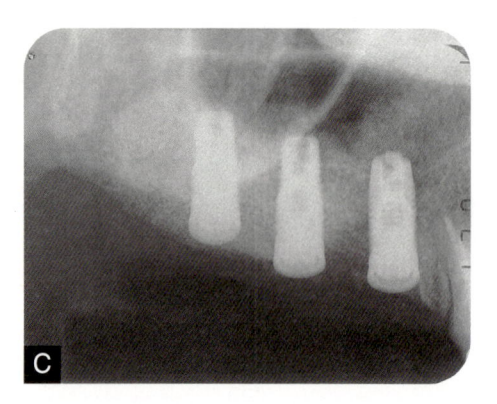

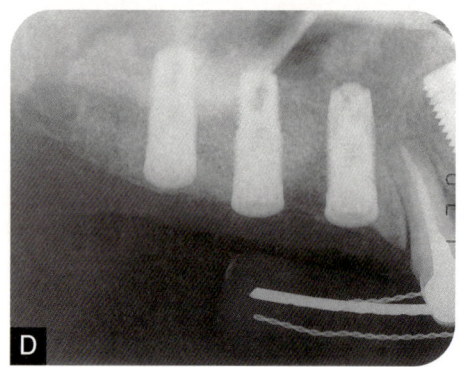

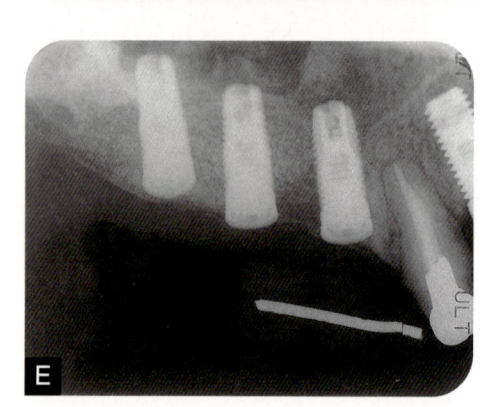

6 2次外科手術時の implant site development

FT-Apically positioned flap と Inlay graft を併用したテクニック
　BAOSFE法によるフィクスチャー埋入から7ヵ月(A)．
　上顎洞底挙上(staged approach)から1年8ヵ月．7̲—5̲部の頬側の角化粘膜の幅が狭い．

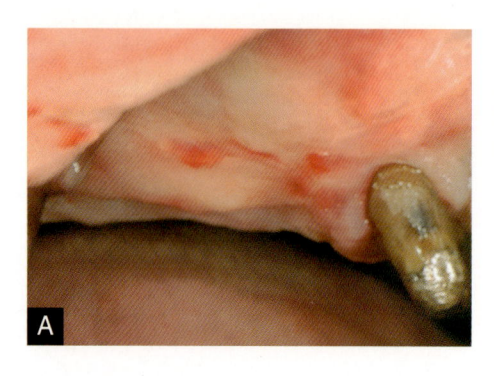

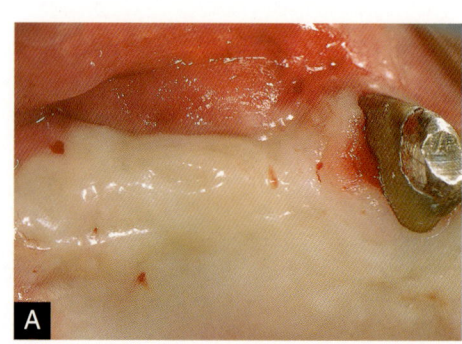

236

口蓋側寄りの1本の水平切開と歯肉—歯槽粘膜境を越えた十分な長さの2本の縦切開による台形状のfull-thickness flapを形成(B).

なお，近心の縦切開は4|の歯間乳頭から離している．フラップを剥離したところ，5|のカバー・スクリューの一部が骨により被覆されている(C).

カバー・スクリューを除去し，フィクスチャー周囲の余剰な骨をボーンミルで除去する(D).

4.0mm×径5.0mmのツーピーステンポラリー・ヒーリング・アバットメント(3i社)を装着(E).

頬側の角化粘膜の幅の増大と頬側部での軟組織のボリュームを増やすためにフラップを根尖側に移動(apicall positioned buccal flap)して縫合．パラタル・フラップの内面から採取した結合組織を 5|—|6 の歯間部に移植(inlay graft)する(F).

inlay graftを頬側とパラタル・フラップに密に適合させるため，交叉マットレス縫合(G)とした．

フラップの縫合(H).

2次外科手術完了時のX線写真(I).

術後1週目(J).

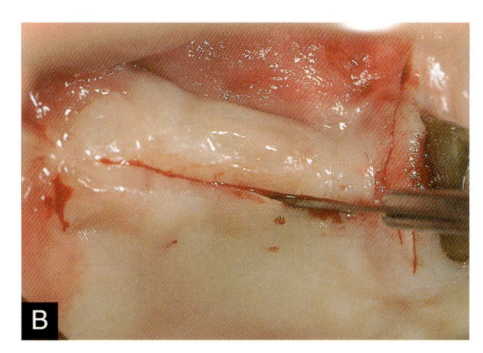

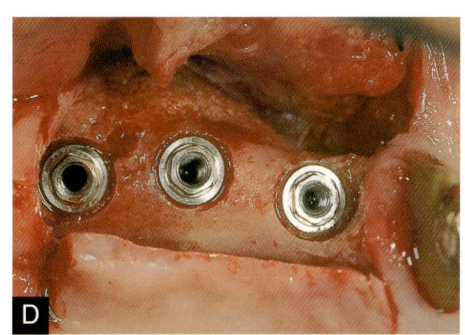

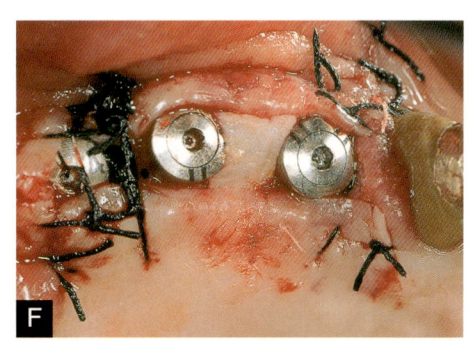

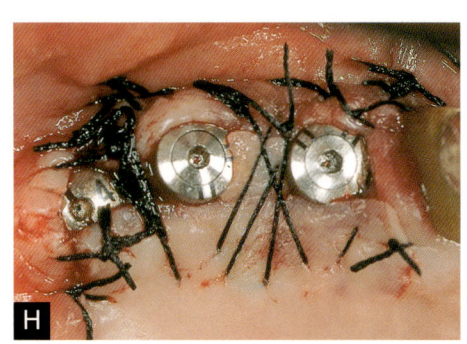

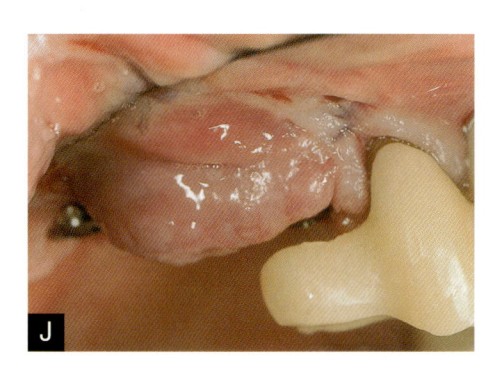

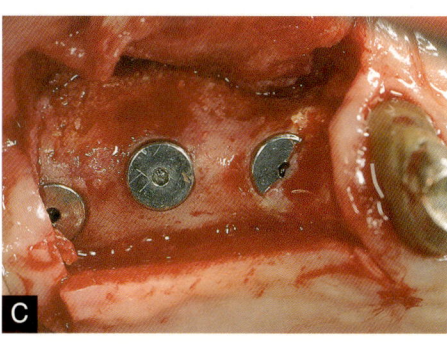

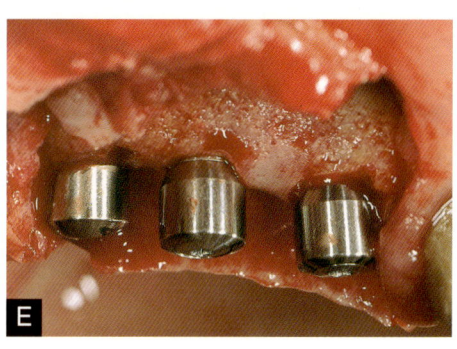

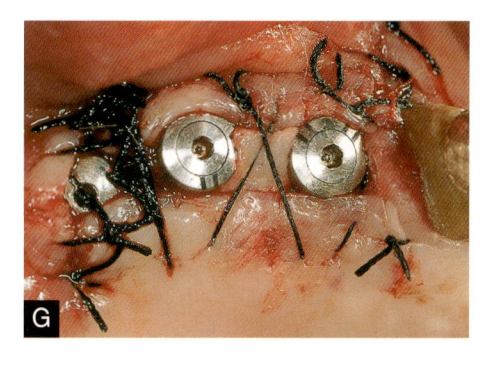

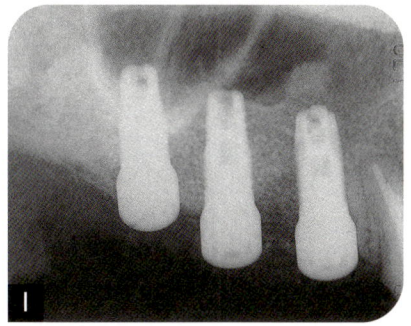

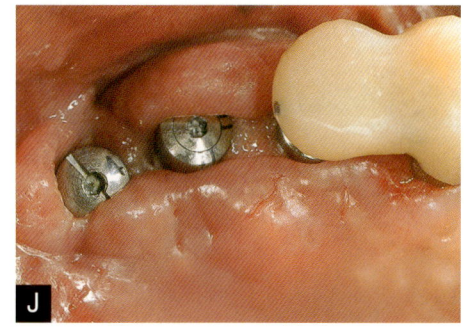

Case 12

237

6　補綴物を利用した非外科的な軟組織の形成

術後18日（K）．
術後5週（L）．
インプレッション・コーピングを装着し（M），X線写真でフィクスチャーとの適合を確認（N）．

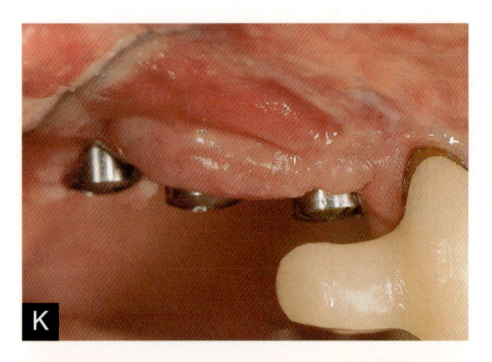

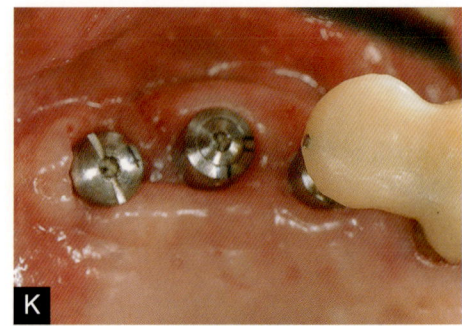

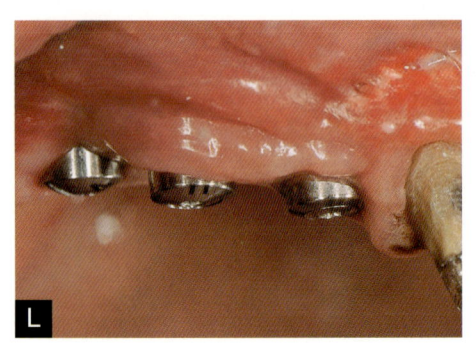

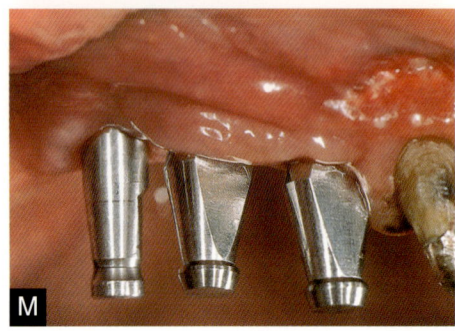

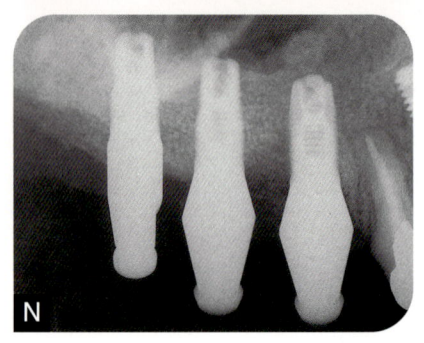

7　プロビジョナル・レストレーションによる soft tissue sculpting

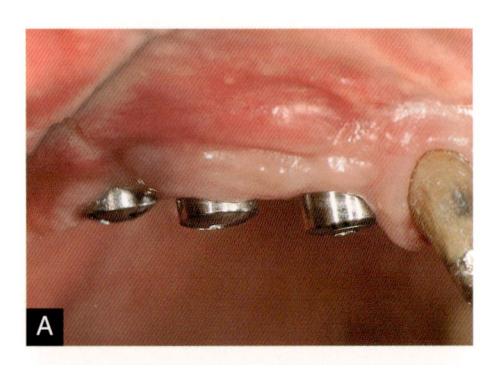

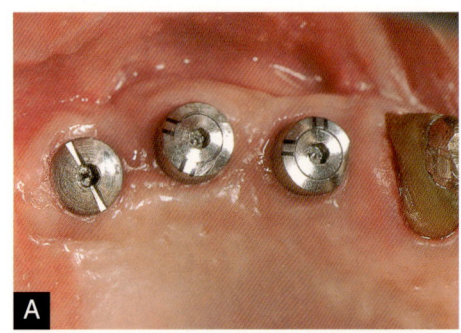

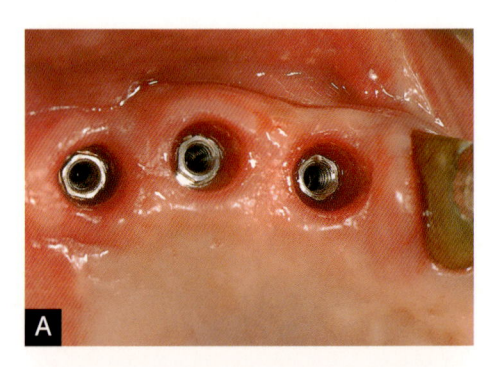

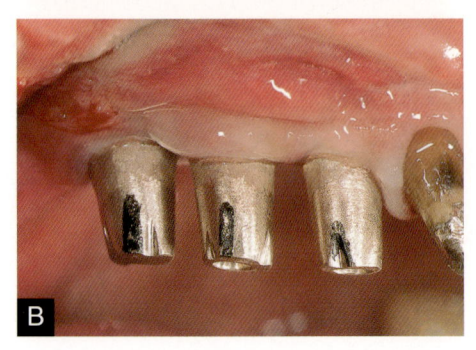

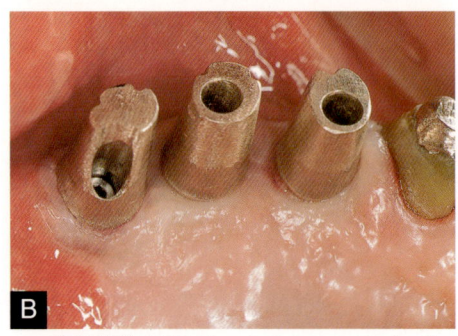

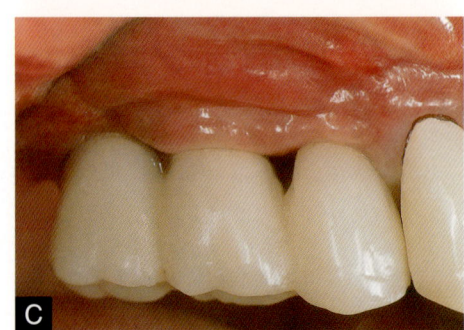

　2次外科後8週（A），カスタム・アバットメント装着時．頬側に十分な幅の角化粘膜が形成された．
　カスタム・アバットメントの装着により軟組織は圧排されて明るい貧血色を呈している（B）．
　プロビジョナル・レストレーションの装着直後（C）．

238

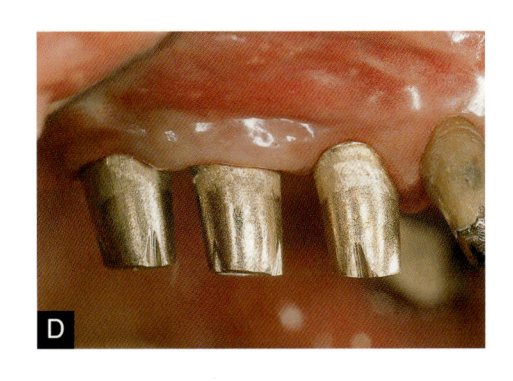

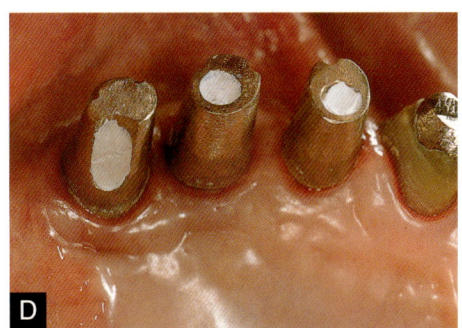

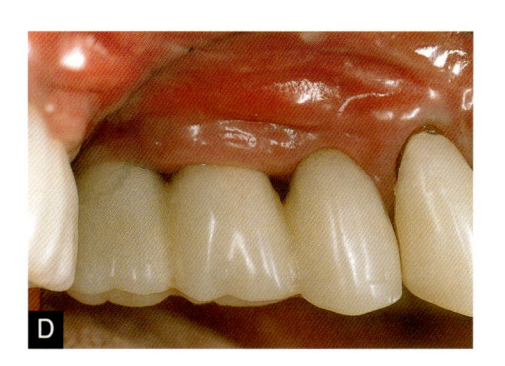

カスタム・アバットメントとプロビジョナル・レストレーション装着後約10ヵ月(D).
no surgical soft tissue sculpting によりインプラント周囲軟組織の形態改善がみられる.
　フィクスチャー埋入から9ヵ月(E).
　カスタム・アバットメント装着時.
　フィクスチャー埋入から1年7ヵ月(F).
　最終補綴物装着時(G).
　最終補綴物装着後約3ヵ月, フィクスチャー埋入後約2年1ヵ月のX線写真(H).

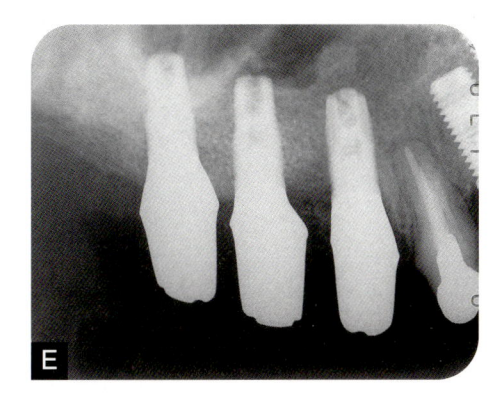

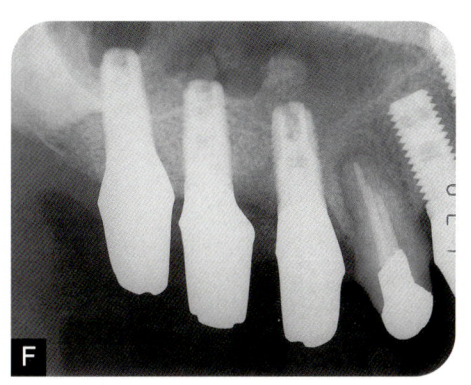

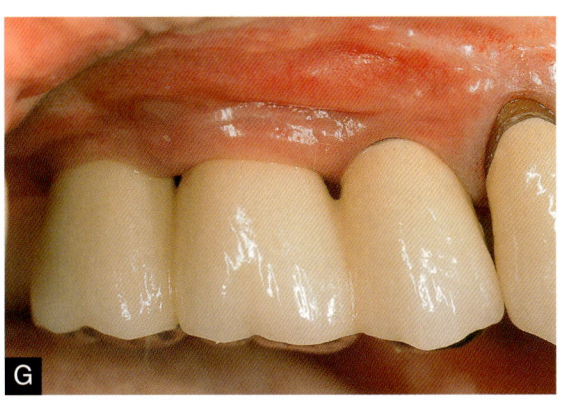

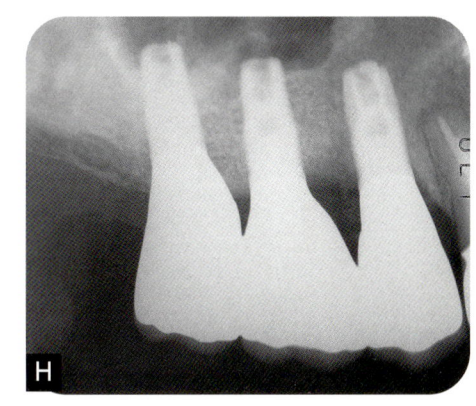

参考文献

Abrahamsson I, Berglundh T, Lindhe J: The mucosal barrier following abutment dis/reconnection. An experimental study in dogs. *J Clin Periodontol* 24, 568-572, 1997.

Adell R, Lekholm U, Rockler B, Brånemark P-I, Lindhe J, Eriksson B, Sbordone L: Marginal tissue reactions at osseointegrated titanium fixtures. (I). A 3-year longitudinal prospective study. Int *J Oral Maxillofac Surg* 15: 39-52, 1986.

Apse P, Zarb GA, Schmitt A, Lewis DW: The longitudinal effectiveness of osseointegrated dental implants. The Toronto study: Peri-implant mucosal response. *Int J Periodontics Restorative Dent* 11(2): 94-111, 1991.

Belser UC, Bernard JP, Buser D: Implant-supported restorations In the anterior region: Prosthetic considerations. *Pract Periodont Aesthet Dent* 8: 875-883, 1996.

Bengazi F, Wennstrom JL, Lekholm U: Recession of the soft tissue margin at oral implants. A 2-year longitudinal prospective study. *Clin Oral Impl Res* 7(4): 303-310, 1996.

Berglundh T, Lindhe J, Ericsson I, Marinello CP, Liljenberg B, Thomsen P: The soft tissue barrier at implants and teeth. *Clin Oral Impl Res* 2: 81-90, 1991.

Berglundh T, Lindhe J: Dimension of the periimplant mucosa. Biological width revisited. *J Clin Periodontol* 23(10): 971-973, 1996.

Bichacho N, Landsberg CJ: Single implant restorations: Prosthetically induced soft tissue topography. *Pract Periodont Aesthet Dent* 9(7): 745-752, 1997.

Buskin R, Salinas TJ: Transferring emergence profile created from the provisional to the definitive restoration. *Pract Periodont Aesthet Dent* 10(9): 1171-1179, 1998.

Cochran DL, Hermann JS, Schenk RK, Higgenbottom FL, Buser D: Biologic width around titanium implants. A histometric analysis of the implant-gingival junction around unloaded and loaded non-submerged implants in the canine mandible. *J Periodontol* 68: 186-198, 1997.

Daftary F: Dentoalveolar morphology: Evaluation of natural root form versus cylindrical implant fixtures. *Pract Periodont Aesthet Dent* 9(4): 469-477, 1997.

Daftary F: Natural esthetics with implant prostheses. *J Esthet Dent* 7(1): 9-17, 1995.

Donitza A, Prosthetic proodures for optimal aesthetics in single-tooth implant restoration: A case report. *Pract Periodont Aesthet Dent* 12(4): 347-352, 2000.

Esposito M, Ekestubbe A, Gröndahl K: Radiological evaluation of marginal bone loss at tooth surfaces facing single Brånemark implants. *Clin Oral Impl Res* 4(3): 151-157, 1993.

Garber DA, Belser UC: Restoration-driven implant placement with restoration-generated site development. *Compend Contin Educ Dent* 16(8): 796-804, 1995.

Garber DA: The esthetic dental implant: Letting restoration be the guide. *J Am Dent Assoc* 126(3): 319-325, 1995.

Grunder U, Spielmann HP, Gaberthüel T: Implant-supported single tooth replacement in the aesthetic region: A complex challenge. *Pract Periodont Aesthet Dent* 8(9): 835-842, 1996.

Grunder U: Stability of the mucosal topography around single-tooth implants and adjacent teeth: 1-year results. *Int J Periodontics Restorative Dent* 20: 11-17, 2000.

Grunder U: The inlay graft technique to create papillae between implants. *J Esthet Dent* 9: 165-168, 1997.

Hermann JS, Cochran DL, Nummikoski PV, Buser D: Crestal bone changes around titanium implants. A radiographic evaluation of unloaded non-submerged and submerged implants in the canine mandible. *J Periodontol* 68: 1117-1130, 1997.

Hinds KF: Custom impression coping for an exact registration of the healed tissue in the esthetic implant restoration. *Int J Periodontics Restorative Dent* 17(6): 584-591, 1997.

Jansen CE: Guided soft tissue healing in implant dentistry. *J Calif Dent Assoc* 23(3): 57-62, 1995.

Jemt T: Regeneration of gingival papillae after single-implant treatment. *Int J Periodontics Restorative Dent* 17(4): 327-333, 1997.

Jovanovic SA, Paul SJ, Nishimura RD: Anterior implant-supported reconstructions: A surgical challenge. *Pract Periodont Aesthet Dent* 11(5): 551-558, 1999.

Kan JKY, Rungcharassaeng K: Immediate placement and provisionalization of maxillary anterior single implants: A surgical and prosthodontic rationale. *Pract Periodont Aesthet Dent* 12(9): 817-824, 2000.

Lazzara R: サージカル・インデックス法. *the Quintessence* 17(11): 51-54, 1998.

Lekholm U, Adell R, Brånemark P-I, Lindhe J, Rockler B, Eriksson B, et al. : Marginal tissue reactions at osseointegrated titanium fixtures(II). A cross-sectional retrospective study. *Int J Oral Maxillofac Surg* 15: 53-61, 1986.

Lekholm U: The surgical site. In: Lindhe J, Karring T, Lang NP(eds). Clinical periodontology and implant dentistry. Third edition. Copenhagen, Munksgaard: 890-905, 1997.

Mathews DP: Soft tissue management around implants in the esthetic zone. *Int J Periodontics Restorative Dent* 20: 141-149, 2000.

Meyenberg KH, Imoberdorf MJ: The aesthetic challenges of single tooth replacement: A comparison of treatment alternatives. *Pract Periodont Aesthet Dent* 9(7): 727-735, 1997.

Palacci P, Ericsson P, Engstrand P, Rangert B: Optimal Implant Positioning and Soft Management for the Brånemark System. Chicago, Quintessence, 1994.

Palacci P: Amenagement des tissus peri-implantaires intéret de la regeneration des papilles. Realites Cliniques 3: 381-387, 1992.

Paul SJ, Jovanovic SA: Anterior implant supported reconstructions: A prosthetic challenge. *Pract Periodont Aesthet Dent* 11(5): 585-590, 1999.

Phillips K, Kois JC: Aesthetic peri-implant site development. The Restorative connection. *Dent Clin North Am* 42(1): 57-70, 1998.

Potashnick S: Soft tissue modeling for the esthetic single-tooth implant restoration. *J Esthet Dent* 10: 121-131, 1998.

Saadoun AP: The key to peri-implant esthetics: Hard-and-soft tissue management. *Dent Implantol Update* 8(6): 41-46, 1997.

Salama H, Salama M, Garber D, Adar P: Developing optimal peri-implant papillae within the esthetic zone: Guided soft tissue augmentation. *J Esthet Dent* 7: 125-129, 1995.

Salama H, Salama MA, Garber D, Adar P: The interproximal height of bone: A guidepost to predictable aesthetic strategies and soft tissue contours in anterior tooth replacement. *Pract Periodont Aesthet Dent* 10(9): 1131-1141, 1998.

Salama H, Salama MA, Li TF, et al. : Treatment planning 2000: An esthetically oriented revision of the original implant protocol. *J Esthet Dent* 9(2): 55-67, 1997.

Small PN, Tarnow DP: Gingival recession around implants: A 1-year longitudinal prospective study. *Int J Oral Maxillofac Implants* 15: 527-532, 2000.

Spear FM: Maintenance of the interdental papilla following anterior tooth removal. *Pract Periodont Aesthet Dent* 11(1): 21-28, 1999.

Stein J, Nevins M: The relationship of the guided gingival frame to the provisional crown for a single-implant restoration. *Compend Contin Educ Dent* 17: 1175-1182, 1996.

Summers RB: The osteotome technique: Part 3. Less invasive methods of elevating the sinus floor. *Compend Contin Educ Dent* 15: 698-706, 1994.

Summers RB: The osteotome technique: Part 4. Future site development. *Compend Contin Educ Dent* 16: 1090-1099, 1995.

Tal H: Relationship between the interproximal distance of roots and the prevalence of intrabony pockets. *J Periodontol* 55: 604-607, 1984.

Tarnow DP, Cho SC, Wallace SS: The effect of inter-implant distance on the height of inter-implant bone crest. *J Periodontol* 71: 546-549, 2000.

Tarnow DP, Eskow RN: Preservation of implant esthetics: Soft tissue and restorative considerations. *J Esthet Dent* 8(1): 12-19, 1996.

Tarnow DP, Magner AW, Fletcher P: The effect of the distance from the contact point to the crest of bone on the presence or absence of the interproximal dental papilla. *J Periodontol* 63: 995-996, 1992.

Touati B, Guez G, Saadoun AP: Aesthetic soft tissue integration and optimized emergence profile: Provisionalization and customized impression coping. *Pract Periodont Aesthet Dent* 11(3): 305-314, 1999.

Touati B: Custom-guided tissue healing for improved aesthetics in implant-supported restorations. *Int J Dent Symp* 3(1): 36-39, 1995.

Touati B: Improving aesthetics of implant-supported restorations. *Pract Periodont Aesthet Dent* 7(9): 81-92, 1995.

Touati B: The double guidance concept. *Pract Periodont Aesthet Dent* 9(9): 1089-1094, 1997.

Weisgold A, Arnoux J-P, Lu J: Single-tooth anterior implant: A word of caution, Part 1. *J Esthet Dent* 9: 225-233, 1997.

Wise MD: Stability of gingival crest after surgery and before anterior crown placement. *J Prosthet Dent* 53: 20-23, 1985.

榎本紘昭, 古川達也, 杉山貴彦: インプラント修復の審美性と清掃性との共存をめざして-下顎臼歯部での歯間乳頭獲得のティッシュマネージメント-. QDT 5(2): 51-64, 1998.

榎本紘昭, 野澤健, 古川達也, 鶴巻春三, 高野正志: インプラント上部構造における審美性と清掃性の共存をめざして. QDT 23(6): 26-40, 1998.

榎本紘昭, 野澤健, 杉山貴彦, 古川達也, 鶴巻春三: インプラント修復における審美性と周囲組織との調和(とくに前歯部について). QDT 24(6): 26-40, 1999.

用 語 索 引

配列は欧文，和文の順にまとめた．
和文はアイウエオ順とした．

BAOSFE（Bone added osteotome sinus floor elevation）	182, 183, 235
barrier membrane	149
biologic hight	100
coronally positioned palatal sliding flap	163
delayed implant placement	121, 122
emergence profile	10
extraction site development	10, 27
flat type	18
FSD（Fixture site development）	182, 183
full-partial thickness	165
GBR	149
guided soft tissue augmentation（GSTA）	135, 199
guided soft tissue regeneration without membrane	135
immediate implant placement	27
implant site development	10
interproximal distance	228
interproximal height of bone	228
lateral incision technique	32
midcrestal incision	33
mucosal attachment	80
mucosal seal	80
non surgical soft tissue sculpting	100
osseous augmentation of deficient ridges	10
osseous coagulum trap	127
osseous scallop	18
osteotome technique	181
papilla regeneration techinque	204
papilla regeneration technique	202
partial-thickness flap	165
peri-implant mucosa	81
REO（ridge expansion osteotomy）	176, 182
restorative emergence profile	10
ridge preservation procedures	145
scalloped type	18
semilunar flap	159
semilunar pedicle flap	202, 205
SHILLA-II	16
simple osteotomy	182
simultaneous approach	114, 115
single incision technique	179
socket Seal Surgery	52
soft tissue augmentation procedures	27
soft tissue barrier	79
soft tissue discoloration	101
soft tissue sculpting	206, 212, 238
soft tissue site development	10
space management of the restorative frame	10
staged approach	85
TR membrane	151

あ行

ABE咬合器	16
アテロコラーゲン	123
インプラント周囲粘膜	80
インプラントの埋入深さ	82
インプラント補綴部軟組織の増大	10
エマージェンス・プロファイル	83, 206
オステオトーム	127, 176
オステオトーム・テクニック	181

か行

角化粘膜の幅の増大	24
ガム模型	216
吸収した歯槽堤の骨増大	10
吸収性 membrane	114

索引

結合組織移植片	111
結合組織の採取方法	113
骨増大手術	23

さ行

サージカル・インデックス法	207, 209
残根上の歯肉の利用	40
自家骨移植	149
歯間乳頭指数	225
歯間乳頭の再生	20
歯間乳頭様組織	20, 202, 206, 225, 229
歯間部骨頂とコンタクトポイントの距離	84
歯間部の骨の高さ	84, 228
歯槽頂切開	33
歯槽堤欠損(ridge defects)の分類	15
歯槽堤増大手術	149
歯肉縁下のデザイン	215
修復物の立ち上がりの移行的形態づくり	10
上顎洞底挙上術	182
simultaneous approachの適応	114
スキャロップ状切開	134
スキャロップ・タイプ	18
Seibertの分類	15
生物学的幅径	79, 100
ソケット・シールサージェリー	52

た行

段階的アプローチまたは2回法	85
ティッシュ・パンチ	137
ティッシュ・マネージメントの時期	22
テルダーミス・メッシュ	113, 136

同時法	114

な行

軟組織増大手術	24, 27

は行

partial-thickness flapの形成	98
抜歯窩歯槽堤の増大	10
抜歯窩の条件	41
抜歯後早期埋入インプラント	120, 122
抜歯後即時埋入インプラント	27, 120
抜歯後の骨吸収	62
非可動性粘膜	97
非外科的な軟組織の形成	206
Brånemarkコンセプト	10
フィクスチャー埋入の時期	25
フラット・タイプ	18
プロビジョナル・レストレーション	206
補綴的な骨組みのためのスペースづくり	10

ま行

膜の露出	63

や行

遊離歯肉移植片	111

ら行

ridge lapコンセプト	10
隣接歯の間隔	228

佐藤　直志
（さとう　なおし）

1949年　秋田県湯沢市に生まれる
1973年　岩手医科大学歯学部卒業
1974-82年　岩手医科大学歯学部第2保存（歯周科）
1977年　アイオワ大学歯学部歯周科留学
1982年　秋田県湯沢市で開業

おもな著書
歯周補綴の臨床と手技. クインテッセンス出版, 1992.
歯周外科の臨床とテクニック. クインテッセンス出版, 1997.
Periodontal Surgery. A clinical atlas. Quintessence Pub, 2000.

〒012-0845　秋田県湯沢市材木町1丁目1-43
　　　　　　佐藤直志歯科医院

インプラント周囲のティッシュ・マネージメント　Implant site development

2001年3月26日　第1版第1刷発行
2009年9月25日　第1版第3刷発行

　　　著　　佐藤　直志
　　　　　　（さとう　なおし）

　　　発行人　佐々木一高

　発　行　所　クインテッセンス出版株式会社
　　　　　　　東京都文京区本郷3丁目2番6号　〒113-0033
　　　　　　　クイントハウスビル　電話(03)5842-2270

　印刷・製本　サン美術印刷株式会社

©2001年　クインテッセンス出版株式会社　　禁無断転載・複写
Printed in Japan　　落丁本・乱丁本はお取り替えします
　　　　　　　　ISBN978-4-87417-678-8 C3047

定価はケースに表示してあります